中医临床必读丛书重刊

张聿青医案

清·张乃修 著

苏礼 王怡 卢棣 谢晓丽 整理

人民卫生出版社
·北京·

图书在版编目（CIP）数据

张聿青医案 /（清）张乃修著；苏礼等整理．—北京：人民卫生出版社，2023.3

（中医临床必读丛书重刊）

ISBN 978-7-117-34561-3

Ⅰ. ①张… Ⅱ. ①张…②苏… Ⅲ. ①医案 – 汇编 – 中国 – 清代 Ⅳ. ①R249.49

中国国家版本馆 CIP 数据核字（2023）第 041286 号

中医临床必读丛书重刊

张聿青医案

Zhongyi Linchuang Bidu Congshu Chongkan

Zhang Yuqing Yi'an

著　　者：清・张乃修

整　　理：苏　礼　等

出版发行：人民卫生出版社（中继线 010-59780011）

地　　址：北京市朝阳区潘家园南里 19 号

邮　　编：100021

E - mail：pmph @ pmph.com

购书热线：010-59787592　010-59787584　010-65264830

印　　刷：三河市国英印务有限公司

经　　销：新华书店

开　　本：889 × 1194　1/32　　印张：20.25

字　　数：356 千字

版　　次：2023 年 3 月第 1 版

印　　次：2023 年 5 月第 1 次印刷

标准书号：ISBN 978-7-117-34561-3

定　　价：66.00 元

打击盗版举报电话：010-59787491　E-mail：WQ @ pmph.com

质量问题联系电话：010-59787234　E-mail：zhiliang @ pmph.com

数字融合服务电话：4001118166　E-mail：zengzhi @ pmph.com

重刊说明

中医药学是中华民族的伟大创造，是中国古代科学的瑰宝，也是打开中华文明宝库的钥匙，为中华民族繁衍生息做出了巨大贡献，对世界文明进步产生了积极影响。中华五千年灿烂文化，“伏羲制九针”“神农尝百草”，中医经典著作作为中医学的重要组成部分，是中医药文化之源、理论之基、临床之本。为了把这些宝贵的财富继承好、发展好、利用好，人民卫生出版社于 2005 年推出了《中医临床必读丛书》(简称《丛书》)(105 种)，随后于 2017 年推出了《中医临床必读丛书》(典藏版)(30 种)，丛书出版后深受读者欢迎，累计印制近 900 万册，成为了中医药从业人员和爱好者的必读经典。

毋庸置疑，中医古籍不仅是中医理论的基础，更是中医临床坚强的基石，提高临床疗效的捷径。每一位中医从业者，无不是从中医经典学起的。“读经典、悟原理、做临床、跟名师、成大家”是中医成才的必要路径。为了贯彻落实党的二十大报告指出的促进中医药传承创新发展和《关于推进新时代古籍工作的意见》

要求，传承中医典籍精华，同时针对后疫情时代中医药在护佑人民健康方面的重要性以及大众对于中医经典的重视，我们因时因势调整和完善中医古籍出版工作，因此，在传承《丛书》原貌的基础上，对105种图书进行了改版，推出《中医临床必读丛书重刊》（简称《重刊》）。为了便于读者阅读，本版尽量保留原版风格，并采用双色印刷，将“养生类著作”单列，对每部图书的导读和相关文字进行了更新和勘误；同时邀请张伯礼院士和王琦院士为《重刊》作序，具体特点如下：

1. 精选底本，校勘严谨 每种古籍均由各科专家遴选精善底本，加以严谨校勘，为读者提供精准的原文。在内容上，考虑中医临床人员的学习需要，一改过去加校记、注释、语译等方式，原则上只收原文，不作校记和注释，类似古籍的白文本。对于原文中俗体字、异体字、避讳字、古今字予以径改，不作校注，旨在使读者在研习之中渐得旨趣，体悟真谛。

2. 导读要览，入门捷径 为了便于读者学习和理解，每本书前撰写了导读，介绍作者生平、成书背景、学术特点，重点介绍该书的主要内容、学习方法和临证思维方法，以及对临床的指导意义，对书的内容提要钩玄，方便读者抓住重点，提升学习和临证效果。

3. 名家整理，打造精品 《丛书》整理者如余瀛鳌、钱超尘、郑金生、田代华、郭君双、苏礼等大部分专家都参加了我社20世纪80年代中医古籍整理工作，他们拥有珍贵而翔实的版本资料，具备较高的中医古籍文献整理水平与丰富的临床经验，是我国现当代中医古籍文献整理的杰出代表，加之《丛书》在读者心目中的品牌形象和认可度，相信《重刊》一定能够历久弥新，长盛不衰，为新时代我国中医药事业的传承创新发展做出更大的贡献。

主要分类和具体书目如下：

1 经典著作

《黄帝内经素问》　《金匮要略》

《灵枢经》　《温病条辨》

《伤寒论》　《温热经纬》

2 诊断类著作

《脉经》　《濒湖脉学》

《诊家枢要》

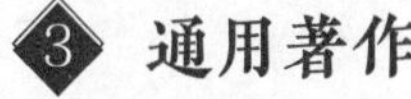

3 通用著作

《中藏经》　《三因极一病证方论》

《伤寒总病论》　《素问病机气宜保命集》

《素问玄机原病式》　《内外伤辨惑论》

《儒门事亲》　《石室秘录》
《脾胃论》　《医学源流论》
《兰室秘藏》　《血证论》
《格致余论》　《名医类案》
《丹溪心法》　《兰台轨范》
《景岳全书》　《杂病源流犀烛》
《医贯》　《古今医案按》
《理虚元鉴》　《笔花医镜》
《明医杂著》　《类证治裁》
《万病回春》　《医林改错》
《慎柔五书》　《医学衷中参西录》
《内经知要》　《丁甘仁医案》
《医宗金鉴》

4 各科著作

(1) 内科

《金匮钩玄》　《张氏医通》
《秘传证治要诀及类方》　《张聿青医案》
《医宗必读》　《临证指南医案》
《医学心悟》　《症因脉治》
《证治汇补》　《医学入门》
《医门法律》　《先醒斋医学广笔记》

《温疫论》
《串雅内外编》
《温热论》
《医醇賸义》
《湿热论》
《时病论》

(2)外科

《外科精义》
《外科证治全生集》
《外科发挥》
《疡科心得集》
《外科正宗》

(3)妇科

《经效产宝》
《傅青主女科》
《女科辑要》
《竹林寺女科秘传》
《妇人大全良方》
《济阴纲目》
《女科经纶》

(4)儿科

《小儿药证直诀》
《幼科发挥》
《活幼心书》
《幼幼集成》

(5)眼科

《秘传眼科龙木论》
《眼科金镜》
《审视瑶函》
《目经大成》
《银海精微》

(6)耳鼻喉科

《重楼玉钥》
《喉科秘诀》
《口齿类要》

(7)针灸科

《针灸甲乙经》
《针灸大成》
《针灸资生经》
《针灸聚英》
《针经摘英集》

(8)骨伤科

《永类钤方》
《世医得效方》
《仙授理伤续断秘方》
《伤科汇纂》
《正体类要》
《厘正按摩要术》

5 养生类著作

《寿亲养老新书》
《老老恒言》
《遵生八笺》

6 方药类著作

《太平惠民和剂局方》
《得配本草》
《医方考》
《成方切用》
《本草原始》
《时方妙用》
《医方集解》
《验方新编》
《本草备要》

人民卫生出版社

2023年2月

序 一

党的二十大报告提出,把马克思主义与中华优秀传统文化相结合。中医药学是中国古代科学的瑰宝,也是打开中华文明宝库的钥匙。当前,中医药发展迎来了天时、地利、人和的大好时机。特别是近十年来,党中央、国务院密集出台了一系列方针政策,大力推动中医药传承创新发展,其重视程度之高、涉及领域之广、支持力度之大,都是前所未有的。“识势者智,驭势者赢”,中医药人要乘势而为,紧紧把握住历史的机遇,承担起时代的责任,增强文化自信,勇攀医学高峰,推动中医药传承创新发展。而其中人才培养是当务之急,不可等闲视之。

作为中医药人才成长的必要路径,中医经典著作的重要性毋庸置疑。历代名医先贤,无不熟谙经典,并通过临床实践续先贤之学,创立弘扬新说;发皇古义,融会新知,提高临床诊治水平,推动中医药学术学科进步,造福于黎庶。孙思邈指出:“凡欲为大医,必须谙《素问》《甲乙》《黄帝针经》……”李东垣发《黄帝内经》胃气学说之端绪,提出“内伤脾胃,百病由生”的观点，一部《脾胃论》成为内外伤病证辨证之圭臬。经典者，路志正国医大师认为：原为“举一纲而万目张，解一卷而众篇明”之作，经典之所以奉为经典，一是经过长时间的临床实践检验，具有明确的临床指导作用和理论价值；二是后代医家在学术流变中，不断诠释、完善并丰富了其内涵与外延，使其与时俱进，丰富和发展了理论。

如何研习经典，南宋大儒朱熹有经验可以借鉴：为学之道，莫先于穷理；穷理之要，必在于读书；读书之法，莫贵于循序而致精；而致精之本，则又在于居敬而持志。读朱子治学之典，他的《观书有感》诗歌可为证：“半亩方塘一鉴开，天光云影共徘徊。问渠那得清如许？为有源头活水来。”可诠释读书三态：一是研读经典关键是要穷究其理，理在书中，文字易懂但究理需结合临床实践去理解、去觉悟；更要在实践中去应用，逐步达到融汇贯通，圆机活法，亦源头活水之谓也。二是研读经典当持之以恒，循序渐进，读到豁然以明的时候，才能体会到脑洞明澄，如清澈见底的一塘活水，辨病识证，仿佛天光云影，尽映眼前的境界。三是研读经典者还需有扶疾治病、济世救人之大医精诚的精神；更重要的是，读经典还需怀着敬畏之心去研读赏析，信之用之日久方可发扬之；有糟粕可弃用，但须慎之。

在这次新型冠状病毒感染疫情的防治中，疫病相关的中医经典发挥了重要作用，2020年疫情初期我们通过流调和分析，明确了新型冠状病毒感染是以湿毒内蕴为核心病机、兼夹发病为临床特点的认识，有力指导了对疫情的防治。中医药早期介入，全程参与，有效控制转重率，对重症患者采取中西医结合救治，降低了病死率，提高了治愈率。所筛选出的"三药三方"也是出自古代经典。在中医药整建制接管的江夏方舱医院中，更是交出了564名患者零转重、零复阳，医护零感染的出色答卷。中西医结合、中西药并用成为中国抗疫方案的亮点，是中医药守正创新的一次生动实践，也为世界抗疫贡献了东方智慧，受到世界卫生组织（WHO）专家组的高度评价。

经典中蕴藏着丰富的原创思路，给人以启迪。青蒿素的发明即是深入研习古典医籍受到启迪并取得成果的例证。进入新时代，国家药品监督管理部门所制定的按古代经典名方目录管理的中药复方制剂，基于人用经验的中药复方制剂新药研发等相关政策和指导原则，也助推许多中医药科研人员开始从古典医籍中寻找灵感与思路，研发新方新药。不仅如此，还有学者从古籍中梳理中医流派的传承与教育脉络，以传统的人才培养方法与模式为现代中医药教育提供新的借鉴……可见中医药古籍中的内容对当代中医药科研、临床与教育均具有指导作用，应该受到重视与研习。

我们欣慰地看到，人民卫生出版社在20世纪50年代便开始了中医古籍整理出版工作，先后经过了影印、白文版、古籍校点等阶段，经过近70年的积淀，为中医药教材、专著建设做了大量基础性工作；并通过古籍整理，培养了一大批中医古籍整理名家和专业人才，形成了“品牌权威、名家云集”“版本精良、校勘精准”“读者认可、历久弥新”等鲜明特点，赢得了广大读者和行业内人士的普遍认可和高度评价。2005年，为落实国家中医药管理局设立的培育名医的研修项目，精选了105种中医经典古籍分为三批刊行，出版以来，重印近千万册，广受读者欢迎和喜爱。“读经典、做临床、育悟性、成明医”在中医药行业内蔚然成风，可以说这套丛书为中医临床人才培养发挥了重要作用。此次人民卫生出版社在《中医临床必读丛书》的基础上进行重刊，是践行中共中央办公厅、国务院办公厅《关于推进新时代古籍工作的意见》和全国中医药人才工作会议精神，以实际行动加强中医古籍出版工作，注重古籍资源转化利用，促进中医药传承创新发展的重要举措。

经典之书，常读常新，以文载道，以文化人。中医经典与中华文化血脉相通，是中医的根基和灵魂。“欲穷千里目，更上一层楼”，经典就是学术进步的阶梯。希望广大中医药工作者乃至青年学生，都要增强文化自觉和文化自信，传承经典，用好经典，发扬经典。

有感于斯，是为序。

中国工程院院士　国医大师
天津中医药大学　名誉校长　张伯礼
中国中医科学院　名誉院长

2023 年 3 月于天津静海团泊湖畔

序　二

中医药典籍浩如烟海，自先秦两汉以来的四大经典《黄帝内经》《难经》《神农本草经》《伤寒杂病论》，到隋唐时期的著名医著《诸病源候论》《备急千金要方》，宋代的《经史证类备急本草》《圣济总录》，金元时期四大医家刘完素、张从正、李东垣和朱丹溪的著作《素问玄机原病式》《儒门事亲》《脾胃论》《丹溪心法》等，到明清之际的《本草纲目》《医门法律》等，中医古籍是我国中医药知识赖以保存、记录、交流和传播的根基和载体，是中华民族认识疾病、诊疗疾病的经验总结，是中医药宝库的精华。

中华人民共和国成立以来，在中医药、中西医结合临床和理论研究中所取得的成果，与中医古籍研究有着密不可分的关系。例如中西医结合治疗急腹症，是从《金匮要略》大黄牡丹汤治疗肠痈等文献中得到启示；小夹板固定治疗骨折的思路，也是根据《仙授理伤续断秘方》等医籍治疗骨折强调动静结合的论述所取得的；活血化瘀方药治疗冠心病、脑血管意外和闭塞性脉管炎等疾病的疗效，是借鉴《医林改错》

等古代有关文献而加以提高的；尤其是举世瞩目的抗疟新药青蒿素，是基于《肘后备急方》治疟单方研制而成的。

党的二十大报告提出，深入实施科教兴国战略、人才强国战略。人才是全面建设社会主义现代化国家的重要支撑。培养人才，教育要先行，具体到中医药人才的培养方面，在院校教育和师承教育取得成就的基础上，我还提出了书院教育的模式，得到了国家中医药管理局和各界学者的高度认可。王琦书院拥有115位两院院士、国医大师的强大师资阵容，学员有岐黄学者、全国名中医和来自海外的中医药优秀人才代表。希望能够在中医药人才培养模式和路径方面进行探索、创新。

那么，对于个人来讲，我们怎样才能利用好这些古籍，来提升自己的临床水平？我以为应始于约，近于博，博而通，归于约。中医古籍博大精深，绝非只学个别经典即能窥其门径，须长期钻研体悟和实践，精于勤思明辨、临床辨证，善于总结经验教训，才能求得食而化，博而通，通则返约，始能提高疗效。今由人民卫生出版社对《中医临床必读丛书》（105种）进行重刊，我认为是件非常有意义的事，《重刊》校勘严谨，每本书都配有导读要览，同时均为名家整理，堪称精品，是在继承的基础上进行的创新，这无疑对提高临床疗效、推动中医药事业的继承与发展具有积极的促进作用，因此，我们也会将《重刊》列为书院教学尤其是临床型专家成长的必读书目。

韶光易逝，岁月如流，但是中医人探索求知的欲望是亘古不变的。我相信，《重刊》必将对新时代中医药人才培养和中医学术发展起到很好的推动作用。为此欣慰之至，乐为之序。

中国工程院院士　国医大师　王琦

2023 年 3 月于北京

原 序

中医药学是具有中国特色的生命科学，是科学与人文融合得比较好的学科，在人才培养方面，只要遵循中医药学自身发展的规律，把中医理论知识的深厚积淀与临床经验的活用有机地结合起来，就能培养出优秀的中医临床人才。

百余年西学东渐，再加上当今市场经济价值取向的影响，使得一些中医师诊治疾病常以西药打头阵，中药作陪衬，不论病情是否需要，一概是中药加西药。更有甚者不切脉、不辨证，凡遇炎症均以解毒消炎处理，如此失去了中医理论对诊疗实践的指导，则不可能培养出合格的中医临床人才。对此，中医学界许多有识之士颇感忧虑而痛心疾首。中医中药人才的培养，从国家社会的需求出发，应该在多种模式、多个层面展开。当务之急是创造良好的育人环境。要倡导求真求异、学术民主的学风。国家中医药管理局设立了培育名医的研修项目，第一是参师襄诊，拜名师并制订好读书计划，因人因材施教，务求实效。论其共性，则需重视“悟性”的提高，医理与易理相通，重视易经相关理论的学习；还有文献学、逻辑学、生命科学原理与生物信息学等知识的学习运用。“悟性”主要体现在联系临床，提高思辨能力，破解疑难病例，获取疗效。再者是熟读一本临证案头书，研修项目精选的书目可以任选，作为读经典医籍研修晋级保底的基本功。第二是诊疗环境，我建议城市与乡村、医院与诊所、病房与门诊可以兼顾，总以多临证、多研讨为主。若参师三五位以上，年诊千例以上，必有上乘学问。第三是求真务实，“读经典做临床”关键在“做”字上苦下功夫，敢于置疑而后验证、诠释，进而创新，诠证创新自然寓于继承之中。

中医治学当溯本求源，古为今用，继承是基础，创新是归宿，认真继承中医经典理论与临床诊疗经验，做到中医不能丢，进而才是中医现代化的实施。厚积薄发、厚今薄古为治学常理。所谓勤求古训、融会新知，即是运用科学的临床思维方法，将理论与实践紧密联系，以显著的疗效，诠释、求证前贤的理论，于继承之中求创新发展，从理论层面阐发古人前贤之未备，以推进中医学科的进步。

综观古往今来贤哲名医，均是熟谙经典、勤于临证、发皇古义、创立新说者。通常所言的“学术思想”应是高层次的成就，是锲而不舍长期坚持“读经典做临床”，并且，在取得若干鲜活的诊疗经验基础上，应是学术闪光点凝聚提炼出的精华。笔者以弘扬中医学学科的学术思想为己任，绝不敢言自己有什么学术思想，因为学术思想一定要具备创新思维与创新成果，当然是在以继承为基础上的创新；学术思想必有理论内涵指导临床实践，能提高防治水平；再者，学术思想不应是一病一证一法一方的诊治经验与心得体会。如金元大家刘完素著有《素问病机气宜保命集》，自述“法之与术，悉出《内经》之玄机”，于刻苦钻研运气学说之后，倡“六气皆从火化”，阐发火热症证脉治，创立脏腑六气病机、玄府气液理论。其学术思想至今仍能指导温热、瘟疫的防治。严重急性呼吸综合征（SARS）流行时，运用玄府气液理论分析证候病机，确立治则治法，遣药组方获取疗效，应对突发公共卫生事件，造福群众。毋庸置疑，刘完素是“读经典做临床”的楷模，而学习历史，凡成中医大家名师者基本如此，即使当今名医具有卓越学术思想者，亦无例外。因为经典医籍所提供的科学原理至今仍是维护健康、防治疾病的准则，至今仍葆其青春，因此“读经典做临床”具有重要的现实意义。

值得指出，培养临床中坚骨干人才，造就学科领军人物是当务之急。在需要强化“读经典做临床”的同时，以唯物主义史观学习易理易道易图，与文、史、哲、逻辑学交叉渗透融合，提高“悟性”，指导诊疗工作。面对新世纪，东学西渐是另一股潮流，国外学者研究老聃、孔丘、朱熹、沈括之学，以应对技术高速发展与理论相对滞后的矛盾日趋突出的现状。譬如老聃是中国宇宙论的开拓者，惠施则注重宇宙中一般事物的观察。他解释宇宙为总包一切之“大一”与极微无内之“小一”构成，大而无外小而无内，大一寓有小一，小一中又涵有大一，两者相兼容而为用。如此见解不仅对中医学术研究具有指导作用，对宏观生物学与分子生物学的连接，纳入到系统复杂科学的领域至关重要。近日有学者撰文讨论自我感受的主观症状对医学的贡献和医师参照的意义；有学者从分子水平寻求直接调节整体功能的物质，而突破靶细胞的发病机制；有医生运用助阳化气、通利小便的方药同时改善胃肠症状，治疗幽门螺杆菌引起的胃炎；还有医生使用中成药治疗老年良性前列腺增生，运用非线性方法，优化观察指标，不把增生前列腺的直径作为唯一的“金”指标，用综合量表评价疗效而获得认许，这就是中医的思维，要坚定地走中国人自己的路。

人民卫生出版社为了落实国家中医药管理局设立的培育名医的研修项目，先从研修项目中精选20

种古典医籍予以出版，余下50余种陆续刊行，为我们学习提供了便利条件，只要我们“博学之，审问之，慎思之，明辨之，笃行之”，就会学有所得、学有所长、学有所进、学有所成。治经典之学要落脚临床，实实在在去“做”，切忌坐而论道，应端正学风，尊重参师，教学相长，使自己成为中医界骨干人才。名医不是自封的，需要同行认可，而社会认可更为重要。让我们互相勉励，为中国中医名医战略实施取得实效多做有益的工作。

王永炎

2005年7月5日

导　读

《张聿青医案》系清代名医张乃修原著，由其门人吴玉纯（文涵）等收集整理编次而成。成书于清光绪二十三年（1897），初刻于 1918 年。《张聿青医案》不仅是一部具有较高价值的个人医案专著，同时也是一部临床实用的名医经验著作，在近代医案专著中具有较高声望。《张聿青医案》是中医临床必读的医案专著之一，以简体通行本的形式，重新整理出版《张聿青医案》一书，对于我们进一步学习、研究张乃修先生的临床经验，弘扬前辈医家的学术思想，不断提高中医临床诊疗水平，具有较为重要的意义。

一、《张聿青医案》与作者

张乃修（1844—1905），字聿青，号且休馆主，清代著名医家，江苏无锡人。张氏出身医学世家，早年博览经史，通晓大义，后弃儒而继承家学，锐志攻医。张氏学医以《素问》《难经》为宗，上尊仲景之著，博采刘完素、李东垣、朱丹溪、薛生白等诸家之说，临床诊病，集诸家之长，融会贯通。遇有症情复杂、虚实疑似之时，能通过脉象探讨求得真相。同时还十分注意气候、生活外因对病理变化产生的影响，因而疗效明显，在无锡行医30余年，声著遐迩。光绪二十一年（1895）迁居上海，旅沪10年，治愈疑难病症甚众，医名大振，曾被推荐为御医而力辞不就。张氏临证经验丰富，所遗医案甚多，由其门人编辑为《张聿青医案》（一名《且休馆医案》）20卷。另著有《如梦录》，详载其一生经历和遭遇。

《张聿青医案》是张氏毕生临床经验的总结。全书共20卷，记载了张聿青临床诊治的医案1 100余则。所治疾病以外感、内伤、杂病为序依次编排，每病以主病为纲，以相类者附之。每卷少则介绍1种病证医案，多则介绍10种病证医案。其中卷一至卷三为外感疾病医案，卷四为虚损与内伤劳倦医案，卷五至卷十四、卷十六为内科杂病医案，卷十五为耳鼻咽喉科疾病医案，卷十七为妇科疾病医案，卷十八为论著并附评改门下各论，卷十九至卷二十为丸方及膏方医案。全书选案严谨，辨识细致，论证精详，处方确切，按注周到，内容相当丰富。所载医案包括患者姓氏、体质状况、起病缘由、临床表现、舌脉体征、病机变化、治疗法则、处方用药、药物加减等项内容，每寓医理于医案叙述之中，有发前人之所未及发，言众人之所不能言者。

《张聿青医案》现存主要版本有1918年江阴吴氏铅印本及其1923年再版铅印本，1929年上海萃英书局石印本及1935年重印上海萃英书局石印本，1963年上海科学技术出版社整理重印本等。

二、主要学术特点及其对临床的指导意义

清代是我国传统医学发展史上相对成熟的阶段，这一时期学术气氛活跃，医案著作出版较多，《张聿青医案》就是其中较为著名的一种。《张聿青医案》收载晚清名医张乃修先生临证医案千余则，充分反映了张氏丰富的临床经验和鲜明的学术特点，是这一时期个人医案专著的代表著作之一。学习研究《张聿青医案》，对于掌握张乃修先生的辨证论治规律及用药特点，继承发扬古代名医学术思想，不断提高中医临床诊疗水平，具有相当重要的指导意义。

《张聿青医案》的主要学术特点可以归纳为以下几个方面：

1. 载案详细完整，突出审证求因 《张聿青医案》记载了较多案语较长的医案，字斟句酌，反复推

敲，意在指出疾病的关键所在。医案少则一二诊，多则十余诊，其中卷一风温记载的15岁祝氏少年之病达19诊次之多。《张聿青医案》所载多是连续接诊的患者，从初诊直至病情痊愈，全面记录了病程中病机演变的经过、辨证诊断的推求，以及张氏对疾病的认识、分析、诊断，处方用药的加减出入等，充分反映出张乃修学有所宗、条理分明、有章有法的辨治思路和诊治特色。《张聿青医案》的另一主要学术特点是突出审证求因。如治痞气案中云："脾胃愈亏，则浊痰愈甚，前人有见痰休治痰之说，宜以脾胃为本。"这一审证求因，治病求本的思想，颇具临床指导意义。

2. 诊法长于脉舌，辨证体贴入微　张乃修临证善于辨证察色，长于脉诊、舌诊，重视四诊合参，在诊断中尤其注意四季气候变化以及患者生活状况对疾病的影响。他望面色而断病机，观舌苔以明诊断，均具有特色。《张聿青医案》尤其重视辨证的精确，以脏腑经络学说为指导，突出整体观念，是张氏辨证论治的一大特点。如同为咳嗽，一案口燥咽干，脘次不胀，辨证为肺肾胃阴不足，属虚，治用滋补；一案中脘痞胀，甚于食后，乃肝木犯胃，体虚证实，治在祛邪。这种重视运用脏腑经络学说的辨证方法，对临床辨证准确性的提高，很有意义。

3. 重视调治脾肾，方药多有创新　从《张聿青医案》有关医案的研读中可以看出，张氏临证之时，既重视调治脾胃，培养后天；又重视滋肾温阳，摄纳肾气，以助化源。张氏以甘药益脾，以升清降浊之法升脾，以调畅气机之法运脾，使脾气得以健运，升降纳化复常；张氏每以甘润之药滋肾阴，以甘温之药助肾阳，滋补肾阴以摄肾气，使元海有根，真阴真阳得以平衡。张氏的用药也多有创新，时常在处方中加入成药，或自创新配方、新制剂，以取意外之效。如在“肺有伏寒，咳绵不止”案治疗处方中加入成药沉香化气丸；在江苏抚军吴病下虚案中，则用西洋参、玄参、细生地、北沙参、麦冬、生甘草、白芍、荷叶八味药以蒸壶取露，特制成“药露方”滋养阴津，随意温服。张氏还用大荸荠、海蜇皮等制成一种“雪羹”，用于治疗中风、风温、虚损、痰饮、肝火、肝阳、痰火、咽喉等证见痰火上升，或阴伤痰火内蕴者。这些方药，大多构思精巧，平中见奇，值得借鉴。

三、如何学习和应用《张聿青医案》

我们认为，学习和应用《张聿青医案》，应该着重注意以下几点：

1. 认真阅读原案 《张聿青医案》载案千余首，涉及内伤杂病、外感热病、外妇儿科、丸方膏方、医论评注，内容相当丰富。读者必须认真阅读原案，细心体味其中蕴含的丰富内涵，方能真正领略张氏出神入化的诊疗艺术，把握张氏临床经验的精神实质。《张聿青医案》成书较早，其文字内容可能还存在一些不易理解的地方，尚需运用古汉语知识、文献学知识及医史学知识，以便更好地理解和研究其中有关的疑难问题，从而达到学懂弄通、学以致用的目的。

2. 注意评注按语 《张聿青医案》部分医案后的评注涉及医案的病因病机、治疗法则、处方用药，药物的煎服方法等方面，其文字简明扼要，切中肯綮，很有特色。特别是作者本人的批注，评议老道，批评中肯，提示要点，具有重要的启发作用。借助医案后附注，尤其是张氏本人的批注，有助于理解原案精髓，帮助我们掌握张氏辨证论治的思路及用药规律，更好地理解张氏医案的精神实质，有效地指导临床诊疗工作。

3. 结合临床实际 《张聿青医案》是张乃修先生临床实践经验的结晶，其中主要内容，对于我们开拓思路，改进方法，进一步提高临床疗效，具有重要的启发和指导作用。学习《张聿青医案》，应当在全面掌握其精神实质的基础上，结合临床实际，带着临床上遇到的各种疑难和问题，有重点地学习和探讨。事实上，张氏渊博的学识，精纯的医术，宏富的经验，无不来源于他对历代先贤学术经验的传承，无不来源于他对自身实践经验的积累。因此，我们认为，密切结合临床实际的方法，应当是学习和应用《张聿青医案》的一条捷径。近年来，国内不少学者从临床实践的需要出发，对《张聿青医案》中运用变法的经验，诊治气郁证、湿温、中风、痞证、汗证、噎膈、失眠等病症的经验，进行了全方位、多角度地学习和研究，取得了不小的进展，发表了不少有实用价值的研究报告和学术论文。他们的成功和成果，同样值得我们学习和参考。

苏　礼

2006 年 4 月

整理说明

《张聿青医案》是一部具有较高学术价值的个人医案专著。由清代名医张乃修原著,其门人吴玉纯(文涵)等整理编次而成,书成于清光绪二十三年(1897)。

《张聿青医案》全书20卷,收集了张乃修临证诊治案例1 100余则,是张氏毕生临床经验的总结。《张聿青医案》充分反映了张氏学尊仲景,取法各家之长,善于察色按脉,临证随机应变,不为成法所拘的学术特点,为后世中医学术的发展和临床诊疗水平的提高提供了宝贵的依据和借鉴。进一步学习研究《张聿青医案》,对于我们深入研究清代医家的临床经验,更好地继承发扬中医学术,不断提高临床诊治水平,具有相当重要的意义。

在此次点校整理中,我们主要做了以下几方面工作:

1. 选本 《张聿青医案》现存主要版本有1918年江阴吴氏铅印本及其1923年再版铅印本,1929年上海萃英书局石印本及1935年重印上海萃英书局石印本。其中1918年江阴吴氏铅印本为本书初刻本，故本次整理选用陕西省中医药研究院图书馆馆藏江阴吴氏铅印本为底本；以1935年重印上海萃英书局1929年石印本为主校本。

2. 正字 底本中的繁体字、异体字（包括俗字、古体字）一般均径改为规范的简体字；其中个别具有特殊意义者如瘅、癥等则酌予保留。

3. 标点 标点符号以句号、逗号为主，酌用书名号、分号、惊叹号及问号。

4. 校勘 凡底本脱、讹、衍、倒之处，影响文义者，均据校本详加校勘，并予改正，不出校注；凡底本正确而校本有误者，不加校勘，不出校注；底本原有注文，均以小字号排列于原文之后，加以标点符号，但不加括号；凡底本"右方""右药"之"右"，悉改为"上"。

5. 其他

（1）药名的规范一般限于经考证确无疑义者，如查炭→楂炭、元参→玄参、玉金→郁金、白藓皮→白鲜皮等。

（2）删去各卷前的署名。

（3）对各本有关序、跋、传记，尽可能予以收录，并酌情加以编次，以便读者参考。

（4）编制病证名索引，以便检索。

由于《张聿青医案》成书较早，书中不可避免地遗留了一些不合时宜的内容，为了尽可能保持《张聿青医案》底本原貌，此次校点整理过程中，对这些内容一般未予改动，读者在学习应用时应注意加以鉴别。

本书的点校整理工作，得到了陕西省中医药研究院院长刘少明研究员等领导和专家的大力支持。王怡研究员、卢棣编辑、谢晓丽医师等同仁鼎力协助、辛勤工作，保证了此项工作能在较短时间顺利完成，谨此并致谢意。

张聿青先生医案序

自来血气之病可治，神明之疾不可治。血气，无知者也。无知之耗斁，药可以扶抑之。神明，有知者也。有知之瞀乱，药不得而变易之。虽然，昔之工巧，非无治法也。三国时华佗有五元化汤，五元化者，即五性之谓也。唐·孙思邈告卢照隣语，剖析天人归本于畏慎两君者，不处方而深于处方也。若使废斥义理，任其颠倒于迷罔中，即起轩皇诸圣人，重易《内经》《本草》，亦不能澹洒而湔濯之。人穷于天乎？天穷于人乎？我不得而知之矣！无锡张聿青先生，上世工医，少承家学，生平寝馈于仲景诸书，论治疏方，不尚奇异而深中病机，俱详其门人萧君中孚所为传。先生以晚年游沪上，名大噪。上海一隅地，交通中外，人气阗溢，其淫佚机巧，亘古未有。所发之病，有《灵》《素》所不及思议者。先生治反古之疾，曲鬯旁通，极于变化，惜乎其早世也。歿数年，龙战元黄，阴阳错乱，生民之气，喘喘于水深火热之中，无乎不病，病益奇，益不可治。或曰：此天也，不可疗也。然吾观刘完素、朱丹溪，当宋季金元之际，出死力以与天争，其处方必以培本为亟，全活于疮痍者不少。先生而在，亦必投袂奋起，尽力以回天者。存有医案若干卷，高弟吴君玉纯手录排比，将付剞劂，以公诸世，丐余一言。余不知医，独钦慕先生之风，重吴君之谊，惟慨世之颠倒迷罔中者将大惑不解，安得起先生于九京而进疏瀹之方，使血气神明统归于治也。谨志简末，还质吴君，当相与共叹息而已。

丙辰十月海虞俞钟銮次辂氏谨序。

例　言

——是编次序，先外感，次内伤，次杂病。古则取法《金匮》，近则以《准绳》《医通》诸家为准。

——每病以主病为纲，而相类者附之，如类中附于中风门是。

——六经病总名伤寒，而东南之区，真伤寒少，温病为多。《内经》云：热病者，皆伤寒之类也。南阳于中风伤寒后，即继以温病、风温两条。《难经》则云伤寒有五。窃谓伤寒与温病，南北对峙，伤寒可以赅温病，温病亦可以赅伤寒。在冬为冬温，在春为风温，在夏为温热，长夏为湿温，交三伏后则为伏暑，在秋为秋燥，俗亦谓秋温，此就时令言之也。南阳则以温病之重者为风温，今人亦或谓之伏温，故以风温为温病之提纲，而冬温、温热、秋燥皆附之。惟湿温与伏暑截然不同，另立专门。鄙陋之见，向所得诸师承，加以数年之涉猎，略述编次之意如上。

——平时论著及改窜门下之作，先师向有编订付刊之志，而未竟厥功。原稿为哲嗣借出，去岁哲嗣云亡，追寻不得，姑将旧抄若干篇，附于本案之后。片鳞半爪，不忍抛弃，汇而集之，不屑贻讥于大雅也。

目

录

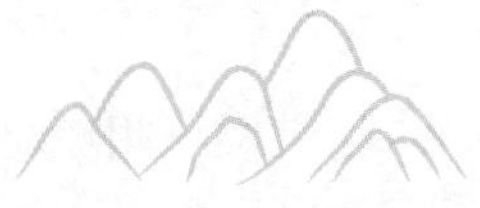

卷 一

中 风附类中

黎左　气虚多湿之体，加以劳顿掣动阳气，致阳气挟痰上升。清旷之区，灵明之府，悉为浊所弥漫，以致神情呆钝，迷沉多睡，右手足运行不利，口眼㖞斜。脉弦而滑，苔白质腻。此由肝气挟痰，阻于心脾之络，为类中之症。刻在鸱张之际，恐阳气复上而不语神昏，痰从内闭。姑先开窍涤痰，以备商进。

制半夏二钱　枳实一钱五分　广橘红一钱　广郁金一钱五分　菖蒲七分　赤白苓各二钱　炒远志五分　白僵蚕炒，打，二钱　白蒺藜三钱，炒　制南星七分　人参再造丸一丸，先化服

二诊　神情略为灵爽，沉迷多寐之象，亦觉稍退，脉象柔和，未始不为起色。但右手足不能运用自如，口眼㖞斜，舌强言謇，不饥不纳，时见嗳噫，似呃非呃。右关脉沉滑有力，舌苔白腻，中心焦黄。浊痰之弥漫，心窍之闭阻，固得稍开，而火风鼓旋之势，尚在炽盛。总期药能续效，风火庶可敉平耳。方草商之。

制半夏一钱五分　瓜蒌仁六钱，打　远志肉甘草汤炒，七分　枳实一钱五分　制南星七分　甜广皮一钱　风化霜冲，一钱五分　九节菖蒲七分　郁金用明矾三分，化水磨，冲，七分　人参再造丸一丸

三诊　昨云火风尚在炽盛之时，今面色带红，时欲起坐，即痰郁化火，火从内扰之象。正虚火风互煽，此际大有出入。再当清化痰火，以制其势。

羚羊片一钱五分　天竺黄三钱　枳实一钱　茯苓四钱　九节菖五分　粉丹皮一钱五分　广郁金一钱五分　制半夏一钱五分　广橘红一钱　白僵蚕一钱五分　竹沥一两，滴入姜汁少许

四诊　昨卧甚安，起坐不宁之状已定，面色红赤较退，火象得以渐平。惟右半不遂，神呆不慧。其清旷之地，为痰湿弥漫，窍络被阻，神机不运。不能一时开豁，惟徐以图之而已。

制半夏三钱　茯苓神四钱　天竺黄三钱　白僵蚕炒，打，三钱　橘红一钱　远志肉甘草汤炒，五分　陈胆星七分　白蒺藜去刺，炒，三钱　九节菖蒲六分　枳实一钱二分　竹沥八钱，滴入姜汁少许　杜合苏合丸一丸，两次化服

五诊　神情渐清，稍能言语，病势大为转机。然寐不甚长，心中稍觉躁热。还是痰郁化火内扰之象，未能欲速图功。

制半夏　竹茹　远志肉　茯神　天竺黄　枳实　陈胆星　瓜蒌仁　橘红　菖蒲　礞石滚痰丸三钱，先服

六诊　大便畅行，神情较爽，言语亦清，寐亦安稳。药既应手，再以退为进。

陈胆星　九节菖蒲　橘红　竹茹　茯苓　白蒺

藜　制半夏　枳实　广郁金　远志　煨天麻　白金丸四分，先服

七诊　脉症相安，病势逐日减退，幸矣幸矣。但饮食起居，急宜加意谨慎。若稍有感触而至复中，则非才疏者所敢许治。

胆星　远志　广橘红　制半夏　天竺黄　枳实　九节菖蒲　广郁金　竹茹姜汁炒　雪羹汤煎汤代水

八诊　咳嗽大减，新感之邪渐解。言语亦渐能如旧，右手稍觉有力。治此者已觉应手，患此者未能满意。所以李士材云：外邪已解，内邪已除，而言语謇涩，半身不遂，未能即愈，宜久服六君兼补气养阴之品，使气旺血盛，气行而血灌注经络，经络既充，则举动自若矣。第体丰者多湿多痰，所以治痰在先。今湿痰渐化，则以养血补气之品，收效于后。拟方商正。

台参须　当归　潞党参　云茯苓　制半夏　台白术　白芍　炙绵芪　广橘红　桑枝酒炒　竹沥滴入姜汁少许

冯右　肝风挟痰，中于腑络，骤然手足偏左不遂，口眼㖞斜，言謇舌强。若以中络而论，尚无关于大局。但心中烦懊，烙热如燎，时索凉物，有时迷睡，神识时清时昧，呃忒频频，脉弦大而数，舌苔白腻。腑络既阻，而痰火风复从内扰，神灵之腑为之摇撼，所以懊侬莫名。痰在胸中，与吸入之气相激，所以频频呃忒，饮食不得下咽。若再复中心络，必至神昏不语，诚极险又极可虞之际也。勉拟清镇护神，以御其痰火风之直

入，再参降胃化痰熄风，即请商酌行之。

制半夏一钱五分　天竺黄三钱　旋覆花绢包，二钱　九节菖五分　陈胆星一钱　代赭石四钱　煨天麻一钱五分　茯苓神各二钱　竹茹水炒，二钱　净双钩二钱　濂珠三分　西黄四厘，二味研末，梨汁先调服

二诊　神迷转清，烦懊较定，痰得咯吐而出，未始非松动之象。然心胸之热，虽减于前，而犹团聚不化，时带呃忒，脉形弦滑，舌苔厚浊，眩晕不能转侧。火风挟痰上旋，犹恐发痉发厥。再泄木火，以清痰热。

川雅连吴萸一分，煎汁炒，四分　白芍酒炒，二钱　制半夏一钱　代赭石三钱　黄芩酒炒，一钱五分　广皮一钱　炙柿蒂三个　煨天麻一钱五分　旋覆花绢包，一钱五分　鲜竹茹二钱　生姜打汁，三滴

三诊　心中热炽，日见轻松。舌强短缩，已能伸出牙关，略能进食。身体转动，略为轻便，呃忒亦减，种种转机之象。泄热凉肝化痰，固属一定之理，但头昏眩晕，略一转侧，辄昏昏欲厥。脉形弦大。肝火风鸱张不熄，恐阴分劫烁，而舌起糜腐。

羚羊片先煎，二钱　玄参三钱　黑豆衣三钱　瓜蒌皮三钱　石决明五钱　池菊二钱　鲜生地洗，打，六钱　鲜竹茹一钱五分　陈关蛰一两，洗淡　大荸荠三枚，拍碎，二味煎汤代水

四诊　昨诊痰火风劫阴，恐舌起糜腐，实症变成虚症。今诊脉弦大，渐转细弱，舌苔果起白腐，上腭两腮，均布糜点，呃忒虽止，而多言妄笑。五志之火，

尽从上亢，而真水欲竭，不能相济。一波未平，一波又起，恐药力不足抵制。勉拟救阴泄热，清护神明。

阿胶珠蛤粉炒松，三钱　细生地四钱　川贝母二钱　西洋参一钱　生牡蛎打，先煎，五钱　大麦冬去心，三钱　东白芍酒炒，一钱五分　朱茯神三钱　濂珠粉四分，分两次服

五诊　糜腐较化，多言妄笑稍定，略思纳谷，而食入中脘作痛，脉细弦转大。阴分稍复，而火风鸱张之下，风木干土。再育阴化痰，兼平肝木。

金石斛四钱　半夏曲一钱五分，盐水炒　白蒺藜去刺，炒，三钱　钩钩三钱　女贞子三钱　大天冬三钱　川贝母二钱　石决明先煎，五钱　左金丸包煎，七分　橄榄膏三钱，冲　濂珠粉三分，先服

六诊　导心胃之热下行，口糜大退，然犹未尽化，口舌作痛。每交阴分，辄心胸烦懊，无非阴亏火旺，火挟痰湿，上蒸胃口。得食则呃，亦食入与胃中之火相激耳。小溲热痛，不能即出，大便七日不行。再导热下行。

大生地二钱　甘草梢六分　川石斛三钱　煨蛤粉三钱　青竹叶二十片　细木通一钱　白茯苓三钱　鲜竹茹一钱五分　凉膈散包煎，四钱

七诊　糜腐已退，口舌作痛亦减。胃口熏蒸之火得以渐平，殊出望外。但肝气甚旺，中脘不舒，甚至有形攻突，气冲作呃，大便不行。再拟平肝调气。

川楝子一钱五分　白芍土炒，一钱　刀豆子磨，三

分，冲服　左金丸包煎，七分　炒枳壳一钱　干橘叶一钱　煨天麻一钱　竹茹一钱　炙柿蒂三枚

八诊　糜腐既退，未经复起，舌红色亦渐转淡，痛亦渐轻，眩晕、多言妄笑、舌强、发厥诸忌款，次第而退。岂人力所能致，此天相之也。但胸中气机未宣，吸入之气，与冲气相激，时犹作呃。胃气不降，则腐气不行，大便不解。调气降胃，冀谷食渐增，腑气渐通，庶可徐图恢复耳。

川楝子一钱五分　干橘叶一钱　旋覆花绢包，一钱　刀豆子五分，磨，分二次冲　瓜蒌仁炭五钱　甜杏仁三钱　延胡索一钱　煅赭石四钱　炒枳壳一钱　车前子一钱五分　鲜竹茹一钱　炙柿蒂三枚

九诊　中脘渐舒，诸恙亦日见起色。然至暮辄作呛咳，还是肝气逆而犯肺。大便未行。拟清金平木法。

川贝母二钱　光杏仁三钱　茯苓神各二钱　鲜竹茹一钱五分　蛤黛散绢包，三钱　瓜蒌皮四钱　广郁金一钱　夜交藤四钱　干橘叶一钱　川楝子一钱五分　干枇杷叶去毛，三片　更衣丸先服一钱五分

十诊　得食则呃，是胃火与食相激。用黄连温胆汤法。

川连酒炒，三分　法半夏一钱五分　竹茹盐水炒，一钱五分　柿蒂三枚　橘皮盐水炒，一钱　枳实八分　白茯苓三钱　枇杷叶去毛，两片，淡姜汁炒

十一诊　胃纳稍起，呃逆亦减。前法参以镇逆。

川雅连吴萸汤炒，三分　枳实七分　鲜竹茹一钱五分　海风藤三钱　煅赭石三钱　橘皮盐水炒，一钱　云茯苓三钱　制半夏一钱五分　桑寄生酒炒，三钱　木防己一钱五分　白僵蚕炒，打，一钱五分

十二诊　平素偶服参苓，辄胃纳加增，神情振卓，其阳明中气之虚，未病先露。此次病发，忽然眩晕，左肢不遂，病发于左，口歪于右，一时神识昏乱，多言妄笑，不时目窜发厥，呃逆频频，显系火风挟痰上旋，乘阳明脉络之虚，抵隙而入。首方言中于腑络者，即阳明大腑之络也。叠进降火消痰熄热，火之内扰者渐平，风之上旋者自息，眩晕由此而定，神情由此而清，发厥亦由此而止。岂知痰热甫平，而虚火挟湿上腾，壅于胃口，以致通口糜腐，危险之境，较前更甚。遂导热下行，兼用外治，糜腐次第而退，脉弦滑得以渐柔，饮食渐次而进。惟左手足不能举动，不知痛痒。吾人左半属血，右半属气。左半之血，还行于右，是为气中之血；右半之气，还行于左，是为血中之气。今风火郁阻络中，左血虽得右行，而右气不能左入，则偏左半身有血无气，所以望之如常，抚之无异，欲举而动之，则无气以运也。无气以运，欲动得乎？其祛风舒筋活络之品，似为必用之药，殊不知风不自生，血不行然后生风也。筋络不自病，有所以阻之者，然后筋不舒而络不宣。则是病在经络，而病之本实在阳明之络空，火风阻之。经云：治病必求其本。拟通补阳明，化痰清络。

台参须另煎，冲，七分　制半夏一钱五分　白茯苓三钱　羚羊片先煎，一钱　白僵蚕一钱五分　生於术一钱　薄橘红一钱　煨天麻一钱　生熟草各二分　竹沥七钱　姜汁三滴

十三诊　类中大势已定，而偏左不遂，肩胛作痛。此由肝火风挟痰入络，直者为经，横者为络，邪既入络，易入难出，势不能脱然无累。病重之时，早经谈及。然既庆得陇，自宜望蜀。拟甘凉益胃，宣络化痰。

台参须六分　生甘草三分　煨天麻一钱五分　茯苓神各二钱　生蒺藜三钱　大麦冬三钱，去心　制半夏一钱五分　陈胆星七分　黑豆衣三钱　晚蚕砂三钱　女贞子三钱　竹沥一两　丹皮二钱

徐左　体丰于外，气弱于内。气弱则饮食酿痰，阻于心脾之络，风阳挟痰，乘势内煽，遂致舌强难言，右手足运行不利，神呆悲感，不能自主，喜笑无常。苔胖质腻，脉左弦右滑，而不分明。痰得风而愈炽，风挟痰而益旺，类中之渐，势恐复中，变生不测。姑拟补气之不足，泻痰之有余，佐以熄风宣络，冀神清为幸。

台参须　制半夏　远志肉　郁金　九节菖蒲　明天麻煨　天竺黄　制南星　橘红　白僵蚕炒，打　净双钩　苏合香丸

陈右　年近古稀，气血亏损，虚风暗动，心胸牵及咽喉热辣，环口作麻，四肢运用不便。脉象虚弦，舌光无苔。为类中根源。惟有培养气血，作保守之计。

阿胶珠二钱　归身二钱　炒杞子三钱　黑豆衣三

钱　天麻一钱，煨　大生地四钱　白芍炒，一钱五分　大麦冬三钱　女贞子酒蒸，三钱

朱右　先自肝阳犯胃，呕吐不止，继则神昏发厥，左手足弛纵不仁，右手引动不止，目开手撒遗溺，舌伸不收，脉象虚弦。此由呕吐太过，阳明胃液耗残，遂致肝风乘阳明脉络之虚，猝然中络，胃脉通心，神机因而不运。类中之症，虚多实少。勉用救阴熄风，以尽人力。

大生地四钱　大麦冬去心，二钱　川石斛四钱　煅蛤粉三钱　丹皮二钱　大天冬二钱　大玄参三钱　川贝母二钱　阿胶珠二钱　梨汁一两　珍珠三分　金箔三张，二味另研，调服

转方用鲜地、鲜斛、天麦冬、玄参、萝卜、青果、梨等汁。

某　偏右不遂，舌强言謇，脉象弦滑少力。此气虚挟痰，化风中络。

党参　炒於术　广橘红　当归　菊花　黄芪　天麻　制半夏　白芍　茯苓　竹沥　姜汁

左　左半不遂，舌强言謇。肝风挟痰，类中心脾之络也。

左秦艽　远志　僵蚕　橘红　青防风　石菖蒲　天麻　川芎　独活　制半夏　人参再造丸一丸

某　类中大势虽定，而两足仍难步履，头晕偏左。气虚挟痰，蕴于阳明。防其反复。

制半夏　野於术　枳壳　白蒺藜　左秦艽　川

独活　奎党参元米炒　天麻　桑寄生　杜仲　炒牛膝　广橘红

王左　四肢不遂，言语謇涩，脉濡而滑。此气虚而湿痰入络。类中之症，难望近功。

奎党参三钱　九节菖五分　制半夏三钱　远志肉五分　广藿香三钱　苍术麻油炒黄，一钱五分　广橘红一钱　川萆薢二钱　薏仁四钱，生　炒於术二钱　人参再造丸一粒

二诊　中湿之后，络隧未和。温通和络泄湿，脉症相安，守效方出入，再进。

制半夏　枳壳　独活　萆薢　泽泻　桑枝酒炒　橘红　杏仁　防己　薏仁　桂枝　瓜蒌皮炒

何左　痰湿素盛，于五日前陡然口眼㖞斜，左手指伸屈不利，左关脉弦，右关脉滑。此痰湿阻于阳明之络，类中之先声也。急宜戒饮，以酒性上升而热故也。

制南星　白僵蚕　煨天麻　广皮　桑寄生　木防己　左秦艽　独活　指迷茯苓丸

复诊稍好，改用人参再造丸。

二诊　脉症相安、然手仍带肿，经谓湿胜则肿。究之诸病之作，皆风火之所为也。

炙绵芪　威灵仙　青防风　桂枝　制南星　野於术　羚羊片　左秦艽　汉木防己　生薏米　木猪苓　建泽泻　桑枝膏

尹左　语言謇涩，脉象左弦，右关带滑。此惊痰入络，机窍被阻，中厥之先声也。

制半夏　枳实　橘红　郁金　僵蚕　煨天麻　茯苓　远志　菖蒲　竹沥　姜汁

陈左　遗浊之后，湿袭经络，以致四肢牵强，胸次不舒。久则为风痱之类。

秦艽　桑寄生　防风　川萆薢　汉防己　独活　生薏仁　当归　白僵蚕　丝瓜络

陈右　高年精血亏损，肝风鸱张，头晕，心中震痉，脉细弦尺涩。为类中之渐，图治非易。

大生地　苁蓉　归身　菊花　木瓜皮　黑豆衣　杞子　白芍　杜仲

二诊　右足驰强不仁，头晕心中震痉，神烦不寐，舌色润而自觉干燥无津。良由精血亏耗，厥少二阴之火上炎。前法参以育阴降火。

阿胶珠三钱　川雅连鸡子黄拌炒，三分　煅龙齿三钱　甘杞子三钱　厚杜仲三钱　大生地四钱　炒枣仁三钱　干苁蓉二钱　朱茯神三钱　炒萸肉一钱五分

左　脉象弦滑，左臂作麻。此湿痰过盛，营卫之气，为之阻蔽，有痱中之虞。

桂枝　焦枳实　羌活　云茯苓　白僵蚕　防风　制南星　天麻　广橘红　制半夏　二妙丸

某　眩晕耳鸣，四肢麻木，脉形弦滑。此胃有湿痰，胆木不降，有类中之虞。

制半夏　枳实　天麻　竹茹　秦艽　净双钩　陈胆星　石决明　广橘红　山栀　磁朱丸一钱五分

左　左半主血。然血中无气，则血不流。今左

臂作麻，脉形弦滑，无非痰湿阻遏，荣卫不宣。仿石顽法。

苍术八分　黄柏姜汁炒，一钱　羌活一钱　天麻一钱五分　当归酒炒，二钱　桑寄生酒炒，三钱　制半夏一钱五分　白僵蚕二钱　橘皮一钱　左秦艽一钱五分　桂枝五分

过右　右臂不能举动。高年血虚，风阳入络，为痱中之根。

秦艽一钱五分　当归酒炒，二钱　桑寄生三钱　天麻一钱五分　独活一钱　白僵蚕一钱五分　白芍酒炒，一钱　木防己一钱五分　桂枝四分　丝瓜络三钱，炒　大活络丹一丸

左　外疡之后，风与湿合，流入络隧，以致遍体烦疼，手足软弱，恐成类中。

秦艽　焦苍术　黄柏　半夏　丝瓜络　独活　桂枝　生薏仁　萆薢　桑枝酒炒　汉木防己

二诊　两次得汗，湿郁稍宣，遍体烦疼大退。药既应手，无容更张。

於术一钱五分　陈皮一钱五分　泽泻一钱五分　络石藤三钱，炒　杜仲二钱　制半夏一钱五分　茯苓四钱　秦艽一钱五分　炙绵芪二钱　焦苍术二钱，研末，米饮作丸，药汁送下

三诊　投剂之后，脉症相安。然四肢酸软，筋惕少寐，良由痰湿阻络，甲木之气，不能下降。前法出入再进。

桂枝五分　秦艽一钱五分　独活一钱　桑寄生酒炒，三钱　木防己一钱　茯苓三钱　制半夏一钱五分　萆薢二钱　枳实一钱　生薏仁四钱　白蒺藜三钱　木瓜一钱　鲜竹茹一钱

某　浮游之火渐平，而食入辄作反逆。此胆胃不主下降，肝阳从此独升。再降胆胃。

制半夏　枳实　甜广皮　杏仁　白蒺藜　茯苓　茯神　黑山栀　陈胆星　竹茹　生姜汁二滴　陈关蛰　大荸荠二味煎汤代水

右　脉濡滑，左关微弦，面色浮黄，四肢酸软，心悸少寐。此由中气不足，湿土生痰，郁阻络隧，为痱中之根。

野於术一钱五分　广皮一钱　泽泻一钱五分　络石藤三钱，炒　焦苍术一钱，研末，米饮为丸，烘干，药汁送下　制半夏一钱五分　茯苓四钱　秦艽一钱五分　厚杜仲三钱　炙绵芪二钱

某　舌强，右半不用。气虚挟痰，治无近功也。

制半夏　橘红　炒菊花　石菖蒲　远志肉　白僵蚕　左秦艽　煨天麻　竹油　再造丸开水先服

风　温附冬温　温热　秋燥

陈右　风温八日，身热咳嗽，左胁作痛，日来神昏不宁，甚则迷昧，气升痰嘶，痰色稠黄，齿垢黴红，自汗渴饮。脉数浮弦，舌红苔黄。日前痰中屡屡见红。此

由风邪化热，灼烁肺胃，所有津液，尽为火热熬炼，皆化为痰。肺为热炎所熏，肺叶煽动，有喘厥之虞。用竹叶石膏汤加味。

麦冬去心，三钱　石膏五钱，煨　桑白皮二钱，炙　天花粉二钱　梨肉二两　制半夏一钱五分　北沙参四钱　马兜铃一钱五分　淡竹叶十六片

二诊　神情之迷昧较清，舌苔亦化，气升较轻，然痰仍黄厚，痰声如潮，脉数弦滑。肺胃为热所灼，津液尽化为痰，痰随气升，气随痰逆。前意参上病下取法。

马兜铃一钱五分　光杏仁去尖，打，四钱　炙桑皮三钱　冬瓜子五钱，打　瓜蒌皮四钱　川贝去心，三钱　海浮石三钱　薏仁五钱　枇杷叶去毛，一两　风化霜七分　苇茎一两五钱　竹沥达痰丸三钱，竹茹汤先送下

三诊　上升之气，大为平定，谵语亦退，烦懊亦减。虽已出于望外，但脉象滑数而软，舌苔浮糙，上腭糜腐星布。痰热化火灼阴，一波未定，一波又起矣。再化痰热，参入甘凉。

马兜铃一钱五分　冬瓜子五钱，打　风化硝八分　瓜蒌仁五钱，研　杏仁泥三钱　海浮石三钱　茯苓四钱　苇茎一两五钱　鲜竹茹水炒，二钱　梨汁一酒杯，温，另服　荸荠汁半酒杯，同冲　上濂珠三分　真川贝母去心，五分，二味研极细末，先送下

四诊　痰喘渐平，热亦大减，而白腐渐多，却不甚作渴，脉形软滑。阴分亏损，浊随气火上浮，虚多而实少矣。急和其阴，而参清化气热。

南北沙参各二钱　川贝母去心，二钱　冬瓜子四钱　川石斛三钱　滑石块四钱　淡天冬一钱　猪茯苓各二钱　二泉胶蛤粉拌炒，一钱五分　香豆豉二钱，炒　竹茹水炒，一钱五分　泽泻一钱五分　苇茎七钱　上濂珠三分　川贝母四分，二味研为极细末，先调服

五诊　痰喘全平，腐糜忽少忽多，舌质呆紫，苔淡黄而掯，望之干毛，却不燥渴，胸次如哽如阻，脉形软滑。此的属阴分伤损，浊蒸不化。治多棘手，勉再以清化并行法，以图万幸。

南沙参四钱　青盐半夏一钱五分　竹茹姜汁炒，二钱　枇杷叶去毛，一两　瓜蒌霜三钱　滑石块五钱　杏仁泥三钱　金石斛四钱　川贝母三钱　香豆豉三钱　芦根去节，一两　陈关蛰洗淡，一两　大荸荠拍碎，四枚，二味煎汤代水

六诊　糜腐大化，胸中痞满。阴多渐复，而胃浊仍阻。犹恐治浊伤阴，动多窒碍。

法半夏一钱五分　金沸草一钱　杜苏子炒，研，三钱　茯苓四钱　豆豉三钱　橘红盐水炒，一钱　杏仁泥三钱　竹茹姜汁炒，二钱　玫瑰花去蒂，三朵

七诊　一险于喘呼神昧，再险于阴伤糜腐，又险于浊阻膈痞，证象错综，治多窒碍。何幸清凉润燥，补泻纷更，应如桴鼓，履夷出险，殆天授非人力欤。

法半夏一钱五分　云苓四钱　猪苓一钱五分　薤白头二钱　玫瑰花去蒂，三朵　上广皮盐水炒，一钱　枳壳一钱　甜广皮炒香，三钱　瓜蒌仁姜汁炒，研，三钱

生熟谷芽各一钱

祝十五岁　饮食内伤，时邪外感，从泄泻而至发热，热势甚炽，纤毫无汗，神情懊烦，频渴不多饮，脉象郁数，舌红苔黄罩灰。此由邪湿相合，三焦均受。恐邪湿交蒸，邪化为火，而湿化为燥。用薛氏升泄法。

煨葛根一钱五分　生甘草三分　淡芩一钱五分　滑石三钱　米仁三钱　大豆卷二钱　上广皮一钱　苦桔梗一钱　通草一钱　泽泻三钱

二诊　用薛氏升泄之法，便泄稍减，咳嗽增多，热势渐减，苔灰大化。虽属转轻之象，而未得汗，邪无出路，所以热仍不解，心中时觉嘈烦。病起之际，即耳窍闭塞，良由脾土素弱，所以感受风邪，上阻清窍，下趋大肠。但风脉必浮，今脉不以浮应，似非风象。殊不知风在表则浮，今风入肠胃，病既入里，则脉不以浮应矣。仿喻嘉言先生逆流挽舟法。

前胡一钱　川羌活一钱　白桔梗一钱　郁金一钱五分　云茯苓三钱　柴胡四分　青防风一钱　炒枳壳七分　米仁三钱　蔻仁四分　淡芩七分

三诊　引邪外达，正气虚微，不能托送，未能得汗，便泄有粘腻，色白带赤，热势得见退轻，而迷沉欲寐，有时夹杂谵语，脉象糊滑，重按少力，苔黄，近根仍带灰润。此由中气不足，外感之风，氤氲之湿，熏蒸之热，炼液成痰，弥漫神机。里虚内陷之象，恐神昏发痉。拟扶助中阳，兼清湿热而化浊痰。

台参须七分　川连五分　制半夏一钱五分　陈胆

星一钱　竹茹一钱五分　竺黄二钱　茯苓三钱　干姜四分　橘红一钱　生薏仁三钱　蚕砂三钱

四诊　昨进扶助中阳，兼清热而化浊痰，热势发扬于外，表热稍甚，迷蒙较退，时觉懊烦。自病起至今，耳窍闭塞，今则时兼谵语，口渴欲饮。舌红，后半灰霉，脉象稍起，而软数微弦。风燥之气，上阻清窍，而风与湿合，遂成熏蒸之局，神机为之弥漫。恐邪不外越，复从内窜，拟清化法。必得邪从外越，方是退步，然不易也。

黑豆衣三钱　连翘三钱　郁金一钱五分　鲜石菖二钱　鲜竹叶二十片　绿豆衣三钱　桔梗一钱　薄荷一钱　南沙参三钱　荷叶边三钱　甘草四分

五诊　便泄已止，咳嗽增多，邪势欲从肺经外泄。而每至正午阳旺之时，转烦懊不宁，言语错乱，颧红面赤，下午仍多眠睡。皆风邪化火，劫烁阴津。昨投泄热和阴，舌苔深黄稍化，而边仍红，前半红点满布，后半灰霉。津伤热炽。拟泄热救阴，稍为扩充。

羚羊片二钱　鲜铁斛七钱　大麦冬三钱　花粉二钱　竹叶心二十片　赤茯苓三钱　黑山栀皮三钱　西洋参一钱五分　连翘壳三钱　真川贝母去心，二钱　光杏仁三钱

六诊　疏泄风邪，清化气热，便泄渐定，解出溏粪带黑，热之象也。风为阳邪，不从外越，从中化热，热灼肺胃，咳嗽不爽，懊烦不宁。热扰神明，言语妄乱。热劫津液，神机不运，所以不为烦懊，即为迷睡。阳

明热胜，则目赤颧红，口渴欲饮。脉数微弦，舌红苔色深黄，根带霉黑。种种见端，皆风邪化火，劫烁阴津之象。症方一候，邪势鸱张，恐阴津日干，而神昏发痉。拟救阴泄热。

羚羊片二钱　大麦冬三钱　广郁金一钱五分　连翘壳三钱　甘草五分　鲜铁斛七钱　真川贝二钱　石菖蒲二钱　黑山栀皮三钱　北沙参四钱　竹叶心二十片

七诊　脉象沉细软弱，较昨稍起，神志较清，懊烦略定，迷睡略退，咳嗽增多，痰出粘腻，舌红稍淡，灰霉略化，阴津渐回，而喉有痰声，良由津液为热邪所炼，即化为痰。前贤谓痰即有形之火，火即无形之痰，非虚语也。拟凉肝泄热，兼清肺胃，以保阴液。

羚羊片一钱五分　西洋参一钱五分　鲜铁皮斛六钱　肥知母一钱五分　川贝母二钱　连翘三钱　玉泉散三钱　大麦冬三钱　桑叶一钱，炙　冬瓜子三钱　竹叶心二十片

八诊　脉渐起，咳嗽较爽。内陷之邪，还于肺胃，所以神志渐清，热势递减，口渴稍定，舌苔灰霉较化。惟仍眠多醒少，还是神机欠运，胸中之热弥漫。再泄热和阴，兼宣肺气，以引邪外出。

玉泉散　连翘　铁皮斛　光杏仁　薄荷　象贝　牛蒡子　霜桑叶　黑栀皮　天冬　前胡

九诊　口渴渐定，热势渐轻，舌红渐淡，苔黄转白，灰霉渐退，右脉稍起，皆热化津回之象。理应神清

气爽，而眠多醒少，仍复如前，耳聋不爽，大便不解。病之初起，原属风温夹湿，邪既化热，劫烁阴津，虽有湿邪，亦成燥火。今津回热化，燥仍为湿，余热与湿，弥漫胸中，如雾氤氲，所以眠多醒少。拟清泄火风，参以化痰。

连翘三钱　黑栀皮三钱　天竺黄二钱　桔梗二钱　广郁金一钱五分　前胡一钱五分　晚蚕砂三钱　薄荷一钱　陈胆星七分　象贝母二钱　桑叶二钱　白金丸五分，入煎

十诊　昨进化痰泄热，咳嗽稍甚，痰不甚多，而痰中带红，左颊红赤，苔霉近根全化，而舌心黄又带霉黑，大便不行，脉数右大，还是肺胃热胜。痰既得出，仍守清胃养津。即请商裁。

玉泉散五钱　鲜生地五钱　黑栀皮三钱　川贝母二钱　肥知母二钱　铁皮斛八钱　连翘三钱　天花粉三钱　生甘草六分　粉丹皮二钱　雪梨汁一两　白茅根肉一两

十一诊　迷睡稍退，胸中弥漫之热，略得扩清。大便欲解不出，脉象右大。再参增液，以望便行。

鲜生地八钱　大麦冬三钱　玉泉散四钱　象贝母三钱　黑栀皮三钱　淡芩一钱五分　冬瓜子三钱　大玄参三钱　连翘三钱　粉丹皮二钱　雪梨汁一两　白茅根肉一两

十二诊　大便畅行。然津液为热所耗，木火升动，懊烦口渴，左颊红赤，耳鸣窍闭，咳嗽咽痒，脉数，

重按微弦。风温之邪，化火劫津。幸数日以来，舌未焦燥，神未昏糊。泄热存阴，似难更动。

羚羊片一钱五分　鲜生地六钱　川贝母二钱　杏仁三钱　炙桑皮二钱　玉泉散五钱　鲜铁皮斛六钱　天花粉二钱　连翘三钱　荷叶边三钱

十三诊　多眠渐退，两次得汗，咳嗽渐轻，痰亦渐少。内陷之邪，仍还于表，是为正色。但热仍未解，耳聋不聪。脉数，舌质淡红，苔淡黄，灰霉未尽。肺胃余热，未能遽澈。存阴泄热，并不表汗而汗自出。良以津液来复，所以液能化汗。拟乘此疏风泄热，以望邪有出路。

冬桑叶一钱五分　杏仁三钱　连翘壳三钱　前胡一钱　川贝母二钱　池菊花二钱　薄荷一钱　黑山栀三钱　桔梗一钱　荷叶边三钱

十四诊　内陷之邪，还于肺胃。咳嗽身热，耳聋，音声雌腻。脉数右大，舌质淡红，淡黄灰霉之苔逐步化轻。病既由深而浅，宜再辛凉散风，微苦泄热。

桑叶二钱　菊花二钱　薄荷一钱　黑栀皮二钱　赤茯苓一钱五分　桔梗一钱　云茯苓一钱五分　粉前胡一钱　大力子三钱　连翘壳三钱　郁金一钱五分　荷叶边三钱

改方加杏仁三钱，豆豉三钱，枳壳一钱五分。

十五诊　身热渐轻，舌苔灰霉已化，烦懊亦定。阴津既回，内陷之邪，还于肺胃，其多眠应当立退，乃神情安静。仍复多眠，皆由风邪入于上焦，上焦之气，闭而不行，卫气行于阴而不得出于阳。开泄上焦，使上焦气宣，为目前要务。

杏仁三钱　桑叶二钱　淡豉二钱　枳壳八分　桔梗一钱　薄荷一钱　橘红一钱　郁金一钱五分　青防风一钱　干荷叶边三钱

十六诊　胸背皆经得汗，风邪稍得开泄，耳窍略聪，卫气渐开，且能知味，然仍时多眠睡。舌黄灰霉既化，而反觉白腻。上焦之气不行，谷气过多，恐其酿湿生热，不可不防。

光杏仁三钱　淡豆豉二钱　广橘红一钱　丝通草八分　生薏仁三钱　炒枳壳一钱　桔梗一钱　防风一钱　云茯苓三钱　广郁金一钱五分　干荷叶边三钱

十七诊　内陷之邪，还于肺胃，而从汗出。耳窍闭塞已开，身热亦退，脉静苔化，大局已定。宜和中醒胃。

青盐半夏一钱五分　茯苓三钱　桔梗一钱　郁金一钱五分　防风一钱　薄橘红一钱　米仁三钱　枳壳一钱五分　范志曲一钱五分　谷芽二钱

十八诊　脉静苔化，胃开思食。久热之下，阴津不能遽复。宜和阴益肾。

炙生地三钱　炙甘草四分　白芍一钱　橘白盐水炒，一钱　麦冬炒，一钱五分　阿胶珠一钱五分　甜杏仁炒香，三钱　生熟谷芽各一钱

十九诊　滋水和阴，胃气渐复，多眠亦退。风为阳邪，温乃热气，其所伤者，无非阴液。但柔腻之药，

不能久进。宜甘凉和养。

西洋参一钱五分　生玉竹三钱　广橘白一钱　生熟谷芽各一钱　川石斛四钱　生甘草三分　生山药三钱　甜杏仁三钱　范志曲一钱

陆左　咳嗽不爽，发热汗出不解，气从上逆，大便溏泄。脉数右大，苔厚心黄。风温袭于肺胃，症方七日，为势甚炽。

牛蒡子三钱　川贝母二钱　甜广皮一钱　杏仁三钱　竹茹水炒，二钱　生甘草四分　炙桑皮二钱　大连翘三钱　茯苓三钱

二诊　苔黄稍化，仍然腻浊，大便不利，每至日晡，辄仍凛热。外风引动湿热，郁阻营卫。再为宣化。

杏仁三钱　蔻仁五分　淡芩一钱　滑石三钱　鲜竹茹水炒，一钱　米仁三钱　广郁金一钱五分　通草一钱　赤茯苓三钱　鲜佛手一钱

三诊　轻宣肺气而化湿邪，每晨汗出。上焦之湿，理当从汗而解，乃日晡仍然似疟，便不畅行，腹膨脘痞欲呕，频转矢气。脉形滑数，此必有形之积，阻而不化。拟导滞兼清湿热。

南楂炭三钱　缩砂仁五分　云茯苓三钱　青陈皮各一钱　泽泻二钱　范志曲二钱　莱菔子炒，研，三钱　木香槟榔丸三钱，先服

恩左　温邪将及两候，发热有汗不解，夜甚无寐，胸闷不舒，烦渴而不欲饮。脉数，右部沉郁，左部弦大，舌红苔黄，根带灰霉。无形之邪，有形之湿，熏蒸

不化，遂致清津不能上供，阴液由此渐亏。恐化燥而神机不运，渐成昏蔽。拟退热泄湿，即请商裁。

羚羊片一钱五分　淡芩一钱五分　光杏仁三钱　赤苓三钱　生米仁三钱　连翘壳三钱　广郁金一钱五分　滑石块三钱　通草一钱　生梨汁一两　芦根打汁调，一两　白蔻仁三分，先服

二诊　流湿润燥，参以退热，热势外扬，能得微汗，口渴大减。然大便不行，大腹满痛，频转矢气，脉象滑数，正合阳明病频转矢气之条。以丸药缓下，即请商裁。

豆豉三钱　郁金一钱五分　滑石二钱　赤苓三钱　杏仁三钱　楂炭三钱　淡芩酒炒，一钱五分　通草一钱　枳实导滞丸三钱，先服

三诊　热势递减，仍然起伏，大腹满痛，频转矢气，大便不行。脉数左弦，舌尖红绛。阴伤热恋，宿滞不达。再泄热利湿，参以磨滞。

连翘壳三钱　细生地五钱　滑石块三钱　黄芩一钱五分　瓜蒌仁五钱　黑山栀三钱　光杏仁三钱　通草一钱　枳实一钱五分　芦根一两　青竹叶二十片

改方停药，饮白残花露、佛手露各二两。

四诊　大便畅行，热痰悉化，然频渴欲饮，舌红苔白，根带灰黑。阴伤不复，再泄热和阴。

生地　川连　花粉　青蒿　竹叶　阿胶　连翘　滑石　杏仁　芦根

谢右　辛凉疏泄，汗未畅达，热仍不解，头胀耳

鸣，脉数右大。风温袭于肺胃，不能外达，三日正炽。

淡豆豉三钱　薄荷一钱　连翘二钱　池菊花二钱　枳壳一钱，炒　牛蒡子三钱　桔梗一钱　桑叶一钱五分　光杏仁三钱　广郁金一钱五分　宋半夏一钱五分

二诊　疏泄肺胃，得汗甚畅，邪从汗解，热势大减，胀痛渐松。苔黄较化，脉亦略缓。然炉烟虽熄，余烬未消，身热尚未尽退，还宜疏泄余邪。

桑叶一钱五分　杏仁三钱　郁金一钱五分　山栀二钱　池菊花一钱五分　粉前胡一钱　苦桔梗一钱　连翘壳三钱　枳壳一钱　雪梨切片入煎，一两　象贝母二钱

包左　温邪将及二候，上焦之热，移入大肠，发热便泄，懊烦不寐，频渴欲饮，耳窍失听。舌光无苔，干燥无津，脉左大，重按无力。邪热不从外达，灼烁于内，阴津损伤，往往有液劫而神昏者，不可不知。拟养津泄热。

鲜石斛六钱　连翘三钱　黑栀皮三钱　香豉三钱　淡黄芩一钱五分　鲜生地六钱　滑石三钱　桔梗一钱　桑叶一钱五分　芦根一两

二诊　便泄已止，热势虽不甚盛，而仍神烦少寐，口渴欲饮，舌燥无津，既干且腻，右目红赤作痛，脉数左大。风温夹湿化热，由大肠还于肺胃，气燥津伤。拟流湿润燥，开泄风热。

桑叶　薄荷　荆芥　连翘壳　朱茯神　桔梗　甘菊花　鲜石斛　晚蚕砂　辰灯心　蔻仁末三分，另

用鲜芦根二两，打汁调服

左　时病八日，始则发热便泄，继而呃逆频频，便泄虽止，而表热入里，遂致里热神烦，频渴欲饮，面色浮红，舌苔焦黑无津，脉象细数。此由邪热不从外达，转从内陷，劫烁阴津，所以满舌焦干，气火上冲，吸气不得入，所以频频呃逆，将有神昏发痉之变。勉拟存阴救津，兼清龙相，以平其冲逆之威。能否应手，非敢所知也。

大生地四钱　阿胶珠二钱　赤茯苓三钱　大麦冬三钱　生草五分　鲜竹茹一钱五分　柿蒂五枚　枇杷叶去毛，一两　大补阴丸三钱，先服

方左　风温两候，风化为火，火风内旋，由壮热懊烦而致瘛疭。叠经泄热和阴，火风渐平，烙热亦定，乃大便通行之后，频见溏泄，咽痛鼻红，咳嗽痰多稠黄，耳窍闭塞。脉象数大，重按带弦，舌红苔黄。沸腾之风火虽熄，而气分之热，何能遽化。风痰为热所灼，自然色变黄稠。气燥则清窍不利，自然两耳失聪。咽通于胃，喉通于肺，今肺胃两经，为风热渊薮，自然咽中作痛。大肠与胃相联续，与肺相表里，热盛之下，腑气失通，肺胃之热，乘热下移，再以牛乳横助其虐，所以大便为之频泄。为今之计，惟有清化肺胃，以清肠热。与式训仁兄大人同议方。

射干六分　桔梗一钱　川斛五钱　黑山栀三钱　细木通五分　前胡一钱　淡芩一钱五分　连翘三钱　六一散三钱　茅根一两　竹叶十二片

浦左　咳嗽头胀发热，寤难成寐，知饥欲食，脉数而弦。风温袭于外，肝火炽于内。姑疏风泄热。

桑叶一钱五分　薄荷一钱　前胡一钱　黄芩酒炒，一钱五分　竹茹水炒，一钱五分　菊花一钱　象贝二钱　黑山栀三钱　粉丹皮二钱　枳实一钱，炒

二诊　辛凉散风，微苦泄热，邪势不达，未能得汗，咳嗽头痛，恶风。邪尚在表，再进辛凉。

桑叶二钱　炒枳壳二钱　前胡一钱五分　牛蒡子三钱　光杏仁三钱　菊花二钱　白桔梗一钱　象贝二钱　薄荷一钱　竹茹水炒，一钱五分

秦左　发热烦渴，胸闷气逆，频咳痰多，神烦少寐，脉数糊滑。此风温挟湿，郁蒸肺胃。症逾两候，恐致昏喘。

桑叶　制半夏　桔梗　冬瓜子　水炒竹茹　青芦管　前胡　橘红　生薏仁　光杏仁　通草

二诊　气逆稍定，热亦渐减，而脉仍滑数。还是肺胃之湿未楚也，再为降化。

光杏仁　生薏仁　制半夏　赤茯苓　云茯苓　炒苏子　橘红　冬瓜子　生香附　丝通草　旋覆花　炒枳壳　水炒竹茹

顾左　发热咳嗽多痰，喉间霍霍有声，胸闷神烦，脉数而滑。此温邪挟湿，蒸于肺胃，七日正炽。

甜葶苈　光杏仁　制半夏　炒枳壳　炒苏子　金沸草　薄橘红　赤茯苓　云茯苓

居童　先是口碎作痛，四日前忽然热起，势甚炽

张，胸闷懊烦，鼻衄便泄，兹则咽中作痛，舌红苔白，脉数滑大。此风邪先袭于上，复以时令之邪与湿相合，致一阴一阳之火，俱结于上。病属风温，方在五日，邪势炽甚之际，当是易进难退之时也。

泡射干六分　广郁金六分，冲　马勃一钱五分　荆芥一钱　牛蒡子三钱　炒银花一钱五分　连翘壳三钱半　玄参三钱　桔梗一钱　杏仁泥三钱　竹叶心十六片　竹叶心　桔梗二味代茶

改方加黄芩、酒炒秦艽。

二诊　前进辛以散风，苦以泄热，汗出邪势从外而泄。而肺胃之热蕴结，痧疹并发而不少衰，痛不少减。脉数滑大，舌红边绛。喉关以内，白腐满布，喉肿关小微咳。此炉烟甫熄，余烬复燃，肺胃之热，冲斥于中，喉痹重症，出入极为迅速。恐火烁肺金，而致气喘，商请专门名家酌夺。

郁金一钱五分　山豆根三钱　京玄参三钱　羚羊片先煎，二钱　连翘三钱　大贝母三钱　桔梗一钱五分　生石膏七钱，打　牛蒡子三钱　射干七分　茅根去心，一两　芦根去节，一两　鲜荷叶七钱

三诊　昨进大剂泄热，热势大为轻减，喉肿较退，痛势大轻，涎水之自涌者，至此渐能下咽，脉洪大略收。火风之灼铄肺胃者，已退三舍，当乘胜而助鼓再进。

羚羊片二钱　玄参肉三钱　牛蒡子三钱　鲜石斛六钱　连翘三钱　生石膏七钱　泡射干六分　荆芥一

钱　黑山栀三钱　苦桔梗二分　鲜荷叶络七钱　茅根去心，一两　芦根去节，一两

某　气喘不定，痰多稠厚，苔白转黄，舌边尖红绛，唇朱颧赤，脉数至六至以外。夫风为阳邪，阳邪易于化火，所有痰浊，尽从阳化，华盖之脏，独当其炎，所以清肃之令不行，右降之权尽失。痰鸣气喘，谵如梦语，将有耗气伤阴等变矣。

磨犀尖四分　杏仁泥三钱　桑白皮二钱　冬瓜子四钱　生石膏五钱　肥知母二钱，炒　马兜铃一钱五分　川贝母二钱，炒　生薏仁四钱　瓜蒌霜三钱　茯苓三钱　连翘三钱　青芦管一两　枇杷叶去毛，一两

某　风温大势已解，而痰热未清，咳恋痰稠黄厚，火升少寐，右寸脉独大。良以邪热灼肺，手太阴清肃无权，则足太阴转输失职，致热蒸而炼液成痰，痰火因而内炽。鼻准清冷，乃气机之闭郁，以兼症之中，别无元阳衰脱之见端也。拟清化痰热而肃肺气。

茯苓三钱　黑山栀一钱五分　海浮石三钱　炒瓜蒌皮三钱　川贝母二钱　杏仁泥三钱　冬瓜子五钱　风化硝五分　新绛五分　枇杷叶去毛，四片　竹茹一钱五分，盐水炒　灯心盐水拌，三尺

贾左　症起四日，壮热无汗，肢体烦疼，头胀作痛，痰多口腻，脉数右部浮大。夫热重而至炙手，自必懊侬烦闷。此时尚无烦懊情形，其热之尚在肌表，显然可见。考太阳为六经之首，主皮肤而统卫气。今风邪在表，阳气屈曲不伸，故发热头疼。其所以不能作汗

者，良由湿痰素盛，内壅不宣，则表邪难达。吴又可先生所谓水注闭其后窍，则前窍涓滴，此正发汗之义也。肢体之痛，左胁为甚，肝藏居左，风气通于肝也。拟于疏解之中，参入化痰，必得汗泄，方能推散，然不易也。

荆芥穗一钱五分　霜桑叶一钱五分　羌活一钱　广郁金磨，冲，六分　旋覆花绢包，二钱　制半夏一钱五分　橘红一钱　赤白苓各二钱　光杏仁三钱　真猩绛六分　枳实一钱五分　竹茹一钱　桔梗一钱

改方去羌活、猩绛，加香附、橘络、秦艽。

二诊　汗出，肌表之邪由此外达，热势大退，遍体烦疼亦止，神情亦觉爽适。但脉仍带数，热退未楚，偏左瘕积阻滞，气道失宣，气短腋痛，脉数微滑。邪势渐去，湿热未清，再舍其标而治其本。

杏仁三钱　蔻仁三粒　橘红一钱　豆卷三钱　制半夏一钱五分　云茯苓四钱　广郁金一钱五分　薏仁四钱　炒枳壳一钱　炒瓜蒌皮三钱　炒苏子三钱

某　风温之后，恣食甜腻，酿湿生痰，肺降痹阻，以致热退不清，痰鸣气急，不能安眠。苔白不渴，脉左大，右部软滑。心胸不舒，气弱生寒，阳不旋转，恐喘甚汗脱。

葶苈子五分　杏仁泥三钱　茯苓三钱　制半夏一钱五分　方通草一钱　炒苏子三钱　橘红一钱　白前一钱五分　旋覆花一钱五分　生米仁三钱

邹右　天燥太过，肺胃风热内烁，更兼肝火凌金，咳痰带血，沉迷多睡，脉数而滑。盖阴虚则火炽，其热

势内蕴胸中，如烟雾弥漫，所以沉迷而多睡也。恐昏痉等变。从云瞻兄方中，参入扩清胸中之热。

黑山栀三钱　瓜蒌霜三钱　海浮石三钱　篾竹叶一把　真川贝五分　上濂珠三分，二味研极细末，调服。

左　风温袭于肺胃，咳嗽壮热神烦，更兼天气亢燥，温燥之邪，化气为湿，以致肺热脾湿相蒸，痰黄而稠。日来热恋不解，咳亦不止，形色瘦削。脉数小软。营气日亏，邪势留恋，若再缠绵，必生变局。治法惟有泄化邪湿，庶可保全元气耳。

大豆卷　杏仁泥　生薏仁　前胡　川贝母　桔梗　通草　滑石　炒瓜蒌皮　枇杷叶去毛

徐右　咳剧身热，痰稠，头目昏晕，胁痛，神烦不寐，脉数弦滑。此风温袭肺，化热内灼。适值经来，有暴喘之虞。

连翘三钱　天花粉二钱　桑叶一钱　光杏仁打，三钱　广郁金一钱五分　山栀三钱　川贝母二钱　甘菊花一钱五分　丝瓜子打，三钱　丹皮炭二钱　枇杷叶去毛，炙，四片

二诊　咳嗽大减，而仍凛寒身热，汗不多达，痰色黄厚，脉数带滑，苔白心黄。邪热郁于肺胃，夹经未净，还恐神昏气喘之变。

炙麻黄后入，四分　光杏仁三钱　丝瓜子研，四钱　连翘三钱　枳壳一钱　煨石膏四钱　生甘草二分　紫丹参二钱　桔梗一钱　郁金一钱五分

杨右　外感风邪，内停饮食，身热头疼，腹痛。时

病情形，三日正炽。

池菊一钱五分　桑叶一钱　枳实一钱五分　范志曲二钱，炒　牛蒡子三钱　莱菔子炒，研，三钱　桔梗一钱　焦楂炭三钱　苏薄荷一钱　杏仁三钱，打　广郁金一钱五分

二诊　身热已退，而脐上作痛，大便不行，脉象沉弦。寒滞内阻，宜小承其气。

川朴一钱　橘皮一钱　缩砂仁后入，五分　乌药一钱五分　焦楂炭三钱　枳实一钱　茯苓三钱　制香附二钱　生锦纹后入，二钱　煨生姜二片　佛手一钱

改方　砂仁五分　云茯苓三钱　制香附三钱　酒炒延胡索一钱五分　枳壳一钱　煨瓦楞子五钱　川楝子一钱五分　陈香橼皮一钱五分　青皮一钱

锦翁　由咳嗽咽痛，而致身热不解，汗出不能透渥，胸闷神烦少寐。脉象数滑，舌红，苔白质腻。此风热之邪，与湿相合，蒸腾于肺胃之间。症属风温，恐其化热。

泡射干七分　郁金一钱五分　黑山栀三钱　连翘三钱　范志曲二钱，炒　光杏仁三钱　枳实一钱　马勃一钱　桔梗一钱　莱菔子生，研，三钱　大力子三钱　冬桑叶一钱五分

二诊　热势大减，苔亦稍化，然仍咳嗽不爽。湿邪留恋肺胃，再为疏化。

光杏仁三钱，打　郁金一钱五分　桔梗一钱　枳壳一钱　赤白苓各二钱　生薏仁四钱　粉胡一钱　薄橘

红一钱　炒瓜蒌皮三钱　滑石三钱　枇杷叶去毛，四片

张左　初起伤食吐泻，风温之邪，乘势而发，平素内伏之痰，与热相合，熏蒸于肺胃之间，以致热不外扬，咳嗽痰稠。上中两焦，为痰气所遏，则清津不能上升，口渴舌干少津，中心灰炱，小溲作痛，脉数而滑。症属风温挟痰，化热伤阴。今方旬日，恐转候之际，痰热内闭而致神昏发痉。拟清化痰热，参以救阴。即请商裁。

天花粉二钱　光杏仁去尖，打，三钱　海浮石三钱　真川贝炒黄，二钱　北沙参四钱　冬瓜子四钱，打　大天冬三钱　白萝卜切片，一两五钱　肥知母二钱，炒　鲜芦根去节，一两　陈关蛰洗淡，一两　干枇杷叶去毛，四片

二诊　清化痰热，舌苔炱燥转润，中心霉黑亦化，溲痛已退，气逆亦平，脉亦稍缓。然内热未楚，还宜清化。

北沙参三钱　橘红盐水炒，一钱　鲜竹茹一钱五分　冬瓜子三钱　通草一钱　青盐半夏一钱五分　茯苓一钱　光杏仁三钱　薏仁四钱　枇杷叶去毛，炙，四片

三诊　咳嗽气逆已定，胃纳亦得稍起。然肺胃之间，痰热未化，气不流布，津液不行，以致口燥舌干欲饮。右脉滑大。虚火挟痰，熏蒸胃口，恐起口糜。再引津上升，而导热下行。

细生地四钱　细木通四分　天花粉二钱　竹沥半夏一钱五分　海蛤粉三钱，包　细甘草三分　真川贝炒

黄，二钱　冬瓜子三钱，打　白茯苓三钱　鲜竹茹盐水炒，一钱　活水芦根去节，一钱　青竹叶十片

四诊　和阴降火，清化痰热，痰爽，舌干转润。的属津气不行，与津枯者有间。

南沙参四钱　竹沥半夏一钱五分　海蛤粉三钱，包　橘红盐水炒，一钱　川石斛四钱　川贝母炒黄，一钱五分　生薏仁四钱　茯苓三钱　炒竹茹一钱　枇杷叶去毛，四片

五诊　痰气渐化，津液流通，口渴已定，胃亦渐起。足见燥乃假燥，湿乃真湿，病之变态，足以惑人如此。

白茯苓三钱　制半夏一钱五分　海蛤粉五钱，包　炒瓜蒌皮三钱　甜杏仁三钱，炒　薄橘红一钱　炒川贝一钱五分　生薏仁三钱　生熟谷芽各一钱　枇杷叶去毛，四片

顾右　冬温九日，发热懊烦无汗，胸膺发出赤斑，不克透露，神识迷糊，指节引动。邪郁不达，挟湿蒸腾，神机为之弥漫。脉形细数，苔白心黄质腻。有内窜昏痉之虞，勉拟泄化邪湿，芳香宣窍，即请商裁。

豆豉三钱　光杏仁三钱　半夏竹沥拌，一钱五分　炒枳壳一钱　赤茯苓三钱　生薏仁三钱　白桔梗一钱　鲜石菖蒲四分　牛黄清心丸一丸，开水化服

某　冬温十一朝，邪化为热，炼液为痰，郁阻肺胃，以致甲木不降，乙木独升，烦热火升颧红，气从上冲，则恶心欲吐，胸次窒闷异常，寤难得寐，惊惕耳聋，

四肢有时震动。脉数弦大，舌红，苔白心灰。时邪引动本病，恐风火内旋，而神昏痉厥。经云：上焦不行，则下脘不通。拟开展气化，仍不失清金可以平木之意。

豆豉　杏仁　枳实　竹茹　钩钩　枇杷叶　山栀　郁金　丹皮　桔梗　海蜇

左　肺热津亏，理宜燥渴，昨诊并不口渴，显系肺虽燥热，脾胃仍有湿邪遏伏，所以流化湿邪，俾清津可以上承，喻氏所以有流湿可以润燥之谈也。无如风化为火，尽壅于肺，叠进清肺育阴，竟如杯水车薪。热循肺系，内犯膻中，以致时为谵语。火郁于内，发现于外，则两颧红赤，唇口朱红，红极发紫，脉数竟在六至以外。此时为之清金泄热存阴，固属定理。殊不知火从风化，其热也，釜中之火也，其风也，釜底之薪也，蒸热之势稍衰，釜底之薪未撤，薪在即火在，所以日前历历转轻，仍云不能把握者为此。刻下脉数，气口虽属带浮，按之似属少情。如欲解散其风，而撤其薪，以缓其燎原之势，救者自知不逮。不得已，再拟清肺饮合清宫汤，以尽绵力。

犀尖磨冲，五分　连翘心三钱　大麦冬连心，三钱　赤茯苓神各二钱　川贝母二钱　光杏仁三钱　广郁金一钱五分　北沙参五钱　桑白皮二钱，炙　枇杷叶去毛，一两　白茅根一两　濂珠三分　川贝四分，二味研极细末，调服

方后原注云：刻下所怕肺热循系入心，心肺同病，

气喘神昏，便是危境。或问：前日如救肺阿胶之类，治之当效，何以不续进，使水来制火耶？曰：舌腻白不渴，如湿盛生痰，更难措手，不得已而退步，非临阵而畏缩也。又此症乃冬温绵延入春，久不能愈，盖被庸工用白芍至四钱，川连至五钱，五味子至二钱，至惊蛰而病更剧，惊蛰阳动也。初用喻氏清燥救肺汤，后用竹叶石膏汤。前案已遗失，故附志于此。清儒志

邱右　症逾两候，先发红疹，继透白瘖，又复经行，邪势未始不从疹从瘖而稍泄，所以数日前病有退机，烦热口渴已得大定。然既疹既瘖，营气两液，必然暗虚。而方寸愁虑，木火升动，邪热从而转炽，烦热复盛，耳鸣，耳窍闭塞，喉有痰声，俨如梦语，手指引动，少腹气坠作胀。脉数滑带弦，舌红苔黄。邪湿未化，木火暗升，炼液成痰，神机不运，有神昏发痉之虞。勉拟透热凉肝，化痰宣窍。

羚羊片三钱　赤茯苓三钱　竹茹盐水炒，一钱　益元散三钱，加辰砂七厘，绢包　大连翘三钱　陈胆星六分　黑山栀三钱　光杏仁三钱　郁金一钱五分　橘叶一钱五分　银花露一两

二诊　透热凉肝，化痰宣窍，烦懊大减，寐亦略安，四肢引动较定，少腹作胀亦松，红疹略为化淡。脉弦稍柔，舌红，黄苔化薄。今晨咯痰三口，颇觉爽适，自觉胸中尚有痰粘之状。的是肝胆之火与邪热交炽，炼液成痰，遂令痰火相煽，神昏发痉，岌岌可虞。前药进后，未及一周，未便操之太激，拟清化邪热，参以

化痰。

连翘三钱　粉丹皮二钱　广郁金一钱五分　陈胆星五分　白蒺藜三钱　山栀三钱　瓜蒌皮三钱　光杏仁三钱　益元散三钱，加辰砂七厘，绢包　青竹叶二十片　活水芦根一两　银花露一两

冯左　温邪七日，热炽神迷，肢节引动，脉见歇止，舌黑质红，颧颊红赤，喉间霍霍痰鸣，气粗短促。此热炽于内，而痰湿抑郁，热不得泄，转从内窜之象，有痰涌昏喘之虞。

羚羊角　陈胆星　天竺黄　竹茹　九节石菖蒲　大连翘　杏仁泥　旋覆花　枳实　至宝丹一丸，两服

周左　进泻肺开痰，导热下行，上升之气，十退三四，痰亦稍爽。然热势仍不见衰，左肋痛减，而痰色黄稠，频渴欲饮，神烦胸闷，舌质转红，边尖大有绛意，谵如梦语，两颧红赤。脉数滑大，左部小濡，右部搏指。良由蕴结之气分渐开，而霍霍痰鸣，肺胃之邪热尚炽。火与痰激，故霍然有声。热灼津亏，故频渴而欲饮。症势较前略定，而鸱张之下，非大有起色，不足以全大局。刻下所急者，痰鸣气逆，最关重系。然邪势不泄，液即为痰，古人所谓痰即有形之火，火即无形之痰，正此意也。拟清金肃肺之中，参以辛凉重剂，必得应手，始臻妥洽耳。

杏仁泥三钱　广郁金磨，冲，六分　桑叶二钱，炙　石膏六钱，煅　竹茹一钱　法半夏一钱五分　炒知母一钱五分　赤白苓四钱　广橘红盐水炒，一钱　枇杷叶去

毛，六片　芦根六钱

左　邪势不解，热日以炽，咳嗽痰多，频渴引饮，神识有时迷糊。邪湿痰交蒸，有神昏气喘之虞。

瓜蒌仁四钱，研　杏仁泥三钱　乌犀尖磨，冲，四分　广郁金磨，冲，四分　天竺黄三分半，磨，冲　淡黄芩一钱五分　滑石块四钱　辰砂一分，二味同研，绢包　川贝母二钱　马兜铃二钱　冬瓜子五钱　煨石膏四钱　青芦管一两　万氏牛黄清心丸五分，开水先送下

左　咳嗽身热，痰鸣音哑，吸气短促，汗出发润。金伤已极，喘脱之虞，行将立至。勉用喻氏法，以尽人力。

煨石膏五钱　北沙参六钱　玄参三钱　阿胶二钱　生甘草五分　牛膝炭三钱　川贝二钱　炒麦冬三钱　枇杷叶去毛，六片

风温一门，附以冬温、温热、秋燥，例言中虽曾声明，实因方案遗佚，抄存过少，故仅蝉联附后，未能逐条分列。校对之下，愧同佰玉，缺憾良深。质之吾友某君，曰：编案与作书，体例截然不同。著作之家，分门别类，毫发不容紊乱。至编订方案，不过依次排比，若欲皎然划一，厘然大备，诸多为难之处。涵以某君阅历有得，深知编纂复杂之繁，且以见读书之贵变通也，姑附志之。同门旧友若有存稿，盼望惠下，再版时当补辑改定也。文涵志

卷　二

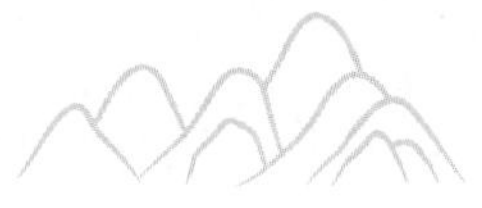

湿　温

杨左　湿温已届三候，不特汗瘖均不获畅，而且四肢背脊尚觉恶寒，阳气不能敷布，与阳气之衰微者，大相悬殊也。阳何以不布，湿阻之也；湿何以不化，饮食水谷资之助之也。为敌助粮，引虎自卫，非计也。拟开展气化，使湿随气行，则白瘖及汗可以通畅。

光杏仁　郁金　桔梗　藿香　滑石　生米仁　制半夏　通草

此症经陈医屡投厚朴、佛手花、茵陈等，致有棘手之象。先生嘱以勿妄食，勿进补，一以宣化气湿法治之，果获渐瘳。案语卓然名论，不易多得。文涵志

某　昨投泄热透邪，今午续得微汗，烦渴较昨略退，面色浮赤较淡。然天气乍冷，阳气阻郁，赤色瘀滞不匀。邪湿羁留，未能遽解，上焦之气不展，胸中窒闷不舒，口腻苔白舌红，脉数糊滑。化湿泄邪，固属定理。但除感冒带病酬应外，热甚不退者九日，邪湿熏蒸之势，尚在鸱张，总望转候大得退机耳。

郁金二钱　九节石菖蒲四分　桔梗一钱五分　香豉三钱　制半夏三钱　牛蒡子三钱　橘红一钱五分　光杏仁三钱　蔻仁七分　黄芩酒炒，一钱五分　川通草一钱　滑石块三钱

二诊　叠得自汗，胸中之窒闷稍开，尚未安寐，口燥而腻。脉数舌红，苔白淡黄。胃中之浊与湿交蒸，不能遽化。症经旬日，惟有泄之化之，俾免内蒙为幸耳。

制半夏二钱　炒竹茹一钱五分　橘红一钱　郁金一钱五分　泽泻一钱五分　赤猪苓各二钱　炒枳壳一钱　黑山栀二钱　杏仁泥三钱　陈胆星五分　生薏仁四钱　炒瓜蒌皮三钱

三诊　疏泄太阴，兼以通腑，宿滞下行，胸痞腹满较舒。然热势仍起，下午为甚，面色晦黄，口渴而复粘腻，咳嗽较退，寤难成寐。脉数而带糊滑，舌边绛赤，中心依然白腻，足见邪势由浅而深。然从无不可达之邪，亦从无不可泄之热，其所以解之不汗，清之热不泄者，以夹杂湿邪，相持于内也。再以泄化为主，冀邪与湿分，不致蒸痰从中弥漫为上。

广郁金三钱　光杏仁三钱　滑石三钱　薏仁五钱　炒竹茹一钱五分　炒香豉三钱　淡黄芩一钱五分　赤猪苓各二钱　广橘红一钱五分　桔梗一钱　通草一钱　制半夏二钱

陈左　湿温热势起伏，湿包热外，热处湿中，热胜于湿，挟滞蒸腾，太阴之邪，还并于阳明之分，舌红苔黄，中心微燥，便阻频转矢气，阳明之湿热，渐化燥热矣。

淡黄芩　川连　光杏仁　通草　郁金　生薏仁　滑石　竹叶心十二片　枳实导滞丸通草、佛手汤下

二诊　两投苦泄，热势仍然起伏，起则烦渴欲饮。湿热蒸腾，津不上布。盖热如釜中之沸，邪之与湿，犹釜底之薪。仍以泄化主之。

香豉　广郁金　光杏仁　桔梗　通草　制半夏　淡黄芩　连翘　泽泻　滑石　生薏仁　赤猪苓　竹叶心

周左　花甲之年，兼嗜紫霞，其命火之衰，湿痰之盛，不问可知。昨食甘寒之物，脾胃之阳为之暗伤，致湿痰弥漫三焦，旋转运行之阳，为湿所遏，以致发热在里，热势不扬。湿胜则脾土不能分化，其水液应入于膀胱者，至此而渰入于大肠，所以便注下迫。气愈内闭，则毛窍外开，所以淋淋汗出矣。湿痰停阻，就使引动伏邪，亦不过湿热之常病。而舌无华色，脉沉细涩，右脉略大而混数不扬，一派正不胜邪之象。病在初起，又无遽培元气之理。方拟分理三焦，勿以发散攻消为事，以湿与痰皆不可力制，惟有化之为宜。

川朴　通草　泽泻　佛手　郁金　赤猪苓　藿香　滑石　蔻仁　生薏仁

二诊　湿遏气津，渴甚。用流化法。

金石斛　炒黄川贝　滑石　郁金　枇杷叶　辰茯苓　光杏仁　炒香豉　薏仁　白蔻仁三分，研，用芦根二两打汁，先调服

以翁　昨诊内窍欲蒙，及服药之时，神已糊乱。今日竟尔神昏，手暖足厥，脉糊滑并不甚数，苔白腻并不焦黑，身热并不炽甚。此由湿盛之极，中阳不运，致

湿蕴成痰，痰蒙清窍。与火热之甚，扰乱神明，而致神昏者不同。勉拟芳香通神，辛开苦降，为背城之一。谋事在人，成事在天。

天竺黄三钱　制半夏三钱　远志肉一钱　明雄精一钱五分，甘草汤拌炒　陈胆星一钱　白僵蚕三钱　茯苓三钱　广郁金六分，明矾三分化水磨　九节菖蒲八分　竹沥一两，滴入姜汁少许

转机用至宝丹一丸，橘红汤送下。一剂而神稍清，仍照服减半。

再方

川雅连重姜汁炒，三分　制半夏三钱　九节菖蒲八分　橘红一钱五分　广郁金一钱五分　淡干姜六分，迷甚干姜用二钱，打　制南星三分　煅礞石三分　白明矾三分　炙牙皂三分　麝香五厘　明雄黄二分，后六味研细末，用竹沥先调服

案师云：此症紧要关头，全在表热外扬，邪方透达。复诊由门下郁闻尧代去，云热已起而厥渐转。先是师命方如前意开泄。郁世兄回禀云：湿已化燥，舌绛中带焦黑而干。师曰：尚不可言化燥，燥化未足也。再用开泄，冀其化热化火，须十分透澈乃妙。药大意如前，制南星用六分，加紫雪六分，灯心汤下，尚欲其热显扬。据郁世兄本意，拟用牛黄丸、犀角地黄汤，或鲜石斛及清宫汤加减。谓化燥而无大热，书无明文，疑惑不定。师云：化燥而无大热，非真燥也，热未透也。不可滋腻，须仍泄化，微带甘辛法。清儒志

张左　湿温旬日，烦热无汗，赤疹隐约不透，胸次窒闷异常，咳不扬爽，时带谵语，频渴不欲饮，饮喜极沸之汤。脉数糊滑，苔白心黄，近根厚揹。此由无形之邪，有形之湿，相持不化，邪虽欲泄，而里湿郁结，则表气不能外通，所以疏之汗之，而疹汗仍不能畅。热与湿交蒸，胸中清旷之地，遂如云雾之乡，神机转致弥漫。深恐湿蒸为痰，内蒙昏痉。

三仁汤去滑石、川朴、竹叶，加豆豉、橘红、郁金、枳壳、桔梗、菖蒲、佛手。

二诊　昨进辛宣淡化，上焦之气分稍开，熏蒸之热势稍缓，神识沉迷转清，谵语指搐已定，烦闷亦得略松，舌苔较退。但气时上冲，冲则咳逆，脉数糊滑。良以郁蒸稍解，而邪湿之势，尚在极甚之时，虽有退机，犹不足济。肺胃被蒸，气难下降，所以气冲欲咳，仍未俱减也。前法之中，再参疏肺下气。

甜葶苈五分　通草　光杏仁　制半夏　冬瓜子　广郁金　薄橘红　滑石块　炒枳壳　枇杷叶　桔梗　竹茹

三诊　胸闷懊烦，气冲咳逆，次第减轻，咯吐之痰，亦觉爽利，舌苔亦得大化，但脉仍不扬。其肺胃之间，尚是熏蒸之地，表不得越，邪无出路，还难恃为稳当也。

光杏仁　广郁金　淡黄芩　桑叶　甜葶苈　桔梗　白蔻仁　生薏仁　制半夏　炒香豆豉　橘红　枇杷叶

四诊　咳嗽气逆大退，痰亦爽利，谵语热烦亦得渐减，特小溲清而不爽，大便不行，频转矢气。脉数糊滑，苔化而中独厚。犹是湿痰内阻，邪难泄越。再导其滞。

郁金　橘红　桔梗　制半夏　赤茯苓　生薏仁　滑石　通草　萆薢　竹沥达痰丸三钱，佛手、通草汤先送下

五诊　大便畅行，燠烦大定，热亦较轻，口渴亦减。但赤疹虽布，甚属寥寥，汗不外达。脉象较爽，舌根苔白尚掯。邪湿之熏蒸，虽得渐松，而未能透泄。须望其外越，方为稳妥也。

光杏仁　郁金　橘红　生薏仁　枳壳　滑石块　炒瓜蒌皮　葶苈子　桔梗　通草　木通　制半夏　赤白茯苓

六诊　熏蒸弥漫之势虽松，而湿性粘腻，不克遽行泄化，里气不宣，表气难达，汗瘖不得发越，咳嗽气逆，小溲不爽。脉数滑，苔白。邪湿互相犄角，尚难稳当。

郁金　光杏仁　橘红　冬瓜子　桔梗　鲜佛手　制半夏　生薏仁　蔻仁　赤猪苓　通草　苇茎

七诊　热势递减，咳亦渐松。然湿从内搏，邪从外越，是以热势恋恋不退，不能外达，而欲从内化，非欲速可以从事也。

豆卷　滑石　光杏仁　郁金　制半夏　通草　新会红　猪苓　桔梗　枳壳　生薏仁　鲜佛手

八诊　清理余蕴方

豆卷　生薏仁　制半夏　通草　广皮　福泽泻　光杏仁　鲜佛手　白蔻仁　真佩兰

如胸闷加桔梗、郁金，甚者川朴、枳壳、藿香，头胀加蒺藜、天麻、僵蚕，理胃加生熟谷芽、沉香曲、玫瑰花。

按：此症湿温胸闷，始起即有谵语。张骧云先诊，以其高年神志不清，案有防其内闭痉厥之语。首方用青蒿、橘络、猩绛之类，继用豆卷、牛蒡、赤芍、前胡、竺黄、朱翘、茯神、玉雪救苦丹之类，不效。续请巢崇山，案载咳不爽，渴欲饮热，由气分内陷厥少，谵语风动之险象。方用豆卷、蝉衣、生薏、前胡、光杏、郁金、青蒿、桔梗、翘心、至宝丹。既而热势仍炽，案有邪火内窜心胞之势，倘其势甚，防动内风。改用羚羊、芦根、紫雪之属，仍不效，乃请师去。诊其脉糊数，苔白腻，审其神，则沉迷。投开展气化，轻描淡写，服一剂后，即有松机。窃观此案，何以沪上诸名家于湿温一症，尚亦茫然，无怪偏僻之区，悉以青蒿、黄芩、鲜斛等一派阴柔之品，为自保声名唯一之妙术也。不竟为之怃然三叹。清儒附志

蒋右　流化湿痰，以开郁结，热势大减，烦懊亦定，神识亦得爽慧。脉较缓和，舌红转淡，边尖转润，惟中心仍属干燥，而又觉甜腻。邪退三舍，湿痰有欲化不化之意，而气机遏伏，津液犹难流布。稍稍经行，治当兼顾。

制半夏三钱　郁金五分，磨，冲　瓜蒌仁一钱五

分　橘红一钱　陈胆星五分　石菖蒲一钱五分　黑山栀三钱　杏仁泥三钱　滑石三钱　泽兰一钱五分　枇杷叶三片　风化硝六分　煅青礞石五分　明矾一分五厘　血珀三分，上四味研匀，调服

改方去瓜蒌仁、风化硝、泽兰，加川贝炒黄，一钱五分，竹沥五钱。

二诊　昨晚热势又起，湿被热蒸，胸中为之弥漫，神情不如昨日之爽慧，脉数糊滑。清空之地，悉皆秽浊所占。泄化之中，参以芳化。

光杏仁　方通草　淡黄芩　广郁金白明矾三分，化水磨，冲　炒竹茹　白蔻仁　滑石块　赤白苓　晚蚕砂　佛手　至宝丹

改方去至宝丹，加制雄丹一分五厘，用通草汤调下，徐徐服之。

杨右　症属两候有余，热势并不甚重。夫病至半月，邪虽不化为火，断无不化热之理，亦断无化热而热不甚之理。其所以淹淹者，邪轻于湿，湿重于邪也。湿蕴肺胃，胃气不降，所以饮汤入口，似有噎塞之状，并作恶心。热蒸则口渴，而湿究内踞，所以仍不欲饮。湿为水属，得暖则开，所以喜进热饮。大便一日数次，皆是稀水，《内经》所谓湿胜则泄也。湿郁之极，阴阳不通，以致振寒而战。郁极而通，得以汗泄，肌表之风，随湿外越，发为白疹，虽属邪湿之出路，然肌肤分肉之事，于三焦之熏蒸，依然无益。耳窍不聪，浊邪之害清也。鼻起烟霉，是熏蒸之炎，有诸内形诸

外也。刻下神情呆钝，时带错语，若以热扰神明，灵机被塞，自必有一种昏愦情形。今似糊非糊，似爽非爽，皆是无形之邪，与有形之湿，蒸腾弥漫，其胸中清旷之地，遂成烟雾之区，大有蒙闭之虞。脉象沉细不爽，舌苔淡黄掯腻，尤为湿郁热蒸之确据。兹拟辛以开，苦以泄，芳香以破浊，淡渗以引湿下行。

川雅连姜汁炒，五分　制半夏三钱　郁金磨，冲，六分　九节石菖蒲八分　陈橘皮一钱五分　赤白苓各二钱　淡干姜五分　竹茹一钱五分，姜汁炒　香豉三钱　白蔻仁入煎，四粒　生薏仁四钱　通草一钱

改方去川连、干姜，加滑石块三钱，广藿香三钱，石菖蒲减二分。

二诊　投药之后，神情大为灵爽，耳窍略聪，便泄亦减。湿之如雾迷蒙者，得化稍开。而蕴蓄之热，亦于此勃发，所以午后甚为烦热，不若日前之沉迷罔觉也。脉象较爽，苔亦略化，然中心黄掯。脐下作痛拒按，频转矢气，口渴欲饮。良由湿积交蒸，不能泄化，还恐昏燥等变。

制半夏一钱五分　黄芩酒炒，一钱　石菖蒲五分　竹二青一钱五分，姜汁炒　广郁金磨，冲，六分　白蔻仁入煎，四粒　赤猪苓各二钱　光杏仁勿研，三钱　滑石块三钱　方通草一钱　香豆豉三钱　木香槟榔丸三钱，先服

改方去木香槟榔丸，加芦根一两，滑石加重二钱。

三诊　丸药缓下，便泄已止，而腹中依然满痛，

频转矢气。热势叠次轻退，而胸次不舒，格格欲嗳，屡涌酸涎，其为湿积交阻，了然可见。所可异者，口渴欲饮，不能稍缓。若系津枯，则内既燥涸，其酸涎何由而至？所以然者，都由积阻于下，湿郁于上，清气不能上行，则虽有清津，无从流布，所以愈燥则愈饮，愈饮而更燥也。再拟疏化三焦，参以导滞。

香豆豉三钱　广郁金一钱五分　制半夏一钱五分　淡干姜炒松，三分　通草一钱　生薏仁四钱　川朴五分　石菖蒲五分　上湘军三钱，后下　杏仁泥三钱　猪苓二钱　枳实磨，冲，五分

改方去川朴、上湘军，加滑石块三钱，白蔻仁入煎两粒，西血珀研先服五分，上沉香三分磨先服。

四诊　以燥治燥，津液果回，其为气湿郁遏，清津无以上供，固无疑义。复下数次，腹胀已松，少腹偏左之痛已退，偏右按之仍痛。脉细沉数，舌心干毛。幸边道已润。良由郁蒸渐解，气机渐得施化，津液渐得通行，而余滞积湿，犹未尽达。将及三候，元气支离，未便叠次峻攻，暂为退守，待稍能安谷，再商续下可耳。

川雅连一分　香豆豉三钱　杏仁泥三钱　赤猪苓各三钱　泽泻一钱五分　白蔻仁入煎，三粒　广郁金一钱五分　淡干姜四分　枳实炒成炭，一钱　制香附二钱　通草一钱　枇杷叶去毛，四片

方有白瘖，以燥治燥，津回而舌心干毛，肺胃之津液已亏，宜于此际酌用甘凉，后案统宜删削。此先生

检点存案自批于后者也。先生于湿温一门，具有心得，以燥化燥，生平之效果，历历不爽。独于此案不自满意，记此数语。先生之虚心如此，详慎如此，从可知症变万端，毫厘千里，断不可坚于自信，而孟浪投方也。文涵志

张右　病经一候，形寒已罢，热势不解，汗出不及下体，膈间烦闷特甚，呕恶时作，卧寐不安，小溲赤少，大便不爽。寸关沉按弦数，左更上溢寸外。舌尖赤燥，近根黄腻带浊。此皆湿热之邪，心肝之火，搏结于胸膈之间，阳明之分，气机被阻，阴液暗耗。其所以渴不喜饮者，挟痰湿故也。势恐肝阳化风，有痉厥昏蒙之变，议泻胸膈之邪热，清心肝之火，冀得躁平安寐，庶免变端。录方明裁。

羚羊片先煎，七分　郁金一钱五分　囫囵连翘二钱　制半夏一钱五分　木通八分　细川连姜汁炒，五分　香豉三钱　薄荷八分　瓜蒌仁三钱，打　枳实五分，元明粉八分，化水磨，冲　丹皮酒炒，一钱五分　竹茹一钱　芦根去节，八钱

蒋左　神识已清，热亦大减，然频频呃忒，胸脘不舒。舌苔臭黑，脉数糊滑。内闭之热已开，而痰湿滞交阻不化，虽略转机，尚不足恃也。商进。

郁金磨，冲，五分　川雅连姜汁炒，四分　杏仁泥三钱　刀豆子磨，冲，五分　制半夏一钱五分　滑石块四钱　冬瓜子四钱，打　炒竹茹一钱五分　方通草一钱　九节石菖蒲五分　新会皮一钱　青芦管一两　竹沥达痰丸

三钱，开水先送下

杨左　外感风寒，卫阳被郁，先发微寒，阳郁暴伸，遂发壮热，汗出邪泄，阴阳洽和，得以脉静身凉。惟热气一蒸，里湿悉动，邪虽外达，蕴湿未清，所以胃纳不复，舌苔未化。宜理湿和中。至于头痛昏眩，腹满心悸，乃平素肝阳之偏亢，由于血虚不能养肝而来。当置缓议。

制半夏一钱五分　赤茯苓神各二钱　生薏仁四钱　大豆卷三钱　川朴一钱　猪苓一钱五分　白蒺藜去刺，炒，三钱　建泽泻一钱五分　广皮一钱　佛手一钱五分

某　呕吐已止，而气湿不化，烦热仍然不退，耳聋不聪，时带谵语，脉糊数不扬。此湿邪弥漫，清窍被阻，有神昏发痉之虞。拟方即请商正。

光杏仁　郁金　桔梗　赤茯苓　蔻仁　制半夏　香豆豉　橘红　枳壳　晚蚕砂　九节菖蒲　万氏牛黄清心丸七分，灯心汤先送下

夏左　大邪已退，余蕴宿积未清，便不行而频转矢气。病已多日，本不敢浪用重药，叠为推荡。然以姑息为心，实蹈引虎自卫之弊，不可不察也。

豆卷　广皮　杏仁泥　生薏仁　通草　郁金　苦桔梗　赤猪苓　制半夏　枳实导滞丸佛手、通草汤下

二诊　流畅三焦，气机宣通，内蕴之浊，得以上越，呕出痰涎甚多。里气既通，表当自达，随后尚有微汗而热解也。

制半夏　南星　豆卷　泽泻　桔梗　通草　橘

红　枳实　广郁金　杏仁　薏仁　淡黄芩

薛金楣　湿痰素盛，复感时邪，邪与湿蒸，发热不解，湿邪相持于内，表气不能外通，旬日已来，未经畅汗。邪势正炽之际，更兼误食面包，胃口为之壅实，湿痰因而弥漫，清津被抑，不能上供，以致神识迷糊，舌干无津，苔黑而舌质淡白，斑点隐约不透，大便不行，脉形滑数。邪湿化燥，弥漫神机，内窜昏厥，指顾间事也。与子范仁兄大人同议宣通郁遏，以望神机通灵，清津流布，然恐难得也。

枳实六分，磨　广郁金二钱　滑石块四钱　天竺黄三钱　陈胆星八分　川雅连五分，炒　光杏仁去尖，打，三钱　瓜蒌仁七钱，打　鲜石菖蒲连根叶洗，打，三钱　白萝卜汁一两，冲　陈关蛰洗淡，二两　活水芦根二两

二诊　昨进开通蕴遏，流湿润燥，舌干转润，迷糊稍清，面色稍淡，郁遏较开。清津得以上供，所以舌燥转润；表气渐得外通，斑点略为透露。然仍大便不行，迷蒙如睡，脉象糊滑，舌苔灰滞垢腻。胃中之浊邪，闭郁尚盛，胃脉通心，还恐昏痉。与子范兄同议苦辛泄化，参以劫痰。大敌当前，成败非所知也。即请商裁。

川雅连姜汁炒，五分　瓜蒌仁五钱　光杏仁三钱　淡黄芩酒炒，一钱五分　淡干姜二分　佩兰叶三钱　豆蔻花四分　制半夏三钱　陈胆星七分　莱菔子四钱，炒　竹茹一钱五分　郁金四分　菖蒲二分　明矾二分　明雄精二分，以上四味同研极细末，先调服

三诊　苦辛通降，参以化痰，神识略为清爽，而仍

迷蒙如寐。日前神情安静，今则时揭衣被，颇有懊烦之意。清津既回之后，津液复劫。舌苔焦黑，舌质深红，脉弦滑而数。良由痰湿积蕴遏，渐化为火，火劫阴津，胃脉通心，深恐热入胞络，症极郑重。勉与子瞻仁兄大人同议急下存阴法。即请商裁。

鲜首乌洗，打，六钱　连翘三钱　天花粉二钱　光杏仁去尖，打，三钱　广郁金一钱五分　元明粉冲，一钱半　枳实一钱　竹茹一钱，水炒　生广军一钱五分　礞石滚痰丸三钱，开水先化服

至宝丹一丸，服煎药后，隔二点钟用灯心汤化服

四诊　投剂之后，大便畅行，神情大为清爽，痰亦爽利。而日晡后又复渐见迷蒙，脉形转细，舌干质红苔黑，以汤润之，则浮糙浊苔满布，齿垢唇焦。斑点虽渐透露，而未畅达。良由邪浊化火，遂令阳明热炽，劫烁阴津。仍恐热从内窜，而神昏痉厥。勉拟泻南补北，泄热透斑。留候子范仁兄酌夺。

镑犀角先煎，四分　川贝母二钱　阿胶珠三钱　镑羚羊角先煎，二钱　连翘三钱　大天冬三钱　鲜石菖蒲连根叶洗，打，三钱　细生地五钱　芦根一两五钱　竹沥滴入姜汁少许，一两　濂珠粉三分，灯心汤先调服

五诊　泻南补北，泄热透斑，斑点渐畅，神识较清，脉亦稍起，舌津稍回，稍稍饮汤，舌质即腻。清津虽回，而痰浊昏蒙，气不能化，津不上升。与子范仁兄大人共议，乘此津液稍回之际，急急流化气分，以通津液，仍以化痰宣窍参之。

香豆豉二钱　光杏仁去尖，打，三钱　川贝二钱，炒　活水芦根去节，一两　滑石块四钱　广郁金一钱五分　瓜蒌皮三钱　陈胆星一钱五分　鲜石菖蒲连根叶洗，打，三钱　干枇杷叶去毛，三钱　天竺黄三钱　竹沥一两，用明矾四分，磨极细末，和入冲服

六诊　神识较清，而烦热复盛，欲揭衣被，不时谵语。脉象弦数，舌苔黑质红，仍然少津。斑点未畅，而已经化淡。邪热内郁，与浊交蒸，化火劫津，所谓火必为烦也。还恐内窜。以透热救阴，仍参化痰。留候子范兄商政。

羚羊片先煎，三钱　黑山栀三钱　大天冬三钱　细生地五钱　玄参三钱　连翘心三钱　天竺黄三钱　阿胶珠三钱　鲜石菖蒲连根叶洗，打，三钱　滑石块重加辰砂拌，三钱　青竹叶二十片　活水芦根去节，一两五钱

七诊　神识渐清，舌黑稍化。而邪热尚盛，阴津劫夺不复。舌质尚觉干燥。邪热内扰，神烦不宁。心与小肠，表里相应，内扰之热，从上下趋，所以神明渐清，而小溲痛甚，囊胯之间，时作奇痒。为今之计，泄热救阴，所不能缓。前人有上病而下取之法，与子范仁兄同议泻下焦湿热。

细生地五钱　大麦冬去心，四钱　光杏仁去尖，打，三钱　广郁金一钱五分　龙胆草六分　车前子三钱　木通七分　黑玄参六钱　青竹叶二十片　益元散重加辰砂拌，绢包，四钱　黑山栀三钱

八诊　用增液兼清下焦湿热，大便未行，小溲作

痛，涓滴不爽，气粗颧红，懊烦不宁。脉沉实，舌干苔黑，中心有断纹。邪热挟积，复聚阳明，劫烁津液，有昏厥之虞。拟调胃承气以抽釜薪。留候子范仁兄商政，并请高明裁夺。

生广军后入，四钱　生甘草五分　大麦冬去心，三钱　元明粉冲，一钱五分　滑石块四钱　细生地四钱　黑玄参三钱　活水芦根去节，一两　车前子三钱　青竹叶二十片

九诊　昨用调胃承气合增液法，小便已通。而积热仍聚阳明，不能曲折而下，大便仍然未行，腹满拒按作痛，频转矢气。舌干苔黑，脉沉，重按有力。大肠与胃相联属，阳明胃脉上通于心，肠胃为积所阻，则阳土之气，尽化燥火，劫液烁津。热气自胃上冲，则心胸之间，遂成氤氲之地，所以不为烦躁，即为迷蒙。病中盗食面包，前次畅下，似不应再有余积，殊不知大肠之垢滞虽行，而后进之食，为热熏蒸，自然燥结于中，不克盘旋而下，所以前人有复下之法也。前法再展一筹。留候子范仁兄裁夺，并请高明商之。

广郁金二钱　光杏仁打，三钱　鲜石斛洗，打，一两　鲜首乌细切，洗，打，八钱　枳实一钱　桔梗一钱　瓜蒌皮四钱　鲜生地洗，打，一两　元明粉三钱，冲　车前子三钱　滑石块四钱　生广军三钱，水浸，绞汁冲服　干枇杷叶去毛，绢包，三钱　活水芦根去节，一两五钱

十诊　下后仍未行，液枯故也。备用。

金汁　竹沥　梨汁　青果汁　芦根汁　五味频

频服之。此日回绍兴

陈幼　湿温逗留日久，湿蒸阳明，微寒里热。脉数糊软，苔白。邪湿日恋，原气日伤，将延入损途。

炒杏仁　赤猪苓　泽泻　生薏仁　通草　广郁金　炒青蒿　制半夏　上广皮　豆卷　蔻仁

二诊　宣泄肺气，表气自通，不表而汗，不透而痦，肌表之风，太阴之湿，因之外解。然脉仍带数，余烬尚恋，虽得转机，犹不足恃也。

制半夏　白蔻仁　赤猪苓　通草　泽泻　光杏仁　生薏仁　炒地骨皮　广皮　蔷薇露一两，温冲

三诊　小溲黄赤，湿热外泄之兆，所以热势得以渐减。药既应手，再为扩充。

制半夏　通草　薏仁　蔻仁　木猪苓　光杏仁　广皮　泽泻　竹茹　地骨皮　蔷薇露一两

鲍左　时病之后，湿热未清，熏蒸阳明，晡后微热，有时凛寒，胸中欲咳稍舒。湿郁而荣卫不宣。宜轻宣肺气，气化则湿亦清也。

杏仁　蔻仁　赤白苓　竹茹　橘皮　鲜佛手　薏仁　通草　猪苓　白残花

二诊　宣化气湿，暮热顿退。而昨晚又觉微热，咳嗽痰不爽。湿热未清，兼感新风，宜为疏化。

前胡　杏仁　橘红　赤猪苓　象贝　炒白薇　瓜蒌皮　生薏仁　豆蔻花四分

三诊　胸中渐舒，咳亦递减，然暮热时退时来。阳明湿蒸，再为清化。

制半夏　蔻仁　木猪苓　通草　冬瓜子　生薏仁　杏仁　赤白茯苓　滑石块　野残花

四诊　湿蒸阳明。湿邪旺于阴分，至暮身热。宣肺气，淡渗湿，熏蒸既解，暮热已退。拟和中醒脾，谷气既旺，津气自复

制半夏一钱五分　茯苓三钱　通草八分　藿香二钱　生熟谷芽各三钱　生於术一钱五分　薏仁三钱　猪苓一钱五分　白残花七分　橘白一钱

五诊　培土和中，胃纳稍起。前法再为扩充。

奎党参二钱　法半夏一钱五分　黑豆衣三钱　炒於术二钱　茯苓三钱　橘白一钱　炒白薇一钱五分　女贞子三钱　生熟谷芽各二钱　佩兰叶一钱五分

陈左　热势不扬，恶心胸闷，汗不畅达。感邪挟湿交蒸，三焦为之阻窒，一候正炽之际也。

香豆豉三钱　广郁金一钱五分　制半夏一钱五分　白蔻仁七分　枳实一钱　光杏仁三钱　干佛手一钱五分　广皮一钱　桔梗一钱　制川朴一钱　竹茹一钱

凌左　类疟数次，少阳之邪并归阳明，遂致不寒但热，发疹发痦，唇口牵动，谵语神乱，风动之后，继以发厥。今大势虽定，而热恋不解，大便经月不行，酸涎上涌，胸脘不舒，吐出酸水，略觉稍适，渴不多饮。舌红苔白花糙，左脉弦大，右脉濡滑，俱重按少力。久热之下，肝胃阴伤，胃失通降，所有湿邪，不能旋运。恐虚中生变。拟甘凉育阴，酸苦泄热，复入辛燥为之反佐。即请诸高明商进。

霍石斛　生白芍　青盐半夏　大麦冬　云茯苓　水炒竹茹　盐水炒陈皮　蒺藜　左金丸　枇杷叶

二诊　甘寒育阴，酸苦泄热，复入辛燥为之反佐，酸涎上涌已定，左脉弦大稍收，而苔白花糙，退而复起，竟是糜腐情形。不饥不纳，稍进糜饮，胸脘辄觉难过，而又并非被阻。小溲结滞不爽，临溲之际，往往中止，大便不行，无非肝胃阴伤，肺津并损，致虚火挟膀胱湿热，熏蒸胃口。既为虚火湿热熏蒸，则不纳不饥，胸脘不适。小肠与膀胱手足相应，膀胱之湿热，既随虚火上蒸胃口，则小肠火腑，自然秘结，大便因而不行。深入重地，聊明其理，以尽人力。即请诸高明商进。

细生地　甘草梢　细木通　北沙参　川石斛　白茯苓　天花粉　青竹叶　外用姜柏散搽口。

三诊　糜腐稍化，热邪减轻，小溲略爽，脉亦较缓。然仍不饥，稍进糜饮，仍觉气冲。气阴并亏，何能遽复，浊蒸胃口，何能遽化。惟有循理按法，以觇其后。

细生地　北沙参　川贝母　木通　滑石　茯苓　川石斛　甘草梢　竹茹　竹叶

四诊　小溲色红且浊，湿热之气稍得下行，而大敌不能摧散，熏蒸之炎，仍不克平。糜腐退者自退，起者仍起，胸中哽阻，欲噫不爽。足见糜布于舌，而糜之源，实在于胃，源之不清，流安能洁？大肠与胃相连属，勉再通导腑气，而泄胃热，以降胃浊。即请商之。

导赤加黄连、黄芩、滑石、竹茹、茯苓、荷花露，外用猪胆汁导法。

五诊　大腑得通，并有粘腻之物带出，糜腐较昨大化，口渴较数日前大减。然中州郁郁不舒，时有痰涎随气上冲，饮喜暖热，右脉糊滑。阴液虽虚，而胃中之痰湿郁结不化，遂令清津转难上升，气火无从下降。病至于此，首尾无从兼顾。非辛不开，非苦不降，拟泻心法。虚家善变，势不暇顾矣。即请商进。

青盐半夏一钱五分　白蒺藜三钱　川雅连四分　鲜竹茹姜汁炒，二钱　细木通七分　橘红盐水炒，一钱　车前子一钱五分　白茯苓三钱　老姜衣七分

六诊　病久阴气兼亏，木火夹浊蒸腾，胃糜舌腐。阴液既亏，则不化气，浊不得化，气火内烁，热从内陷。左脉弦细急促，右脉濡滑，不耐重按。深入重地，勉与崇山先生同议方，以尽人力。

洋参三钱　细生地四钱　金石斛四钱　橘红盐水炒，五分　大麦冬三钱　川贝三钱　蛤壳八钱　竹茹水炒，一钱五分　真玳瑁四钱　濂珠一钱　金箔一大张，三味研极细末，调服

某　湿温旬日，有汗不解，胸闷不舒，甚至气逆塞至咽喉，呼吸难于流利，脐旁按之漉漉，今日忽又便泻，小溲不通。脉数糊滑，舌苔薄白，而底质甚腻。此湿郁三焦，恐其转痢。

川朴　白蔻仁　滑石块　通草　橘红　生香附　木香　广郁金　沉香片　竹茹　枳实　鲜佛手

洪左　湿温七日，烦热胸闷恶心，汗出至颈而还。脉沉细涩，苔黄罩灰。邪湿郁蒸，湿遏热伏，有内闭神昏之虞。

制半夏　光杏仁　广郁金　淡黄芩　九节菖蒲　上广皮　白蔻仁　范志曲　炒枳实　炒香豉　玉枢丹四分，研末，鲜佛手汤下

二诊　发出斑瘀，而烦热仍然不减，至暮神昏谵语。脉糊不爽，苔霉虽化，而底质白揩。还是邪湿郁蒸，欲泄而不能即泄。恐内闭昏痉。

制半夏二钱　白桔梗一钱　川雅连三分　干姜四分　九节菖蒲六分　光杏仁三钱　白蔻仁四分　川通草八分　枳实一钱　上广皮一钱　赤猪苓各二钱　太乙丹五分，研细，先调服

三诊　汗出颇畅，身热遂解，但脉形不爽。蕴湿未清，还当泄化。

大豆卷　制半夏　赤白苓　泽泻　川朴　木猪苓　生薏仁　鲜佛手

林幼　水痘之后，邪虽外达，余热未清。饮食频进，胸中之余热，与谷气交蒸，热绵不退，渐至愈蒸愈重。湿邪遏伏，津不上布，曾见舌苔干白，而并不渴饮。旬日以来，热势转有起伏，手清时暖，耳聋不聪。脉象右部糊数，左部弦大。当午火升，而热势夜重。舌红温甚，苔白湿甚。咳不扬畅。此由湿热熏蒸，湿多热少，湿在胃中，阳明少降，致少阳之木火，挟浊上腾，遂令清窍为之蒙阻，若蒙闭内窍，便成棘手重证。

然火升暮热，神烦耳聋，釜中之沸也。如烟如雾，蕴酿熏蒸，釜底之薪也。拟流化三焦，以分其清浊，作抽薪之计，暂观动静。诸高明以为然否？

香豆豉三钱　晚蚕砂三钱　广郁金一钱五分　前胡一钱　光杏仁三钱　白蒺藜三钱　赤白苓各二钱　通草一钱　白桔梗八分　生薏仁四钱　鲜竹茹一钱五分

二诊　当午火升稍微，沉迷较昨清爽，鼻干转润，迷蒙之气，似为渐开。然蕴酿熏蒸，一时难已，热势仍然不退。前法略参苦泄，再望转机。

香豆豉　光杏仁　广郁金　橘红　前胡　生薏仁　通草　赤猪苓　白蔻仁三分　淡芩　桔梗　晚蚕砂

三诊　流化气机，气通表达，发出白瘖，背部为多，背俞属肺，肺气先得宣泄。然阳明之热，太阴之湿，不克遽化。熏蒸之势，犹然难解。热仍起伏，伏则迷蒙多寐，胸中清旷之区，竟为湿热熏蒸之地，神机自难转运。舌淡红，苔白腻，右脉糊数。还是邪湿溷处之象。再从流化之中，参入芳香，以破秽浊。即请商裁。

香豆豉　白蔻仁三分　蝉衣　鸡苏散　光杏仁　淡子芩　佩兰叶　通草　广郁金　牛蒡子　生薏仁　野蔷薇花六分　芦根

四诊　白瘖随汗透露，色颇津湛，颗粒均匀，肌肤润泽。喻氏谓上焦之湿宜汗，又谓化里可以达表。气通表达，上焦氤氲之湿，随汗瘖外泄，熏蒸自衰，热因递减，神情爽慧，浊气渐开，则清窍渐通，耳聋稍聪。

舌苔前半较化，后半尚觉粘腻。大便旬余不行。从宣肺之中，参以润腑，冀其湿从下达，彼此分泄，病势自孤耳。

制半夏一钱五分　蔻仁三分　炒瓜蒌皮四钱　光杏仁三钱　牛蒡子三钱　薄橘红一钱　通草八分　生薏仁三钱　滑石块三钱　炒枳实一钱　淡子芩一钱五分　芦根一两

王左　症交八日，热重汗不畅达，红疹发而未透，邪难外泄。热蒸湿动，湿阻气机，恶心脘痞，稍进汤饮，自觉停聚中州。里湿相搏，表气更难开泄。神情懊烦，苔白不渴，脉象糊数。恐邪湿交蒸，而致内蒙昏痉。拟宣化开泄。

川朴一钱　橘皮一钱　桑叶一钱　牛蒡子三钱　制半夏一钱五分　杏仁三钱　桔梗一钱　枳实一钱　薄荷六分　炒竹茹一钱五分　蔻仁五分　佛手一钱

二诊　宣化开泄，汗出甚畅，热势大减，并能得寐，烦懊因而大定，胸痞转舒，恶心亦止。但脉仍糊数，热犹未解，舌红苔薄白。气分之邪，依然留恋。再为宣化。

杏仁三钱　上广皮一钱　茯苓三钱　制半夏一钱五分　广郁金一钱五分　蔻仁五分　炒枳实一钱　薏仁三钱　竹茹一钱五分　猪苓二钱　通草一钱

三诊　热势递减，寐亦稍安，脘痞已舒。然不悲而泣，不恐而惊，痰稠色带灰黑，脉象糊滑而数，苔白质红，腹中攻撑，便带溏薄。邪从外达，痰被热蒸，蕴而不化,胆胃之气从而失降,以致胆木漂拔。再从宣化之中,参清气化痰。

杏仁三钱　橘红一钱　郁金一钱五分　云苓三钱　竹沥半夏一钱五分　胆星五分　枳实一钱　范志曲二钱　薏仁四钱　通草一钱　竹茹一钱五分

四诊　脉静身凉,稠痰渐少,思谷知味,胃气渐开,悲泣惊恐亦定。宜和中以清余蕴。

温胆除枳实、甘草,加天麻、钩钩、白蔻仁、藿香、胆星。

五诊　苔白已化,胃开思纳。惟脉形左大,头重眩晕,肝阳挟痰上逆。再熄肝化痰。

制半夏一钱五分　白蒺藜三钱　石决明五钱　池菊花一钱　上广皮一钱　煨天麻一钱五分　陈胆星四分　白金丸五分　钩钩三钱　盐水炒竹茹一钱

丁左　热不外扬,神情烦闷,中脘痞阻,哕恶呕吐,不能容纳,头目晕眩,渴喜沸饮。左脉弦滑,右部糊滞。此肝阳上逆,挟停饮窒塞气机。恐发痉发呃。

制半夏　炒竹茹　广藿香　郁金　川朴　枳实　白蔻仁　煨天麻　生熟香附　玉枢丹三分,研末,先调服

江苏抚军吴　病湿温下虚,缠绵两月有余,仆以病近膏肓,恐药石难于奏效,以未便立方辞。主人坚恳至再,不得已勉尽绵力,将病脉症因,方治宜忌,变方案之式,为之分列各条,备诸方家及主政采择之。一、久病湿热,化燥化火,而脏气虚微,脉至少神,症

属难治。循例告辞者为此。二、病既沉重，不能袖手，惟有细究其理，勉为调治。三、口燥舌黄带灰，时喜凉饮，非胃中热甚，安得有此。四、谵语错语，病涉于心。盖阳明胃脉，上通于心，胃热上乘，则心神为之扰乱。五、胃中燥火，原从湿热所化。夫湿热何以致燥？盖津之与液，清浊攸分，升降异致。浊之清者为津，清之浊者为液，液从上而下降，津从下而上升，滋养涵濡，悉赖津液敷布。今湿邪抑郁，则津液不布，燥是其标，湿是其本。六、救阴即是润燥，降火即是清心。无如津不上承，清之养之，仍苦扬汤止沸。七、大腹饱满，按之而软，谓之虚膨。虚者何？脾虚也。脾有气血，有阴阳，虚膨不运，脾虚其阳，确有可见。八、胃有燥火，而脾虚其阳，勉欲挽回，动辄矛盾。九、泻胃热而仍顾虑脾阳，前人有连理汤一方，兹仿其意。十、连属苦燥，姜属辛燥，似有抱薪救火之弊。但火从燥化，燥从湿化，燥为假燥，湿为真湿，正治从治，例得权宜。十一、养阴救津，甘凉之品，有益于胃，即损于脾。再仿前人药露之法，专取其气，以润其津，于脾无损。

川雅连五分，炒　炮姜三分　生熟甘草各二分　以上三味煎服。

上濂珠三分　西黄一分　辰砂二分，飞　三味研细末，先调服。

西洋参五钱　玄参八钱　细生地一两　北沙参一两五钱　麦冬一两　生甘草二钱　白芍四钱　上药七

味，加荷叶二两，用蒸壶取露，随意温服。

此案变通旧式，罗列条例，精警透辟，得未曾有。药露方尤为奇特。方中丞病甚时，苏沪诸名医遍治罔效，御医陈某亦束手无策。先生为处此方，旋获效果。盖先生成竹在胸，原非幸获，而犹以未便立方辞，是先生之谦德也。此案已见《医界镜》（又名《卫生小说》），群相称赏。涵当时不获随侍，未知其详。今春编印医案，而先生侄孙绍曾以此稿抄示，并面述一切。涵读此案，可法可传，洵足突过前贤，而为后学之津梁也。故乐为记之。文涵志

温疫说补

《说文》疫：民皆病也。从疒。役，省声。《内经·素问·遗篇》论司天在泉，升降不时，五运暴郁，刚柔失守，三年化疫。故曰五疫之至，皆相染易，无问大小，病状相似。即仲景所谓一岁之中，长幼之病，多相似者是也。至宋元时则不名为疫，而名曰瘟。近贤喻嘉言曰：四时不正之气，伤人致病，初不为疫也，因病致死，病气尸气，混合成疫。以故鸡瘟死鸡，猪瘟死猪，牛马瘟死牛马。推之于人，何独不然？如世俗所称大头瘟者，头面腮颊，肿如瓜瓠者是也。所称捻颈瘟者，喉痹失音，颈大腹胀，如虾蟆者是也。所称瓜瓤瘟者，胸高胁起，呕汁如血者是也。所称杨梅瘟者，遍身紫块，忽发如霉疮者是也。所称疙瘩瘟者，发块如瘤，遍身流走，旦发夕死者是也。所称绞肠瘟者，肠鸣

干呕，水泄不通者是也。小儿痧痘，传染犹多。此外刘松峰有葡萄瘟、鸬鹚瘟等种种名目，无足深究。陈素中谓凶暴大病，死人在数日间。戴天章谓中人人病，中物物伤。张石顽云时疫之邪，皆从湿土郁蒸而发，不异障雾之毒，或发于山川原陆，或发于河井沟渠。杨栗山云毒雾之来也无端，烟瘴之出也无时。凡疵疠旱潦之气，禽兽草木往往不免，或数年而一见，或数十年而一见。不明证治，咸委劫运，良可伤悼。前人论疫，至精至详。今人但闻西人有黑死病之说，又有鼠疫之新论，一若中国之医，并疫症而不知者。夫中医未尝不言疫也。中医言瘟疫，有大头瘟、捻颈瘟种种之区别。所述情状，如腮颊肿硬结核，以及喉痹、失音、呕汁如血等，颇与鼠疫情形，仿佛相同。近时中医之研究西说者，亦出有鼠疫专书，互相发明。鼠疫之类，又有一种名肺炎疫。夫炎者热也，肺炎者肺热之谓也。香岩叶氏云：温邪上受，首先犯肺。其症身热咳嗽，甚则气喘神昏，或斑疹吐衄等候，与肺热之症吻合。谓之风温，俗谓冬温春发是也。拙于东西学说，茫无头绪，故就中医界限言之，悖谬与否，不能知也。夫温之与瘟，音同义别。瘟即是疫，陆九芝既详论之。喻氏又云，盛夏湿温之症，即藏疫疠在内，一人受之则为湿温，一方受之则为疫疠。伤寒、温热感四时之正邪，疫病由于天地不正之疠气，伤寒温热邪由外廓而入，疫邪从口鼻膜原而入，直行中道，流布三焦，议论最为扼要，治法具详本书中。然温热湿寒之气，皆能为疫。吴又可《温疫论》主达原饮，治湿疫也。余师愚《疫论》主清瘟败毒饮，治热疫也。东坡圣散子，治寒疫也。近时通用者，如普济消毒饮、玉枢丹、紫雪丹、甘露消毒丹、炼雄丹、神犀丹，古方今方，皆可取用。余师愚《疫症条辨》，既属精详，王孟英《温热经纬》，尤为可采。甘露消毒丹治暑湿热疫之邪尚在气分，神犀丹治温暑直入营分，清瘟败毒饮为十二经泄火之药。犹忆清光绪二十八年，岁在壬寅，沪上疫症大作。吾师谓少阳司天，运值风木，风火交煽，合用辛凉镇重之剂，以三石汤为主方，治效大著。当时门下按法用之，皆奇验。惜其案散佚，无从搜辑。民国七年，方将抄存之案，次第排印。而南京鼠疫之恐慌特甚，既以前说登之日报，贡社会之采择；又因同学何永清君述师门之事，惜疫案之缺，爰拟此以补之。续貂之诮，所不免尔。文涵志

卷 三

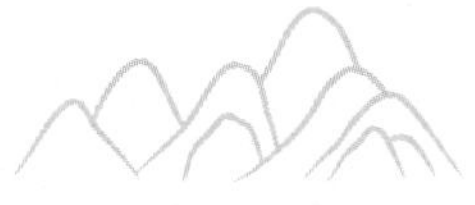

伏 暑

谈左 热势日轻暮重，热起之际，懊烦闷乱，神识模糊，目赤颧红，而所饮之汤，独喜沸热，烦甚则气逆似喘。脉闷数不扬，舌红苔白厚而罩灰黑。此暑热之气，从内熏蒸，而湿热之气，从外遏伏。所以暮重者，以湿为阴邪，旺于阴分也。湿性弥漫，清窍被其蒙蔽，是以神情糊乱。肺为华盖，热蒸湿腾，肺当其冲，是以气逆似喘。深恐热势复起，而神昏暴喘。勉拟辛开其湿，苦泄其热，参以豁痰。总望抑郁之邪湿得开，方为转机之境。

制半夏一钱五分 生薏仁四钱 南星二分 赤猪苓各二钱 橘红一钱 川连三分，干姜五分，同炒 光杏仁三钱 蔻仁七分 枳实炒，一钱五分 瓜蒌仁四钱 玉枢丹二分 石菖蒲须九节，四分 广郁金六分，后三味研极细末，薏仁、橘红汤送下

二诊 昨日热起势较平定，神识亦未昏糊，今晨及午自觉甚舒，下午渐又烦闷。所最甚者，中脘之上，心胸之间，似觉一团结聚，于是欲呻不能，欲嗳不得。将寐之际，辄作惊跳。频渴欲饮，虽极沸之汤，不嫌为热。此痰湿蕴结，上焦之气，郁痹不宣。脉较数，苔略化，似有松动之机。但极盛之时，虽略转机，尚难足

恃。神昏发痉，当预防也。

淡干姜五分　广皮　蔻仁　槟榔皮　赤白苓　枳实　川连二分　香附　竹茹　薏苡仁　制半夏　川朴

另胆星五分，菖蒲五分，郁金二钱，黑丑二分，研为细末，两次调服。如服药后仍昏，加郁金、菖蒲、桔梗、滑石、通草。

三诊　胸膺臂膊，发出赤疹隐约，尚是发泄于外者少，郁结于里者多，所以热势减轻而仍起伏。烦闷频渴，渴不多饮，虽极沸之汤，不嫌为热。良以湿热郁遏，津液不能布散于上，不得不引外水以济其急，与热烁津枯者不同。脐下板满，按之作痛。痰气阻腑，里气郁遏，表气难宣，势不能以斑疹忌下为例。脉数糊滞，苔白罩灰。还恐内闭神昏，而发痉厥。再辛以开，苦以泄，缓下痰积，以备商进。

干姜五分，川连三分，同炒　广郁金明矾三分，化水，磨，七分，冲　制半夏一钱五分　枳实一钱五分　桔梗　光杏仁二钱　竹二青生姜汁炒　荆芥　橘红　香豉　礞石滚痰丸三钱，佛手、薏仁汤先服

滚痰丸服下，仍然四肢发冷，大便未解。用竹沥达痰丸三钱，橘红一钱，胆星三分，二味煎汤送下。

盛幼　暑与湿合，湿重暑轻者为湿温。身热起伏，屡次得汗，热仍不解，口腻渴不多饮，渐致迷蒙多睡，耳窍不聪，胸项间痱疹密布。脉形糊滑，苔虽不厚，而舌质滑白。似属邪与湿蒸，熏蒸之气，弥漫胸

中，所以时多迷睡。浊占清位，清窍不宣，所以耳聋不聪。恐由湿而蒙，由蒙而闭。即请商裁。

香豉三钱　杏仁三钱　广郁金一钱五分　制半夏一钱五分　生薏仁三钱　桔梗一钱　白蔻仁三分　滑石块三钱　猪苓二钱　云茯苓三钱　僵蚕二钱　鲜佛手一钱　通草七分

某左　热盛之时，心胸窒闷，则呼吸之气，有出无入，呼吸烦扰，刻刻欲厥。而脉虽数，甚觉沉细，苔虽浊多半白腻，舌心黑，仍属浮灰。安有如此烦热，已经旬日，而不克化火者。显系中阳不足，而痰湿郁遏。叠进辛开，胸间喘呼，虽得稍平，脉转糊滑，苔白转黄，颧红目赤，稍一交睫，辄觉惊跳。此湿蒸成痰，热郁成火。亟为清泄，参以化痰，俾免痉厥。事济与否，非所敢知也。

羚羊角先煎，二钱　黑山栀三钱　广郁金明矾水磨，五分，冲　枳实一钱炒　九节石菖蒲五分　制半夏三钱　益元散三钱，包　鲜竹茹一钱五分　陈胆星七分

二诊　前进直清肝胆，大势稍定，略能安寐，懊烦扰乱，亦稍退轻。脉数较爽，舌苔焦黄亦化。但热仍起伏，起则依然烦扰，面赤目红，舌绛苔黄，赤疹密布。肌表之风，三焦之暑，太阴之湿，悉经化火，充斥三焦。非大苦不足以泄热，非大寒不足以胜热也。

雅连五分　犀尖五分，磨　连翘二钱　郁金一钱五分　竹叶心三十片　益元散三钱，包　淡黄芩一钱五分　粉丹皮二钱　黑山栀三钱　杏仁三钱　瓜蒌仁三钱

鲜荷梗二尺

夏左　风热感受于上，伏暑窃发于内，胃气闭郁，阳郁不伸，发热甚重。暑蒸湿动，热与湿合，熏蒸肺胃，遂致咳嗽气逆如喘，痰多稠厚，有时带红，左胁肋作痛，唇焦口渴欲饮。舌红苔黄，隐然有霉燥之意，脉数浮弦。风为阳邪，本易化火，伏暑既深，尤易化热，两邪相并，化热生火，上迫肺金，阴伤络损，所以左胁为之作痛也。症方五日，邪势正炽，有昏喘之虞。拟和阴肃肺，导热下行。即请商裁。

煨石膏五钱　盐半夏六分　川贝母二钱　光杏仁三钱　大天冬三钱　冬桑叶一钱五分　冬瓜子五钱　生薏仁四钱　通草一钱　滑石三钱　芦根一两　竹叶十六片

以滑石、芦根汤代茶。

二诊　和阴肃肺，导热下行，唇焦舌霉口渴俱减，热势略和。而气逆咳嗽，仍然不定；痰红青绿之色虽退，而痰多盈碗；胸膺胁肋俱觉作痛，不能转侧。火迫金伤，液滞为痰，络气因而不宣。症起六日，热方炽甚，恐络气闭阻，降令不行，而喘甚生变。拟降肺化痰宣络。即请商裁。

广郁金四分　盐橘络一钱　光杏仁去尖，打，三钱　滑石三钱　通草一钱　马兜铃一钱五分　旋覆花二钱，猩绛包扎　冬瓜子四钱，打　枳壳四钱　生薏仁四钱　青葱管二茎　青芦尖一两

以冬瓜子煎代茶。

金童　外感风邪，引动伏暑，发热得汗不解，面色带红，微作恶心，胸闷不寐。脉数糊滑，苔白粘腻。外感之邪，才从汗解，而伏暑内发，夹湿熏蒸，蕴于肺胃。症方两日，势甚炽张。以泄化为法。

光杏仁去尖，打，三钱　六一散三钱，包　桔梗一钱　枳壳一钱　通草一钱　薄橘红一钱　大连翘三钱　制半夏一钱五分　广郁金一钱五分　范志曲二钱，炒　生薏仁四钱　炒竹茹一钱　鲜佛手一钱

温明远　微寒热甚，热在心胸，肌表并不炙手，一味烦懊，邪气交会于中宫，恶心欲呕。脉忽大忽小忽歇，舌苔白掯。此伏暑之邪，为湿所抑，不能泄越。虽有津气，不克上承，所以恶燥喜润也。与云瞻先生议流化气湿，参以芳香破浊法。

郁金磨，冲，七分　白桔梗一钱　制半夏三钱　广藿香三钱　橘红一钱　大腹皮三钱　杏仁泥三钱　白蔻仁七分，研，后入　炒竹茹一钱　玉枢丹四分，研，先调服

二诊　稍稍得寐，胃腑略和之象。烦闷虽甚，较昨稍安。但脉仍歇止，频渴欲饮，饮则呕吐。气湿未能流化，清津安能上供。燥也，皆湿也。从昨法参入苦辛合化。

制半夏三钱　橘红一钱　蔻仁七分，后入　郁金一钱五分　石菖蒲五分　川雅连姜汁炒，一分　赤白苓三钱　香豆豉三钱　淡干姜四分，炒黄　桔梗一钱　木猪苓二钱　广藿香一钱五分

三诊　辛开苦降，气通汗出。其郁遏亦既开矣，其脉气宜如何畅爽，而乃闷细如昨，右部仿佛沉伏。汗收则烦懊复盛，汗出之际，肌肤发冷。足见闭郁欲开而未能果开，卫阳已经亏损。内闭外脱，可虞之至。勉拟连附泻心法，以备商榷。

人参须另煎，冲，四分　川雅连五分，炒　制半夏三钱　益元散三钱，绢包　茯苓三钱　制附子三分　淡黄芩一钱五分　竹茹姜汁炒，一钱

四诊　昨进连附泻心法，烦懊大定，渴亦大退，汗稍出不至淋漓，肤冷较温。六脉皆起，但仍歇止。足见正虚邪郁，营卫几不相续，虽为转机，还怕里陷。

川雅连五分，炒　黑草三分，炙　吉林大参一钱　制半夏一钱五分　熟附片三分　淡黄芩酒炒，一钱五分　茯苓三钱　白粳米一撮，煎汤代水

按师云：此际舌苔，业已抽心，中虚极矣。清儒附志

五诊　同汪艺香合参方，案未录。

人参须另煎，冲，一钱　炙黑草五分　炒白芍三钱　辰拌块滑石五钱　龟版六钱，炙，打　制半夏三钱　陈皮一钱　熟附片五分　鲜佩兰一钱五分　辰拌茯苓神各三钱　姜汁炒竹二青二钱　僭加姜汁炒川连五分　淡干姜三分

此际舌苔，不特抽心，而且色绛，气虚阴亦虚矣。

六诊　此方服后，脉之细涩，转为弦滑，舌之剥痕，已被浊苔满布，未始不为退象。同汪君议方。

人参条一钱　茯苓神各三钱　炙黑草六分　龟版六钱，炙　广皮一钱　制半夏三钱　鲜佩兰一钱五分　川熟附五分　辰拌滑石块五钱　炒白芍一钱五分　姜汁炒竹茹一钱　加姜汁炒川连五分

七诊　服后寒热日重，起伏依然，痰粘舌腻。气阴渐复，暑湿究未达化故耳。

人参须一钱　茯苓神各三钱　陈皮一钱五分　制香附三钱　藿香三钱　淡干姜五分　制半夏三钱　粉猪苓二钱　姜汁炒竹二青一钱　建泽泻一钱五分

八诊　寒热虽不甚盛，而仍有起伏。大波大折之余，邪热与湿，不能遽楚，不问可知。所可异者，脉又转细，神情亦少爽利，胸闷不舒，时仍有烦懊情形。当其脉见歇止，甚至隐伏，其时进以连附泻心，脉即顿起，数日甚属和平。撤龟甲，脉未变。撤草撤芍，脉亦未变。昨方之中，补中气，扶中阳，并未撤防，而脉情转异。谓是气不足而不能鼓舞，则参须虽为大参之余气，其时隐伏之脉，尚足以鼓之而出，今竟不足以保守旧地，于情于理，有所不通。细询其今日咯吐之痰，不及昨日之多，倦睡较昨为甚，是否上中两焦之湿热未清，弥漫于中，遮蔽脉道，不能鼓舞。质之艺香先生，以为何如。并请云瞻老宗台定夺。

制半夏三钱　广藿香三钱　淡干姜六分　大腹皮二钱　广橘红一钱　猪茯苓各二钱　白蔻仁研末，三分冲服，四分后入　川雅连重姜汁炒，二分　郁金一钱五分　泽泻一钱五分

九诊　气湿开通，脉歇及数象皆退，大便畅行。胃气将起，惟祈谨慎。艺香先生商定。

赤白苓辰砂拌，各三钱　粉猪苓二钱　香豆豉一钱五分　佩兰叶一钱五分　制半夏二钱　广藿香二钱　泽泻一钱五分　新会皮一钱　生米仁三钱　杏仁泥三钱　檀香二钱，劈

改方去豉、檀，加益元散四钱，枳壳一钱五分，炒竹茹一钱。

陈右　伏邪晚发，湿重邪轻，邪从汗泄，湿蕴未化，热退胸宽之后，粘腻之痰未净，饮食不慎，浊痰蕴聚，熏蒸复热，中脘痞满难舒。昨忽于脐上脘下突起一条如梗，作痛异常，按之摩之，其形较软。刻下痛势暂定，而形梗之处，按之跳动，心胸之间，汩汩作酸，滴水入口，亦觉阻碍。脉象弦滑，舌红苔白而浮。良由脾胃为浊痰所遏，胃土不能通降，脾土不克运旋，遂致肝脏之气，不能疏泄，浊气阻而不行，突起一条，以冲脉起于气街，而贯于胸中故也。胸中作酸，以曲直作酸也。今水湿之邪，干犯土位，肝木之气，郁于土中，诚恐气郁之极，而暴伸为喘，不可不虑。兹拟苦辛通降法，疏其土滞，而木之郁者，或由此条达，然不易也。备商。

川雅连三分　制半夏一钱五分　云茯苓三钱　炒黄淡干姜五分　薤白头三钱　整砂仁四粒　姜汁炒竹茹一钱　盐水炒橘皮一钱　生姜汁二匙，冲

二诊　苦辛合化，通降阳明，中脘略舒，稍能安

谷。然脐之偏右，有形攻筑，心中嘈杂，呕吐痰涎。询悉日前曾吐青绿之色。今诊左寸细弱，关部弦滑，尺中小涩，右寸濡软，关尺虚弦，重取竟空豁无根。此中气虚微之兆。中无砥柱，肝木之气，自得摇撼其中州，此所以为嘈为杂也。木无土御，肝浊自得上泛，所以呕恶，为吐青绿之色。木郁土中，故肝病而聚形偏右。种种见端，皆由病伤根本而来。右脉空豁，即是木无胃气。大为可虑。勉拟六君以扶持胃气，合梅连煎出入，以泄胃浊而柔肝木。备商。

人参须　制半夏　川雅连　开口川椒　於术炭　新会红　云茯苓　广木香　炙乌梅肉　砂仁末

三诊　扶持胃气，兼泄胃浊而柔肝木，胃纳略有起色，吐水嘈杂，较前大减，结块攻撑已定。特饮食仍难多进，多进则中州仍觉痞满，痰扰上涌。脉象稍觉粘指，然仍涩数。此胃气既已空乏，胃阴亦已耗伤，虽见转机，尚难深恃也。仿戊己汤出入，参入甘寒益阴之品。备商。

人参须　东白芍　上广皮　杏仁　白蒺藜　於术炭　金石斛　制半夏　茯苓　鲜竹茹　左金丸

四诊　呕吐嘈杂已止，稍能安谷。特块之攻撑虽定，而不能泯然无形，所以于聚形之处，气分总觉窒滞。脉象濡细而涩，舌光无苔。良由气阴并亏，肝木之气，与平素之饮气互结。大便两旬未行，亦脾土不能鼓舞运旋耳。衰羸之症，尚未稳当。

人参须　甜杏仁　整砂仁　金石斛　橘白　半

夏曲　云茯苓　白蒺藜　白芍　於术　上瑶桂研末，饭丸，先服

五诊　呕恶全定，大便亦行，胃纳渐次加增，聚形已泯然无迹，攻撑亦止，音声稍振。虽属转机之象，但小溲作酸，脉尚细涩，舌苔薄白而揹，时犹嘈杂。良以中气未复，肝虚撼扰，肾阴亦亏，气化不及州都。大节恰临，还有意外之虞。

人参须　白归身　厚杜仲　川断肉　炒杞子　姜汁炒大熟地　上瑶桂　炒山药　淮小麦　黑大豆　萸肉炭　牛膝炭

六诊　诸恙已退，惟尚有嘈杂之意，谷食较寻常所少无几。然匝月以来，仅能转侧不假于人，而仍未能起坐，偏左头颊作痛，脉濡而滑，左部细弱，舌淡少华，频渴。正合《内经》谷入多而气少之例。其为血液衰脱，不及告复，确然可见。仿复脉法。

人参须　大麦冬　火麻仁　上瑶桂　牛膝炭　炙甘草　炒杞子　淮小麦　制洋参　炒生地　真阿胶　炮姜炭　萸肉炭

某　伏邪晚发，热甚寒微，经水适来适断，冲脉气阻。夫冲脉起于气街，布散于胸中，此响彼应，遂致中州痞满，痰湿停聚，哕恶呕吐，自觉中脘之间，似有一团凝结，滴水入口，皆聚于此。心火下降，肾水上升，水火交通，才得成寐。今中州阻痹，则水火相济之道路，阻隔不通，坎离不接，彻夜不能交睫。脉象滑大而数，沉取濡软。舌淡红，苔白且揹。邪湿痰气，交会中

宫，而正气渐虚。所虑神昏发呃。气湿之结，前人谓非辛不能开，非苦不能降，拟泻心为法。

川连姜汁炒，三分　制半夏三钱　赤白苓各四钱　鲜佛手一钱五分　淡干姜四分　陈皮一钱　白蔻仁七分，后入　大腹皮二钱　藿香三钱　竹茹姜汁炒，一钱　生姜三片

改方加郁金一钱五分，枳实一钱，石菖蒲五分，玉枢丹三分先调服。

某　口鼻吸受暑邪，内藏于骨髓，外舍于分肉之间，至旬前感触秋凉，内伏之邪，由此而发。不寒但热，热则懊烦胸闷，索饮瓜水，而口渴仍喜暖饮，纤毫无汗，频带哕恶，中脘板痛，齿垢唇焦，而舌红苔白干毛，脉象糊数不扬。此邪湿滞交蒸，伏邪欲从外达，而气湿相持于内，所以叠经疏解，而未能作汗。暑必归心，所以懊烦闷乱。将及转候，深恐内闭神昏，发痉发厥。

杏仁　方通草　炒枳实　薄橘红　九节石菖蒲　白蔻仁　制半夏　香豆豉　广郁金　生薏仁　槟榔　藿香　竹茹　桔梗

改方加川连、干姜。

荣左　三疟已久，复感暑邪，旬日来热势起伏，初起尚觉微寒，今不寒但热，热甚之时，烦懊不堪，思吃瓜水以救燎原，而所进汤饮，仍喜暖热，胸闷哕恶频频，脉数糊滑，苔白糙腻异常，汗不畅达。此由暑邪与湿痰相合，三焦之气，尽行窒塞。痰湿相持于内，则里

气不能外通于表,所以不能作汗。湿阻中州,则为哕恶。暑必为烦,所以懊侬不堪。湿与暑相蒸,暑与湿交煽,若不从外达,即从内闭,将至神昏发痉发厥。急化其里,使蕴遏之湿痰开展,暑邪从湿中外透,是为大幸。

制半夏　蔻仁　川朴　香豆豉　九节石菖蒲　佛手　广藿香　桔梗　知母　广郁金　广皮　草果仁　姜汁炒竹二青　磨槟榔冲

二诊　烦闷大减,热之起伏亦得稍衰,哕恶较定,神情亦得爽慧。日前屡屡发厥,自昨至今,厥亦未作,不可不为转机。但脉数犹带糊细,舌苔大化,白色渐次转黄,近根微霉。湿痰之郁遏稍开,而暑湿相蒸,何能遽化。上中二焦,犹是邪湿交炽。将及两旬,还恐化燥昏厥之类。请正。

光杏仁　白蔻仁　广橘红　生薏仁　制半夏　赤猪苓　苦桔梗　益元散　川通草　鲜佛手　广郁金　淡黄芩　大腹皮

孙左　头痛遽见退轻,而每至热蒸,其痛辄甚,咽中牵腻,频作恶心,窒闷尤甚,脉数糊大。良以暑湿内蒸,火风随之上旋,肺胃之气,不能开降。病起即发白痦,气分素虚,恐湿热交蒸,致内窜昏厥。再从三焦宣化,参以清泄。

光杏仁　郁金　制半夏　赤猪苓　鲜佛手　通草　橘红　白蔻仁　淡黄芩　竹茹

改方加防己、枇杷叶、丝瓜叶、西瓜翠衣、荷叶梗。

沈幼　症起十七朝，热甚于里，屡经汗出，而烦懊不宁，夜甚无寐，小溲数而且多，频渴欲饮。曾发飞浆赤瘔。舌红苔黄，中心略罩微黑。此由吸受暑邪，邪留气分，虽经表散，而暑乃无形之气，与外感风寒不同，屡表屡汗，而暑热之气仍然未化，以致气分热迫。一饮一勺，为热所迫，则建瓴而下，所以溲数且多。暑喜归心，所以暑必为烦。大肠与胃相联续，与肺相表里，肺热下移于肠，则大便泄泻。恐暑邪不化，从暑化热，从热化火，而动风生惊。拟以轻剂清化，候专家商进。

光杏仁去尖，打，三钱　川石斛三钱　水炒竹茹一钱　橘红盐水炒，一钱　益元散三钱　黑山栀三钱　肥知母去毛，炒，二钱　大连翘壳三钱　朱茯神三钱　青竹叶二十片

二诊　轻清泄化，热势微轻，懊烦较定，大便通行，并不溏泄，极为正色。但舌苔稍化，而中心仍觉黄掯。暑湿蒸腾于胃，湿蕴为热，肺脉通心，所以时作懊烦。前方已经应手，宜再扩充。候专门名家商用。

川雅连三分　光杏仁一钱五分　广郁金一钱五分　制半夏一钱五分　橘红八分　益元散三钱　生薏仁三钱　黑山栀二钱　连翘壳三钱　竹叶十二片

三诊　大热虽退，余蕴未清，至暮神烦口渴，肢倦发热，热愈甚则小溲愈多。良由暑湿热熏蒸，肺当其炎，遂令津液不能约束。拟泻火生津法。

川雅连二分　天花粉一钱五分　藕汁一酒杯　活水芦根八钱

李右　每至下午，辄凛寒而热，热势不扬于外，而甚于里，胸闷，中脘痞阻，恶心呕吐，渴不多饮，少腹作痛，脉数沉郁不扬，咳嗽痰多，苔黄质腻。暑邪夹湿，郁阻气分，肺胃之气，不克下行，开合因而失度。症起旬日，病邪方盛，恐再转剧。姑开泄气机，以通三焦而致开合。即请商裁。

制半夏一钱五分　炒枳实一钱　上广皮一钱　白蔻仁五分　竹茹一钱　粉前胡一钱　淡干姜二分　广郁金一钱五分　川连三分　杏仁三钱　鲜佛手一钱

二诊　中脘痞阻已舒，恶心亦减，凛热退轻，咳亦稍松，故气逆因而大定。然下午仍有微寒，痰多胶腻。脉象稍扬，而带糊滑，舌红苔白不匀。上焦微通，而湿蕴成痰，弥漫肺胃。再参清化。

香青蒿一钱五分　杏仁三钱　杜苏子三钱　冬瓜子三钱　云茯苓三钱　竹沥半夏一钱五分　瓜蒌皮一钱五分　旋覆花一钱五分　竹茹一钱五分　枇杷叶去毛，三片

三诊　似疟已止，中州亦舒，咳嗽亦减。然仍痰多粘腻，痰气秽浊。舌苔前半稍化，后半尚觉白腻。少阳阳明之邪，早经泄化，而湿热熏蒸于肺胃之间，浊酿成痰，肺胃少降。拟降肺化痰。

甜葶苈　制半夏　冬瓜子　炒竹茹　生薏仁　炒苏子　瓜蒌仁　橘红　茯苓　枇杷叶

荣右　木郁已久，兹兼暑湿内伏，风邪外束，脾胃受困，骤然吐泻。伏暑风邪，乘此而发，不能外泄，郁

于肺胃之间，以致咽赤作痛，肌痒发痧，烦热不解。热迫下注，大便频泄。胃热上冲，咽中牵腻，干恶连绵。又当天癸临期，经行不爽。脉细弦数，舌红无苔。热郁阴伤，势多变局。拟清咽滋肺汤进退。

大连翘三钱　川雅连五分　大玄参三钱　炒牛蒡三钱　泽兰叶二钱　酒炒淡黄芩一钱五分　青防风一钱　泡射干六分　细木通六分　滑石块三钱　枳实八分　桔梗一钱　紫丹参二钱　薄荷一钱，后入

二诊　利膈清咽，热态稍安，而咽中赤碎痛甚，环口发出热泡，两腮碎痛，烦渴欲饮，经色紫黑，左脉弦紧，舌红边尖绛刺。邪热化火，熏灼肺胃，阴津暗伤。恐热入血室，而致昏喘。

磨犀尖六分，冲　鲜生地一两，洗，打　大玄参三钱　柴胡五分　丹皮二钱　细生地四钱　大天冬三钱　连翘壳三钱　肥知母二钱　人中黄五分　泽兰叶二钱　青竹叶三十片

三诊　凉营泄热和阴，咽赤碎痛稍减，渐能得寐，痰稍爽利。舌绛赤转淡，中心似苔非苔，颇觉粘腻。火得水而渐衰，湿得水而仍浊，浊火蒸腾，仍是熏蒸肺胃之局。拟泄热化浊。

羚羊片三钱，先煎一炷香　白茯苓四钱　黑山栀三钱　碧玉散三钱，包　连翘壳三钱　净蝉衣六分　柴胡五分　枳实七分　水炒竹茹二钱　青竹叶三十片　竹沥一两，冲　鲜橄榄去核，五枚，打汁冲

四诊　咽痛略定，气逆较平，痰稍爽利，烦热亦

轻，而肌肤仍然作痒，口渴喜凉饮，咽中白腐不退。左脉细弦而数，右脉细数微弱。舌白质红，舌尖满布红点。火热劫烁肺胃，阴津大伤。咽通于胃，喉通于肺，肺为辛金，在色为白，金因火旺，其腐为白，金之色也。还恐火刑金烁，而致肺喘。再清肺胃之热，而救肺胃之阴。

北沙参五钱　大麦冬三钱　生石膏六钱　真川贝三钱　冬桑叶一钱　鲜生地洗，打，八钱　鲜铁斛洗，打，七钱　玄参肉三钱　天花粉三钱　甘中黄五分　粉丹皮二钱　生赤芍一钱五分　冬瓜子三钱，打　金汁一两，冲　青芦管一两五钱

五诊　另定方服。

龙胆草二钱　杭白芍二钱　大玄参八钱　生甘草二钱　生山栀二钱　大生地一两　川黄柏一钱五分　全瓜蒌三钱　生石膏三钱　马兜铃二钱　板蓝根三钱

六诊　咽痛白腐布满，项侧耳后肿胀作痛，热势不衰，肝胆之火，势若燎原。大苦泄热，大寒胜热，咽痛略减，白腐略退。然热势仍炽，经紫色不净，脐下按之板滞。脉象弦数，舌红起刺。肝胆之火风，交炽于上，欲行未行之血，凝滞于下，营郁则热，亦属定理。再从清泄之中，兼和营滞，以备商酌。

大生地七钱　龙胆草一钱五分　黑山栀三钱　桑叶二钱　生甘草七分　板蓝根三钱　生赤芍二钱　丹皮二钱　酒炒延胡索一钱五分　单桃仁三钱，去皮尖，打　另上濂珠二分　上西黄四厘　西血珀四分，三味研末，蜜

水调服

七诊　清泄肝胆，兼化营滞，热势减轻，咽痛碎腐大退，略能安谷。人之一身，营卫阴阳而已矣，周流贯通，无一息之停。卫者阳也，所以卫闭者则生寒；营者阴也，所以营郁则生热。盖营郁则阳气屈曲，自然生热。热重复轻，其势起伏，以营郁而阳不得宣，屈曲而热，郁极而通，热即转轻。迨周流至营郁之处，阳气复阻，屈曲复热，此热势起伏之情形也。昨进药后，少腹微微攻动，旋即大便，坚而且黑，甚觉安舒，未始非滞血之所化。然少腹尚觉板滞，项侧耳后，肿硬渐甚，外疡大有起发之势。其肿硬之处，营血亦必停阻，肝胆之火亢甚，夫人而知之矣。而营气不宣，阳气屈曲，积薪助火，安得而不燎原乎。再从和阴泄热，兼化营滞。

羚羊片三钱，先煎　粉丹皮二钱　人中黄五分　大生地六钱　玄参三钱　霜桑叶二钱　龙胆草一钱五分　泽兰叶二钱　大贝母三钱　丹参三钱　生赤芍一钱五分　十大功劳叶二钱

八诊　辛凉重剂，原为清热解毒，救液熄风而设，何以喉间更痛者？曰：红炉泼水，烈焰飞腾也。何以少腹痞硬者？大气欲泄而不泄，肠间之气，反为痹阻也。经云：其始则异，其终则同。斯之谓欤！今诸款见松，喉腐亦定，痛势且缓，独是遗毒胀痛，更甚于前。脉小数弦，口干作渴，唇吻燥痛，分明郁伏之邪火，由脏出腑，由腑出经，痛虽不堪，而症则由此转顺矣。所嫌者本质阴虚，又当邪火燔灼之余，气伤液耗，热犹

末已，而遗毒之痛，亦起心火，则火化风而劫液，实为可虑。急急存阴清热，导腑解毒，安内攘外之法，未识当否。

羚羊片三钱，先煎　桑叶二钱　银花三钱　玄参三钱　连翘二钱　丹皮二钱　人中黄五分　赤芍一钱五分　石膏八钱　川贝母二钱　枯芩一钱五分　铁皮斛五钱　知母二钱　猴枣二分　金汁一两，冲　芦根一两

王右　伏暑感新凉而发，凛寒而热有起伏，胸闷恶心欲呕。适及经来，少腹不舒。脉细数而滞，舌苔白腻。此伏邪夹湿，郁阻气机，深恐内闭昏痉。

大腹皮二钱　川朴一钱　郁金一钱五分　赤猪苓各二钱　泽兰二钱　制半夏二钱　橘红一钱　延胡索一钱五分　光杏仁三钱　桔梗一钱　炒枳壳一钱　羌活一钱　竹茹一钱　玉枢丹四分，佛手汤先化服

二诊　热势起伏不减，胸闷恶心，每至热起，辄觉头昏晕冒，汗不获畅。脉滞数不扬。舌苔淡黄，而中带干毛。无形之暑，有形之湿，交蒸不化，心胸遂成氤氲之乡。更以经来涩少，血因热滞，深虑内窜昏厥。

炒香豉　广郁金　广杏仁　五灵脂酒炒　桔梗　上广皮　制半夏　延胡索　竹二青盐水炒　丝瓜络　荷叶边　西血珀四分　上西黄三厘，二味研细，先调服

三诊　今日热起，大为减轻，恶心亦得较定，昏晕烦渴，与昨迥殊。足见伏气与湿交蒸，心胸即如云雾矣。但脉仍糊数，邪势尚甚，还恐起伏生波也。

连翘　乌药　光杏仁　赤苓神　淡子芩　南

楂炭　天水散　延胡索　泽兰　制半夏　郁金　竹叶心

四诊　热势虽未大起，而犹恋恋未退，胸闷恶心，脐上作痛。经事已净，较诸寻常尚觉涩少。脉左关弦大。良以暑湿交蒸于气分，肝胃之气，亦由此失和。再参调气。

半夏　香附　广皮　郁金　枳壳　泽泻　赤苓　杏仁　竹茹　佛手　左金丸佛手汤先服

张　热势起伏，起则烦扰不宁，语言错杂，胸闷频渴欲饮，汗多不解。舌红苔白，脉濡。此暑从内发，暑为天之热气，所以一经熏灼，即乱神明。经水适来，深恐热入血室，而致昏厥。

光杏仁　益元散　郁金　煨石膏　桔梗　炒竹茹　川桂枝　通草　制半夏　泽兰　延胡索　鲜佛手

疟

翰臣　疟起七日，先寒后热，寒则震战，热则烦渴，恶心胸闷，汗出溱溱，而气味甚秽。脉象弦滑，苔白质腻。病起之际，适值失精，若论邪势直入阴经，则喻氏治黄长人房劳后伤寒，论极详细。此盖由时感之邪，与湿混合，阻遏于少阳阳明，名曰湿疟。所恐少阳之邪，并入阳明，而转但热不寒，或热而不退，便多变局。以少阳主半表半里，无出无入，而阳明胃络，上通于心也。若有寒有热，当无大患耳。用小柴胡以和解表里，合达原饮以达募原之邪。即请商政。

净柴胡五分　草果仁五分，炒　花槟榔八分　赤茯苓三钱　橘红一钱　黄芩酒炒，一钱五分　制半夏一钱五分　枳壳一钱，炒　制川朴一钱　竹茹一钱五分，姜汁炒

周江阴　久咳屡次见红，痰阻营卫，阴阳不能交通，寒热三日而至，其营卫郁勃之气，欲借阳经泄越，间有衬交，气血由此凝滞，偏左有形。脉象弦滑而带微数。阴气有渐伤之虑。欲和阴阳，当通营卫之痹。拟白虎加桂法，参宣通搜络之品。

川桂枝四分　肥知母一钱五分　生甘草三分　云茯苓三钱　枳实一钱　杏仁泥三钱　广郁金一钱五分　石膏煨，研，五钱　粉当归一钱五分　鳖甲煎丸九粒，开水先送下

某　大疟而转寒热叠来，汗多而气酸带秽。右脉濡软，左部细弦。此由痰湿不运，熏蒸阳明，营卫阴阳，亦为之阻。宜和中化痰，兼通营卫。

制半夏二钱　枳实二钱　川桂枝五分　炒冬术二钱　石膏煨，研，四钱　橘红一钱　泽泻一钱五分　白茯苓四钱　竹二青姜汁炒，一钱

正蒙　暑湿先伏膜原，兹从少阳外达，热壮烦恶，热退汗畅，舌苔中黄边赤，恐成瘅疟。拟方即请正之。

肥知母二钱　茯苓皮四钱　黑山栀二钱　广郁金一钱　大豆卷三钱　白蔻仁五分　益元散四钱　淡黄

芩酒炒，一钱五分　香青蒿一钱五分　荷梗六钱

二诊　畅汗热达，痰热未净，夜寐不安。苔根黄腻，脉弦滑转甚。拟加味温胆法。候正。

半夏青盐水炒，二钱　川石斛先煎，三钱　广皮一钱　川毛连姜汁炒，四分　益元散包，四钱　丹皮炭一钱五分　瓜蒌皮三钱　朱茯神各三钱　小枳实一钱　黑山栀一钱五分　竹二青盐水炒，一钱半　荷梗五钱

贾左　寒热间作，脉糊不爽，此湿疟也。和以化之。

制半夏一钱五分　上广皮一钱　柴胡五分　枳实一钱　淡黄芩一钱五分　大腹皮二钱　川朴一钱　草果四分

二诊　寒热仍来，汗不获畅。邪势为湿所遏，不得外越。再和以化之。

柴胡　炒杏仁　制半夏　淡黄芩　草果仁　广皮　郁金　赤猪苓　枳实　竹茹

萧左　寒热间作，汗不获畅，暑湿阻于表里之间。先为和化。

白蔻仁　大豆卷　柴胡　淡黄芩　川朴　半夏　青陈皮　赤白苓　大腹皮　炒枳实

沈左　久疟屡止屡发，刻虽止住，而食入不舒，左胁下按之板滞，胃钝少纳。脉濡，苔白质腻。脾胃气弱，余邪结聚肝络。拟和中运脾疏络。

於潜术二钱，炒　陈皮一钱　川朴一钱　制半夏一钱五分　沉香曲一钱五分　焦楂炭三钱　茯苓一钱　炒

竹茹一钱　鳖甲煎丸一钱五分，开水先服

二诊　脉濡滑，苔白质腻。胃钝少纳，形体恶寒，饮食入胃，命火蒸变，则胃如大烹之鼎，旋入旋化。今湿有余阳不足，胃气呆钝，亦所不免。拟化湿和中，温助阳气，脾胃能得转旋，则络邪亦归默化也。

奎党参三钱　炒於术一钱　茯苓三钱　煨益智仁六分　藿香三钱　炒沉香曲一钱五分　制半夏一钱五分　生熟谷芽各一钱　玫瑰花二朵

王左　少阳间疟。而少阳胆为肝之外腑，疟虽止住，肝木纵横，腹痛甚剧。拟疏泄木郁。

杭白芍一钱五分，川桂枝四分同炒　柴胡醋炒，五分　香附醋炒，二钱　茯苓三钱　焦楂炭三钱　青皮醋炒，一钱　缩砂仁五分　煨姜二片

二诊　腹痛大减。肝邪横扰，络滞不宣。效方进退。

杭白芍一钱五分，川桂枝五分，同炒　柴胡醋炒，五分　川楝子一钱五分，炒　香附醋炒，二钱　延胡索一钱五分　青皮醋炒，八分　茯苓三钱　楂炭三钱　鳖甲煎丸二钱，先服

某　寒热稍减，寒势甚微，而热则五心烦躁，喜得凉饮。脉细数，左部微弦。营卫阴阳不和，皆由阴虚而木火内炽。再和阴而参酸苦涌泄。

制首乌四钱　淡黄芩七分　香青蒿一钱五分　当归炭一钱五分　炒木瓜一钱　炙鳖甲四钱　炒白芍二钱　生熟甘草各二分　大南枣二枚

周左　疟症必有黄涎聚于胸中，故曰无痰不成疟也。脉弦主痰饮，故曰疟脉自弦。疟疾湿痰未清，以西药止截，遂致腹满肤肿面浮。为疟胀重症，未可轻视。

川朴一钱　广皮一钱　木猪苓二钱　五加皮三钱　生姜衣三分　白术一钱　腹皮一钱五分　泽泻一钱五分　薏仁四钱　炙内金研末调服，一钱五分　范志曲二钱

陈左　大便通行，热仍起伏，汗出即解。脉象涸数，苔腻心黄。有形之积，虽已下达，而湿热氤氲，极难泄化。从泄化之中，参入辛温寒以通营卫。

制半夏一钱五分　生薏仁四钱　赤白苓四钱　知母二钱　通草一钱　草果仁五分　上广皮一钱　川桂枝三分　石膏煨，打，三钱

二诊　昨晚寒热分明，阳明之邪，并归少阳，极为正色。阳明胃脉，上通于心，而少阳胆经，无出无入，虽有邪居，不能蔓延脏腑，从此不虑病变矣。

制半夏一钱五分　淡黄芩酒炒，一钱五分　建泽泻一钱五分　细柴胡五分　橘皮一钱　通草一钱　蔻仁五分　生薏仁四钱　茯苓三钱

三诊　疟未复来，苔未净化。拟和中利湿。

制半夏一钱五分　白茯苓一钱　陈皮一钱　猪苓二钱　佛手七分　白术二钱　川朴七分　泽泻一钱五分　生熟薏仁各二钱

张左　寒热五日一来，脉形左大。邪在表里之间，宜为和化。

制半夏　淡黄芩　川朴　草果仁炒，研　花槟榔　白术　茯苓　柴胡　广皮　老生姜

张左　喻氏谓疟必有黄涎聚于胸中，疟而截止，涎安能尽？大泻数次，痰湿当由此而发泄矣。再和中为主。

沉香曲　上广皮　藿香　川朴　赤白苓　泽泻　炒薏仁　煨木香　制半夏

某　由寒热而至瘅疟，少阳之邪，并归阳明。从三焦宣化。

广郁金　大腹皮　蔻仁　苡仁　通草　赤猪苓　淡黄芩　桔梗　杏仁　制半夏　鲜佛手

原注：少阳之病寒战，故用柴胡。此转但热，则在阳明。阳土蕴热，宣三焦之气可奏功。

某　疟母结聚，寒热不期而来。营卫阴阳痹阻，再为宣通。

川朴一钱　归须一钱五分　桂枝五分　冬术二钱，炒　青蒿鳖血拌炒，三钱　广皮一钱　乌药一钱五分　槟榔一钱五分　焦麦芽四钱　焦楂炭三钱　延胡索一钱五分

二诊　邪结于营络之中，聚形坚硬，满而不化。未可过于攻克，以防其散漫等变。

当归尾　蓬术　焦麦芽　西潞党　南楂炭　川桂枝　延胡索　炒於术　制川朴

杨左　大疟虽止，漫热不退，中脘不舒。痰湿内聚，营卫开合失常。阳气宣畅，其热自退。

川桂枝四分　干姜四分　制首乌三钱　炙鳖甲先煎，五钱　制香附二钱　熟附片五分　当归酒炒，二钱　炒沉香曲二钱　制半夏一钱五分　茯苓三钱

某　温疟不止。宜两和阴阳。

川桂枝　肥知母　橘红　广郁金　冬术　茯苓　泽泻　煨石膏　炒枳实　制半夏

诸寒热

左　痰多，自觉身热，而脉不甚数。此痰湿有余，郁遏阳气。

制半夏　炒竹茹　川桂枝　广橘红　云苓　制香附　砂仁末　生熟薏仁　二妙丸二钱，开水先下

二诊　辛通苦泄，痰气之郁遏者开，则阳气之勃蒸自化。胃气既苏，内热亦退。阴虚生内热，虽属古圣明训，实与此证异岐。前法再扩充之。

焦苍术一钱　泽泻一钱五分　广皮一钱　姜汁炒黄柏一钱五分　制半夏一钱五分　桂枝五分　云苓三钱　炒黄野於术一钱五分　炒竹茹一钱　炒谷芽三钱　生熟米仁各二钱

周左　每至日晡，辄作漫热，热不退清，汗出稍松，痰多，脉濡滑。气虚痰阻，遂致阴阳开合失其常度。年近花甲，不宜见此。拟苦辛寒合方，以开阴泄热。

川桂枝五分　光杏仁三钱　橘红一钱　制半夏一

钱五分　竹茹一钱五分　煨石膏三钱　茯苓块三钱　枳实七分　生姜二片　红枣一枚

二诊　苦辛寒合方而开痰饮以通阴阳，日晡漫热已退，如鼓应桴，其为开合失度，可以概见。以退为进，拟蠲饮化痰。

制半夏一钱五分　茯苓三钱　竹茹一钱　猪苓一钱五分　南星三分　上广皮一钱　枳实一钱　薏仁四钱　老姜二片

三诊　脉象濡滑。运化迟钝，便溏不实。舌苔中心黑润。痰湿不运，脾阳不克鼓舞。拟温中而蠲饮。

川桂枝五分　云茯苓三钱　上广皮一钱　姜竹茹一钱　霞天曲二钱　炒於术二钱　制半夏一钱五分　生熟薏仁各二钱　老生姜三片

左　久嗽不止，痰稠厚腻，甚则色带青绿，寒热往来，脉软而数。此肝肾素亏，而脾胃之痰热，熏蒸于肺，阴阳开合之机，悉为痰阻，此所以为寒为热也。将入劳损之门，不易图治。

川桂枝　杏仁泥　制半夏　橘红　炒黄川贝　生石膏　肥知母　海蛤粉　郁金　云苓

二诊　湿痰稍退，而营卫流行，不能和协。再拟和中化痰。

人参须另煎，冲，五分　制半夏　橘红　茯苓　川桂枝　炒枳实　干姜四分　郁金　野於术　煨石膏

三诊　开饮化痰和中，阴阳交并，寒热已止，纳增痰爽。足见痰阻营卫，与阳虚生外寒，阴虚生内热者

迥异也。再从前法扩充。

人参须八分　云苓　制半夏　炒枳实　砂仁　野於术　橘红　川桂枝　石膏煨

某　气虚多痰之质，偶食粘腻窒滞之物，气由此不行，湿由此不运，痰由此不化，营卫由此而阻，阴阳由此而乖，遂至阴阳相争，先寒后热。郁极而通，两次大汗，阴阳稍得协和，热势因之渐缓。然脾肺升降，仍为痰气所阻，右胁作痛，痰鸣带咳。盛纳在胃，运化在脾，所谓窒滞者阳明也。气之不行，胃气之不行也。湿之不运，胃湿之不运也。脾为生痰之源，胃为贮痰之器，肺为出痰之窍，痰之不化，是胃中之痰不化也，阻于斯，滞于斯。寒热交争之下，热虽循减，而胃中之痰湿，已被熏蒸，于是随其阳土之性而欲化燥，舌苔为之焦黑。舌色如此，而不甚热，不烦闷，不口渴引饮者，独何欤？以痰湿熏蒸，化燥化热，皆由气机郁遏，津液不行。不若时邪之症，温气化热之后，烁液劫津而成燥也。阳明胃络，上通于心。今胃中为痰湿弥漫之区，所以神机为之不运，神倦如寐，中脘板硬。脉象左寸微浮，关部涸滑，尺部沉细；右寸细滞，关弦尺弱。证由痰湿食停阻，传变化燥，以平素气弱，而致化火不足，化燥不足。惟恐里气一虚，而湿痰内陷，以致神迷。拟疏化痰湿，参入苦降辛开，即阳土宜清阴土宜温之意。备诸方家采择。

制半夏二钱　旋覆花一钱五分，包　光杏仁三钱　赤白苓各二钱　磨枳实三分　白蔻仁三分，冲　广橘红

一钱　淡干姜四分　川雅连三分　生香附一钱五分

二诊　疏降胃腑，苦辛开通，脉数稍退，舌焦黑顿化十七。郁蒸之热，已退三舍。大便虽未通行，而中脘略软，频转矢气，亦属腑气欲通之象，不可不为起色。但热仍未退，右胁仍痛，痰鸣欲咳，还是痰湿交蒸，不可遽化，所谓伤食类伤寒者，即此是也。再拟疏化一法，而步步顾其中阳，以防内陷神昏之变。备方家采择。

制半夏二钱　橘红一钱　生香附一钱五分　淡干姜四分　磨枳实三分　雅连二分　光杏仁三钱　旋覆花二钱　炒苏子三钱　竹茹八分　白蔻仁三分，冲　豆卷三钱

右　阴分久亏不复，阴虚生内热，经训昭垂，固无疑义。特内热无已时，兹则间数日或旬日即热，显与寻常之内热迥殊。所以然者，良由喉证之后，余热袭入营分，营中有热，至数日而其热郁勃，故发热，热则气泄郁解，故复能退。拟于养营之中，参以清营。

镑犀尖二分，先煎　炙生地四钱　炒归身一钱　十大功劳叶一钱　西赤芍一钱五分　炒山药三钱　软白薇二钱　粉丹皮一钱五分

二诊　凉营泄热，大便饮食如常。守前法以觇动静。

生地炭四钱　磨犀尖二分，冲　香青蒿二钱　十大功劳叶一钱五分　粉丹皮二钱　炒白芍一钱五分　当归二钱，酒炒　炒白薇二钱

三诊　每至身热辄口碎，阳明营分之热无疑。

炙生地四钱　犀角尖二分，磨，冲　粉丹皮一钱五分　玉泉散一钱五分，包　川石斛三钱　白茅根五钱，去心

四诊　此次热轻且短，惟口糜作痛。再清胃热。

生甘草三分　煨石膏二钱　黑山栀一钱五分　粉丹皮一钱五分　广藿梗二钱　川石斛三钱　制半夏一钱五分　青防风八分

五诊　叠进凉营泄热，热退未楚。然两目尚涩，还是余热之象也。

粉丹皮一钱五分　青防风一钱　广藿香三钱　黑山栀一钱五分　煨石膏四钱，研　生甘草三分　炒菊花一钱

六诊　脉象和缓，但小溲有时仍痛，还是余热未尽。再清泄以澈之。

镑犀尖三分　熟石膏三钱　细木通四分　车前子一钱五分　甘草梢三分　竹叶心十二片

霍乱

朱左　吐泻交作。中州阻窒，恐至内闭。

川朴一钱　槟榔一钱　制半夏二钱　青陈皮各一钱　鲜佛手一钱五分　川雅连吴萸汤拌炒，三分　木香五分　范志曲二钱　赤白苓各二钱　淡干姜六分　广藿香三钱　枳实磨，冲，五分　鲜生姜二钱　伏龙肝一两，煎汤代水　玉枢丹一锭，用佛手、藿香汤旋磨旋冲旋饮

童　吐泻交作，心胸窒蔽。气湿交阻，清浊不司升降，恐其内闭。

制半夏　新会皮　炒竹茹　赤白苓　嫩苏梗　川朴　大腹皮　陈香薷　鲜佛手　煨木香　伏龙肝　玉枢丹

陈左　痛泻之后，继以呕吐，中州不舒。脉形沉细。此寒湿内阻。

川朴　枳实　大腹皮　广皮　南楂炭　制半夏　蔻仁　赤白苓　鲜佛手

郁左　带病入闱，病邪未澈。昨复啖饭二次，复食冷柿三枚，寒食交阻，胸中阳气逆乱，阴阳之气，一时挥霍变乱，泄泻稀水，继而复吐。阳气闭郁，肢厥脉伏，汗出不温，目陷音低，频渴欲饮，中脘不通，胸中大痛。中阳毫无旋转之权，有内闭外脱之虞。拟黄连汤以通胃中阴阳，参以芳化而开闭郁。

台参须一钱　甘草四分　淡干姜七分　枳实一钱　制半夏二钱　川雅连七分　川桂枝七分　焦楂炭三钱　车前子三钱　橘皮一钱　辟瘟丹七分

二诊　用仲景黄连汤以和胃中阴阳，参以芳化而开气机，六脉俱起，肢厥转温，胸痛亦止，泄泻亦减。病虽转机，而湿热何能遽楚，以致湿化为热，劫烁阴津，舌苔干黄，毫无津液，频渴欲饮，时带呃忒，小溲全无，神识迷沉，极为危险。勉拟辛咸寒合方，参以芳开。

生石膏一两　滑石四钱　官桂六分　茯苓三钱

寒水石三钱　猪苓二钱　於术一钱五分　泽泻一钱五分　鲜荷梗一尺　紫雪丹六分

姚左　外寒束缚里热，致寒热互阻，三焦清浊相干，吐泻交作，中脘不通。宜苦辛以开三焦。但霍乱时症，未可与寻常并论。

制半夏二钱　川朴一钱　淡吴萸三分　川雅连五分　云茯苓三钱　晚蚕砂三钱　藿香三钱　炒竹茹一钱五分　白蔻仁五分　广皮一钱　香薷一钱　太乙丹五分

题臣　饮食内停，寒热杂感，致清浊相干，三焦闭塞。始则上吐下泻，今则欲吐不出，欲泻不爽，腹笥板滞，按之满痛，噫出卵臭，脉伏肢厥，螺瘪目陷。清浊溷淆，湿食停阻，吐泻虽得稍停，而浊积更加闭塞，气道不宣，阳不敷布，危险已极。勉与显卿仁兄先生同议苦辛开通，降泄浊积。即请高明商进。

川雅连姜汁炒，七分　上川朴一钱　枳实一钱五分　木香五分　橘皮一钱　淡吴萸七分　姜半夏二钱　白蔻仁五分　大腹皮二钱　范志曲二钱　备急丸三分，佛手汤送下

丹　痧附烂喉痧

金左　春温疫疠之邪，从内而发，发热咽痛，热势甚炽，遍身丹赤，痧点连片不分，咽痛外连颈肿。右脉滑数，左脉弦紧。舌红，边尖满布赤点。此由温疫之

邪，一发而便化为火，充斥内外，蔓延三焦。丹也，痧也，皆火也。刻当五日，邪势正盛，恐火从内窜，而致神昏发痉。拟咸寒泄热，甘凉保津。

犀尖五分，磨　鲜生地七钱　粉丹皮二钱　大青叶三钱　金银花二钱　霜桑叶一钱五分　大力子二钱　黑玄参三钱　薄荷五分　金汁五钱　鲜茅芦根肉各一两

二诊　咸寒泄热，甘凉保津，丹痧较化，热亦稍轻。然咽中仍然肿痛，左耳下结块作胀，亦属火风所结。大势稍定，未为稳当。

大连翘　黑山栀　粉丹皮　淡黄芩　白桔梗　人中黄　大玄参　大力子　荆芥　芦根

金右　头胀恶风发热，头面四肢已透痧点，咽中微痛，脉数，苔白。风温之邪，袭于肺胃，适值经来，恐热入血室，不可与寻常并论也。

霜桑叶一钱　牛蒡子三钱　射干五分　象贝母二钱　广郁金一钱五分　嫩前胡一钱　炒杏仁三钱　蝉衣八分　丹参二钱　南楂炭三钱　枳壳一钱，炒

二诊　热势稍减，痧亦畅透，咽痛略轻。经事通行，并无少腹坠满等象。再从肺胃清泄，参以和营。

大力子　嫩前胡　荆芥穗　生甘草　连翘壳　紫丹参　象贝母　白茯苓　白桔梗　青蒿梗

三诊　痧虽畅透而不肯化，经事淋沥未已，舌燥，咽中干痛，脉象细数。此由经水适来，血室空虚，血分暗为热迫。再泄热凉营。

细生地　黑玄参　川石斛　牛蒡子　粉丹皮

青蒿梗　紫丹参　冬瓜子　粉前胡　川贝母　生梨肉　枇杷叶

金　痧点较昨稍透，兼有起浆白疹，咽赤作痛，偏左起腐。肺胃蕴热，未能宣泄。病起三朝，势在正甚。

连翘壳　马勃　荆芥　薄荷叶　桔梗　射干　牛蒡子　蝉衣　广郁金　灯心

二诊　痧点虽布，面心足胫，尚未透发，烦热，胸闷咽痛，舌苔黄糙少津。肺胃之邪，不克宣泄，夹滞不化，恐化火内窜。

净蝉衣　牛蒡子　连翘壳　麻黄蜜炙，三分　苦桔梗　苏薄荷叶　广郁金　炒枳壳　煨石膏　茅根肉

三诊　咽痛稍轻，肌肤丹赤，投辛温寒宣泄肺胃，热势大减，苔黄大化，而舌边红刺。邪欲化火，再为清泄。

连翘壳　广郁金　滑石块　炒枳壳　煨石膏　黑山栀　淡豆豉　杏仁　牛蒡子　竹叶心

四诊　肌肤丹赤，而痧点未经畅透。肺胃蕴热不能宣泄，邪势化火，劫烁阴津，舌绛干毛。恐邪热内传，而神昏发痉。

犀尖三分，磨　丹皮二钱　鸡苏散四钱　玄参三钱　杏仁三钱　荆芥一钱　鲜生地五钱　牛蒡子三钱　连翘三钱　广郁金一钱五分　茅根肉八钱　竹叶二十片　灯心三尺

五诊　丹痧渐化，而火风未能尽泄，咽痛甚重，大

便不行,舌绛无津。拟急下存阴法。

犀尖三分,磨　丹皮二钱　玄参肉三钱　防风一钱　元明粉一钱五分　生广军三钱　鲜生地五钱　大贝母二钱　荆芥一钱　黑山栀三钱　生甘草五分　桔梗一钱

六诊　大便畅行,咽痛大减。然仍热甚于里,舌红尖刺无津。痧化太早,邪势化火,劫烁阴津,未为稳当。

玄参肉　细生地　连翘壳　桔梗　银花　郁金　天门冬　山栀　生甘草　竹叶　鲜芦根

七诊　咽痛渐定,热势大减。舌绛刺亦退,然舌心尚觉干毛,还是阴津未复也。

细生地四钱　连翘三钱　银花一钱五分　鲜石斛五钱　天花粉二钱　大玄参三钱　生甘草五分　天门冬三钱　绿豆衣三钱　山栀三钱　芦根一两五钱　竹叶三十片

八诊　脉静身凉,履夷出险,幸甚幸甚。拟清养肺胃,以澈余炎。

大天冬　大玄参　连翘　白银花　茯苓　绿豆衣　川贝母　竹叶心　鲜芦根

金　热势甚重,咽肿作痛,丹痧透露未畅,胸闷神烦,脉形紧数而弦。时疫之邪,郁于肺胃。恐邪化为火,致生枝节。

荆芥　炒牛蒡子　连翘壳　玄参　薄荷　枳实　郁金　生甘草　范志曲　淡子芩　黑山栀

二诊　痧瘄畅达，兼发起浆白疹，其风火热毒之重可知。再拟利膈清咽，而导热下行。

连翘壳　川雅连三分　防风　淡芩　玄参　丹皮　人中黄四分　牛蒡子　防风通圣散三钱

某　春温疫疠之邪，由募原而入胃腑，邪化为火，熏蒸于肺，充斥上下，蔓延内外，以致热炽丹痧密布，上则咽赤肿痛，下则协热下利。脉象紧数，舌红无苔。今则渐增气喘，危象已著。勉拟黄连解毒汤出入，即请高明商榷行之。

川雅连五分　生山栀二钱　大青叶三钱　犀尖五分，磨　丹皮二钱　川黄柏三钱，炒　大麦冬三钱　淡黄芩一钱五分　鲜芦根去节，二两　竹叶三十片

张左　外风引动温邪，邪从内发，即化为火。喉风发痧，舌心焦黑。粘痰缠扰咽中，咯吐不尽。脉数弦滑。时行急病，变端不测。

紫背浮萍一钱五分　大玄参四钱　桔梗一钱　马勃一钱　光杏仁三钱　生石膏六钱　生甘草五分　连翘三钱　射干七分　广郁金一钱五分　白茅根肉一两　竹沥一两

二诊　痧疹畅发，咽中粘痰稍利，痛势略轻。舌苔焦黑已化，而里质绛赤，干燥无津。喉关之内，白腐星布。肺胃之火，灼烁阴津，恐其暴窜。

磨犀尖五分　鲜生地一两，洗，打　细生地五钱　大麦冬三钱　桔梗一钱　粉丹皮二钱　炒知母二钱　煨石膏四钱　大玄参二钱　金汁七钱，冲　茅根肉一两

鲜芦根一两　银花露一两，冲

原注：已后未看，病亦渐松矣。

严右　咽痛红肿，丹痧已透三朝，上至头面，下至足胫，是为透足。邪从痧出，热随邪达，理当病退十七，乃热势仍然不减。咽痛稍轻，仍然赤肿。脉象滑数，舌红无苔。足见邪势太重，半发丹痧透露于外，半化火热郁于肺胃。况当经水适行，若肺胃之热，乘血分之虚，袭入营中，便是热入血室。今当出入之际，治法不可不细论也。经云：火郁发之，则开泄之药，在所必用。又云：热者寒之，则清化之药，在所难缓。而白喉忌表，殊不知白为金色，火热亢盛之极，金受火刑，所以喉间结成白点，甚者起出白条。凡表药之性，皆带升泄，恐升动火热，所以忌用。即非白喉，如喉风、喉疳、喉蛾之甚者，往往亦有白腐，其为火甚刑金，则一也。刻下咽痛较前昨稍轻，白点似有若无，喉症之势已得稍缓。而痧点渐化，热势不减，其火热之渊薮，不在喉间，而蕴于肺胃，显然可见。肺主皮毛，则开泄肺气，是散邪即散火也。清泄上中，是化热，即防其入血室也。拟清泄一法，即请商榷行之。

川郁金一钱五分　淡黄芩一钱五分　大连翘壳三钱　黑山栀三钱　紫丹参三钱　大力子三钱　泽兰叶二钱　白桔梗七分　薄荷八分　白茅根一两

二诊　辛凉解表，微苦泄热，参以和营，遍身痧点畅发，邪从痧透，怫郁之热自得稍松，喉间赤肿大退，热势略得减轻。然脉仍滑数，舌红无苔，不时恶心，还是胃火逆冲，胃气不降。良由邪势太重，泄者虽泄，留者仍留，总望痧退之后，继之以汗，热势步退，方为正色。再拟清化法，即请商裁。

大连翘三钱　紫丹参二钱　赤茯苓三钱　盐水炒橘皮六分　牛蒡子三钱　黑山栀三钱　苏薄荷一钱　水炒竹茹一钱五分　淡黄芩一钱五分　广郁金一钱五分　桑叶一钱五分　白桔梗七分　茅根肉一两

改方去薄荷、桔梗，加芦根一两，竹叶三十片。

三诊　热势递减，咽痛亦轻。然痧点出而不化，寤难成寐，多言而时有错语。脉数细弦，舌红无苔，边尖皆布红点。此由热甚之时，经水适行，血海空虚，邪热乘虚而入血室，神藏于心，魂藏于肝，而心主血，肝藏血，今热扰血中，所以神魂不能安贴，灵明渐次为之扰乱。二十二日案中早经提及，正为此也。恐致神昏痉厥，不得不为预告也。拟养血凉营，以宁神志。即请商榷行之。

大生地四钱　磨犀尖三分　粉丹皮二钱　紫丹参二钱　朱茯神三钱　川贝母二钱　生赤芍一钱五分　水炒竹茹一钱五分　辰灯心三尺　上濂珠三分　西血珀四分　真玳瑁三分，以上三味研极细末，蜜水调服

顾童　风温发痧，痧邪太重，邪热与风，半从外出，半从里陷。痧邪本在肺胃二经，然肺与大肠表里相应，大肠与胃，又系手足阳明相合，所以陷里之邪，直趋大肠，以致泄痢无度，痧点欲回未回，咳嗽不爽，遍身作痛。脉数，重按滑大，舌红无苔。上下交困，极

为恶劣。勉用薛氏升泄一法，即请明贤商进。

煨葛根一钱五分　苦桔梗一钱　生甘草五分　白茯苓三钱　淡枯芩酒炒，一钱五分　大豆卷三钱　羌活七分　炒黄荷叶三钱

二诊　昨用升泄之法，陷里之邪，略得升散，脾之清气，稍得升举，泄泻大减，白冻亦退，神情亦略振作，舌红绛较淡，脉滑大稍平，种属转机之象。守前法扩充，续望应手。即请商裁。

羌活一钱　防风根一钱，炒　广木香三分　酒炒淡芩一钱五分　枳壳八分　苦桔梗一钱　大豆卷二钱　煨葛根一钱五分　生甘草五分　白茯苓三钱　干荷叶炒黄，三钱

三诊　下痢稍疏，然昼夜当在二十次之外，所下黑黄居多，肛门烙热，肌表之热，并不甚盛。而脉数竟在七至以外，舌红起刺。良以陷里之邪，与湿相合，悉化为火。仿《金匮》协热下痢法。即请商裁。

炒黄柏二钱　北秦皮一钱　滑石块三钱　炒雅连四分　生甘草三分　白头翁一钱　金银花三钱　白茯苓二钱　金石斛二钱　龙井茶一钱五分

金幼　时疫七日，丹痧回没太早，火热内灼，口痟咽痛，热胜则肿，面目肢体虚浮，脉象弦数。恐变肿胀，急导火下行。

鲜生地五钱　玄参三钱　茯苓皮三钱　细甘草五分　元明粉一钱　车前子一钱五分　木通五分　丝瓜络二钱　金银花二钱　上湘军二钱

二诊　身热已退，口疳稍轻，四肢仍带肿胀。火风阻闭，脾湿因而不运，随风流布。恐肿胀日甚，再理湿祛风。

大腹皮二钱　宣木瓜一钱　冬瓜皮四钱，炒　茯苓皮三钱　泽泻一钱五分　生米仁四钱　汉防己一钱五分　猪苓二钱　青防风一钱　左秦艽一钱五分

原注：服后渐愈。

卷 四

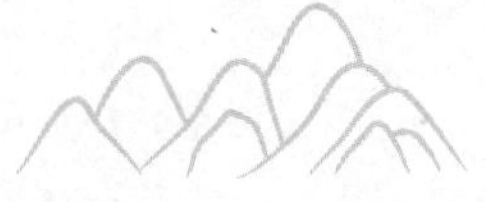

虚 损

陈右　久咳根蒂不除，去秋燥气犯肺，咳而失血，金水由此而亏，连绵内热，肉脱形瘦，脉细数而促。理宜壮水救阴，清金保肺。然舌淡少华，中气薄弱，稠腻之药，不能多进。症入劳损之途，不能许治。勉拟《金匮》麦门冬方，备质高明。

人参须另煎，冲，四分　云茯苓四钱　桑白皮二钱，炙　甜杏仁三钱　川贝母二钱　麦门冬炒，去心，三钱　生甘草三分　地骨皮二钱，炒　白粳米一把，煎汤代水　枇杷叶去毛，四片

二诊　用《金匮》麦门冬汤，咳嗽稍减，然清晨依然咳甚，脉细弦数。盖寅卯属木，金病而遇木旺之时，病势胜矣。药既应手，未便更章。

人参须五分，冲　生甘草五分　茯苓三钱　淡芩炒，一钱五分　地骨皮二钱　法半夏一钱五分　川贝炒，一钱五分　桑白皮二钱　知母炒，一钱五分　枇杷叶去毛，四片　肺露一两，冲

三诊　神情稍振，胃亦渐起。然咳嗽仍然未定，甚则哕恶欲呕，上午清晨为甚。辰巳之交，往来寒热。脉细数，舌红苔黄。还是肝肾阴虚，气难摄纳，自下及上，阴阳不能和协。虽略转机，不足为恃。

人参须一钱　生扁豆衣三钱　桑白皮二钱，炙　蛤黛散三钱，包　大麦冬去心，三钱　霍石斛三钱　代赭石三钱　法半夏一钱五分　生甘草四分　地骨皮二钱　茯苓神各三钱　粳米汤代水。

某　《金匮》云：心下悸者有水气。未病之先，心下先悸，水饮早已停阻。复因感邪，遂起咳嗽。邪虽渐解，三焦气伤，以致形色淡白，咳恋不止，甚至形寒内热。盖肺为相傅，有分布阴阳之职，肺气一虚，阴阳之分布失其常度，是以寒热往来。金所以制木也，金病则木无所制，所以气撑不和，得矢气则松，肝藏之气，不能扶苏条达，有可见者。脉象虚弦，舌白少华，苔腻。此伤风激动伏饮，邪去而饮复阻肺，肺气日虚，肝邪日旺，将成虚损之症。冠翁先生不降肺而和胃平肝，隔一隔二之治，所以卓卓人上。无如病久根深，未克奏效。兹勉从经旨久咳不已则三焦受之之意，用异功为主。管窥之见，深恐贻笑于方家耳。尚乞斧正是荷。

人参须一钱　上广皮一钱　炙黑草五分　整砂仁四粒　茯苓四钱　川贝炒黄，二钱　白芍土炒，一钱五分　海蛤粉四钱　生熟谷芽各一钱五分

胡左　肺感风邪，邪郁肺卫，以致咳嗽不已，身热连绵。肺合皮毛，肺邪未泄，所以凛凛畏风。因邪致咳，因咳动络，络损血溢，日前咯血数口，血止而咳逆如前。脉细而数，右寸关微浮。此即伤风成劳是也。咳因邪起，因咳成劳，兹则去其邪而保其正，明知鞭长

莫及，然人事不得不尽。备方就质高明。

前胡　象贝　鲜薄荷　桔梗　茯苓　生熟莱菔子　连翘　牛蒡子　杏仁泥　桑叶　梨皮　炒黑丹皮

陈左　失血之后，久嗽不止。每交节令，辄复见血，面色桃红，时易怒火。然每至天寒，即恶寒足厥。脉形沉细而数，颇有促意。其为血去阴伤，龙雷之火不能藏蛰，阴火逆犯，肺降无权。清肺壮水益阴，固属一定不易之法。然药进百数十剂，未见病退，转觉病进。再四思维，一身之中，孤阳虽不能生，而独阴断不能长，坎中之一点真阳不化，则阴柔之剂不能化水生津，阴无阳化，则得力甚微。意者惟有引导虚阳，使之潜伏，为万一侥幸之计。拙见然否？

龟甲心八钱　粉丹皮二钱　大麦冬去心，三钱　阿胶蛤粉炒，一钱五分　泽泻一钱五分　大生地一钱　萸肉炭三钱　西洋参元米炒，三钱　生熟白芍各一钱　上瑶桂研末，饭糊丸，二分，药汁先送下

二诊　壮水益肾，兼辛温为向导，脉数稍缓，火升之际，足厥转温。但交节仍复见红，龙相之火尚未安静。前方出入，再望转机。

西洋参　川贝母　云茯苓　炙紫菀肉　北五味　牛膝炭　阿胶珠　肥知母　蒲黄炭　煅牡蛎　太阴元精石　金色莲须

某　痰饮多年，加以病损，损而未复，气弱不运，饮食水谷，尽化为痰，以致气喘肿发，两月方定。今神

情痿顿，肢体疲软，吸气则少腹触痛，脉细濡而苔白无华。呼出之气，主心与肺，吸入之气，属肝与肾，一呼一吸，肺肾相通之道，必有痰阻。诚恐损而不复。

川桂枝　炒苏子　制半复　厚杜仲　旋覆花　生香附　云茯苓　炒牛膝　杏仁泥　煅蛤壳　广橘红　菟丝子盐水炒

朱左　先自经络抽掣，继而吐血盈碗，血从脘下上升。今血虽渐定，而呛咳气逆。脉象虚弦。肝肾阴虚，虚火载血上行，遂至阴不收摄。恐咳不止而致入损。

大生地四钱　怀牛膝盐水炒，三钱　杭白芍一钱五分　川贝母二钱　煅磁石三钱　青蛤散三钱，包　丹皮炭一钱五分　淡秋石一钱五分　侧柏炭三钱　藕节炭两枚

二诊　吐血仍未得定，血散鲜赤，食入胀满，气冲作呛，脉象虚弦。阴虚木火上凌，激损肺胃之络，络损血溢。再降胃凉营止血，参以降气，所谓气降即火降也。

侧柏炭三钱　代赭石煅，五钱　杭白芍酒炒，二钱　丹皮炭二钱　瓜蒌仁五钱，研　上广皮盐水炒，一钱　竹茹水炒，三钱　藕汁一两，冲　沉香乳汁磨，二分

原注：胃血，血夹水而散。肝血凝厚，外紫内红。心血，细点如针。

郑右　由咳嗽而致见红，咳嗽由此更甚，内热连绵，春间复发肛痛，月事由此停阻，心中烦懊，咳甚咽

中微痛，脉细弦而数，舌红心剥。肺肾并损，不能许治。以金水双调法，聊作缓兵之计而已。

北沙参三钱　白芍酒炒，二钱　蛤黛散四钱，包　女贞子酒蒸，三钱　炙生地四钱　茯神三钱　川贝母去心，二钱　生山药三钱　枇杷叶去毛，炙，三钱　都气丸四钱，开水分二次服

二诊　脉稍柔缓，内热略减，咽痛亦轻，胃气稍振。然咳嗽时轻时重。金水并损，何能遽复。姑踵效方，以观其后。

大生地　生甘草　蛤黛散　川贝母　云茯苓　大天冬　生山药　杭白芍　扁豆　都气丸

三诊　内热咳嗽递减，胃气渐振，纳食之后，胸脘亦舒。足见冲气逆上，则胸中必致填塞。滋养之剂，在所必进。

大生地四钱　天冬三钱　白芍酒炒，二钱　海蛤壳五钱，打　云茯苓三钱　阿胶珠二钱　生甘草三分　山药三钱　生扁豆三钱　川贝母一钱五分　怀牛膝盐水炒，三钱　都气丸五钱，分二次服

四诊　饮食渐增，适交节令，咳仍轻减，时带恶心。肺肾并虚，中气亦弱。盖中气下根于肾，自必此响而彼应也。前法参以补气。

大生地四钱　阿胶珠二钱　川贝二钱　党参二钱　茯苓三钱　蛤壳五钱　炙甘草三分　怀牛膝盐水炒，三钱　生扁豆三钱，研　白芍酒蒸，一钱五分

五诊　肺肾并调，兼养肝阴，呛咳递减，呕恶未

止。药既应手，宜再扩充。

奎党参三钱　生熟甘草各三分　杭白芍一钱五分　怀牛膝盐水炒，三钱　白茯苓三钱　蛤黛散三钱，包　大麦冬去心，三钱　大生地四钱　川贝母二钱　款冬花二钱　车前子三钱　生山药三钱

六诊　脾肺肾三脏并亏，脾不能运则生痰，肺不能降则呛咳，肾不能收则气逆。虚损不复，痛泄咽疼诸恙，时轻时重。脉数细急。聊望缓兵耳。

麦冬三钱　生甘草六分　扁豆衣三钱，炒　生山药三钱　阿胶珠三钱　桔梗三分　白芍二钱　川贝母二钱　木瓜皮炒，一钱五分　八仙长寿丸四钱

周左　温胆以致开合，形寒已退。而气阴并亏，咳嗽痰多，左胁肋气觉上逆。脉细，关弦。一派虚损情形，不敢许治也。

奎党参二钱　制半夏一钱五分　怀牛膝三钱，炒　竹茹水炒，一钱　广橘红一钱　白茯苓三钱　海蛤粉三钱，包　川贝母二钱　金水六君丸三钱，开水先送下

二诊　痰渐减少，咳亦退轻。然稍一举动，仍然气逆。下虚不摄，难许稳妥。

大生地砂仁炙，四钱　紫蛤壳五钱　补骨脂盐水炒，二钱　云茯苓三钱　牛膝炭三钱　菟丝子盐水炒，三钱　山药三钱，炒　川贝母一钱五分　杞子三钱　紫衣胡桃肉研细，过药

李左　肝肾阴虚于下，嗜饮肺损于上，虚火上凌，曾吐紫黑厚血。今于秋燥行令，更起呛咳。金水两

伤，恐入损途。

阿胶珠三钱　白芍酒炒，一钱五分　蛤黛散三钱，包　金石斛三钱　丹皮炭一钱五分　大生地四钱　川贝母三钱　生山药三钱　女贞子酒蒸，一钱五分　枇杷叶去毛，炙，四片

二诊　呛咳稍减，脉亦稍缓。药既应手，再为扩充。

北沙参四钱　大生地四钱　川贝母二钱　女贞子三钱　生山药三钱　阿胶珠二钱　大天冬三钱　蛤黛散三钱，包　白薇炒，一钱五分　白芍酒炒，一钱五分　枇杷叶去净毛，蜜炙，四片

三诊　呛咳已止，再金水并调。

党参二钱　川贝二钱　生山药三钱　海蛤粉三钱，包　橘红盐水炒，一钱　於术炒，一钱五分　白茯苓三钱　生熟甘草各二分　金水六君丸四钱，开水二次分服

又膏方　阴分素亏，嗜饮激动阳气，肝肾之血，随火上逆，曾吐紫黑厚血，由此顿然消瘦。兹于秋燥行令，忽起呛咳，数月不止。投金水双调，呛咳竟得渐定，其为虚火凌上烁金显然。脉细而数，舌苔黄糙。真阴安能遽复。培养下元，更须保养，或可徐徐复元耳。

大生地三两　奎党参三两　真川贝去心，一两　生牡蛎四两　麦冬二两　大熟地五两　西洋参二两，制　金石斛劈开，一两　杭白芍酒炒，一两五钱　生熟甘草合一两　甘杞子三两，炒　茯苓神各一两　紫蛤壳六两

女贞子酒炒，三两　肥玉竹二两　厚杜仲二两　天冬一两　生山药二两　当归炭一两五钱　冬虫夏草八钱　炒萸肉一两五钱　潼沙苑盐水炒，三钱　建泽泻盐水炒，二两　五味子蜜炙，七钱　粉丹皮一两五钱，炒　牛膝炭三两　甜杏仁二两，打

上药如法宽水煎三次，再煎极浓，用真阿胶三两，龟版胶二两，鱼鳔胶二两，溶化冲入收膏。每晨服大半调羹，下午服小半调羹，俱以开水冲挑。

胡左　伤风夹湿，而致损肺。咳嗽不已，痰色稠黄，不时见红。兹则痰血日甚，脉数内热，肛门漏管。此阴虚挟湿，湿热熏蒸，肺胃之络，为之所损，痿损情形，聊作缓兵之计而已。

赤白苓　海浮石　冬瓜子　青蛤散　瓜蒌霜　建泽泻　生米仁　光杏仁　盐水炒竹茹　藕节　青芦管

二诊　带病经营，阳气内动，肝火凌金。咳甚带红，深入重地。急宜安营，以循阳动阴静之道。

北沙参　丹皮炭　川石斛　炙桑皮　琼玉膏冲　炒麦冬　青蛤散　冬瓜子　川贝母

三诊　痰红虽减于前，而咽中隐隐作痛。咽喉虽属肺胃，而少阴之脉系舌本循喉咙，则是咽痛一层，其标在肺，其本在肾也。肾为先天之本，恐非草木之功，所能挽狂澜于既倒也。

阿胶珠二钱　青蛤散五钱　北沙参五钱　猪肤煎，去沫，冲，一钱五分　鸡子黄一枚　炙生地四钱　白蜜一

匙　白粳米炒黄，一钱五分

四诊　虚火上炎，咽中碎痛，卧不能寐。而时令之湿，侵侮脾土，以致似痢不止。急者先治之。

砂仁盐水炒　生熟米仁　煨木香　生冬术　连皮苓　建泽泻　炒扁豆衣　炒莲子

吴左　经云：面肿曰风，足胫肿曰水。先是足肿，其为湿热可知。乃久久方退。足肿甫退于下，咳嗽即起于上，痰色带黄，稠多稀少，未几即见吐血。此时湿热未清，风邪外乘，所以风邪易入难出，为其湿之相持也。邪湿久滞，咳而损络，络血外溢。迨血去之后，阴分大伤，遂令金水不能相生，咳不得止。兹则声音雌喑，咽痛内热，所吐之痰，黄稠居多。脉细数，有急促之意，而右关尚觉弦滑。所有风邪，悉化为火，肾水日亏，肺金日损，胃中之湿热，参杂于中，熏蒸于上。深恐咽痛日甚，才疏者不能胜任也。

光杏仁　冬瓜子　青蛤散　生薏仁　枇杷叶　黑玄参　炙桑皮　蝉衣　茯苓　青芦管　水炒竹茹

二诊　风湿热相合，熏蒸损肺。前方引导湿热下行，缓其熏蒸之炎，即所以救其阴液之耗损。脉症尚属相安。姑踵前意，以尽人力。

北沙参　赤白苓　生米仁　青蛤散　鲜竹茹　光杏仁　黑玄参　金石斛　冬瓜子　青芦管　生鸡子黄冲　枇杷叶

三诊悬拟　湿热化燥伤阴，而致虚火上炎。症属难治，务即就正高明。

北沙参四钱　阿胶珠二钱　大生地四钱　西洋参二钱　生山药三钱　光杏仁三钱　川贝母二钱　茯苓四钱　大麦冬三钱　青蛤散五钱　白蜜二钱，冲　白粳米一撮　猪肤五钱，煎汤去沫，代水煎药

沈左　嗜饮伤肺，屡次见红，久咳不止，脉数微促。金水并亏，症入损门，虽可苟安于目前，难免颓败于日后也。

南沙参　地骨皮　青蛤散　光杏仁　青芦管　生米仁　川石斛　川贝　冬瓜子　枇杷叶　桑叶

吴左　嗜饮湿热蒸腾，损伤肺胃，致吐血之后，咳久音哑。金为水母，未有金损不复而水源独裕者，其涸也可立而待也。症入损途，不能许治。

光杏仁　生薏仁　冬瓜子　青蛤散　青芦管　云茯苓　桔梗　川贝　蝉衣　炒瓜蒌皮　竹茹水炒

右　咽痛大减，口渴亦觉稍退，胃纳亦起，药病如桴鼓相投。但频带呛咳，时仍呕吐。肝肾之阴，亏损已极，以致水不涵木，木火凌金则呛咳，木乘土位则呕吐。舌腐虽退，中心灰黑。时易汗出，还是欲脱之象。岂草木之功，能与造化争权哉。勉从前意扩充。

台参须五分　生白芍一钱　川贝炒黄，二钱　大麦冬四钱　女贞子三钱　西洋参三钱　大生地四钱　金石斛四钱　牡蛎四钱，煅　梨汁一两，冲　稆豆衣三钱

二诊　肝阴肾水，亏损已极，致肝风上翔，冲侮胃土，风翔则浪涌，以致呕吐复作。营液既亏，气分亦耗，两腋下发出白瘖。脉虚苔腐。此欲脱之兆也。勉

拟补气育阴,亦尽人事而已。

台参须　煅牡蛎　西洋参　黑豆衣　梨汁　大麦冬　大生地　金石斛　女贞子　生白芍　血燕根三钱,绢包,煎汤代水

江左　咳嗽不减,内热口渴便赤,脉象细数,饮食少思。肺金肾水交亏,将恐不支。

北沙参　川石斛　川贝母　光杏仁　炒瓜蒌皮　海蛤粉　橘红盐水炒　云茯苓　款冬花　建泽泻　冬瓜子

二诊　久咳气逆难卧,脉细如丝,舌苔腐烂。肾虚之极,肾火挟浊上浮,危在旦夕。勉方图进。

麦冬三钱　西洋参一钱五分　真阿胶三钱　橘白盐水炒,一钱五分　海蛤粉四钱　北沙参五钱　大生地四钱　牛膝炭三钱　云茯苓四钱　吉林参另煎,冲,一钱　白荷花露温冲,七钱　竹沥一两,姜汁少许,冲　上濂珠四分　川贝母五分,二味研细末,分两次服　枇杷叶去毛,炙,三片

三诊　气喘大定,痰亦略爽,而糜腐时退时来。脉形虚弦,关部独大。饮化为痰,痰化为燥,燥化为火,所有阴津,尽行劫夺。虽略转机,尚不足恃。

西洋参三钱　海蛤粉四钱　北沙参八钱　海浮石三钱　川贝母三钱　大麦冬三钱　云茯苓三钱　竹沥一两,姜汁少许,冲　金石斛四钱　陈关蛰一两　大荸荠四枚,二味煎汤代水　上濂珠五分　真川贝一钱,二味研极细末,分两次服

改方　阴由火劫，火由痰化。虽宜以救阴为急，而仍宜顾其痰火。竹油、雪羹之类，宜频频兼进。

黄左　吐血之后，剧咳多痰，痰皆稀白。脉细沉，苔白无华。三焦之气已虚，劳损根深，鞭长莫及。

川桂枝　云茯苓　光杏仁　炙绵芪　煨生姜　炒苏子　旋覆花　炙甘草　新会皮

二诊　建立中气，咳嗽气逆渐松，音哑转亮，胃纳亦起。虽从失血蔓延致损，而叠进甘温，并不见红，足见久咳而三焦气虚。药既应手，安能坐视，姑从前意扩充，以观造化。

川桂枝　光杏仁　云茯苓　广橘红　牡蛎盐水炒　茯神　炙绵芪　炙甘草　牛膝炭　东白芍　淮小麦　煅龙齿

某　本是先天不足，肾脏空虚，湿热下注，发为漏疡，理宜培补之不暇矣。乃肺感风邪，邪恋不澈，遂致咳久不止，咽痒痰多音闪，脉数内热。本虚表实，竟是劳损情形，非学浅才疏者，所敢许治也。勉拟化痰润肺，以备商用。

川贝炒黄，二钱　云茯苓四钱　光杏仁三钱　荆芥一钱，炒　橘红蜜炙，一钱　瓜蒌皮三钱　海蛤粉四钱　肺露一两，冲　霜桑叶炙黄，研末，先调服，二钱　枇杷叶去毛，七片用蜜炙，十四片用姜汁炙，煎汤代水

二诊　肺气稍得下行，咳嗽略减，音声亦较爽利，不可不为起色。但时犹燥热。脉象带数，仍未敛静。阴液已耗，还恐缠绵不复。

苦桔梗八分　麦冬二钱，炒　茯苓三钱　光杏仁三钱　橘红蜜炙，一钱　地骨皮一钱五分　制半夏一钱五分　桑皮一钱，炙　女贞子一钱五分　丹皮一钱五分　竹衣一分　枇杷叶二十片，煎汤代水

某　天下无倒行之水，故人身无逆上之血。水有时而倒行，风激之也；血无端而逆上，火激之也。体无端而有火，木所生也，木何以生火，郁则生火也。血阴气阳，吐血之后，阴虚阳旺，必然之道。此时滋助水源，即是治血治火之正道。盖火有虚火，非若实火可以寒胜，可以凉折也。乃以凉治热，血止热平，而阴分不复，因耗成损，因损成虚，遂致金水不能相生，肾气不能收摄，呼吸之气，渐失其肺出肾纳之常。咳嗽气逆，内热连绵，液被热蒸，尽成胶浊，痰多盈碗。脉象数，左关细弦，尺部缓急不齐。舌红苔薄白。肺津肾水，中气脾阳，一齐亏损。金为水母，养肺必先益肾。中气下根于肾，治脾胃亦必先治肾也。拟金水并调法。即请商裁。

北沙参三钱　川贝母二钱　白茯苓三钱　金石斛三钱　海蛤粉三钱　生地炭四钱　煨磁石三钱　车前子一钱五分　盐水炒牛膝三钱　炙款冬花一钱五分

杨右　产后久咳，复产更甚，吐血时止时来，不能左卧，甚至音声雌喑，左胁漉漉有声，咽痒有时呕吐。脉细弦数，舌红少苔。阴虚木旺，木叩金鸣。证入损门，不敢言治。

阿胶珠三钱　金石斛四钱　生扁豆三钱　大天冬

二钱　青蛤散四钱　生白芍一钱五分　生甘草四分　怀牛膝三钱　冬虫夏草二钱　琼玉膏二次，冲，五钱

周左　屡次吐血，渐至久咳不止，内热火升，右颊红赤，脉细弦而数，音闪不扬。阴虚木火凌金，金被火铄，生化不及，即水源日涸。恐损而难复。

大生地五钱　炙桑皮一钱五分　冬瓜子三钱　青蒿子三钱　大天冬三钱　地骨皮二钱　青蛤散四钱　川贝母二钱　阿胶珠三钱　生甘草三分　枇杷叶四片　都气丸三钱，晨服

二诊　音闪渐扬，咳仍不减，内热火升，舌红，苔糙白，脉细弦数。吐血之后，阴虚已甚，冲阳挟龙相上炎。再金水并调。

大生地五钱　川贝母二钱　生白芍一钱五分　炙款冬二钱　大麦冬三钱　青蛤散三钱　粉丹皮一钱五分　牛膝炭三钱　冬虫夏草二钱　都气丸三钱

顾右　心悸，肢节作痛，皮寒骨热，脉象细弦。营血亏损，遂致营卫失和，营血不能濡养经络。宜养血和营。

全当归三钱　炙黑草五分　柏子霜三钱　甘杞子三钱　龙眼肉五枚　白芍酒炒，二钱　茯神三钱　枣仁二钱，炒　阿胶珠二钱　大南枣四枚

二诊　心悸稍定，胃纳如常。的是营血不足，心阳不能下降。效方扩充。

大生地四钱　辰麦冬三钱　枣仁二钱，炒　白归身一钱五分　阿胶二钱　白芍酒炒，一钱五分　辰茯神三

钱　柏子霜三钱　龙眼肉四枚　天王补心丹三钱，清晨先服

又膏方　营阴亏损，营血不足，不克与卫俱行，遂致营卫不和，皮寒骨热。血不养经，则肢节作痛。血不养肝，风阳上旋，则头痛耳鸣心悸。滋水以涵肝木，育阴而和营血，一定之理。

大生地六两　池菊花一两　杭白芍酒炒，三两　柏子仁二两　川断二两　大熟地四两　白归身酒炒，三两厚杜仲三两　奎党参四两　茯神二两　西洋参一两女贞子酒蒸，二两　天麦冬辰砂拌，各一两五钱　黑豆衣二两　白薇二两，炒　生熟甘草各五钱　肥玉竹二两泽泻一两　杞子二两　怀牛膝酒炒；三两　青蒿一两五钱枣仁二两，炒　於术乳蒸，一两　炒萸肉一两　炒木瓜一两　石决明四两

阿胶三两，龟胶二两，鹿胶一两，溶化收膏。

韩左　抑郁阳升不寐，木火刑金，而致吐血复发。血止之后，营阴亏损，营卫循环失度，倏寒倏热，头晕火升，口渴，舌红少苔，脉象细弦，皆阴虚不复之象。急为和阴，以冀渐复。

阿胶珠二钱　杭白芍一钱五分　金石斛四钱　茯神三钱　生牡蛎三钱　天冬三钱　生山药三钱　龙齿三钱，煅　川贝去心，一钱五分　枣仁炒，研，二钱

庄左　吐血之后，阴分未复，操劳动作，阳气升腾，头目昏晕，寐中辄轰然而热，有汗出之意。脉形左大。宜育阴息肝。

阿胶珠三钱　生牡蛎五钱　女贞子三钱　茯神三钱　甘菊花一钱五分　生鳖甲五钱　生白芍一钱五分　粉丹皮一钱五分　生地四钱　淮麦三钱

二诊　头目昏晕稍减，然寐中仍轰热汗出，血吐未复，操劳动阳，阳气不收。再敛阴潜阳。

大生地四钱　生牡蛎七钱　黑豆衣三钱　柏子霜三钱　枣仁二钱，炒　生鳖甲四钱　生白芍三钱　女贞子三钱　茯苓神各三钱　淮小麦五钱　大红枣三枚

三诊　眩晕稍减，寐中轰热汗出略定。的是吐血之后，阴虚阳气不收。再育阴摄阳。

龟版五钱　牡蛎五钱　枣仁三钱　黑豆衣三钱　大红枣三枚　鳖甲四钱　白芍二钱　青蒿三钱　大生地四钱　淮小麦五钱

四诊　寐得酣沉，轰热汗出已定，眩晕渐轻，胃纳递增。阳气渐得收摄。但虚而不复，非滋养难收全功也。

生龟版四钱　杭白芍一钱五分　黑豆衣三钱　生牡蛎四钱　川贝二钱　生鳖甲四钱　枣仁二钱，炒　大生地四钱　白茯苓三钱　海蛤粉三钱　橘红盐水炒，一钱

内伤劳倦

王右　先是肝胃不和，木郁土中，中脘作痛，痛势甚剧。至仲春忽尔面目肢体发黄，小溲红赤，漩脚澄

下，则黄如柏汁。至今时痛时止，口吐涎沫。脉沉弦带涩。考中脘为胃土所居之地，阳明又为多气多血之乡，今久病而气滞于络，气多血多之处，气亦留阻，血亦瘀凝，相因之理，有必然者。夫至血凝气滞，则流行之道，壅而不宣，木气横行，土气郁阻，所以为痛为黄，实与黄疸有间。拟宣络化瘀法。

当归须　延胡索　乌药　单桃仁　瓦楞子　广郁金　制香附　甜广皮　川桂木　旋覆花　猩绛　青葱管

二诊　中脘较舒，痛亦未甚，未始不为起色。然面目色黄不减，脉仍弦涩，无非络阻气滞，气血不行。药既应手，宜守前意出入。

旋覆花　瓦楞子　南楂炭　当归尾　建泽泻　单桃仁　广郁金　真猩绛　沉香曲　香附　青葱管

三诊　病势稍疏，遍体黄色略退。然中脘气滞，痛势虽轻，仍不能脱然无累。络气被阻，营气不行，再化气瘀而通络隧。

延胡索　瓦楞子　单桃仁　青皮　炒杭白芍　旋覆花　制香附　当归尾　猩绛　木猪苓　建泽泻　青葱管

沈右　产后气血亏损，不能制伏肝木，以致木乘土位，饮食稍一过节，辄作便泄，中脘作痛，噫出腐气。脉象细弦，舌苔腻浊。肝强土弱。拟温中运中，所谓将欲升之，必先降之也。

炒木瓜皮一钱五分　云茯苓二钱　上广皮一钱

炒杭白芍一钱五分　白蒺藜三钱　煨益智仁八分　炒薏仁三钱　砂仁四钱　川朴一钱

二诊　温中运中，脉症相安。肝强土弱，脾胃升降失常，所以上则噫腐气，下则便溏泄。脾宜补，胃宜通，拟养脏疏腑。

整砂仁盐水炒，二粒　炒於潜术二钱　炒东白芍一钱五分　炒半夏曲二钱　炒木瓜皮一钱　上广皮一钱　白蒺藜三钱　白茯苓三钱　黑大枣三枚

金左　肝木素旺，木来克土，胃气失于通降，不纳不饥，寐则汗出，少腹有时痛胀。宜通补阳明，参以平木。

奎党参二钱　白茯苓三钱　制半夏一钱五分　藿香一钱五分　砂仁四分　炒木瓜一钱　炒於术一钱　炒白芍一钱五分　陈皮八分　炙黑草三分

周左　湿寒内伏，脾胃健运迟钝，胃呆少纳，形体恶寒。非寒也，卫气之阻也。

炒於术二钱　川桂枝四分　广皮一钱　生熟薏仁各二钱　猪苓二钱　制半夏一钱五分　白茯苓三钱　砂仁壳五分　炒谷芽一钱五分　玫瑰花二朵

二诊　胃纳稍起，痰多微咳。再温脾胃阳气。

制半夏一钱五分　煨益智七分　橘皮一钱　生熟薏仁四钱　藿香二钱　炒於术二钱　白茯苓三钱　炒竹茹一钱　炒谷芽二钱　玫瑰花二朵　老生姜二片

陈左　中虚夹痰，胆胃失降，甲木升浮，头胀眩晕，有时火升，身体似觉升浮，四肢作麻，脉形濡滑，虚

里跳动。宜化痰而扶持中气。

人参须另煎，冲，七分　陈胆星五分　煨天麻一钱五分　制半夏一钱五分　茯苓三钱　炙绵芪二钱　生薏仁四钱　川萆薢一钱五分　海蛤粉三钱　大淡菜二只　白金丸四分，先服

沈左　中虚湿阻，不纳不饥。脾土不运，胃土不降，二土气滞，木气遂郁。如种植然，其土松者其木荣，其土坚者其木萎，土病及木，大概如此。今诊六脉细弦，均有数意，舌红苔黄，微带灰霉。谷食不进，气冲哕恶。若以痰浊上泛，则脉象应当滑大，今细弦而数，其为土虚木乘无疑。夫土中有木，木土相仇，虽饮食倍常者，且将由此而减，而况先从脾胃起点乎？欲求安谷，必先降胃；欲求降胃，必先平肝。《金匮》厥阴篇中每以苦辛酸主治，即宗其意，以观动静如何。方草即请厚甫先生商政。

台参须另煎，冲，一钱　雅连四分　杭白芍二钱　橘白一钱　佩兰叶一钱　淡干姜三分　淡黄芩一钱　制半夏一钱五分　茯苓三钱　炒麦芽一钱　泽泻一钱　水炒竹茹一钱

二诊　哕恶少定，胃纳略觉增多，寐稍安稳。舌红略淡，灰霉已化。脉象细弦，仍有数意。中脘微痛，土中有木，即此可知。中气素虚，胃浊素重，然浊虽中阻，而缠绵二月，和中化浊，屡投频进，而何以浊不得化，胃不得和？良以木火犯中，浊被火蒸，则胶滞难化，胃中之浊气不降，则胃中之清气不升，不纳不饥，

势所必至。前投扶土熄木，尚合机宜。再拟扶持中气，化浊和中，仍参熄木，以望肝胃协和，清升浊降，胃气从此鼓舞，然不易也。方草即请商裁。

小兼条参一钱五分，另煎，冲　制半夏一钱五分　炒香甜杏仁二钱　云茯苓三钱　煅代赭石三钱　佩兰叶一钱　盐水炒竹茹一钱　旋覆花包，一钱五分　焦麦芽二钱　广橘白一钱　枳实一钱　左金丸七分，入煎，另四分开水先送下

三诊　扶中熄木，呕恶又得稍减，舌心揩白之苔，亦得全化。胃中之浊，有渐化之机，肝木亦得稍平。惟胃纳仍未馨增，胃气虚而不复，胃中之清气，不能鼓舞。再扶持中气，养胃化浊，即请商裁。

小兼条参另煎，冲，二钱　炙甘草四分　水炒竹茹一钱五分　茯苓三钱　炒木瓜皮一钱五分　制半夏一钱五分　橘皮一钱　炒香甜杏仁三钱　炒谷麦芽各一钱　炒焦秫米一钱五分　佩兰叶一钱五分　玫瑰花去蒂，三朵

四诊　气虚脾弱，湿热留停，不能旋运，以致湿气泛溢，入于肌肤，由足肿而致肤胀面浮。恐延蔓入腹。

大腹皮二钱　茯苓皮二钱　通草一钱　泽泻一钱五分　五加皮二钱　广陈皮一钱　猪苓二钱　生姜衣二分　生熟薏仁各五钱　炒冬瓜皮一两，以上二味，煎汤代水

荣左　气虚脾弱，旋运失常，胃纳不馨，咽中不爽。宜和中化痰，以裕其生化之源。

人参须七分　益智仁一钱　茯苓四钱　制半夏一

钱五分　僵蚕一钱五分　野於术一钱五分　白蒺藜三钱　橘皮一钱　天麻一钱五分　泽泻一钱五分　玫瑰花二朵　生熟谷芽各一钱五分

子厚兄　人之一身，气血阴阳而已。血阴气阳，气中之血，阳中之阴也；血中之气，阴中之阳也。病从暑温而起，变成外疡，其湿热之盛，不问可知。乃疡肿而溃，溃而不敛，脓水去多，气中之血既虚，血中之气亦损，以致肌肉瘦削，便泄无度。刻下泄虽渐定，而二便不固，痰气上升，胸次窒闷，口渴而不欲饮，舌苔糜腐，质淡白，小溲带黑，并无热痛情形。四肢虽属温和，而自觉恶寒，知味而不能食。脉左寸细数，关部弦搏，尺部细而带涩；右部濡弱，重按微滑，尺部细沉。手太阴之津，足阳明之气，足少阴之水，一齐耗亏，而湿痰留恋于胃之上口，致补益之品，不能飞渡胃关，气血从而日耗。勉同蓉舫先生议气血并补，汤丸并进，勿壅滞胃口。即请商政。

南沙参炒黄，三钱　橘红盐水炒，五分　水炒竹茹八分　霍石斛三钱　青盐半夏一钱五分　生薏仁三钱　炒扁豆衣三钱　白茯苓三钱　生谷芽一钱五分　佩兰叶一钱

丸方

吉林参一钱，烘，另研和入　生於术一钱　杭白芍一钱五分，川芎一钱，煎汁收入　生熟绵芪各一钱　大熟地砂仁炙，四钱　上瑶桂四分，另研，和入　生熟草各二分　云苓三钱　当归炒透，一钱

上药研为细末，浓粳米汤打糊为丸绿豆大。每服三钱，药汁送下。

二诊　昨进气阴并补，痰涌稍定，寐醒之时，汗出亦止，胸次亦觉快畅，舌苔糜腐较化，未始不为起色。无如湿热逗留，津气遏伏，不能上布，虽不引饮，而频觉口渴，舌质干光少津，懊侬里急，小溲涩少，脉弦搏稍收，而均带细数。气血并亏，方虑草木无情，不能相济，乃湿热隐伏，致培养之剂，动多窒碍。勉与蓉舫先生同议，肾为肺子，金为水母，益水之上源，参以和中流化之品。即请商政。

吉林参一钱，咀作小块，药汁送下　海蛤壳八钱，打　云苓三钱　木猪苓二钱　冬瓜子三钱　半夏曲一钱五分　炒松天冬三钱　白扁豆花一钱　霍石斛四钱　生薏仁三钱　建泽泻一钱五分　干白荷花瓣六片

华左　劳倦内伤，背肋作痛。不能急切图功。

白术　赤白苓　白蒺藜　川桂枝　泽泻　秦艽　丝瓜络　桑寄生　川独活　范志曲

钱左　食入运迟，肢困力乏。脾阳为湿所遏，宜祛湿崇土。

广皮　枳壳　赤白苓　猪苓　生薏仁　沉香曲　砂仁　泽泻　小川朴　制半夏　莱菔子三钱　焦麦芽

左　劳倦伤脾，湿土化风，其来也渐，其去也难。

炒白术　蒺藜　猪苓　生薏仁　半夏　焦麦芽　赤白苓　僵蚕　泽广皮　天麻　苍矾丸百粒

薛左　涌涎较定，形寒而仍恶心。还是胃中阳气有亏，不足以约束津液。踵前法以觇其后。

制半夏　广藿香　广皮　奎党参　生熟草　炒冬术　云茯苓　炮姜　益智仁

程左　大便或结或溏，小溲时带黄赤。此由脾虚湿胜，土困于湿，则旋运失常。祛湿所以崇土也。

白术　川朴　生薏仁　陈皮　泽泻　赤白苓　猪苓　制半夏　生熟谷芽

左　温助命阳，欲其蒸变，使其胃中之痰默化。而咽舌俱燥，未便过进辛温。据述平素嗜饮。再从中阳损伤不能转旋例治。

奎党参　范志曲　砂仁　赤白苓　蜜干姜　白术　白蔻仁　葛花　青陈皮　泽泻

左　饮食在胃，运化在脾，然所以运化者，阳气之鼓舞也。湿温之后，多进甘寒，致湿邪日见其有余，阳气日形其不足，所以纳食之后，动辄胀满，脘中微觉坚硬。脉细而沉。胃腑失其通降之权，宜温运和中，使脾胃之气，旋运鼓舞，则不治其满而满自退也。

上川朴　於术　连皮苓　草果仁　焦麦芽　川椒目　泽泻　公丁香　上广皮　生姜衣

陈左　劳倦伤脾，脾病则四肢不用矣。

焦苍术二钱　范志曲二钱，炒　川朴一钱　晚蚕砂三钱　上广皮一钱　制半夏一钱五分　萆薢三钱　白蒺藜三钱　秦艽一钱五分　焦麦芽四钱　酒炒桑枝五钱

又　神情稍振，再守效方出入。

焦白术一钱　范志曲二钱，炒　川朴一钱　秦艽一钱五分　上广皮一钱　制半夏一钱五分　川萆薢二钱　泽泻一钱五分　生薏仁四钱　赤猪苓各二钱　焦麦芽三钱　桑枝酒炒，五钱

张左　神情不爽，头目昏晕，起居动作，甚属畏葸。此湿困脾阳，弗作虚诊。

制半夏　猪苓　赤白苓　生熟薏仁　酒炒桑枝　台白术　泽泻　川萆薢　白蒺藜

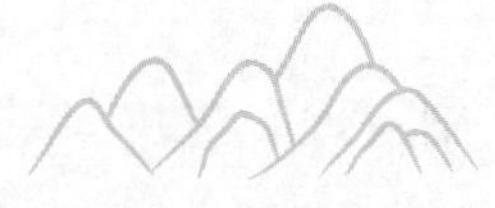

卷 五

咳 嗽

简左　感风入肺，肺失清肃，咳嗽痰色黄厚，夜重日轻，脉象带数。宜肃肺化痰。

粉前胡一钱　马兜铃一钱五分　牛蒡子三钱　茯苓三钱　橘红一钱　炒杏仁三钱　竹沥半夏一钱五分　冬瓜子三钱　象贝二钱　肺露一两

二诊　咳仍不止，痰黄而厚，咽痒头胀。风温外薄，肺胃内应，气热而肺失肃耳。肃肺以清气热。

山栀皮三钱　川贝母二钱　粉前胡一钱　花粉二钱　桔梗一钱　冬瓜子四钱　马兜铃一钱五分　炒杏仁三钱　枇杷叶去毛，四片

三诊　咳渐减疏，口燥咽干轻退。再清金润肺，而化气热。

北沙参四钱　川贝母二钱　光杏仁二钱　炒枳壳一钱　桔梗一钱　冬瓜子四钱　马兜铃一钱五分　炒竹茹一钱　枇杷膏五钱

宋媪　冬藏不固，感召风邪，肺合皮毛，邪袭于外，肺应于内，咳嗽咽燥。宜清肃太阴，俟咳止再商调理。

川贝母二钱　桔梗一钱　杏仁泥三钱　花粉二钱　茯苓三钱　桑叶一钱　冬瓜子三钱　前胡一钱　川石

斛四钱　菊花一钱五分　枇杷叶去毛，四片

二诊　清肃太阴，咳仍不减，夜重日轻，舌干咽燥。肺肾阴虚，虚多实少。宜兼治本。

北沙参三钱　川贝母二钱　甜杏仁三钱　川石斛四钱　青蛤散四钱　茯苓三钱　前胡一钱　桔梗八分　枇杷叶去毛，四片　琼玉膏四钱，二次冲服

秦童　风温袭于肺胃，咳嗽气逆，身热头胀，脉数右大。肺本清虚，今为风邪所阻，则降令无权。宜清肃太阴，疏泄肌表。

牛蒡子三钱　光杏仁三钱　薄荷一钱　炒枳实一钱　广郁金一钱五分　粉前胡一钱　广橘红一钱　茯苓三钱　象贝母二钱　冬桑叶一钱五分

陈右　肾本空虚，封藏不固，暴凉暴暖，感于肌表，肺辄内应，痰饮因而复发，气喘胸闷，痰不得出。痰从偏左而来，以肝用主左，肝气挟痰上逆，所以其势尤甚。药饵之外，务须怡情以条达肝木，使气不上逆，勿助痰势，其病自然少发也。

代赭石四钱　杜苏子三钱　制半夏一钱五分　橘红一钱　川桂枝四分　旋覆花二钱　杏仁泥三钱　煨石膏四钱　枳壳一钱　郁金一钱五分

陆左　肺有伏寒，至冬寒水行令，阳气不化，以致寒饮停于肺下，咳嗽右胁作痛。宜温疏太阴之表，以觇动静如何。

不去节麻黄三分，另煎，去沫冲　制半夏二钱　茯苓四钱　冬瓜子四钱　不去皮尖杏仁三钱　生香附一

钱五分　橘红一钱　旋覆花一钱，包　不去节甘草三分　炒苏子三钱　枳壳一钱　磨郁金五分，冲

二诊　温疏太阴之表，咳略减轻，而脉象微数，营液不足之征。论病宜续进苦温，然肺虽恶寒，心则恶热，脉沉带数，未便耗伤营分。再出之以和平。

粉前胡　广橘红　制半夏　云茯苓　旋覆花　杏仁泥　炒苏子　炒黄川贝母　蜜炙紫菀

另附梨膏方

麻黄四钱，蜜炙，去沫　茯苓四两　煨石膏二两　桔梗八钱　枳壳八钱　姜汁二钱　大荸荠八两　甜杏仁七两，荸荠同打汁，冲　杜苏子绞汁，冲，四两　白莱菔打汁，冲，一斤　竹沥四两，冲　荆沥二两，冲　雪梨一斤

上药熬膏，每日服一调羹，开水送下。

鲍左　久咳而痰滞肺络，痰为阴类，所以每至暮夜，则凝聚郁塞，窒碍肺气，气逆咳频，至日中阴得阳化，咳即大减。若非祛尽宿痰，则根株不能杜截。但为病已久，不易祛逐耳。

制半夏　炙紫菀　茯苓　炒黄川贝　苦桔梗　海蛤壳　炒枳壳　橘红　苦杏仁　桑叶络　生甘草　苏子霜

水泛为丸，每服三钱。

邵左　肺感风温，复以熬夜受寒，寒束热郁，由咽痛而致呛咳，痰不爽出，头胀恶寒，脉象沉弦。邪郁太阴，金失降令。拟辛温寒合方，以彻肺邪。

蜜炙麻黄四分　生甘草四分　蜜炙橘红一钱　茯

苓三钱　前胡一钱　煨石膏二钱　光杏仁三钱　炒枳壳一钱　老生姜三片

二诊　辛温寒以彻肺邪，咳仍不减。脉弦微数。热郁于肺。再宜清金肃肺。

炙桑皮二钱　生甘草五分　淡芩一钱五分　茯苓三钱　冬瓜子四钱　地骨皮二钱　肥知母二钱　前胡一钱　川贝母二钱　枇杷叶膏五钱

周左　航海感风而咳剧，虽经养肺而咳止住，然肺络之中，邪未尽泄，所以稍一感触，辄喉痒咳剧。疏其新感，咳即渐减。腠理日疏，邪仍内踞。金病则不能制木，木火自必刑金。然右脉浮滑，病仍在肺。前贤谓邪在肺络，或邪未楚而适投补益，以致邪伏难泄者，三拗汤主之。然苦温疏散，恐伤肺体。兹拟肺露而变其法，作日就月将之计，庶几疏不碍表，补不滞里耳。请备方家正之。

不落水猪肺一只　不去节麻黄六钱　不去皮尖杏仁三两　不去节甘草一两

三味与猪肺一同蒸露，随意温服。

王左　降化温疏，脉证相安。久病而投猛剂，行险侥幸，固知者所不为。然邪与正不能并立，不去其邪，何以保全其正气，则和平缓治，是犹畏疡溃之痛而养毒也。再作背水之计。

粉前胡　光杏仁　制半夏　广橘红　茯苓　炙紫菀　荆芥穗　炒瓜蒌皮　苏梗子　梨肉

二诊　肺感风邪，不为疏解，反为补益，以致邪恋而不得泄，咳久不止。脉濡而气口独浮。既从外感而来，虽经日久，不得不为疏泄也。

不去节麻黄　不去节甘草　不去皮尖杏仁　炒瓜蒌皮　炒枳壳　炒苏子　广郁金　茯苓　蜜炙橘红　桔梗

杨左　咳嗽气逆痰多，遍身作痛，脉象弦滑。痰饮阻肺，肺失降令，络隧因而不宣。姑辛温寒以开饮邪。

川桂枝五分　白茯苓三钱　光杏仁三钱　炒苏子三钱　煨石膏三钱　广橘红一钱　甜葶苈五分　制半夏一钱五分

二诊　辛温寒合方，咳嗽气逆，十退五六。的是肝气挟饮上逆。再以退为进。

姜半夏二钱　炒苏子三钱　白茯苓三钱　猩绛五分　炙黑草三分　广橘红一钱　川桂枝四分　旋覆花二钱　上川朴七分　青葱管三分

三诊　痰喘大退，咳嗽未定，两胁作痛亦止。再为温化。

白芥子四分，炒，研　广橘红一钱　茯苓三钱　旋覆花二钱，包　光杏仁三钱　制半夏一钱五分　炒苏子三钱　枳壳一钱　广郁金一钱五分　猩绛五分

马左　肺有伏寒，感风咳逆。且疏新感，俟咳减再商。

制半夏　光杏仁　白茯苓　枳壳　砂仁　炒苏子　薄橘红　前胡　桑叶

又　咳嗽稍减，的是肺有伏寒，而肺气暗虚。前法出入再进。

光杏仁　橘红　制半夏　款冬花　生薏仁　炒苏子　茯苓　炒黄川贝　炙紫菀肉

另方

川贝母一两，去心　炒莱菔子四两　豆腐锅巴八两　白果肉一两　白冰糖四两

五味研为细末，每服四钱，开水调糊送下。或稍加糖霜。

张左　音塞不扬，两年之久，遂起呛咳，却不见红。脉象气口不调。寒热互阻于肺，然肺为水之上源，恐肺金日损，而变假为真。

不去节麻黄三分　杏仁三钱，不去皮尖　煨石膏三钱　炒苏子三钱　不去节甘草三分　制半夏一钱五分　枳壳一钱　橘红一钱　茯苓三钱

二诊　用麻杏甘膏并不汗出，咳嗽音塞，尚复如前。肺邪伏匿既深，恐变假为真。拟重药轻服法，麻杏甘膏加细辛、前胡、橘红、茯苓、枳壳。其人竟服七剂，未见过节。

三诊　用辛温寒合方，音塞较开，咳嗽大减。然天气温燥，呛咳复甚。脉象左大。伏匿之邪，虽得渐解，而肺气阴液，早为并损。再清金养肺。

南沙参四钱　光杏仁三钱　炒天冬三钱　白茯苓三钱　生甘草三分　川贝母二钱　生扁豆衣三钱　水炒竹茹一钱　生鸡子白一枚，冲服

魏左　肺有伏寒，稍一感冒，咳嗽即甚。兹当天气渐寒，更涉重洋，咳嗽因而尤甚，动辄气逆。脉沉弦，重按少力。舌红苔薄白，并不厚腻。此风寒痰饮有余于上，而肾本空虚于下。用雷氏上下分治法。

炒苏子三钱　制半夏一钱五分　川朴八分　橘红一钱　白茯苓三钱　熟地炭四钱　嫩前胡一钱五分　当归炒透，一钱五分　老生姜三片

二诊　上下兼治，喘嗽稍减。的是上实下虚。前法扩充。

制半夏一钱五分　菟丝子盐水炒，三钱　巴戟肉三钱　白茯苓三钱　广橘红一钱　怀牛膝盐水炒，三钱　紫蛤壳四钱　炒於术二钱　炒苏子三钱　附子都气丸三钱，晨服

吴左　咳逆得食即定，中虚显然。咳甚于晨，痰在肺下，因卧而不旋运，所以至阳气初展之时，而为之咳也。下虚上实。拟补气立方。

奎党参　炒苏子　炙甘草　制半夏　粉前胡　薄橘红　川桂枝　福泽泻

徐左　汗出略减，而咳嗽仍然不定，甚则呕涎。脉细濡软，舌黄苔白，时有凛寒之象。经谓久咳不已，则三焦受之。三焦者，气之海也。进黄芪建中法。

川桂枝　炙绵芪　炙甘草　白芍　茯苓　郁金　煨姜

张左　肺邪未彻，复感新风，与浊相合。头胀咳嗽身热，痰气带秽。宜以疏化。

池菊一钱五分　橘红一钱　牛蒡子三钱，生，打　光杏仁三钱　桑叶一钱五分　冬瓜子三钱　荆芥穗一钱　枳壳一钱五分　前胡一钱五分　生薏仁三钱　广郁金一钱

二诊　疏泄肺邪，咳仍不减，痰气带秽。脉大。风邪与浊交蒸，肺胃热郁。厥阴之病，在脏为肝，在色为苍，而风气通肝，所以痰带青绿也。

冬瓜子三钱　生薏仁四钱　云茯苓三钱　桔梗六分　桑叶一钱　光杏仁三钱，打　甜葶苈四分　粉前胡一钱　水炒竹茹一钱

三诊　咳嗽不减，痰不爽利，色带青绿。下虚上实。再清金润肺。

川贝母二钱　光杏仁三钱　蜜炙桑叶一钱　炒瓜蒌皮三钱　冬瓜子三钱　生薏仁三钱　黑栀皮一钱五分　白茯苓三钱　青芦管八钱　枇杷叶膏五钱，分二次服

四诊　痰色仍带青绿，心中空豁，脉象虚细，舌红苔心霉黑。痰热上盛，真水下虚。再上下分治。

玉泉散三钱　川贝母二钱　光杏仁三钱　炒瓜蒌皮三钱　桑叶一钱五分　冬瓜子三钱　阿胶珠二钱　水炒竹茹一钱　枇杷叶四片，炙，去毛

五诊　心中空豁较退，苔霉痰绿呛咳俱减。的是风热痰郁于肺胃，遂有火烁金伤之势。再用喻氏清燥救肺法。

阿胶珠三钱　生甘草三分　光杏仁三钱，打　浮石

四钱　桑叶一钱五分　煨石膏三钱　冬瓜子三钱　川贝母一钱五分　枇杷叶去毛，四片　芦根一两

六诊　用喻氏法，病退十六，效方再望应手。

阿胶珠三钱　桑叶一钱五分　生甘草三分　地骨皮二钱　煨石膏三钱　川贝母二钱　冬瓜子三钱　干枇杷叶三片　肺露一两，冲

七诊　咳嗽较定，而痰阻肺之支络，欲咳稍舒。舌心灰润。再开痰降肺。

光杏仁三钱　冬瓜子三钱　海浮石二钱　炒瓜蒌皮三钱　郁金一钱五分　枳壳一钱　桔梗一钱　茯苓三钱　池菊一钱五分　桑叶一钱　枇杷叶四片

朱右　每至经来，辄先腹胀，兹则感风咳嗽痰多。先治新感，再调本病。

牛蒡子三钱　前胡一钱五分　橘红一钱　茯苓三钱　桔梗八分　桑叶一钱　光杏仁三钱　白蒺藜三钱　象贝二钱　丹参二钱　池菊花一钱五分

二诊　咳嗽稍减，音仍带涩，还是肺邪未清。经来腹胀，再商。

前胡一钱　橘红一钱　茯苓三钱　大力子三钱　丹参二钱　苏梗三钱　杏仁三钱　川贝二钱　蝉衣一钱　制香附二钱

三诊　音涩渐开，咳未全止。再拟清金润肺。

川贝母二钱　白茯苓三钱　炒瓜蒌皮三钱　桔梗一钱　前胡一钱　光杏仁三钱　冬瓜子三钱　生甘草四分　生梨肉一两

孙孩　咳嗽甚则呕吐，脉濡滑，舌白。童质泄泻之后，脾运不及，生痰聚湿。复感暑风，邪与痰合，肺胃因而失降。宜降宜下。

制半夏一钱五分　广橘红一钱　白茯苓三钱　枳实三分　光杏仁三钱，打　大力子二钱　粉前胡一钱　炒竹茹一钱　六一散荷叶包，三钱　鲜佛手一钱

二诊　大便畅行，所下秽浊甚多，凝痰乳食，从此而达，发热因而大退。然肺胃邪恋未清，咳嗽呕吐未止。再从疏肺之中，参以甘辛法。

前胡一钱　制半夏一钱五分　茯苓三钱　杏仁二钱　橘红一钱　薄荷七分，后入　炒竹茹一钱　薏仁三钱　姜汁三滴　枇杷叶二片，去毛　活水芦根六钱

三诊　发热已退，咳亦递减，大便数日方行。再疏肺化痰，气降则大腑自通也。

前胡一钱　橘红一钱　制半夏一钱五分　牛蒡子一钱五分　炒竹茹一钱　杏仁三钱　茯苓三钱　桑叶一钱　枇杷叶去毛，二片　芦根五钱　姜汁二滴

董左　邪恋肺损，咳久不止，大便艰涩。损而难复。

蜜炙麻黄二钱，另煎去沫，冲入　白莱菔汁一汤碗　荸荠汁半茶杯　杜苏子八两，水浸，打，绞汁　光杏仁八两，去尖，浸水，绞汁　竹沥一茶杯　雪梨汁二中碗　姜汁一调羹

上药同熬，将桔梗一两五钱，桑叶一两煎汁加入，白蜜二两，冰糖一两五钱收膏，每服半调羹。

邵左　夜卧受寒，咳嗽发热，即服酸收之品，肺邪因而不泄，咳经三月，仍然不止，痰出觉冷。伏寒不泄，恐致损肺。

不去节麻黄三分　不去皮尖杏仁三钱　白茯苓三钱　不去节甘草三分　炒杜苏子三钱，研　制半夏一钱五分　枳壳七分　橘红一钱　老姜二片

二诊　用三拗汤以搜太阴深伏之寒，咳嗽大退。然脉形仍然沉细。不入虎穴，焉得虎子。

不去节麻黄三分　炒苏子三钱　新会红一钱　不去皮尖杏仁三钱　制半夏一钱五分　白茯苓三钱　不去节甘草五分　砂仁末三分，研，冲　蜜生姜八分

三诊　咳嗽递减，十退七八，而仍痰多稀白。前法改进化痰。

制半夏二钱　炒苏子三钱　白茯苓三钱　光杏仁三钱　生薏仁三钱　广橘红一钱　旋覆花一钱五分　台白术一钱五分　糖生姜一钱

四诊　搜散太阴伏寒，咳嗽渐定。然三日来不寒而热，汗不畅达。脉数，右寸关独大。此外感新邪，与本病两途。拟用疏泄，不致引动伏气为上。

淡豆豉三钱　橘红一钱　荆芥穗一钱　炒苏子三钱　生薏仁三钱　光杏仁三钱　桑叶一钱　制半夏一钱五分　白茯苓三钱　鲜佛手一钱

马左　寒束于外，热伏于中，咳嗽痰黄。脉形滑大。拟辛温寒合方。

生麻黄五分，后入　光杏仁三钱，打　橘红一钱

前胡一钱五分　煨石膏四钱　制半夏一钱五分　茯苓三钱　生甘草三分　马兜铃一钱五分　冬瓜子三钱

又　感邪已解，而晨昏之咳，仍然未止。再降气化痰。

光杏仁　川贝母　冬瓜　海蛤粉　白茯苓　炒苏子　蜜炙橘红　蜜炙款冬花　肺露

孙左　咳嗽已退，然肺气一时难复，有无之间，尚带微呛，时或耳鸣头痛，咽中火冲，脉细虚软。良以金令不行，木邪易动。补其不足，此时正属机缘也。仿介宾金水六君法。

炙生地四钱　制半夏一钱五分　川贝母二钱　炙款冬二钱　茯苓四钱　白归身二钱，炒　新会红一钱　杏仁泥三钱　粉丹皮二钱　桑叶一钱

左　咳逆痰色稠黄，其状如脓。邪袭于外，湿蒸于内。

杏仁泥三钱　炒瓜蒌皮三钱　马兜铃一钱五分　赤白苓各二钱　橘红一钱　炒枳壳一钱　淡黄芩一钱五分，酒炒　炒苏子三钱，打　生薏仁四钱　葶苈子五分

陈　久咳不已，肺金无权，不足以制服强肝，腹中作痛。姑拟平肝疏木法。

川楝子切，一钱五分　青陈皮各一钱　砂仁七分，研，后入　桑叶一钱　制香附三钱，研　广木香五分　郁金一钱五分　楂炭三钱　镑沉香三分，后入　茯苓三钱

支左　嗜饮过度，肺胃湿热蒸腾，至暮咳嗽痰多，痰厚色带青绿。精水下枯，痰热上扰，不易言治。

炒香玉竹三钱　炙紫菀一钱　冬瓜子四钱　生薏仁四钱　炒黄川贝二钱　白茯苓四钱　光杏仁三钱，打　炙桑叶二钱　水炒竹茹一钱　青芦管七钱　枇杷叶去毛，四片

贾左　大失血后，瘀血散入肺络，咳嗽凛寒发热，腹满作痛。脉象细弦。病实本虚，恐传入损途。

磨郁金五分，冲　当归炭二钱　猩绛五分　川贝一钱五分　旋覆花一钱五分　光杏仁三钱　白芍一钱五分　楂炭二钱　枳壳一钱　南枣二枚

陆右　咽痒呛咳，日久不止，屡次见红，甚至盈口。今血虽暂定，左卧咽痒气冲，暮热少寐。脉细弦微数。肝火内烁，阴分日亏，阳气偏亢。金水并调，参以滋肝。

北沙参三钱　天麦冬各一钱五分　生白芍二钱　黑豆衣三钱　阿胶珠三钱　女贞子三钱，酒蒸　川贝母二钱　生山药三钱　大生地四钱　蛤黛散三钱，包

萧左　久咳曾经见红，两月前吐血盈碗。今血虽止住，而咳嗽暮甚，必致呕吐而咳方减，音塞不扬。脉形细数。经云：胃咳之状，咳而呕。良由肺肾并伤，中气亦损，损而难复，不可不防。

台参须另煎，冲，六分　盐半夏一钱　生扁豆三钱　生山药三钱　大麦冬三钱　生甘草三分　蛤黛散三钱，包　北沙参三钱　川贝母二钱　白粳米一撮，煎汤代水

二诊　甘以益胃，咳嗽大减，呕吐亦减。然大便泄泻，临圊腹痛。偶然饮冷，损伤脾土，一波未平，一

波又起。再参培土生金法，复入分消，以理水湿。

奎党参三钱　泽泻一钱五分　生熟草各二钱　砂仁五分　白茯苓三钱　炒扁豆三钱　炒山药三钱　生熟薏仁各二钱　木香四分　木猪苓二钱

三诊　水泻渐轻，便仍溏泄，胸脘痞满不舒。脾清不升，则胃浊不降。久病之体，未便遽投重剂。

陈皮一钱　生熟薏仁各二钱　木猪苓二钱　泽泻一钱五分　鲜佛手一钱　砂仁五分　白茯苓三钱　煨木香四分　楂炭一钱五分

卫右　上则咳嗽气逆，喉有痰声，不时眩晕；下则大便不实，甚则带泄。脾为生痰之源，主健运而司磨化。古人治痰八法，理脾原属首务，特王道无近功耳。

奎党参三钱　白茯苓三钱　白蒺藜去刺，炒，三钱　制半夏一钱五分　炒於术二钱　炙黑草二分　缩砂仁四分，研，后入　生熟谷芽各一钱　广橘红一钱五分　老生姜八分，以后二味用白蜜一钱化水，同煎至干存性

二诊

玉竹三钱，炒香　川贝一钱五分　光杏仁三钱，打　炙紫菀一钱　白茯苓三钱　桔梗四分　枳壳四分　橘红一钱二分　老姜八分，后三味蜜炙

唐左　咳嗽半载不愈，咳则火升轰热，曾经见红。脉形虚细。不能收摄，其标在上，其本在下。拟金水双调法。

大生地　冬瓜子　川贝母　云茯苓　蛤黛散　甜杏仁　广郁金　都气丸

二诊　火升轰然已定，咳嗽略减。然每晨必咳尽稠痰，方得舒畅。脉象虚细。肾虚液炼成痰，上阻肺降。再作缓兵之计。

川贝母　蛤黛散　薄橘红　女贞子　炒竹茹　冬瓜子　茯苓块　炒苏子　粉前胡　都气丸

三诊　身热已退，咳嗽大减。然肺胃运化不及，水谷生痰，每晨必咳吐痰尽，方得舒畅。摄下之中，兼调脾胃。

奎党参　茯苓　制半夏　煅蛤壳　炒枳壳　野於术　橘皮　炒苏子　炒玉竹　都气丸

四诊　咳虽递减，而每至清晨，其咳必甚，寐则口干咽燥。脉形濡细，苔黄中心浊腻。阴虚于下，痰甚于上。拟和阴清金，兼化痰热。

细生地四钱　川贝母二钱　云茯苓三钱　冬瓜子三钱　北沙参三钱　海蛤粉三钱，包　水炒竹茹一钱　甜杏仁三钱　炙枇杷叶三钱　肺露一两，冲

顾右　燥气化寒生热，蒸痰酿饮，上阻肺降，咳嗽气逆痰多。恐传入损途。

葶苈三分　广橘红一钱　制半夏一钱五分　炒苏子三钱　缩砂仁四分　杏仁三钱　白茯苓三钱　旋覆花一钱五分　生熟薏仁各二钱

倪右　向有肝气，腹胀内热。兹感风燥，肺金失肃，致肝火逆犯于肺，咽中热冲，即作呛咳。舌红苔糙霉底。木叩金鸣，恐致入损。

栀皮　冬瓜子　瓜蒌皮　竹茹　茯苓　蛤黛散

川贝母　川石斛　冬桑叶　地骨皮　枇杷叶

二诊　清气热而肃肺金，咽中热冲稍平，咳嗽大减。舌红苔糙霉底如昨。阴分耗残，再兼清养。

川石斛　南花粉　川贝母　细生地　丹皮　大天冬　北沙参　蛤黛散　枇杷叶

三诊　清肺气而化燥风，天时寒暄，封固不密，咳嗽转甚。脉形虚细，舌红苔糙。阴分亏损，不问可知。宜舍其标而治其本。

细生地四钱　蛤黛散三钱　甜杏仁三钱　白茯苓三钱　生白芍一钱五分　冬瓜子三钱　生甘草三分　都气丸三钱，先服　川贝母二钱　炙枇杷叶三片，去毛

张左　哮喘多年，肺伤吐血，渐至咳嗽痰多，痰色黄稠，兼带青绿，有时腹满，运化迟钝。脉形濡细，左部带涩。肺胃并亏，而湿滞中州。且作缓兵之计。

海蛤粉三钱　川贝母二钱　冬瓜子三钱　炙款冬二钱　淡秋石一钱　炙紫菀一钱五分　牛膝炭三钱　云茯苓三钱　煅磁石三钱　金水六君丸六钱，二次服

二诊　痰饮凭凌于上，肾阴亏损于下，饮聚则成痰，阴虚则生热。热痰交蒸，所以咳血频来，痰黄青绿，热蒸痰郁，痰带臭秽。脉细濡数。腹中不和。将成肺痿重症，再作缓兵之计。

南沙参三钱　川贝母二钱　橘红盐水炒，八分　冬瓜子三钱　海蛤粉三钱　炒枳壳一钱　沉香曲一钱五分　炙款冬二钱　清阿胶二钱　炒天冬二钱　生谷芽一钱五分

沈左　咳嗽不时带血，缠绵数载，肺肾久虚。兹以感受风温，咳遂增剧。今身热已退，而每至寅卯之交，辄咽痒咳甚，口渴咽干，舌燥痰稠厚，纳少胃呆。脉形虚细，舌红苔糙。风邪虽解，而肺肾更虚，遂致冲阳挟痰上逆，证属本原，与痰饮攸殊也。拟金水双调法。

阿胶　川贝　炙生地　甜杏仁　枇杷叶　杭白芍　茯苓　青蛤散　橘红　都气丸

二诊　寅卯之交，咽痒呛咳已止，然胃气呆钝，脉象濡弦，口燥咽干，犹未全定。肾阴不复，中气下根于肾，所以肾愈虚则胃愈弱也。

阿胶珠二钱　橘白盐水炒，一钱　川贝二钱　甜杏仁三钱，炒香　金石斛三钱　海蛤粉三钱　茯苓三钱　杭白芍一钱五分，酒炒　肥玉竹三钱　生熟谷芽各一钱　七味都气丸三钱，分二次另服

丁左　咳嗽时轻时重，肺气久伤，以致窃盗母气，脾土因而不振，大便不时溏泄。脉细，苔白少华。拟培土生金法。

奎党参三钱　云茯苓三钱　炒扁豆三钱　生熟薏仁各二钱　炒於术二钱　炒山药三钱　炙黑草三分　炙款冬花二钱

夏左　痰饮阻于肺胃，胸次闷窒，痰多咳逆，甚则四肢不温。阳气为阴所阻，宜为温化。

制半夏一钱五分　广皮一钱　茯苓三钱　瓜蒌霜四钱　桔梗七分　薤白头三钱　桂枝四分　枳壳一钱　炒莱菔二钱，研

二诊　胸次窒闷稍舒，四肢亦稍温和。然仍痰多咳逆。还是痰饮内阻，肺胃之气不宣。再化痰而开展气化。

制半夏一钱五分　瓜蒌霜四钱　桔梗七分　白蒺藜三钱　薤白头三钱　广郁金一钱五分　枳壳一钱　光杏仁三钱　枇杷叶去毛，炙，四片　白金丸四分，开水送下

三诊　四肢渐觉温和，痰亦稍利，然胸次时仍窒闷。还是痰饮伏而不化，恐难杜绝根株。

制半夏　枳实　霞天曲　茯苓　陈南星　上广皮　郁金　薤白头　杏仁　白金丸五分

四诊　肢厥转温，咳嗽虽属和平，而胸次尚觉窒闷，无非痰气之阻。前法扩充，用千缗汤出入。

陈皮　竹茹　光杏仁　制半夏　茯苓　枳壳　郁金　薤白头　皂荚子

五诊　胸次窒闷稍舒，然仍不时呵欠。的是胸有伏痰，以致阴阳相引。再化痰以通阴阳。

制半夏　橘红　广郁金　茯苓　龙骨　陈胆星　炒枳壳　竹茹　姜汁

六诊　胸中之伏痰渐开，阴阳交通，呵欠大退，咳嗽痰多较盛，此痰饮之本态也。宜化痰和中降肺。

制半夏一钱五分　炒苏子三钱　光杏仁三钱　前胡一钱　郁金一钱五分　广橘红一钱　白茯苓三钱　陈胆星五分　枳壳一钱　姜汁二匙

七诊　外感寒邪，寒饮复聚，咳嗽复盛，胸又窒闷。再辛润滑利，以化痰降浊。

薤白头三钱　橘红一钱　制半夏一钱五分　郁金一钱五分　砂仁五分　瓜蒌仁四钱，生姜汁炒，研　茯苓三钱　炒枳壳一钱　干姜三分　佛手一钱

肺痿肺痈

夏左　湿热熏蒸不解，化火伤阴，虚火挟浊上炎，咳嗽暮甚，痰色青绿，而其气甚秽。脉数，两关滑大，不能重按。清化不应，勉拟壮水以制阳光，以希造化。

北沙参　大麦冬　炙桑皮　大生地　冬瓜子　煨石膏　炙款冬　地骨皮　川贝母　川百合　肥知母

某　咳嗽日轻夜重，痰黄稠厚，便坚带黑。脉数，舌光。无非阴虚火炎，金水并损，惟痰厚而带黄色，胃中必有湿热留恋。再从清养之中，兼导湿热下行。

北沙参　大麦冬　细生地　光杏仁　川贝母　冬瓜子　炙桑皮　青蛤散　地骨皮　青芦管　枇杷叶

陈左　肺痿之后，蕴热未清，咳嗽痰黄，时发时止，不易图愈。

地骨皮　茯苓　炙桑皮　郁金　生米仁　冬瓜子　煨石膏　肥知母　淡芩　杏桃仁　青芦管　枇杷叶

彭左　嗜饮伤肺，稍一感触，辄作咳逆，甚则带出粉红。此湿热之气，蒸于胃而注于肺也，恐致痿损。

冬瓜子　生薏仁　碧玉散　云茯苓　枇杷叶　水炒竹茹　葛花　瓜蒌仁　青芦管

陈左　肝郁气滞，病从左胁作痛而起。加以火灸，络热动血。屡进阴柔之药，阴分固赖以渐复，然湿热由此而生，发为浊症。湿热逗留，风邪外触，遂致咳嗽。先以燥药伤气，致气虚不能鼓舞旋运，饮食悉化为痰。又以柔药滋其阴，酸寒收涩，痰湿之气，尽行郁遏，以致痰带腥秽，色尽黄稠。黄为土色，是湿痰也。今内热咳嗽，痰仍腥秽。脉数濡弦，左部虚弦，舌苔薄白而滑。此气阴两亏，而湿热逗留之象。从实变虚，从假变真，殊难措手。前人谓因虚致病者，补其虚而病自除；因病致虚者，去其病而阴自复。八年之病，虽有成例可遵，恐鞭长之莫及耳。拟导其湿热下行，而不涉戕伐，俾得熏蒸之焰息，即所以保其阴气之消耗也。

光杏仁　冬瓜子　生薏仁　炙桑皮　枇杷叶　云茯苓　青蛤散　泽泻　青芦管

方右　咳嗽痰秽，内痈重症，遗毒已深，难遽言治。

冬瓜子　杏仁　茯苓　黑山栀　煨石膏　桔梗　生薏仁　枇杷叶　青芦管

先生问：吐出之痰，有如糊粥黄色者盈碗否？曰：然。肺已成痈，而将穿破，咳痰臭甚，吐出后秽味不退者，病尤深也。正蒙附志

顾左　引导湿热下行，效如桴鼓。邪气既尽，正气自复，少安而毋躁也。

广橘皮　生薏仁　制半夏　泽泻　枇杷叶　水炒竹茹　光杏仁　冬瓜子　茯苓　苇茎煎汤代水

某　咳痰臭秽，并兼粉红。肝火盛极，恐其成瘘。

磨犀尖　丹皮　川贝母　青蛤散　冬瓜子　炒瓜蒌仁　桔梗　炙桑皮　生薏仁　煨石膏　北沙参　芦根　枇杷叶

复诊　加杏桃仁。

彭左　咳嗽痰带秽臭。肝火蒸腾肺胃，将成内痈，不可轻视。

葶苈子　炒枳壳　冬瓜子　光杏仁　青芦管　赤白苓　白桔梗　生薏仁　橘红

服此方二剂而减，其效如神。

按：此症或起于酒，或由乎火。此人自谓气郁久闷，故致木火旺而刑及肺金也。正蒙志

杨左　大病之后，湿热未清，熏蒸肺胃，咳嗽痰黄，不能着卧。恐成痈瘘重症。

冬瓜子　枳实　瓜蒌霜　光杏仁　旋覆花　炒竹茹　生薏仁　郁金　制半夏　茯苓　枇杷叶　青芦管

复诊　泻肺之湿热，喘减能卧，痰稠转稀，但咳热未除。前法再冀应手。

杏仁泥　海浮石　生薏仁　瓜蒌霜　冬瓜子　郁金　橘红盐水炒　茯苓　桔梗　水炒竹茹　枇杷叶　青芦管

左　咳嗽痰红，痰气腥浊，内热连绵，脉数而滑。此痰热内迫，势成痈瘘，鞭长莫及。

冬瓜子四钱　生薏仁四钱　川贝母二钱　光杏

仁三钱　炒丹皮二钱　青蛤散二钱　款冬花一钱五分　竹茹一钱　炙桑白皮二钱　苇茎一两

顾左　咳嗽不退，甚则带血，右胸胁肋俱痛，秽臭之气，直冲而上。此由痰热郁滞肺络，萎损重症。姑导其湿热下行。

冬瓜子　杏仁泥　海浮石　旋覆花　丝瓜子　生薏仁　玉泉散　丹皮　磨郁金　青芦管

又　咳嗽痰秽吐血，脉象急数。湿热蒸腾伤肺，肺痿情形也。病在高年，难以许治。

南沙参　冬瓜子　杏桃仁　桑白皮　粉丹皮　川石斛　生薏仁　川贝母　款冬花　青芦管

姚左　血未复来，痰仍灰黑。还是湿郁热蒸，再为清化。

制半夏　茯苓　郁金　海蛤粉　冬瓜子　广橘红　瓜蒌皮　杏仁　海浮石　生苡仁

喘

顾石泉　肺感风邪，久恋不解。前月中旬作课熬夜，凉气复袭，卫气为邪所阻，以致阳气屈曲不舒，而为身热。热则痰湿尽行蒸动，营卫循环失度，以致寒热纷争，有如疟状。痰既阻遏，则浊气不能下降，清津不能上升，以致津乏来源，舌光口渴。痰湿熏蒸，以致溱溱汗出。胃为十二经之总司，主束筋骨而利机关，所以《内经》治痿有独取阳明之说。今湿痰蕴遏，阳明不主流利筋骨，所以两足忽然痿强。此皆未发气喘时之情形也。今咳嗽反止，而气喘难卧，冷汗直出，四肢厥冷，是肺气但主于出，而不能下纳，自然有此等一虚难挽之象。然所以致虚者喘也，其所以致喘者何哉？盖肺主右降，胃腑居于肺下，肺胃之分，久为痰湿占踞之区，一朝而塞其右降之路，所以暴喘不止，而所吐之痰，反不若平日之多矣。一嗳则喘略松，即是胃实。丹溪云：气有余便是火。气火上逆，浊邪化燥，口起白腐矣。脉象无神，脱兆已著。至于治法，则李士材云：因虚致病者，当治虚，其病可退；因病致虚者，当治病，其虚可保。挥蚊掠汗，作此梦语，以备商榷。

川桂枝五分　淡干姜五分　煨石膏七钱　光杏仁四钱　生薏仁五钱　冬瓜子五钱　枳壳一钱　青芦管一两

右　肾虚不克收藏，每至冬藏之令，辄发痰喘。去冬天暖之极，收藏不固，再以春令地气发泄，根气失于摄纳，喘呼不能坐卧。黑锡丹招纳肾阳，虽属中病，而肾阴久亏，不能胜任温纳，致虚阳上浮，脱帽露顶，唇焦颧红。六脉细涩，苔淡黄，心毛而糙。气不摄纳，有汗脱之虞。拟补肾阴以摄肾气，能否应手，恐难必也。

生熟地炭各三钱　牛膝四钱　云茯苓三钱　丹皮二钱　煅磁石五钱　紫口蛤壳五钱　大麦冬三钱　怀山药三钱　坎炁漂净，炙，一条　秋石二钱，洗　五味子三分，炙

左　肾本空虚，闭藏不固，冬令气不收摄，燥气外袭，干咳无痰。去冬阳气升动，由咳而喘，不过行动气逆，片时即定，初未尝太甚也。乃春分节令，阳气发泄已甚，肾气不能藏纳，气喘大剧。耳聋作胀，咽中如阻，二便不利，口渴咽干，形神消夺，偶有微痰咯吐，色带灰黑。脉细少情，舌红苔白干毛。冲阳挟龙相上逆，遂令肺气不能下通于肾，肾气不能仰吸肺气下行，所谓在肾为虚也。恐阳气泄越，再加汗出，勉拟交通肺肾，参以丸药入下，以免腻药壅滞胃口。即请商裁。

磁石五钱，煅　淡秋石二钱　天麦冬各二钱　紫蛤壳七钱　茯苓三钱　怀牛膝三钱　车前子三钱　粉丹皮三钱　肥知母一钱五分　都气丸五钱，分二次服

二诊　交通肺肾，丸药入下，耳聋转聪，小溲通利，气喘稍有休止之时。然仍口渴咽干，身体不能行动，动则依然喘甚。脉象细数少情，右尺尤觉细涩。其为根本空虚，不能摄纳，略见一斑。昨药进后，不觉滞闷。勉从前意扩充。但草木之功，未识能与造化争权否。

熟地炭四钱　生白芍一钱五分　粉丹皮二钱　煅磁石三钱　茯苓三钱　天花粉三钱　萸肉炭一钱　肥知母二钱，炒　紫蛤壳六钱　牛膝三钱　天麦冬各二钱　炙桑皮三钱　囫囵五味子三分，开水，分二次另吞服

陈左　肺合皮毛，毫有空窍，风邪每易乘入，必得封固闭密，风邪不能侵犯。谁为之封，谁为之固哉？肾是也。经云：肾者主蛰，封藏之本，精之处也。则知精气闭蛰于内，表气封固于外。所以肾本空虚，往往

一至秋冬,气不收藏,为咳为喘者多矣。今稍一感触,即觉伤风,表气不固已甚。肺在上主气之出,肾在下主气之纳,肾虚封藏不固,则肾气不能仰吸肺气下行,气少归纳,所以体稍运动,即觉气急。素有之痰饮,为冲气挟之而上,咽痒咳嗽,甚至见红。特是肾之阴虚,与肾之阳虚,皆令气不收藏。左脉弦大,且有数意,断无命阳不振,寒饮上泛,而脉不沉郁,转见弦大之理。所以脉大而左部为甚,以肝肾之脉皆居于左,其为肾阴虚不能收摄无疑。况所吐之痰,牵丝不断,并非水饮。饮之所以为痰者,热炼之也。仲景小青龙汤、真武汤,为痰饮之要方。汤曰:青龙,为其行水也。真武,水神名,为其治水也。足见饮即水类,与痰浊绝不相同。下虚如此,断勿存观望之心,而使根蒂日近空乏。用介宾先生左归饮法。

紫口蛤壳四钱　生地炭四钱　怀山药三钱　长牛膝三钱　萸肉二钱,炒　白茯苓三钱　车前子二钱

顾童　寒入肺腧,稍涉感寒,则外寒与伏寒相触,遂致哮喘咳嗽频发,甚则见红。良由喘咳激损肺络,与吐血实属两途。伏寒既深,肺热不解,而肺为娇脏,过进辛温,恐转损肺。拟辛温寒合方,而用重药轻服法。

麻黄蜜炙,三分　川桂枝三分　石膏煨,打,一钱五分　生熟甘草各二分　白茯苓三钱　淡干姜二分　光杏仁三钱,打　冬瓜子三钱

某　痰喘劳碌,感寒触发,呀呷有声,胸膺先觉不舒而病作,其痰阻气坠,已非一日矣。阅苔满白,脉来

沉弦，于法当宗小青龙加减。姑宗仲景之意，不拘其方，俾得肺气宣通，则痰自下降。

麻黄三分，炙　杜苏子盐水炒，二钱　前胡一钱五分　白芥子炒黄，三分　南沙参三钱　生甘草二分　旋覆花一钱，包　桂枝二分　煨生姜一片　瓜蒌仁姜汁炒，二钱　白芍土炒，一钱五分　橘红盐水炒，六分　枇杷叶两片，去毛

右　阴虚木郁，冲气挟痰水上升，左少腹烙热，则其气从下直上，头痛面红，咽中如阻，以少阳之脉循喉咙，而胆为肝之外腑也。阳气逆上，阳络被损，渐致吐血频来，肢困力乏。然吐血屡发，则喘发转疏，以郁阳从血发泄，则冲逆之威稍平，亦属定理。脉濡弦，苔白质红。肝肾阴虚，为致病之源；冲阳逆上，为传病之地。若作痰饮主治，则青龙、苓桂、真武等方，无一与症情恰合。惟有滋水养肝，摄纳肾阴，水不上泛，则痰即为津为液，不可不知。拟介宾左归饮加味。

大生地四钱　山萸肉二钱，炙　怀牛膝盐水炒，三钱　白茯苓三钱　蛤黛散五钱，包　麦冬三钱　炒黑当归一钱五分　车前子盐水炒，二钱　咸秋石六分　生白芍二钱　女贞子三钱　丹皮炭一钱五分

严　辛温寒合方，气喘大减，的是寒热互阻于肺。不入虎穴，焉得虎子，效方进退。

炙麻黄后入，五分　生甘草三分　橘红一钱　枳壳炒，一钱五分　茯苓三钱　光杏仁三钱，打　石膏三钱，煨　广郁金一钱五分　生姜汁三滴

二诊　哮喘复发。暂用重药轻服。

麻黄蜜炙，三分　生熟草各二钱　淡干姜三分，五味子四粒，同打　茯苓三钱　石膏煨，打，一钱五分　白芍酒炒，一钱五分　川桂枝三分　制半夏一钱五分　北细辛三分　杜苏子三钱

三诊　用喻氏法，初服甚验，再服气喘复甚，其喘时重时轻，经月已来，浊精自出。脉沉弦，右部虚软。下虚上实，用雷少逸法。

制半夏一钱五分　熟地炭四钱　杜苏子炒，打，三钱　车前子盐水炒，二钱　上川朴七分　前胡一钱　白茯苓三钱　牛膝炭三钱　紫口蛤壳五钱　橘红一钱

四诊　标本并顾，气喘大定，精浊亦减。的是上实下虚，虚多实少。前法扩充。

制半夏一钱五分　苏子炒，研，三钱　川桂枝四分　车前子盐水炒，三钱　粉前胡一钱　橘红一钱　奎党参二钱　淮牛膝盐水炒，三钱　熟地五钱，炙　胡桃肉一枚，打，入煎

五诊　投剂之后，气喘未发，而胃气呆钝，形体恶寒。肾气不收，痰饮上踞。拟上下分治。

制半夏一钱五分　苏子炒，研，三钱　白茯苓三钱　粉前胡一钱　橘红一钱　车前子盐水炒，二钱　旋覆花绢包，二钱　光杏仁三钱　怀牛膝三钱　都气丸五钱，分二次服

六诊　恶寒已退，痰喘未发，上实下虚无疑。再上下分治。

制半夏一钱五分　茯苓三钱　车前子盐水炒，三钱　淮牛膝盐水炒，三钱　杞子三钱，炒　苏子三钱　橘红一钱　紫蛤壳六钱　淮山药三钱，炒　萸肉二钱，炒　枇杷叶去毛，四片　都气丸六钱，分二次服

七诊　肾阴渐得收摄，而阳升头胀少寐。阳之有余，阴之不足也。前法扩充。

生地四钱　山药三钱　牛膝盐水炒，三钱　生白芍二钱　云茯苓二钱　萸肉二钱，炒　车前子盐水炒，二钱　生牡蛎五钱　夜交藤五钱　龙骨三钱，煅　都气丸五钱，分二次服

又补方　痰饮停于肺胃，肾本空虚，稍一感触，辄引动内饮，而为喘为咳。喘咳不已，肾气从而上逆。所以极重之际，用滋肾归纳法，如鼓应桴，则是虚中有实，而实少虚多也。当以根本为重。

大熟地姜汁炙，十二两　怀牛膝盐水炒，一两五钱　补骨脂盐水炒，二两　白茯苓三两　上绵芪盐水炙，三两　甘杞子三两　制半夏一两五钱　巴戟肉二两　杭白芍酒炒，一两五钱　萸肉炒，一两五钱　制首乌四两　车前子盐水炒，一两　於术二两，炒　菟丝子盐水炒，二两　山药三两　陈广皮一两　胡桃肉三两，打　奎党参三两　紫口蛤壳五两　芡实三两，炒　炙黑草五钱　潼沙苑盐水炒，三两

上药煎三次，收干，以龟版胶一两，鹿角胶二两，阿胶二两，溶入收膏。每服七八钱，开水冲服。

过左　喘之一证，在肺为实，在肾为虚。此指气

而言，非仅关于痰也。今痰多盈碗，喘咳声嘶，背脊恶寒，口腻不渴。脉象右部细弱而滞，左部弦大。良由气弱生痰，肝肾素亏之人，木失涵养，因于启蛰之时，气上升发，宿饮停痰，尽从上逆，肺降之道路蔽阻，出纳皆失其常。深恐其上愈实，其下愈虚，阴阳有离决之虞。夫痰浊水沫，皆属阴类，所以饮家有当以温药和之之例。然浊阴弥漫，断无颧红能食之理。则是肺欲其温，而肾欲其清也。拟辛温寒合方。

川桂枝四分　白茯苓三钱　淡干姜四分　海蛤粉五钱，包　煨石膏三钱，研　炒麦冬二钱　北沙参五钱　杏仁泥三钱　五味子六粒，同干姜打　二泉胶蛤粉炒松，一钱

邱左　痰湿素盛，而年过花甲，肝肾日亏，木少滋涵，于一阳来复之后，骤然气喘，痰随气上，漉漉有声。其病在上，而其根在下，所以喘定之后，依然眩晕心悸，肢体倦乏，肝木之余威若此。下焦空乏，不足以涵养肝木，略见一斑。脉象左大少情，右濡细软。诚恐摄纳失职，复至暴厥。

炙熟地四钱　海蛤粉五钱　朱茯神三钱　煅龙骨三钱　炒杞子三钱　牛膝炭三钱　煨磁石三钱　白归身酒炒，二钱　炒白芍一钱五分　沙苑子盐水炒，三钱

二诊　补纳肝肾，症尚和平，然左脉仍觉弦搏。下焦空乏，根本之区，不易图复，理所宜然。

龟甲心五钱　牛膝炭三钱　沙苑子三钱　炙河车三钱　茯苓神各二钱　炙生地四钱　海蛤壳六钱　煅

龙齿三钱　炒白芍二钱　建泽泻一钱五分

三诊　左脉稍敛，心悸眩晕俱减。再摄纳下焦。

龟甲心五钱　牛膝炭三钱　紫河车三钱　海蛤壳四钱　川断肉三钱　生熟地炙，各三钱　煨龙骨二钱　粉丹皮二钱　炒白芍一钱五分　沙苑子盐水炒，三钱　泽泻一钱五分

四诊　脉象较前柔静，饮食亦复如常。虚能受补，当扬鞭再进。

龟甲心七钱　辰茯苓三钱　泽泻秋石拌炒，一钱五分　生熟地四钱，炙　紫河车三钱　海蛤壳一两　沙苑子盐水炒，三钱　杭白芍一钱五分　粉丹皮二钱　龙齿三钱，煨　牛膝三钱，炒　厚杜仲三钱

五诊　滋填甚合，再参补气，以气为统血之帅，无形能生有形也。

人参须七分　黑豆衣三钱　女贞子三钱　厚杜仲三钱　白归身二钱　生熟地炙，各四钱　龟版八钱　杭白芍酒炒，一钱五分　粉丹皮二钱　西潞党元米炒，三钱　煨龙骨三钱　泽泻一钱五分

用紫河车一具，微炙研末为丸，每日服三钱。

某　肝肾素亏，脾土亦弱，水谷之气，生痰聚饮，饮阻肺下，气喘痰多盈碗。脉象沉弦，舌苔白腻。五饮中之支饮也。仲景云：饮家当以温药和之。仿此立方。

麻黄蜜炙，三分　炒白芍一钱五分　川桂枝三分　五味子二分　橘红一钱　北细辛三分　制半夏一钱五分　淡干姜三分　炙黑草三分

侯左　先感风寒，既饮火酒，寒热互阻于肺，痰饮因而上升，致肺气不能下通于肾，气喘痰鸣，胸次窒闷异常，卧着尤甚。脉象沉弦，左尺尚觉有神。尚非肾气不能仰吸肺气下行之劣症。时自汗出。拟开太阳之表。弄斧班门，即请主裁。

川桂枝八分　淡干姜五分　煨石膏三钱　光杏仁三钱　甜葶苈五分　白茯苓三钱　制半夏一钱五分　生莱菔子一钱五分　生熟草各一分　枳壳七分

陈　向有痰饮，咳嗽痰多，习为常事。兹以感冒新风，肺气失肃，发热咳甚。兼以肝木郁结，风气通肝，肝木从而勃动，腹痛泄泻。此初起之情形也。乃热减痛止泻定，转见神志模糊，喉有痰声，而不得吐，气喘不能着枕，四肢搐动，面色红亮，汗出溱溱。舌苔灰滞，而脉象濡滑。良由痰饮之邪，随外感所余之热，肝经郁勃之气，蒸腾而上，迷蒙清窍，阻塞肺气。清窍被蒙，则神机不运，而神识模糊。肺气阻塞，则出纳失常，而气喘不能着枕。肺气不能下通于肾，则肾气立见空虚，肾为封藏之本，肾虚则封固不密，而为汗出。本虚标实，恐成必败之局。勉拟扶正化痰，降胃纳肾。即请商裁。

吉林参七分，切小块，开水吞　旋覆花三钱，包　怀牛膝盐水炒，三钱　陈胆星一钱　焦远志肉五分　炒苏子三钱　车前子盐水炒，二钱　天竺黄二钱　煅磁石四钱　广蛤蚧尾一对　竹沥姜汁五滴，冲　白金丸一钱，包，入煎

又　补泻兼施，上下兼顾，如油如珠之汗已止，神志稍清，痰出较多，而稠腻如胶，牵丝不断，汗虽止而不时懊烦。脉见歇止，舌苔浊腻灰滞。无形之气火，有形之浊痰，蕴聚胸中，肺出肾纳之道路，为之阻塞，肾气虽欲仰吸肺气下行，而无路可通。此时欲降肺气，莫如治痰。标实本虚，元气能否胜任，实非人事所能为也。勉再议方。

白前三钱　白茯苓四钱　炒苏子三钱　旋覆花三钱，包　蜜炙橘红一钱　陈胆星一钱五分　炒瓜蒌皮三钱　竹沥半夏三钱　紫口蛤壳一两　白果肉四粒，打烂　礞石滚痰丸一钱，开水先服　雪羹汤代水。

郭左　幼时即有痰喘之症，今年二十余，喘发复盛，痰聚胸膈，胸膈窒闷，欲吐不得，四肢少暖。投以小青龙下控涎丹，不吐不泻，改投此方。

皂荚子一分五厘　明矾三分　黑丑四分　上湘军三分　四味研细，淡姜汤送下。

杨右　感邪失表，邪伏肺腧，以致稍一感触，辄作哮喘。除访择针灸好手按穴针灸外，进以梨膏，以开通肺络，而润肺金。

蜜炙麻黄五钱，另煎去沫，冲入　川贝母一两五钱，去心　冬瓜子一两五钱　云茯苓四两　光杏仁三两　洋糖拌石膏五两　苏子水浸，打烂绞汁，四两

上药煎为浓汁，用秋梨四斤，去核切片绞汁，同以上诸药汁及苏子汁，炭火收膏，将成时加入白冰糖三两，以滴水成珠为度。每服一调匙，晚间或临卧服。

卷 六

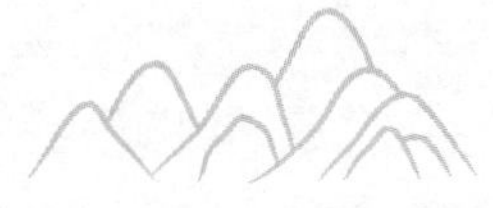

吐 血

某 天下无倒行之水，因风而方倒行；人身无逆行之血，因火而即逆上。湿热有余，肝阳偏亢，肺胃之络，为阳气所触，遂致络损不固，吐血频来。时易汗出，阳气发泄太过，不言可喻。脉象弦，两关微滑，亦属火气有余之象。清养肺胃，益水之上源，方可不涉呆滞而助湿生痰，特王道无近功耳。

金石斛 茜草炭 女贞子 茯苓神 黑豆衣 北沙参 牡蛎盐水炒 炒白薇 川贝

某 吐血时止时来，胸脘作痛，时易火升。此由努力任重，伤损肺胃之络。缪仲醇谓宜降气不宜降火，宜行血不宜止血，旨哉言乎！

磨郁金 侧柏炭 丹皮炭 磨三七 茜草炭 瓜蒌炭 黑山栀 代赭石 生赤芍 醋炒当归炭 鲜藕煎汤代水。

此症经陈莲舫治过，用止血药，故案有隐射语。正蒙附志

曹左 内伤营络，吐血盈碗者再。涌溢之际，血难骤出，以致瘀血散入肺中，肺之降令不行。咳嗽气逆，将入损途。

旋覆花二钱，包 延胡索一钱五分，酒炒 赤芍一钱

五分，炒　红花四分，酒炒　锦纹大黄一钱五分，酒炙成炭　桃仁泥二钱　川郁金一钱五分　桂枝尖二分　土鳖虫三枚，去头足，炙

又　咳嗽稍减，气升略定。大便解出带黑，瘀从下行之征。然猛药不能频进，再降肺化痰。

旋覆花三钱，包　桃仁泥二钱　炒苏子三钱，炒，研　紫丹参二钱　冬瓜子三钱　局猩绛五分　川郁金一钱五分，切　白茯苓四钱　红花四分，酒炒　枇杷叶去毛，炙，四片

汪右　幼时曾有血症，血膜已有破绽。去秋燥气加临，咳嗽不已，金气暗伤，不能制木，当一阳来复之际，厥阳从而上逆，失血满碗而来。数月之中，或涌或夹带，竟无全止之时，胸中隐隐掣痛。脉象细弦，右部兼滑。良以厥阳逆冲，肺胃之络，为之激损，一时络难扃固，所以夹杂而不能净尽也。若不急急图治，深恐络之损处日甚，而致暴涌，不可不慎。

钉头赭石四钱，煅　郁金五分，磨，冲　川贝母二钱　百草霜二分，包　茜草炭一钱　丹皮炭二钱　金石斛四钱　桑叶一钱三分　瓜蒌霜四钱　降真香一钱，劈　竹茹一钱五分，盐水炒　苏子三钱，炒，研　鲜藕节一两，煎汤代水

俞左　吐血四日不止，昨晚胸闷恶心，有似痧秽之象。非痧也，木旺而清肃不行，肺肝气逆故也。人身之津液，流布者即为清津，凝滞者即为痰湿。痰湿内阻，升降之机不循常度，气火上逆，载血逆行，是失

血之因于胃中寒湿，原属至理。特寒湿而致阻塞升降，甚至失血盈碗，则是非寻常之湿矣。可疑者，初无痞满等象，而此时转觉气阻脘痞，呃忒频频，连宵不寐。脉象细数不调，而右关独见弦滑。良由肝升太过，胃腑之气，为之耸涌，不能通降，所以血之出于胃者，愈出愈多，浊之聚于胃者，愈聚愈满。自觉胸中有物窒塞，大便不行，九窍不和，皆属胃病。经云：六腑以通为补。前方专主通降者为此。拟方如下，以急降其胃气，总期呃止血止，方可续商。

代赭石四钱　杏仁泥三钱　茯苓五钱　枳实一钱　上湘军一钱　竹茹一钱五分，盐水炒　瓜蒌炭六钱　莱菔子四钱　西血珀三分　侧柏炭七分　白蒺藜去刺，炒，三钱

又　吐血之症，或出于肺，或出于肝，各经不同。人身喉属肺，主气之出；咽属胃，主气之入。所以各经之血，其出于口也，莫不假道于胃，而溢于喉。今吐血九日不止，左脉并不浮露，病非肝肾而来。虽倾吐之时，足冷面赤，未始无龙相上越之象。然倾吐之时，气血紊乱，虽有见象，难为定凭。多饮多溲，其肺气能通调水道，下输膀胱，其病不由于肺可知。间有一二呛咳，亦由肝火上烁，木叩之而金偶鸣耳。下不由于肝肾，上不由于心肺，推诸两胁不舒，中脘自喜挫磨等象，则是病之由于肝胃，已可显见。良由平素郁结，郁则伤肝，木为火母，阳明胃腑居肝之上，为多气多血之乡，肝郁而气火上浮，则阳明独当其冲，胃络损破，血

即外溢。胃腑以通为用，九日以来，所进实胃滞胃之品多，降胃通胃之物少，胃不降而独欲其气之与血皆从下行，不能也。于此而曰血无止法，医无确见，遂曰天也命也，岂理也哉！曰：前论未及于心，而不关心肺，何所见而与心无涉哉？夫心为君主，凡血出于心，断无成口之多，虽有不寐，则胃不和耳。世无伯乐，何必言马，子诚真伯乐也。言者谆谆，未识听者何如。

代赭石四钱　炒竹茹一钱五分　郁金六分，磨，冲　茯苓六钱　杏仁泥三钱　丹皮炭一钱五分　枳实七分　苏子盐水炒，三钱　山栀三钱　侧柏炭四分　降香一钱五分，劈　百草霜三分　湘军七分，酒炒　三七三分，磨，冲

从来吐血三大法：宜行血不宜止血，宜降气不宜降火，宜养肝不宜伐肝。特此附识。

此先生自注于方后者也。先生于吐血一门，特有心得，故案语尤有独到之处，可法可传。文涵志

胡左　痰带血点，痰稠如胶，心中有难过莫名之状。此本水亏于下，痰热扰上，切勿以其势微而忽之也。

海浮石三钱　煅决明四钱　川石斛四钱　丹皮炭一钱五分　藕节二枚　黑山栀二钱　钩钩三钱，后入　竹茹一钱，水炒　瓜蒌霜三钱　蛤黛散四钱　煅磁石三钱

又　痰血已止，痰稠稍稀，的是肝火上撼心肺，再为清化。

海浮石三钱　煨决明四钱　川石斛四钱　丹皮

炭一钱五分　瓜蒌霜三钱　煅磁石三钱　川贝母二钱　海蛤粉四钱　茯神辰砂拌，三钱　麦冬一钱五分，辰砂拌

又　血止而心阴未复，再平肝养阴。

朱茯神　拣麦冬辰砂拌　当归炭　柏子仁　磁石煅　川楝子　醋炒枣仁　丹参炭　煅龙骨　代赭石　香附盐水炒

某　湿热熏蒸，面色油晦，小溲浑赤，咯血鲜红。再淡以渗之，苦以泄之。

碧玉散　冬瓜子　生薏仁　郁金　盐水炒竹茹　泽泻　丹皮炭　杏仁泥　赤白苓　川黄柏　枇杷叶

某　心中似有气冲，则咯吐全红。今血虽止住，而气冲未定。脉来弦大。肝火撼胃，胃气逆，血因之而上矣。

代赭石　丹皮炭　竹茹　牛膝炭　藕节　枳实　云苓　黑山栀　瓜蒌炭　磨郁金

祝左　血仍不止，头胀少寐，吸气短促，脉象左弦。无非阳气上逆，载血妄行。还恐涌溢。

羚羊片　磨郁金　炒赤芍　代赭石　丹皮炭　墨汁旱莲草　磨三七　牛膝炭　百草霜　细生地　鲜藕二两，煎汤代水

又　血虽渐少，而腹满不舒。良由肝脏之气不和，肝火不能藏蛰。前法参以调气，气降即火降也。

磨郁金　乳汁磨沉香　炒赤芍　太阴元精石　炒黑丹皮　黑山栀　白蒺藜　墨汁旱莲草　茜草炭

藕节

顾左　风温袭肺，由咳而致见红，至今时来时止。脉象浮芤。恐其复涌。

丹皮二钱　瓜蒌霜三钱　川贝四钱　石斛四钱　青黛五分，包　山栀三钱　生扁豆衣四钱　郁金五分，磨，冲　连翘三钱　竹茹一钱五分，盐水炒　藕节二枚

左　本是风湿留络，遍体酸楚。二旬以来，由咳而致痰红。风伤阳络，与水亏金损者有间也。

蜜炙桑叶　象贝母　丹皮炭　光杏仁　连翘壳　广郁金　荆芥穗　川贝母　炒瓜蒌皮　紫菀肉　藕节

顾左　咽痛过食甘寒，风热内郁，激损肺络，由呛咳而致带红，痰稠而厚，颧红火升，血来每在清晨。脉象数大。宜泄膈热。

甘草三分　防风七分　薄荷五分　海蛤粉三钱　天花粉一钱　柿霜一钱　桔梗八分　磨犀尖二分　贝母一钱五分

顾左　咳经数月，渐至吐血盈盆，至今仍然夹带。脉象细弦，舌红少苔。阴虚木火上凌，营络损破，而气火仍然不平。还恐暴涌。

大生地五钱　大天冬三钱　侧柏炭三钱　茜草炭一钱五分　藕汁一杯　竹茹一钱五分，水炒　生白芍二钱　丹皮炭一钱五分　蒲黄炭八分　阿胶珠三钱

又　滋肾水以制木火，血已止住，而呛咳仍然不减。金水并调，一定之理。

大生地四钱　川贝母二钱　蛤黛散四钱，包　阿胶珠二钱　大天冬三钱　生白芍一钱五分　茜草炭二钱　怀牛膝盐水炒，三钱　枇杷叶去毛，炙，三钱　都气丸四钱，开水先服

王右　吐血大势虽定，痰中仍然带红，气冲呛咳，脉细弦而数。阴虚木火凌金，冲气从而上逆。拟育阴以制冲阳上逆之盛。

阿胶珠二钱　生甘草三分　怀牛膝盐水炒，三钱　茜草炭一钱五分　川石斛三钱　生白芍一钱五分　川贝母三钱　蛤黛散三钱　生山药三钱　藕节三枚

二诊　痰红已止，咳亦略减，脉细弦数稍缓。冲阳稍平，肺肾阴伤不复。再金水双调。

炙生地四钱　川贝母二钱　生白芍一钱五分　茜草炭一钱五分　白茯苓三钱　北沙参四钱　蛤黛散四钱　生山药三钱　冬瓜子三钱　藕节炭三枚　都气丸三钱，先服

陈左　屡次失血，渐致呛咳咽痒，气从上升，而痰中时仍带红，痰稠而厚。脉细弦数。是肾水不足，木火上凌损肺，遂令络血外溢。血去阴伤，气不收摄，出纳因而失常。恐入损门。

冬瓜子四钱　生薏仁四钱　炙桑皮二钱　车前子三钱　青芦尖一两　光杏仁三钱　川贝母二钱　怀牛膝盐水炒，三钱　茜草炭一钱五分　都气丸五钱，二次服

二诊　血已止住，略能右卧，然仍咽痒呛咳，气从上升。脉细弦数，气口独大。血去既多，肾阴安得不

伤？然上焦定然未肃，再清其上。

冬瓜子四钱，打　生苡仁三钱　丝瓜络一钱五分　炒瓜蒌仁三钱　鲜荷叶三钱　鲜桑叶络三钱　象贝母二钱　光杏仁三钱，打　炒栀皮三钱　鲜枇杷叶一两，去毛　活水芦根一两，去节

三诊　偏右能卧，气升大退。然呛咳不爽，痰不易出。肺气不克清肃，再清其上。

瓜蒌皮三钱　光杏仁三钱　炒苏子三钱　象贝母二钱　冬瓜子四钱　鲜桑叶络三钱　生薏仁四钱　盐水炒橘红一钱　白茯苓三钱　青芦尖八钱　枇杷叶露一两

四诊　偏右虽能着卧，呛咳气升，减而不止，痰出不爽，日晡发热。肺热阴伤，再润肺清金。

瓜蒌仁三钱　炙桑叶一钱五分　生甘草五分　冬瓜子四钱　川贝母二钱　甜杏仁三钱　生薏仁三钱　北沙参三钱　山栀皮三钱　青芦尖八钱　肺露一两，冲

五诊　清金润肺，暮夜呛咳已定，而每晨咳甚，痰不爽出，色带青绿，脉数内热。血去过多，阴伤难复，阳升凌犯肺金。拟育阴以平阳气之逆。

阿胶珠二钱　生甘草五分　蛤黛散三钱　雪梨膏五钱　炙生地四钱　川贝母三钱　甜杏仁三钱

六诊　呛咳时轻时重，气火之升降也。频渴欲饮，咳甚则呕，肺胃阴伤难复，气火凌上不平。从肺胃清养。

大天冬三钱　生甘草五分　炒瓜蒌皮三钱　冬瓜

子三钱　川石斛三钱　北沙参四钱　川贝母二钱　黑山栀皮三钱　蛤黛散四钱　琼玉膏五钱，冲

王左　水亏木旺，虚火上凌，咳嗽不已，吐血时止时来。冲阳逆上，咳甚则呕，以冲脉在下，而布散于胸中也。症入损门，何易言治。

大生地四钱　阿胶珠三钱　淡秋石一钱五分　牛膝炭三钱　丹皮炭二钱　大麦冬三钱　生白芍三钱　青蛤散三钱　生山药三钱　冬虫夏草二钱　金石斛三钱

二诊　血未复来，咳嗽递减，呕吐亦止，而腰府作酸。肺肾皆亏，显然可见。药既应手，姑守前意，再望转机。

大生地　生甘草　阿胶珠　青蛤散　生山药　大麦冬　生白芍　牛膝炭　川贝母　都气丸

三诊　咳嗽大退，腰酸稍减，脉亦渐和。然肺肾皆虚，何能遽复，调理之计，非旦夕间事也。诸宜自卫。

清阿胶溶化，冲，三钱　大麦冬三钱　青蛤散三钱　怀牛膝三钱　生白芍一钱五分　大生地五钱　川贝母二钱　厚杜仲三钱　茜根炭一钱　冬虫夏草一钱五分　都气丸四钱，二次服

四诊　滋肾养肝保肺，咳嗽十退四五，血亦未来，惟根蒂不除。虚损之症，本无遽复之理，仍从金水两调主治。

大生地四钱　生山药二钱　海蛤粉三钱　茯苓三

钱　怀牛膝三钱　阿胶珠三钱　川贝母二钱　生白芍一钱五分　杜仲三钱　枇杷叶去毛，炙，三钱　琼玉膏五钱，二次冲

五诊　金水双调，脉症相安，惟胸次时觉窒闷。冲脉气逆，亦属阴亏所致。

大生地四钱　生白芍三钱　白茯苓三钱　川贝母二钱　甘杞子三钱　牛膝盐水炒，三钱　炒萸肉一钱五分　白芍一钱五分　青蛤散四钱　枇杷叶去毛，蜜炙，四钱

六诊膏方　吐血之后，久咳不止，投滋肾养肝保肺，咳减大半。然血去之后，肺肾皆虚，安能遽复，所以咳嗽根蒂不除，损而未复。病情尚有出入，本难作简便之计，然道远往还非易，姑迁就拟定膏方，不用大剂，以留出入地步。

大生地四两　生白芍一两五钱　川石斛二钱　怀牛膝盐水炒，二两　川贝母二两　白茯苓二两　大熟地三两　肥玉竹二两　青蛤散三两　天麦冬各一两五钱　西洋参一两　炒萸肉一两　当归炭一两　奎党参二两　生甘草七钱　生山药二两　冬瓜子一两五钱　丹皮炭一两　炙紫菀一两　阿胶三两　龟版胶一两　枇杷膏二两

三胶溶化收膏。晨服七八钱，午后饥时服五六钱。

金　类疟之后，湿热未清，蕴结膀胱，溲血两次，咳恋不止，旋即咯吐见红。今虽止住，咳嗽仍然未尽。

脉濡微数。良由湿热熏蒸肺胃，遂致络损血溢。拟开肺气以导湿热下行。

冬瓜子三钱　薏仁三钱　象贝母二钱　丝瓜络一钱五分　绿豆衣二钱　杏仁三钱　茯苓三钱　竹茹一钱　鲜荷叶络三钱　生扁豆衣二钱　枇杷叶四片，去毛　活水芦根一两

又　咳嗽咯血之后，元气未复，阳虚肝旺，脐下漉漉鸣响，两目干涩。脉沉而弦，苔白而腻。膀胱之湿，为风所激，所以鼓动成声。宜分利水湿，参以养肝。

生於术一钱五分　木猪苓二钱　泽泻一钱五分　炒白芍一钱五分　橘叶三钱　白茯苓三钱　野黑豆三钱　女贞子三钱，酒炒　池菊花一钱五分

钱左　屡次失血，血止之后，神色淡白，动辄气逆带咳，大便溏行。脉形沉细。夫脾为统血之脏，以阳为运，脾阳不振，则统摄无权，血遂得而妄行矣。病久不复为损，损久不复为劳，恐涉不复之虞耳。

生地炭四钱　牛膝炭三钱　炮姜炭二分　茜草炭一钱　厚杜仲三钱　炒於术一钱五分　茯苓神各二钱　橘白盐水炒，一钱

左　失血盈口而来，血止之后，腰背作酸，火时上升。脉象两关弦滑。此由中气不足，痰湿内阻，胆胃之气不能下降。宜调中降胃，而益肝肾。

人参须另煎，冲，五分　炒麦冬一钱五分　川石斛四钱　茜草炭一钱五分　煅赭石四钱　桑叶一钱　厚杜仲三钱　川断肉三钱　牛膝炭三钱　丹皮一钱五分

橘白盐水炒，一钱

又　阳本上升，阴从下吸则降；阴本下降，阳从上挈则升。阳降则为蒸变生化之源，阴升则为滋养濡润之助。今水亏于下，火升于上，其阴津之不能下吸，阳气才得上浮。滋益之品，无不粘滞，湿痰素盛之躯，势必有碍胃纳。再以清养胃气，补益肝肾而参咸化。

人参须另煎，冲，五分　金石斛四钱　生扁豆三钱　茜草炭一钱五分　龟甲心刮白，炙，先煎，四钱　煅蛤壳四钱　厚杜仲三钱　牛膝炭三钱　秋石二分　泽泻一钱五分　橘白盐水炒，一钱

戴左　吐血成盆成碗，今虽大势已定，而仍气冲咽痒。脉形沉细，舌淡苔白，胃钝纳减。据述临涌之际，四肢厥逆。良由感寒不解，与湿相合，脾阳遏郁，遂致统摄无权。还恐涌溢。

生於术二钱　丹皮炭一钱五分　茜草炭一钱五分　白茯苓三钱　炮姜炭五分　炙黑草六分　磨三七三分　侧柏炭二钱　藕节二枚

尤左　喘咳者久。兹则肺胃络损，血来如涌，脉气口浮弦，有涌溢之虞。

炒苏子三钱　代赭石四钱　广郁金五分，磨，冲　沉香乳汁磨，三分　杏仁泥三钱　侧柏炭二钱　蒲黄炭一钱　旋覆花二钱，包　川贝母二钱　磨三七三分，冲　牛膝炭三钱　百草霜一钱，包

又　昨宗缪仲醇宜降气不宜降火之说立方，气降即火降，如鼓应桴，吐血顿止。无如咳延已久，劳损根

深，虽解目前之危，仍难弥后日之虑也。得寸则寸，已为幸事矣。有仓扁其人者，尚宜就而正之。

旋覆花二钱　代赭石四钱　炒苏子三钱　沉香乳汁磨，冲，三分　藕节二枚　杏仁泥三钱　牛膝炭三钱　郁金五分，磨，冲　百草霜一钱　茯苓三钱　蒲黄炭五分

孙左　失血一症，由于阴虚阳亢者多。而此症血来盈口，继发痧疹，其风温迫损肺胃，显然可见。脉细而不耐重按。伏风未清，则新风易入。急宜微苦辛凉，以澈其根蒂。若漫投育阴补益，恐犯薛氏成劳之例，不可不辨。

粉前胡一钱五分　象贝母二钱　桑叶一钱　丹皮炭二钱　薄荷四分，后入　杏仁泥三钱　连翘三钱　桔梗一钱　牛蒡子三钱　梨肉一两

右　血之涌溢者已定。然咯吐犹然带红，色兼紫晦，离宫之物也。气逆较定，脉象亦略柔敛，种属转机之兆。无如心中仍有灼热之意，咳嗽随气而来。舌红，苔白而糙。此由肝升太过，肺降无权。所恐血止之后，咳不得定，而缠入损门。拟清金平木，降气育阴。

南北沙参各三钱　川贝母三钱　炙桑皮二钱　沉香乳汁磨，二分　川石斛五钱　紫菀蜜炙，二钱　肥知母一钱五分　郁金五分，磨，冲　地骨皮二钱，炒　竹茹一钱五分，水炒　赤白芍各一钱　苏子盐水炒，三钱　藕节四枚，煎

改方去知母，加丹皮一钱五分，黑山栀二钱。

首方服犀角地黄汤案未录

又　清养肺胃，平肝降气，咳嗽稍减。然血室尚未扃固，痰中夹带粉红。热势虽退，心中尚觉热辣，纳食之后，仍复饥嘈，寐中汗出。脉细软弱，而两寸动数。体稍转动，气辄上冲。大势较前虽称平定，而阳气犹升动不息。其上愈甚，其下愈虚，所以摄纳无权，肺降失职。非有情有质之物，不足以达其病所也。从前法进而扩充之。

龟甲心炙，先煎，八钱　代赭石四钱，煅，打　煅牡蛎四钱　丹皮炭二钱　生赤白芍各一钱　真阿胶蛤粉拌，二钱　郁金五分，磨，冲　川贝二钱　炒麦冬三钱　枇杷叶一两，去毛　藕汁一杯，冲

左　失血盈碗而来。今发热不退，咳甚则血仍上涌。节令之交，深恐复溢。

丹皮炭　瓜蒌皮　水炒竹茹　磨犀角尖　茜草炭　黑山栀　代赭石　磨郁金　单桃仁　藕节

又　投剂之后，症属和平，而稍涉行动，血又随气上升。恐致再溢。

磨犀尖三分　丹皮炭一钱五分　炒赤芍一钱五分　茜草炭一钱五分　郁金磨，冲，五分　三七二分，磨，冲　生地炭四钱　单桃仁打，一钱五分　炒麦冬一钱五分　川贝母二钱　藕汁一杯，冲　南沙参五钱

吴右　向是肝胃不和，发则嗳噫胸痞。日前忽然吐血，甚至盈盂而来，今血止而至暮身热。此由肝火上凌肺胃，血去阴伤，肝火不能敛静也。

川石斛四钱　丹皮炭二钱　茜草炭一钱　黑豆衣四钱　郁金五分，磨，冲　生扁豆衣三钱　水炒竹茹一钱　代赭石四钱　炒苏子三钱　降香一钱　女贞子三钱

左　痰饮而致咯血，中州痞满不舒，噫出腐气。脉象沉弦。此脾土为湿痰困乏，不能统血。恐损而难复。

川雅连姜汁炒，三分　制半夏二钱　上广皮一钱五分　焦白术一钱五分　郁金磨，冲，五分　炮姜五分　白茯苓五钱　炒竹茹一钱　炒枳实一钱　沉香曲炒，一钱五分

某　肺感风邪，胃停湿热，风湿热交迫，肺胃渐损，络血外溢。血从咳中而来，咳从邪起。若不急散其邪，必至延损。

制香附　光杏仁　橘红　生薏仁　茯苓　黑山栀　炒枳壳　前胡　丹皮炭　泽泻

左　肝肾素亏，分节之后，阳气上升，鼓击损络，络血外溢，以致吐血盈口而来。今血虽止住，而腰府作痛。此由血去之后，肝肾愈形空乏。脉象细弱，尤属不足之征。宜益肝肾而清肺胃。

牛膝炭三钱　厚杜仲三钱　炒川断三钱　橘红盐水炒，一钱　茯苓四钱　金毛脊去毛，炙，三钱　茜草炭一钱五分　炒苏子三钱　丹皮炭一钱五分　泽泻一钱五分

又　腰痛稍减，脉象稍振。的是吐血之后，肝肾空虚。效方再为扩充。

金毛脊去毛，炙，四钱　菟丝子盐水炒，三钱　炒牛膝三钱　泽泻一钱五分　茯苓三钱　茜草炭一钱五分　川断肉盐水炒，三钱　藕节二枚　杜仲三钱　潼沙苑盐水炒，三钱　八仙长寿丸三钱，清晨服

俞左　失血之后，火升内热，而脐下自觉有形坚满，脉数细沉，足膝欠暖。此由气虚而脾不统摄，阳气不能转旋于下，则虚火尽越于上。将入损途。

炮姜四分　当归炭二钱　牛膝炭三钱　侧柏炭三钱　茜草炭一钱五分　茯苓三钱　炙黑草六分　单桃仁打，一钱五分　丹皮炭二钱

又　药进之后，胃纳稍增，然脐下仍然坚满，食入脘痞。脾阳不司旋转。再从前方出入。

生地炭　炮姜炭　茜草炭　牛膝炭　当归炭　炙黑草　单桃仁　侧柏炭

又　腹偏左较舒，然结块未化。脉形濡细。太阴无旋运之权。效方出入主治。

生地炭四钱　炮姜炭五分　茜草炭一钱五分　南楂炭三钱　当归炭二钱　炙黑草三分　茯苓神各二钱　生熟谷芽各二钱

陈左　吐血数载不止，色淡不鲜。此湿热袭入营分，血中有湿也。血室不靖，用介宾法。

丹皮炭　炒瓜蒌皮　赤白苓　荆芥炭　二妙丸　黑山栀　半夏曲　防风根　炒广皮

原注：此人吐血已七八年矣，其色淡红，血少而夹湿也。

张左　先自木火刑金吐血，继而火郁胸中，胃口刮痛，旋至木克土而脾虚发胀，甚至吐血频年，迄无止期。良以脾土虚极，不能统摄，致谷气所生之血，渐长渐吐，所以吐血无止时，而亦并未冲溢也。兹以温助命火，致肝火逆上，血溢盈口，由此而脾土益衰，大便作泻。六脉细涩，按之无神，苔红黄糙露底。重地深入，勉拟仲圣柏叶汤意，合理中、理阴两方，以备采择。

侧柏叶三钱　大熟地五钱　生於术二钱　炮姜炭五分　蕲艾炭五分　生熟草各三分　热童便半茶杯，乘热和药冲服

此案能发前人所未发之旨。文涵志

又　土中泻木，痛已全止，便泄亦减大半，未始不为转机。无如胃仍不起，中气虚耗，不能推送，中脘之上，咽噎之下，似有粘腻窒塞之状，动辄恶心，由此而饮食更多窒碍。再从前意参以和胃，即请正之。

野於术枳实煎汁炒　青盐半夏　茯苓　广皮盐水炒　台参须另煎，冲，一钱　金石斛　杭白芍防风煎汁炒　薏仁　竹茹盐水炒　香稻根须五钱

左　温邪两候，热迫阳明，屡投辛甘寒合方，大热甫定。而素体木旺阴虚，昨晚偶触怒火，遂致肝火逆冲，肺胃络损，今晨呕吐鲜血，竟有盈碗之多。胃与大肠，两相联续，所以呕吐之后，继以便血。今血虽暂定，而心中漾漾，尚有欲涌之势，寐则汗出。脉形左大，寸浮关弦尺涩，右部濡弱，气口带搏，舌干无津。皆由木火久郁，触之即发，以致急速之性，损络动血。

阳浮阴弱，肾水不能滋涵，封藏因而不固，所以寐则汗出。中气下根于肾，肾水愈亏，则木火愈旺，而中气愈弱，所以胃呆少纳。病中变病，花甲之年，何堪经此一波再折也。勉与叔涛先生共议养肝滋肾，兼益水之上源，略参凉营收固。即请崇山先生裁夺。

大生地四钱　阿胶珠三钱　天麦冬各二钱　鲜竹茹一钱五分　磨犀尖三分　代赭石五钱　生牡蛎八钱　生白芍二钱　大玄参三钱　丹皮炭二钱　浮麦一两五钱　藕汁一酒杯

二诊　养肝滋肾，木得水涵，气火之逆冲者已平，阳气之泄越者渐固，血未复来，汗出大减。舌边尖转润，然中心仍然干燥。胃为阳土，脏阴皆虚，胃液安得不耗；有气无液，胃气安得调和。所以胃纳仍然不旺，实与中气不振者迥然不同。脉左弦大，右部大而濡软。肾水肺津，肝阴胃液，一齐耗损。然胃腑以通为用，再拟滋水养液，而择其不滞者投之。即请叔涛先生商进。

大生地五钱　天麦冬各二钱　生甘草四分　茯苓神各一钱五分　丹皮炭一钱五分　川贝母二钱　阿胶珠三钱　金石斛四钱　生白芍二钱　生牡蛎八钱　天花粉二钱　浮小麦五钱

三诊　滋肾养肝，胃气渐舒，渐能安谷，舌燥渐润。药既应手，无庸更章。即请商进。

金石斛　天麦冬　天花粉　生白芍　炒木瓜　生牡蛎　川贝母　生甘草　粉丹皮

每日晨服六味地黄丸，用阿胶珠三钱，金石斛三钱，大麦冬二钱，煎汤送下。

四诊　胃气渐振，饮食馨增。经谓：中焦受气，取汁变化而赤是为血。气者何？谷气是也。谷气既旺，血去虽多，不虞其不复。舌心干毛，再滋肾水，水足津自升矣。留候叔涛先生商进。

大生地　生山药　粉丹皮　茯神　金石斛　天麦冬　清阿胶　生白芍　花粉　川贝母

五诊　清津渐回，舌质润泽，寐醒燥渴亦定。然平素痰多，此届病后，咯吐之痰，绝无仅有。今日形体恶寒，沉沉欲寐，脉濡微滑。良以谷气渐增，水谷之气，生痰酿浊，弥漫胸中，以致阳气不能流布，神机不能转运。前法参以化痰。留候商进。

大生地五钱，炒松　阿胶珠三钱　竹茹一钱，水炒　生白芍一钱五分　川贝母二钱　瓜蒌皮三钱，炒　白茯苓三钱　海蛤粉二钱　天冬三钱　陈关蜇七钱

六诊　痰稍爽利，神情略振，然胸次气郁不舒，前番呕血之始，亦由此而起。脉形右大，舌干少津。良以气分久郁，上焦不行，则下脘不通。拟开展上焦气化，参以甘凉救津。即请叔涛先生商进。

炒香豉　炒瓜蒌皮　光杏仁　川贝母　枇杷叶　黑山栀　川郁金　金石斛　大天冬　梨汁

某　溢血之后，未及三日，即起咳嗽，晨汗不寐内热，渐至痰多盈碗，痰味带咸。脉细弱而数，左关微弦，尺中小涩。此血去太多，火来克金，肾本空虚，失

于摄纳。恐延入损途。

熟地炭　青蛤散　五味子　川贝　丹皮　泽泻　紫菀肉　生山药　茯苓神　牛膝炭　款冬花

又　前法未见松减。然咳嗽之所由，当是肺络杂有凝瘀。

生熟牛膝　单桃仁　延胡索　上湘军酒炒黑　土鳖虫去头足

某　血未复来，痛亦稍安，火之上升者，亦得稍平，脉两关略柔，不可不为起色。无如气口之脉，大于关部，咳嗽较血涌之时反觉增甚。昨日本已虑及，所以然者，都缘血溢之时，血多喉小，卒不得出，以致瘀血散入肺络之中，肺气逆而不降。恐由此而入损途。

茜草炭　川贝　光杏仁　当归须　磨三七　川郁金　延胡索　代赭石　单桃仁　上湘军

改方加土鳖虫五枚，去头足，赤芍二钱，桂枝一分，煎汁拌炒。

案语新奇。阅历之精深，心思之警辟，不可多得。文涵志

杨左　努力损伤肺络，络血外溢，不时见红，左胁作痛，咽燥舌干。宜清养肺胃，以和脉络。

川石斛四钱　全当归二钱，醋炒成炭　鲜竹茹盐水炒，二钱　降香片三分　丹参炭二钱　大麦冬三钱　冬瓜子三钱　杜苏子盐水炒，三钱　丹皮炭二钱

许左　每至着卧，辄反不寐，坎水离火，不能相济，略见一斑。春升之际，阳气上升，鼓激损络，遂至

咯血。火灼金伤，渐至咳嗽。至金水不能相生，血既时止时来，咳嗽更无底止。中气日薄，旋运力乏，时涌痰涎。脉细涩而沉，左关带弦。内伤重症，若得息心静养，或能带病支持。

南沙参三钱　光杏仁三钱　青蛤散四钱　牛膝炭三钱　川贝母二钱，炙　紫菀肉二钱，炙　云茯苓四钱　冬虫夏草三钱　生鸡子白一枚，调服　白蜜一钱五分，冲　藕节三枚　八仙长寿丸三钱，先送下

陈左　血生于心，藏于肝，统于脾。善奕构思，思中有虑，既思且虑，脾土必伤，以致统摄无权，血液外溢，咯吐带红。以其为血之液也，所以血不鲜赤，心中有难以明言之状。此由少阴心经而来，未可以其势微也而忽之。拟补益心脾，导血归脾。

炙绵芪　奎党参　朱茯神　远志肉　野於术　炒枣仁　当归尾　广木香

此案血液之论，体会入微，突出前贤，虽使西人见之，亦当折服。文涵志

唐右　小产之后，肝肾损伤不复，腰足软弱少力，白带绵下，甚则咯血凝厚，外紫内红，肝络暗损。治病必求其本。

阿胶珠　生白芍　厚杜仲　旱莲草　生山药　煅牡蛎　炒牛膝　丹皮炭　女贞子　潼沙苑盐水炒

又　养肝益肾，脉症相安，带下腰足酸弱，咯血凝厚，有时气冲作呛。肝肾阴虚，奇脉不固。仍守肝肾并调，兼固奇脉。

阿胶珠三钱　白芍三钱，酒炒　厚杜仲三钱　金毛脊四钱　生山药三钱　生地炭四钱　煅牡蛎四钱　潼沙苑盐水炒，三钱　女贞子四钱，酒蒸　鸡头子三钱

陆右　吐血时止时来，今则凝厚，色带紫殷，此由肝络而来者，肝病先厥后逆。肝主乎左，所以左卧则咽痒气冲。非静养不能回复。

大生地五钱　生白芍三钱　丹皮炭二钱　海蛤粉三钱　阿胶珠三钱　生甘草五分　旱莲草二钱　川贝母二钱　女贞子三钱　天麦冬各二钱

朱左　吐血频来，不时嗳噫，大便数日方行。未吐之先，觉胸腹作痛，既吐之后，其痛转定。脉濡而弦。踊跻损伤肝胃之络，拟降胃而除陈补新。

煅赭石五钱　鲜竹茹三钱，水炒　磨三七三分　干橘叶一钱五分　丹皮炭二钱　瓜蒌炭五钱　炒白芍三钱　当归炭二钱　枳实七分　牛膝炭三钱　藕节三枚

严左　性情躁急，肝经之气火上凌，吐血屡屡，气升呛咳。脉象细弦。气为血帅，降血尤当降气也。

炒竹茹　瓜蒌皮炭　贝母　郁金　降香　丹皮炭　炒苏子　代赭石　杏仁　赤芍　黑山栀　枇杷叶

二诊　熄肝降气，呛咳较平，脉亦略缓。此无根之木，上凌肺金。前法参以育阴。

阿胶珠　大天冬　赭石　炒苏子　生赤芍　金石斛　淡秋石　川贝母　丹皮炭　黑山栀　茜草炭

三诊　血渐止住，气冲亦减。效方出入，再望

应手。

生地　龟版　牡蛎　白芍　牛膝炭　茜草炭　代赭石　淡秋石　川贝母　白蒺藜　炒苏子

四诊　血虽止住，血络未扃。气火上凌不平，气每上冲，甚则胸中霍霍有声。非声也，火也。非火也，阳也。阳一日不平，则干系一日难释，不可不知。

代赭石　白芍　牡蛎　光杏仁　炒瓜蒌皮　旋覆花　生地　川贝　黑山栀　枇杷叶

衄血

潘左　咳嗽鼻衄，腰酸肢重。肝肾空虚，恐延衰症。

丹皮炭　杜仲　当归　生地炭　炙黑丝　瓜络　川断肉　白芍　川贝母　牛膝炭　海蛤粉　白茅花　炒麦冬

二诊　补肾清金，衄血未来，咳减纳加。的是水亏而虚火上炎，载血逆行也。乘此善调，以图恢复为要。

生熟地三钱　杜仲三钱　炒麦冬三钱　川贝母二钱　杭白芍一钱五分　生山药三钱　茯神三钱　牛膝炭三钱　龟甲心五钱，先煎　代赭石四钱

王左　涎涕带血，血从呼出，风邪湿热上蒸。

玉泉散三钱　马兜铃二钱　广郁金一钱五分　桑叶一钱　薄荷五分　苍耳子一钱　象贝母二钱　白桔

梗八分　枇杷叶去毛，四片

李左　鼻衄盈碗而来，脉形弦大。此肝火积于内，风热袭于外，以致阳络损破，不能扃固。还恐有复涌之势。

丹皮一钱五分　青黛五分　煨石膏八钱　黑山栀三钱　赤芍一钱五分　麦冬三钱　鲜石斛八钱　白茅花一两　鲜藕三两

李左　鼻衄如注，脉象弦大，肺胃风热内迫，恐致厥脱。

犀角尖五分　细生地三钱　炒丹皮一钱五分　生赤芍一钱五分　绿豆衣五钱　麦冬三钱　黑山栀三钱　大黄二钱，酒蒸　藕汁一杯　玄参肉三钱　白茅花一两五钱

吴右　向有鼻衄，势不甚盛。兹以不禁辛辣，以至三次衄血，皆有盈盂之多。阳络损伤也。

侧柏炭三钱　丹皮炭一钱五分　鲜竹茹一钱五分　当归炭一钱五分　白茅花一钱　细生地四钱　白茯苓三钱　大麦冬三钱　藕汁半杯　鲜荷叶络三钱

蓄　血

朱左　任重受伤，营血瘀滞，蓄而暴决，呕血盈盆，大便紫黑。由此面黄力乏，腹中结块。脉涩两关独弦。蓄者虽去，新者复瘀，势必复为呕下。临时汗脱，不可不虑。

於术　乌药　当归炭　五灵脂酒炒　炒赤芍　蓬术　楂炭　桃仁　奎党参　焦麦芽　延胡索　制香附

蓄血呕血，急饮韭汁、童便。若时有冷汗及大便血下无度者，死症也。正蒙志

左　呕吐紫瘀，中州之痞满转舒，其为血蓄阳明，以通为顺，略见一斑。但神情困顿，由血虚而气阴并伤。治宜补气养阴，以图恢复。六腑以通为用，阳明为多气多血之乡，补则滞，滞则涩不能流，安保气血之不复蓄乎。夫气血精神，藉资五谷，惟裕生化之源，斯不言补而补已在其中矣。

金石斛　甜杏仁　赤白芍　半夏曲　茜根炭　川牛膝　云茯苓　橘白　生熟谷芽　白蒺藜　盐水炒竹茹　泽泻

邵左　呕出紫瘀，气撑脘痞较退。深恐根蒂未除，而致复聚。

生锦纹一钱五分，酒炙，后下　延胡索　竹茹　炒赤芍　茯苓　韭汁半杯　当归炭　瓦楞子　白蒺藜

二诊　逆上之血，已从下行，然脘腹仍觉不舒，脐下作满。蓄血未清，还恐变胀。

炒当归一钱五分　瓦楞子五钱　丹参炭三钱　川桂木五分　郁金一钱　炒赤芍一钱五分　元明粉一钱，冲　参三七一钱　生锦纹一钱，酒炙，后入　桃仁一钱五分　延胡索一钱五分

三诊　便解色黄，瘀血已楚。再和中而运旋脾

胃，以裕其生化之源。

当归炭　炒赤芍　野於术　茯苓　参三七　磨郁金　丹皮炭　牛膝炭　枳实　白蒺藜

左　脘痛之后，面目带黄，此营滞也。

当归炭　桃仁　旋覆花　黑山栀　泽泻　猩绛　泽兰叶　白蒺藜　炒牛膝　川郁金　延胡索

左　少腹偏右作痛，曾经泻下紫瘀，当时痛减，今复渐甚。良由气中血滞，当为宣通。

楂炭　川楝子　制香附　延胡索　赤芍　乌药　当归炭　沉香三分　大黄四分　木香二分　琥珀四分，以上四味研末，药汁调服

便　血

周左　湿热未愈，肠红又至，腹痛便血，血块紫殷。良以湿蒸热腾，血遂凝结。未便止遏，宜和营化瘀。

当归炭　粉丹皮　炒槐花　川连炭　荆芥炭　南楂炭　延胡索　炒赤芍　血余炭　泻青丸　上湘军酒炒，后入

二诊　辛以燥湿，苦以泄热，并以丸药入下，使直达病所，湿热既退三舍，则凝瘀自然默化，所以腹痛渐定，便血大减。然肝为藏血之海，为神魂之舍，血去则肝虚，怒火则木动，此少寐多梦之所由来也。纳不馨旺，木气盛则土气衰也。但阴络未扃，恐血再渗漏，仍

须务其所急。

生於术七分　川连炭四分　荆芥炭一钱五分　大红鸡冠花炒黑，四钱　防风炭一钱　赤白苓各二钱　茅术一钱，麻油炒黄　制香附炒透，一钱五分　黄柏炭二钱　泽泻一钱五分　猪苓一钱五分　煅龙齿三钱　夜交藤四钱

席左　向是肠痔，兹则大便之后，滴沥下血，此湿热蕴结肠中。

侧柏炭　枳壳　炒槐花　荆芥炭　制半夏　丹皮炭　泽泻　炒竹茹　黄柏炭　炒防风　当归炭　广皮

陈左　肠红日久不止，脉细濡弱，而右关独觉弦滑。此风湿热袭入大肠营分，非沉阴苦降，不足以达肠中也。

焦苍术一钱　炒荆芥一钱五分　黄柏炭三钱　秦艽一钱五分　丹皮炭二钱　生白术一钱五分　川连炭五分　泽泻一钱五分　炒防风一钱　大红鸡冠花炙黑，三钱

远血为脾不统血，黄土汤。近血乃肠胃湿热，赤小豆当归散。此人数月便血，精神如旧。师以为非身所藏之血，其血自痔中来，与遗泄属湿同。正蒙志

陆左　下血如注，面色浮黄，中州痞满。此风邪入于肠胃，迫损营分。风性急速，所以血来如矢。拟凉血宽肠，和中利湿。

侧柏炭　黄柏炭　苍术　枳壳　川朴　泽泻

荆芥炭　炒槐花　广皮　制半夏　白茯苓

二诊　血仍如注，气仍秽臭，散者鲜赤，瘀者如胶。良以脾土气虚，脏寒腑热。拟温脏清腑。

参须一钱　黄柏炭三钱　当归炭二钱　炮姜炭三分　炒於术二钱　茯苓四钱　川连炭五分　丹皮炭二钱　血余炭一钱　炒槐花二钱　黄芩炭一钱五分　上湘军一钱五分，酒炒透，后入

某　便血四溅如筛，脉形浮大。此风邪袭入肠胃，所谓肠风是也。宜泄热化风。

侧柏炭　炒防风　当归炭　炙黑大红鸡冠花　炒槐花　炒丹皮　荆芥炭　枳壳　桔梗

某　下血如注，用断下渗湿法。

薏仁　黄柏炭　炒荆芥　苍术　炒黑樗白皮　猪苓　丹皮炭　炒防风　陈皮　地榆炭

许　大便带血，肛门作痛。湿热损伤大肠血分，宜宽肠凉血。

侧柏炭三钱　炒槐花一钱五分　酒炒白芍一钱五分　左秦艽一钱五分　丹皮炭二钱　黄芩炭一钱五分　大红鸡冠花炙黑，二钱　枳壳一钱　阿胶珠二钱

某　风伤卫阳，咳剧自汗，今忽便血。风邪陷入肠胃，表里合病，势多变局。

荆芥炭　侧柏炭　炒槐花　茯苓　炒黄桑叶　防风炭　丹皮炭　杏仁泥　泽泻　枳壳

某　便血复发，每至圊后，气即下坠，坠则小溲欲解不爽。此气虚统摄无权，清阳沦陷也。

党参　黄柏炭　槐花炭　炙黄芪　醋炙柴胡　炙草　丹皮炭　炮姜炭　地榆炭　醋炙升麻　於术　当归炭

郑左　阴有二窍，一窍通精，一窍通水，水窍开则精窍常闭。无梦而泄，二十余年，而起居如常。其兼证也，上则鼻红，下则便血。其脉也，滑而实。其苔也，白而腻。此皆湿热盛极，致湿扰精宫，渐至阴络内伤。经云：阴络伤则血内溢，血内溢则后血。其病虽殊，其源则一。

苍术　防风炭　炒荆芥　川连炭　川萆薢　米仁　黄柏炭　炒槐花　丹皮炭　猪苓　泽泻　大淡菜

黄左　肠红止而复来，腹中疞痛，良由湿热未清。再从苦泄之中，兼和营卫。

当归炭一钱　荆芥炭一钱　左秦艽一钱五分　炙黑红鸡冠花三钱　血余炭三钱　炒丹皮二钱　炒枳壳一钱五分　苍术麻油炒黄，一钱　黄柏炭三钱　炒槐花二钱　於术一钱五分　川连炭三分

洪左　肛门烙热稍退，然便血仍然不止。脉象细数。的是湿热损伤营分，阴络内伤。再拟养肝滋阴壮水。

生地炭五钱　丹皮炭二钱　黄柏炭一钱五分　酒炒白芍一钱五分　川连炭四分　地榆炭二钱　当归炭一钱五分　炒黑樗白皮三钱　清阿胶二钱　炒槐花二钱

二诊　育阴泄热，便血递减。药既应手，当为扩充。

炙生地四钱　丹皮炭二钱　炒槐花二钱　炙黑樗白皮三钱　清阿胶二钱　黄柏炭二钱　当归炭二钱　炙龟版三钱，先煎　泽泻一钱五分　白芍二钱　茯神三钱

三诊　便血递减。再养血育阴，而固阴络。

清阿胶三钱　丹皮炭二钱　樗白皮一钱，炒黑　炙龟甲心六钱　大生地四钱　地榆炭二钱　建泽泻一钱五分　酒炒白芍二钱　炒槐花二钱　蒲黄炭一钱　赤小豆二钱　藕节二枚

叶右　向有肠红，春末夏初，渐觉肿胀。日来肠红大发，血出稀淡，脘痞腹胀，难于饮食。脉形沉细，苔白质淡。肝为藏血之海，脾为统血之帅，今脾阳不能统摄，所以血溢下注。脾难旋运，恐肿胀日甚。

生於术一钱　炙黑草三分　砂仁后入，五分　生熟谷芽各二钱　制茅术一钱　炮姜五分　大腹皮二钱　百草霜一钱

二诊　用苍术理中，便血大减，而便泄腹痛，胸脘痞满，气分攻撑，腹膨肤肿。脉沉细，苔淡白。脾稍统摄，而旋运无权，遂致肝木偏亢，气湿不能分化。前法再参以分化。

茅术一钱五分　木香五分　陈皮一钱　川朴四分　白芍一钱五分，吴萸二分，同炒　连皮苓四钱　炮姜五分　炙草三分　砂仁五分　大腹皮一钱五分

三诊　便血已止，而脘腹仍然胀满，大便泄泻，小

溲不畅。脾虚不能旋运，气湿不行，升降失司。再运土利湿。

大腹皮二钱　连皮苓四钱　猪苓一钱五分　生熟米仁各二钱　上广皮一钱　广木香五分　泽泻一钱五分　炙鸡内金一钱五分　制香附二钱　生姜衣三分

四诊　运土利湿，便血未来，而脘腹满胀，仍然不减。小溲不利，大便泄泻，两足厥逆，脉形沉细，肢体虚浮。阳气不能敷布，以致水湿之气泛溢肌肤。再宣布五阳，以望转机。

熟附片五分　淡吴萸五分　泽泻二钱　薄官桂六分，后入　炙内金二钱　公丁香三分　白茯苓四钱　猪苓二钱　台白术二钱

五诊　胀由于气，肿由于湿，宣布五阳，肿胀稍定，仍然不退，咳嗽气逆。肺主一身气化，再疏肺下气，参以理湿。

砂仁五分　甜葶苈六分　大腹皮二钱　花槟榔一钱　青陈皮各一钱　木香五分　炒苏子三钱　制香附二钱　连皮苓二钱　炙内金一钱五分　姜衣二分

溲　血

倪左　小便浑浊如泔，有时带出血条，却不作痛。此肾虚而湿热袭入肾与膀胱，宜泄热利湿。

海金沙三钱　当归炭二钱　川萆薢二钱　泽泻一钱五分　生地四钱　滑石块三钱　丹皮炭二钱　赤白

苓各二钱　鲜藕三两，煎汤代水

二诊　尿血不止，尿管并不作痛，脉形细弱。肾虚湿热内袭，实少虚多之象也。

炙生地四钱　当归炭二钱　蒲黄六分　牛膝炭三钱　炒萸肉一钱五分　生甘草三分　丹皮炭二钱　山药四钱　藕节炭三枚

三诊　膀胱湿热稍化，血稍减少，小溲仍然浑浊。前法再进一筹。

大生地四钱　当归炭二钱　蒲黄炭五分　沙苑盐水炒，三钱　生山药三钱　丹皮炭二钱　牛膝炭三钱　炒萸肉一钱五分　淡秋石一钱　藕汁一杯，温冲

四诊　尿血渐减，脉亦稍缓。痛者为火，不痛者为虚。再益肾之阴。

大生地三钱　粉丹皮一钱五分　白芍一钱五分　大熟地二钱　山药三钱　旱莲草三钱　炒萸肉一钱五分　泽泻一钱五分　潼沙苑三钱　藕节二枚

五诊　尿血递减，尚未能止。脉象微数。肾虚而虚火内迫，再育阴泄热。

大熟地四钱　炒五味三分　茯神三钱　旱莲草三钱　淡秋石一钱　大麦冬二钱　炒萸肉二钱　丹皮二钱　生山药三钱　白芍一钱五分　藕节炭三枚

六诊　尿血渐退。再壮水益阴。

生熟地各三钱　粉丹皮二钱　炒萸肉二钱　炙五味三分　麦冬三钱　杭白芍一钱五分　淡秋石二钱　生山药三钱　泽泻盐水炒，三钱　藕节三枚

七诊　尿血之后，肾阴不复，再壮水育阴。

生熟地各三钱　生山药三钱　白芍一钱五分　大天冬二钱　党参三钱　生熟草各三分　炙五味三钱　泽泻一钱五分　大麦冬一钱五分

八诊　溲血之症，原由肾水内亏，虚火郁结，迫损血分。前投壮水制火，诸恙得平。调理之计，自宜扩充前意。兹参入清养上中，以肺阴在上，而为水之上源也。

西洋参二两　奎党参四两　生山药三两　生於术二两　炒萸肉一两　炒扁豆三两　云茯苓三两　川石斛四两　粉丹皮二两　肥玉竹三两　怀牛膝盐水炒，三两　生熟地各二两　天麦冬各三两　甘杞子三两　白芍酒炒，一两五钱　生熟草各五钱　当归炭一两五钱　女贞子酒炒，三两　潼沙苑盐水炒，三两　厚杜仲盐水炒，二两　炒知母二两　泽泻一两

用清阿胶三两，龟版胶三两，鱼鳔胶二两，冰糖三两，四味溶化收膏，每日晨服一调羹。

某　尿血并不作痛。

益元散　黑山栀　龙胆草　制香附　黄柏盐水炒　甘草梢　川萆薢　赤白苓　车前子　泽泻

左　尿血而不作痛。叠投壮水益肾，诸恙渐平。无如平素多湿，水得补而渐复，湿得补而渐滞，所以目眦带黄，而食不馨香也。急宜流化湿热。

制半夏二钱　制香附一钱五分　大腹皮二钱　生熟薏仁各二钱　上广皮一钱　建泽泻一钱五分　西茵

陈二钱　猪茯苓各二钱

又　小溲渐清，而面目尚带浮黄，还是气滞湿郁情形。

前方去茵陈、香附，加於术、砂仁、玫瑰花、广藿香。

左　溲血已止，而脉象尚觉弦硬。的是肝肾两亏，不能固摄，湿热乘袭其地。再从壮水之中，参以坚阴。

生地炭四钱　生牛膝五分　黑丹皮一钱　龟甲心五钱　茯苓三钱　黄柏炭一钱五分　黑山栀三钱　泽泻一钱五分　淡竹叶一钱五分　鲜藕一两　黄茧壳二钱，二味煎汤代水

右　由牙疳而至鼻衄，兹则溲血作痛甚剧。此湿热蕴遏膀胱。

海金沙三钱　黑山栀三钱　木通五分　滑石四钱　黄柏盐水炒，二钱　丹皮炭二钱　侧柏炭三钱　小蓟一钱　鲜生地七钱　淡竹叶三钱

卷 七

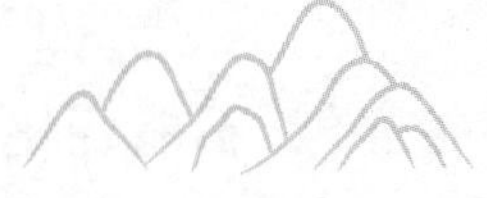

痰 饮

许左 天气温和，头晕辄剧，曾经见红，知系火风。甘凉频进，以胃药治肝，火风虽得稍杀，而脾阳为之暗损，旋运不及，遂致胃中之水湿停留，胃脘痞阻，甚则呕吐。脉象沉弦。停饮之兆，久恐延膈。

制南星 赤白苓 淡干姜 制半夏 煨天麻 川雅连 白蒺藜 炒枳壳 竹茹姜汁炒 白金丸三分，先服

薛左 腹中漉漉，饮象也。口吐涎沫。良以胃气虚寒，津液不能约束。其来也渐，则其愈也难。拟以丸药缓调。

陈半六君丸，每晨服三钱，益智仁一钱，生姜三片，煎汤送下。

杨左 停饮内阻，火被水抑，不能蒸变，以致谷食不化，涌吐而出。土为火子，命火不治，则脾土不运，大便频泄。脉沉细，右尺更甚。宜理中汤。

潞党参一钱五分 炮姜五分 制附片五分 炒於术二钱 炙甘草三分 白茯苓三钱 煨木香四分

虞左 水饮停留，控之不出，攻之不行。刻下食入倒饱，中脘痞胀，汩汩作酸，欲吐不吐，小溲短少，便不畅行，脉象濡软。良由久病脾胃气虚，不能运旋，水

谷之气，不能变化，清浊不克分渗。用介宾先生五君子煎，以补脾胃而振中阳，参分化清浊，以观动静。

吉林参一钱　云茯苓四钱　炙甘草七分　炒於术二钱　淡干姜七分　来复丹一钱五分，药汤送下

二诊　温运脾胃，而分清浊，痛胀不退，欲吐不吐，胸中有窒闷莫名之状，大便不行，小溲涩少。脉沉细微数，舌红前半少苔。停饮日聚于上，胃液日耗于下，攻之不行，执是之故。木为水子，用刚体柔，营液既虚，则木失涵养，横暴之气，挟痰攻冲，脾胃皆受其困。再养营液，参苦辛酸以制强肝，冀其气平而痰饮默化。

干苁蓉三钱　炒萸肉二钱　制半夏一钱五分　甘杞子三钱　茯苓三钱　白芍土炒，二钱　安胃丸三钱，分二次服

三诊　痰饮结聚于上，肝气纵横于下，以手探吐，痰出略舒，而仍腹满作胀。经谓：浊气在上，则生䐜胀。又谓：在上者因而越之。姑再遵此立方。

炒於术二钱　陈皮二钱　石菖蒲一钱五分　川朴二钱　生熟草各三分　广藿梗四钱

六味研末，每服三钱。甜瓜蒂一两，赤小豆一两，二味微炒黄色，研细，另服三钱。均开水调送下。

四诊　肝气挟饮内阻，吐出痰涎甚多。所有痰涎，当从涌出，而胸膈仍然不舒，噫出腐气。脉象濡弱。良由屡次挖之使呕，胃中之气阴安得不亏。谷气不能变化，酿为腐气。未可漫投消导。用《金匮》大半夏汤，以通补阳明，而推扬谷气，参重以镇逆，咸以软痞。

吉林参八分　代赭石四钱　蜜炙干姜三分　炙甘草五分　制半夏二钱　旋覆花三钱，包　炒木瓜皮一钱五分　橘白一钱　南枣三枚　白蜜一钱五分，入煎

朱左　停饮感寒复发，由脘痛而致呕吐，间日必发，发则脘中不舒，或觉作痛，呕出涎水，方得暂舒。胃无通降之权，饮食因而递减，肌肉因而消瘦。脉象沉弦，舌苔白腻，中心浮浊。水饮不化，阳气不能旋运。拟分化清浊，兼通胃阳。

制半夏三钱　茯苓五钱　大腹皮二钱　广皮一钱　干姜盐水炒，五分　白蔻仁五分　公丁香三分　猪苓二钱　来复丹一钱五分，开水先送下

二诊　分化清浊，药进之后，呕出涎水甚多。此病聚于中，不能不出者。既呕之后，至今三日，食未反出，药病不可谓不投。水饮之气，非温不化，再参马元仪法。

上瑶桂五分，去粗皮，药汁另煎　制半夏二钱　云茯苓五钱　公丁香三分　淡干姜七分　大腹皮二钱　建泽泻一钱五分　淡吴萸五分　来复丹三钱，开水先送下

三诊　呕吐暂定，而水气不化，中阳不旋，中脘作痛。脉沉细，苔白质腻。温理中阳，固是定局，然水饮盘踞，阳气何由得宣。再从温化之中，稍寓攻逐之意。

淡吴萸五分　陈皮一钱　茯苓四钱　大腹皮二钱　制半夏二钱　公丁香三分　淡干姜七分　白蔻仁六分，研，后入　制香附二钱　上沉香三分　黑丑四分，二味研细末，生姜汤分二次下

四诊　温理中阳，兼逐饮邪，阳气转旋，脘痛已止。然正气暗亏，气不得化，小溲不畅。再参扶持中气，以期气化则水湿亦化。

吉林参另煎，冲，八分　茯苓四钱　川桂枝六分　白蔻仁六分，研，后入　淡干姜七分　泽泻一钱五分　公丁香五分　高良姜五分　老姜三片

改方仍呕　良姜七分　广皮一钱　公丁香三分　制半夏二钱　制香附三钱，打　干姜七分　白蔻仁六分，后入　茯苓四钱　上沉香三分　黑丑三分，二味同研细末，先服

五诊　饮阻于中，复经吐下，脘痛已止。然小溲未畅，水难外泄。恐饮再停聚，宜分化清浊，再利膀胱，以开支道。

制半夏二钱　茯苓四钱　干姜六分　建泽泻一钱五分　台白术二钱　陈广皮一钱　薄官桂六分　公丁香三分　木猪苓二钱　老姜一钱　来复丹一钱，开水先服

六诊　呕吐未作，胃纳渐增。然中脘时仍作痛，大便六日不行，脉行沉细。脾为阴土，主健运而恶湿，今水久停，则脾土不能运旋，腐气因而阻痹。当再通阳。

制半夏三钱　白蔻仁六分　制香附二钱　泽泻一钱五分　云茯苓五钱　丁香三分　干姜五分　猪苓二钱　老姜一钱五分　半硫丸一钱五分，先服

七诊　助阳气以资鼓舞旋运，大便通行。然水饮之气，旋去旋停，皆因脾胃之阳，久为困遏，不克转旋。温中蠲饮，参以分利。

制半夏三钱　丁香三分　白蔻仁五分　建泽泻一钱五分　云茯苓五钱　淡吴萸八分　广橘皮一钱　木猪苓二钱　老姜片二钱　公丁香二钱，另研，饭丸，姜汤送下

八诊　水饮根蒂未除，旋去旋停，得呕始宽。燥土利湿，可以通阳，而不能撤水。乘元气未漓，而为攻逐。叔涛先生所见相同，即行照用。

川桂枝七分　茯苓六钱　制半夏二钱　橘皮二钱　淡干姜七分　白术二钱　大腹皮二钱　生甘草二分　控涎丹一钱，姜汤下

九诊　水饮既去，中气不足，旋运不及，去者自去，停者自停。病至则攻，病去则补。

川桂枝七分　制半夏二钱　大腹皮二钱　公丁香二分　茯苓三钱　川朴一钱　老姜一钱五分　控涎丹五分，姜汤先服

又诊　水行后，另服补方。

吉林参一钱五分　炙上芪二钱　桂枝七分　川椒目四分　木猪苓二钱　炒於术二钱　干姜七分　茯苓五钱　赤石脂一钱，研末，饭糊为丸，先服

毛　向有肝气旧恙，秋季肢厥，胸闷头晕，有似发痧。盖气道闭塞，阳气上升，即肝木勃动之先声也。平复未久，忽复身热腹痛，右半胸腹尤甚，当脐坚硬跳动，缠绵已久。咳嗽痰多，经日盈碗。今痛势虽定，而遍右尚觉不舒。所最甚者，中宫窒塞，谷食难容，大便不解。六脉濡软，沉候俱弦，右关尤甚，寸细尺沉，左尺小涩。此肝木纵横，挟内伏之痰饮，乘于土位。

肝脏居左，而土位居右，木既乘土，所以痛甚于右也。中脘属胃，胃为戊土，脐居一身之中，亦土位也，《金匮》当脐动气，有水邪干土之例，正与痰饮一层吻合。夫土中之木，木即气也，气乃无形之物，饮为有质之邪，事楚事齐，则是有形者急，无形者缓。欲治有形，可攻可下，可燥可劫，但可施之于壮实之躯，断难施之于尺脉小涩之体。今食喜暖热，舌苔薄白，而色淡质腻。长沙云：饮家当以温药和之瘥。饮为阴邪，阴霾闭塞，非阳光煦照，安能雾散云收。况胃为阳土，水谷至此，顷刻即消，吾身之一丹灶也。今气停于是，湿停于是，痰停于是，饮停于是。然则水谷之海，岂是停气、停湿、停痰、停饮之所，特温以煦之。其气既虚，血亦不足，刚燥之品。未免伤阴。拟用长沙瓜蒌薤白汤出入，取辛润滑利，以开胃阳。而辛温大热之品，另制为丸，飞渡上焦，免致伤液。药能应手，尚有可为。特气弱年高，胜负之数，不能预决耳。管窥所见，尚乞高正。

薤白头三钱　制半夏二钱　霞天曲炒，一钱五分　瓜蒌仁五钱，姜汁炒，研　广皮一钱五分　云茯苓三钱　煅白螺蛳壳二钱　生姜汁两茶匙，冲　上瑶桂三分，研细末，饭包丸，姜汤送下

服药前先服白酒一小杯，药后再服一杯。

二诊　伐肝通阳，脐腹之痛大减，中脘痞胀略松，稍思纳谷，大便畅行，然每至食后，中州仍觉不舒。数日之间，先寒后热者再，以胆主开合，为肝之外府，脏病于内，府应于外，则开合为之失度，胆病实肝病也。

高年久病，断无破泄之理。然食能知味，非无胃也；食入必胀，土中有木也；木在土中，则有胃若无胃矣。胃腑以通为用。又肝无补法，前人谓泻肝即所以补肝，则是破泄一层，未便过馁。今右关弦滑，尺脉较前稍起，左关仍弦，沉候尚觉有力。伐肝泻木，虽经病久，尚在急需。拟从辛通之中，参以化痰调气。正之。

半夏曲二钱　炒枳壳一钱　广皮一钱　茯苓五钱　白蒺藜去刺，炒，三钱　白芍土炒，一钱五分　囫囵砂仁四分，盐水炒，后入　野蔷薇花七分　娑罗子磨，冲，四分　薤白头三钱　上瑶桂五分，研末饭丸，姜汤分两次送下

翁媪　痰饮内阻，肺气失降，咳嗽痰多气逆，卧着尤甚，食入胀满。脉象沉弦，舌苔白腻。宜温开饮邪，用重药轻服法。

麻黄蜜炙，后入，三分　淡干姜三分　北细辛二分　长牛膝盐水炒，三钱　白芍酒炒，一钱　桂枝三分　五味子同干姜打，四粒　炙草三分　茯苓三钱

二诊　辛温以开太阳，喘咳稍轻，痰略见少。再用三子养亲汤以温肺蠲饮。

白芥子五分，研　生莱菔子二钱　广橘红一钱　炒於术一钱五分　淡干姜三分，五味子四粒，同打　炒苏子三钱　茯苓三钱　炒枳壳一钱　制半夏一钱五分

陈左　素体湿盛，日前感受风寒，致风在于上，湿袭于下，上为咳嗽，下为足肿。兹则寒湿之邪，蔓延及上，中脘痞满，胸中作痛，中州格截，上焦之气，尽壅于上，不能下降。日来咳甚气升，不能着卧，痰多成块，

肌肤带肿，面色黄浮。脉细沉弦，舌苔薄白。三焦升降之机，悉为寒痰所阻，深恐升降不通而喘甚致脱，不得不为预告也。勉拟开降上中，作背城之一战。

甜葶苈　橘红　苏子　连皮苓　枳实　川朴　制半夏　连皮槟　砂仁　沉香三分　黑丑三分　皂荚子一分，后三味另研末，调服

陈左　肺有伏寒，咳绵不止者已经两载。去秋复感凉燥，咳遂日剧，气逆不平，不能着枕。数日以来，更带中脘作痛，小腹胀满，大便六日不行。脉形弦滑，苔白口腻。此痰气交阻，土滞木郁，肝木从而不平。深恐元气难支。

薤白头　制半夏　新会皮　白蒺藜　缩砂仁　制香附　炒枳壳　云茯苓　瓜蒌仁姜汁炒，研　上瑶桂四分，饭丸，分两次服　沉香化气丸四钱，绢包入煎

朱左　停饮凝痰，聚于胃腑，胃腑之气，升多降少，五七日辄呕黏痰涎水，二便不利，脉象沉弦。夫痰之与津，本属同类，清气化则随气布而上供，清气不化则液滞为痰而中阻。气之化与不化，悉视脾阳之转运如何，所以《金匮》有饮家当以温药和之之例也。然刚燥之药，多服劫阴，攻逐之剂，正虚难任。惟有分其清浊，使清津上升，浊液下降，虽难霍愈，或可减轻耳。

制半夏二钱　云茯苓八钱　老生姜一钱　来复丹一钱，药汁送下

二诊　用半夏茯苓汤以行水降胃，兼进分利清浊之品，清升浊降，所以不治呕而呕自止，不攻荡而便自

行。惟中脘时有上涌之意，痰气未能悉化，前治稍为扩充。

制半夏三钱　云茯苓一两　薤白头三钱　老生姜四钱　来复丹一钱，药汁送下

王左　昔肥今瘦，病发则吐呕痰水，倾盆而出，呕至竭尽，往往微呕而带出紫血。夫饮食不为肌肤，而凝聚痰水，及时而发，其为蓄饮，略见一斑。惟是痰饮之证，都成于中气虚微，脾阳不运。夫既阳虚气弱，何至呕辄见红。若谓阳明为多气多血之乡，呕动胃络，而血从络溢，亦顷刻间耳，何至随动随出之血，而辄变紫瘀哉？先哲有言，人受气于水谷，水谷之气，流则为津为液，滞则为饮为痰。盖流者气化之流，滞者气化之滞也。尊体丰伟，断非阳虚之比。参诸脉象，左部柔和，右部沉弦而滑。此由肝木之气，失于条达，木郁则土滞，土滞而水湿不行，渐成蓄饮，呕则胃逆，胃逆则肝脏郁勃之气，挟火冲胃，胃络之血溢出，已经火烁，色即变瘀，此实饮病而兼木郁者也。主治之法，《金匮》云：心下有支饮，小半夏汤主之。又云：呕吐心下痞，膈间有水，眩悸者，小半夏加茯苓汤主之。盖取半夏散结除湿，茯苓益脾消水，生姜利气止呕，今以此方为君。以半夏厚朴汤分其浊气下出而为之臣。参入橘皮疏胃，合以上诸药，即寓二陈之意，而为之佐。气降即火降，参入沉香调和中气降气平肝，而为之使。二十剂后，则于晚间服本方，清晨服香砂六君子丸三钱，以微顾其本。当否正之。

制半夏二钱　上川朴四分　橘皮一钱　云茯苓四钱　磨苏梗三分，冲　磨沉香二分　生姜汁一茶匙，冲

钟左　心下虚悸，脉细濡而右关滑。此由痰水聚于胸中，阴湿弥漫于下，则心阳浮越于上。长沙独得其旨，故《玉函经》中一则曰：心下悸者为有水气；再则曰：水停心下则心下悸。近医每以心营不足目之，未知圣训耳。

制半夏一钱五分　炒杏仁三钱　云茯苓四钱　橘皮一钱五分　薤白头三钱　瓜蒌仁炒，研，三钱　生姜汁二匙，冲

某　胃有停饮，胃阳不展，至暮辄作呕吐，脉象沉弦。恐延反胃之证。

制半夏　淡吴萸　猪茯苓　橘红　老生姜　白蔻仁　太乙丹　伏龙肝煎汤代水

某　中脘漉漉，不为呕吐，即为泄泻，饮停胃腑。不入虎穴，焉得虎子。

制半夏三钱　广陈皮一钱　公丁香三分　大腹皮二钱　淡吴萸四分　上瑶桂四分　云茯苓三钱　控涎丹一钱，姜汤送下

二诊　泻水甚多，中州稍舒，然仍食入嗳气。再温中助阳。

上安桂五分　橘皮一钱　制半夏一钱　茯苓四钱　猪苓二钱　淡干姜炒黄，五分　吴萸四分　公丁香三分　泽泻二钱　大腹皮二钱

丁左　停饮虽未复发，然胃失通降，上焦之气火

不能下行，以致痰红鼻衄。欲化其在上之热，当祛其在下之寒。

制半夏一钱五分　公丁香三分　炒枳实一钱　白蔻仁研，后入，七分　云茯苓四钱　陈广皮一钱　大腹皮二钱　姜汁炒竹茹一钱　伏龙肝一两，煎汤代水

李右　中脘不舒，按之漉漉，于结聚之处自觉寒冷，肢厥，头面畏风。脉象沉弦。此由寒饮停于胃腑，阳气窒塞不宣，阳气所不到之处，即畏风厥逆之处也。症属停饮，饮家当以温药和之。

川桂枝　广皮　木猪苓　炙黑草　白蒺藜　制半夏　茯苓　淡干姜　焦白术　大腹皮

刘左　痰饮根深，脾阳不运，津液凝滞酿痰，阻于肺下，发则喘咳。肺气不降，甲木上逆，眉棱骨痛。脉象沉细濡软。饮家本当以温药和之，但本质既亏，未便过投猛剂。疏理痰气，取其减轻，勿期霍愈可耳。

制半夏三钱　炒苏子三钱　陈胆星四分　炒枳壳一钱　白金丸三分　广橘皮一钱　煨天麻一钱五分　白茯苓三钱　白前胡一钱五分　旋覆花包，一钱五分

江左　三疟之后，脾阳损伤，以致运旋不及，酿湿生痰，蕴于胃腑，水火交通之道阻，而为脘痞不寐。肺气欲降不得，时易气逆，肢体疲软少力。治宜化痰和中。

制半夏三钱　枳实八分　泽泻一钱五分　杏仁泥三钱　白蒺藜三钱　野於术一钱五分　茯苓四钱　广陈皮一钱　姜汁炒竹茹一钱二分

王左　久咳痰多，数日来中脘结聚有形，食入痞阻，痰喘气逆。脉象沉弦，舌苔淡白。此带病感寒，寒湿痰交阻肺胃。大节在迩，有喘脱之虞。用《金匮》桂枝加厚朴杏子汤。

川桂枝五分　川朴一钱　海蛤壳一两　炒苏子三钱　橘红一钱　白芥子三分　砂仁四粒　磨沉香四分　白茯苓四钱　枳壳四分　杏仁泥三钱　杭白芍一钱，炙草二分炒入

薛左　迭经温化痰饮，咳逆已止，然脉象尚带沉弦。脾为生痰之源，以阳为运。再补其气而助其鼓舞运旋。

制半夏一钱五分　川桂枝四分　茯苓四钱　野於术一钱五分　人参须六分　泽泻一钱五分　猪苓二钱　淡干姜炒黄，四分　广橘红一钱　炙黑草三分

某　痰饮而致咯血，中州痞满不舒，噫出腐气，脉象沉弦。此脾土为湿痰困乏，不能统血。恐损而难复。

川雅连　茯苓　橘皮　焦白术　广郁金　制半夏　炮姜　枳实　炒竹茹　沉香曲

某　痰饮已久，向则每发必喘，兹则不时呕吐，吐后神始清爽，脉象沉弦。此饮邪泛逆，驾熟走轻，势难杜截，惟有相机行事而已。

制半夏一钱五分　茯苓三钱　旋覆花一钱五分　控涎丹八分　白芥子三分，研　橘皮一钱　老生姜一钱五分　野於术　煨牡蛎　赤石脂上三味为末，蜜丸，服

三钱

陆左　痰饮化燥，经治渐愈。而屡饮蔗汁甘寒，胃阳阻遏，以致痰湿阻肺，气逆而痰不易出。湿痰蒙蔽，气火郁而不宣，自觉胸腹之间，炽热难受。是谁之过，试细思之。

冬瓜子　杏仁泥　瓜蒌霜　蜜炙橘红　黑山栀　炒竹茹　生薏仁　海蛤粉　炒黄川贝　枇杷叶

某　六腑以通为用。胃有湿痰，则阳气痞塞。辛温以开其痰之结，如鼓应桴，再从前法进治。

人参须七分　厚杜仲三钱　茯苓三钱　野於术一钱　制香附二钱　川断肉三钱　广皮一钱　制半夏一钱五分　砂仁七分，后入　上瑶桂二分，研末，饭为丸

胡左　脉缓有力，颇得充和，惟右关部稍见滑象，是得天独厚，痰湿亦属有余。大便常带溏行，是中气足以鼓舞，不能僭踞，与火衰脾泄迥殊。至于阳道不兴，花甲之年，已不为病，而况古稀者乎。津液二字，俗每并称。殊不知浊中之清者，上升而为津；清中之浊者，下行而为液。寐醒辄觉口渴，然并不引饮，片刻即回，若以清津有亏，何以不饮而渴自解？亦何以除寐醒之余，并无燥渴之见象？盖湿随气化，卧则气闭而湿聚，阻遏清气，不能上升，虽有清津，无从供给；醒则气行湿散，浊者不阻，清者自得上行矣。宜补气运湿，以杜其湿盛生痰，痰热生风之渐。然古稀之年，阴分亦不能不预为之地。仿《金匮》药法，上下分治。即请指正。

龟版胶一两，蛤粉拌，炒松　大生地三两，姜汁拌，炒松　鹿角胶一两，牡蛎粉炒　炒杞子一两　炒白芍七钱　真阿胶一两，蛤粉拌，炒松

上药研极细，蜜水泛作小丸，如痧药大，候干用。

制半夏三两　野山别直参三两　枳实一两五钱　炒於术一两五钱　云茯苓三两　广皮一两五钱　泽泻一两五钱　猪苓一两五钱

共研为细末，蜜水将小丸洒湿，照泛丸法，以后项药渐渐包上，如梧子大为度。每日服二三钱，清晨开水送下。

王左　经云：饮入于胃，游溢精气，上输于脾，脾气散津，上归于肺，通调水道，下输膀胱，水精四布，五经并行。此于后天生化之机，宛然如绘者也。脉象濡细，而右部软滑。其平时伏有痰饮，发必致喘，投《金匮》苓桂术甘汤，屡如鼓桴，是内饮治脾之主方，自必投之辄效。特辛温之品，久恐伤阴，则必有和平中正之方，为先事预防之计。窃维精神气血，所以奉生，其次则津与液焉。何为津，浊中之清而上升者也；何为液，清中之浊而下降者也。然津不自生，得气化而口鼻濡润；液不自降，得气化而水道宣通。气化者，足太阴脾气、手太阴肺气也。体丰则中虚，中虚则气弱，气弱则脾土少鼓旋之力，肺金乏清肃之权，于是而向之流布为津为液者，遂凝滞而酿湿为痰，隐匿于中，乘机而发。虽喘咳不过偶作，未必为目前之累，实足为后日之忧也。调理之策，唯有补脾降胃，鼓动气机，使气

得流化，则不治痰而痰默消，不理湿而湿胥化。经旨之上输于脾而归于肺者，即此意也。兹从《外台》茯苓汤、六君、资生等参合丸剂，当否正之。

野山别直参另研，一两五钱　白蔻仁另研，八钱　盐水炒枣仁一两五钱　制半夏三两　盐水炙大有黄芪二两　木猪苓一两五钱　盐水炒菟丝子二两　远志肉六钱，生甘草三钱，煎汁收入　炒范志曲二两　枳实一两五钱　广藿香二两　甜杏仁霜二两　杜仲三两　泽泻一两五钱　广皮一两五钱　广木香七钱　浙茯苓三两　土炒野於术二两

上药如法研为细末，用生姜五钱，焦谷芽四两，煎浓汤泛丸如小梧桐子大。上午半饥时用橘红汤过下，每服二钱。

痰湿痰气

左　湿盛多痰之体，感冒风邪，袭于肺胃，以致由咳而引动伏饮，咳日以剧，右胁肋作痛。浊痰弥漫，神机不运，神识迷糊。叠化浊痰，神情转慧。至于痰湿之变态，如阻塞营卫而为寒为热，郁蒸中气而苔起灰霉，困乏脾阳，脾土不能运旋鼓舞而大便燥结，清中之浊不降，浊中之清不升而转干燥，传变种种。虽肌表之风，化疹外达，而湿痰究仍内困。所以病退之后，而疲惫自若，渐至气阻湿坠，少腹之满，顿从上僭，不特入腹过脐，而且上及胸脘，食入攻撑。右寸细涩，关

部弦滑，尺部沉弱，左部俱见小弱。都由脾为湿困，阳气不能运行。土滞而木不扶疏，遂令湿之流于下者，随左升之气而逆从上行，肠胃流行之机，悉为之阻，为撑为胀之所由来也。下病过中，图治非易。拟条达肝木，泄腑浊而运脾阳，冀得小溲渐畅，湿流气宣，方是好音耳。

淡吴萸三分，蜜水浸后取出，候干，盐水炒　霞天曲二钱，炒　麸炒枳壳一钱　广陈皮一钱，蜜水浸后，陈壁土炒　川楝子一钱五分　连皮茯苓五钱　盐水炒香附一钱五分　木猪苓二钱　泽泻一钱五分　不落水鸡内金一个，炙，研，调服　小温中丸三钱，开水先调服

沈左　向有痰饮，兹于春夏之交，神情委顿，形体恶寒，胃呆少纳。右脉濡滑，舌苔滑润。此由湿痰蕴阻，脾阳不能鼓舞，所以阳气敷布不周。以六君加味。

小兼条参另煎，冲，八分　上广皮一钱　茯苓三钱　淡干姜四分　炒於术一钱五分　制半夏一钱五分　炙草三分　焦麦芽一钱

二诊　中虚湿痰内阻，缠绵日久，胃气既虚，胃阴亦损。脾为阴土，胃为阳土，阴土固非阳不运，阳土则非阴不和。今不纳不饥，恶心欲吐，痰粘而稠。脉细弦，右部较大于左，左部略觉细软，且有数意。舌少苔，中心光红，良由病久胃气不复，胃阴连类而虚，遂致阳明不和，失于通降。拟甘凉益胃法。

西洋参一钱五分，元米炒　甜杏仁三钱　茯神三钱　半夏曲盐水炒，二钱　金石斛三钱　生扁豆衣三钱　盐

水炒竹茹一钱　活水芦根七钱

师云：若浅视之，似人参益智、半夏泻心、橘皮竹茹之证。今舌见光红，脉见弦数，胃阴之虚显然，故宜甘凉养胃矣。正蒙志

徐右　阴分不足于下，虚火浮越于上，单声呛咳，痰带青绿。宜育阴以制伏阳气，阳气平则眩晕自定也。

细生地四钱　粉丹皮二钱　川贝母二钱　黑豆衣三钱　白蒺藜三钱　淡天冬三钱　海蛤粉三钱　池菊花一钱五分　陈关蜇六钱

左　相火行令之时，虚火时降时升，升则炼液成痰，熏蒸肺胃，咽痛时作，痰多牵腻。深入重地，恐难图治。勉拟化痰以衰其熏蒸之势。

北沙参四钱　海蛤粉三钱　生牡蛎五钱　茯苓三钱　陈关蜇一两　川石斛四钱　川贝母三钱　天花粉二钱　竹沥一两　大荸荠四枚

吕左　癖染紫霞，日久伤气，气弱不能输运，聚饮生痰，上阻肺降，咳嗽痰多盈碗。脉象沉弦。虽属饮象，每先干咳，然后痰多。肺金渐燥，将成痰火之症。

川贝母三钱　桔梗二钱　苏子三钱　竹沥半夏一钱五分　枳壳七分　肥玉竹三钱　茯苓三钱　白蜜一钱五分　橘红一钱　老姜一钱五分，后二味少冲水炒干，入煎

二诊　用石顽老人法，咳嗽痰多，尚复如是，寅卯为甚，甚则心烦汗出。脉象甚弦，而带微数。阴精不足于下，痰气凭凌于上，冲阳挟痰上升，所以寅卯为甚。然腻药难投，宜上下分治。

玉竹三钱　车前子一钱五分　冬瓜子三钱　炒苏子一钱五分　贝母一钱　怀牛膝盐水炒，三钱　白茯苓三钱　海蛤粉三钱　济生肾气丸三钱，淡盐汤送下

三诊　补水中之阴，助水中之火，利水中之滞，寅卯咳嗽已减，痰亦渐少。再上下分治。

制半夏一钱五分　炒苏子一钱　怀牛膝三钱，酒炒　车前子盐水炒，二钱　薄橘红一钱　白茯苓三钱　紫蛤壳五钱　炒香甜杏仁三钱　济生肾气丸三钱，淡盐汤送下

四诊　痰嗽渐轻，的属肾虚不能仰吸肺气下行。介宾先生谓熟地为化痰之圣药，其说虽偏，不为无意也。

炒萸肉二钱　白茯苓三钱　车前子盐水炒，三钱　炒香甜杏仁三钱　淮山药三钱　紫蛤壳五钱　怀牛膝盐水炒，三钱　七味都气丸三钱　济生肾气丸二钱，二丸和合，分二次服

陈右　一阳将复，阳气上升，木来克土。便痢之后，气分不和，有时嘈杂神糊，痰多稠腻。肝木之余威未平，痰气之迷蒙不化。拟平肝化痰。

川楝子一钱五分，切　广皮一钱　炒竹茹一钱　海蛤粉三钱，包　制香附二钱，研　云茯苓三钱　陈胆星五分　竹沥半夏一钱五分　淡吴萸二分　川雅连五分，二味同炒

二诊　肝热上腾，时仍嘈杂。清旷之地，为痰热弥漫，所以甚觉迷沉。再泄热化痰。

青盐半夏一钱五分　广橘红一钱　黑山栀三钱

炒竹茹一钱　炒瓜蒌皮三钱　粉丹皮二钱　白茯苓三钱　淮小麦三钱　炒香甜杏仁三钱　冬桑叶一钱　川雅连四分　谷芽二钱

某　痰气交阻阳明，纳食中脘痞胀，每至病发，诸气闭郁，上不得吐，下不得便，脉象弦滑，口燥烦渴。火从气化，气由痰阻。宜化痰开郁。

豆豉三钱　广郁金一钱五分　杏仁泥三钱　枳实一钱　黑山栀二钱　茯苓四钱　盐水炒竹茹一钱　白金丸五分　瓜蒌皮四钱　枇杷叶四片

病发时用当归龙荟丸一钱，礞石滚痰丸二钱，开水送下。

某　肝肾空虚，不能藏纳，阴精未复，中气复虚，以致旋运无权，湿痰难运，阻于肺下，气逆短促。痰阻于上，湿趋于下，两胫为之肿胀。频进补肾镇纳之方，病不少退。良以归纳之药，不能化痰，肾欲纳而肺不降，殊多掣肘之处。如竟改投降肺化痰之剂，深恐开其上者，更虚其下。脉象虚弦，右部濡滑。正与石顽先生所云痰火之症吻合，深恐介于两大，不克制其滋蔓耳。

炒玉竹三钱　生甘草七分　云茯苓四钱　广橘红二钱　生米仁七钱　川贝母去心，三钱　苦桔梗一钱　紫菀肉蜜炙，二钱　鲜生姜蜜炙，三钱　冬瓜皮一两，炒，二味煎汤代水

邱左　感风渐解，停饮宿痰，陆续而出。然气不足不能推送，液不足不能滑利，张介宾谓熟地乃化痰

之圣药，即此意也，不然安有地黄而化痰者乎。前法小有出入，未便更张。

上党参元米炒，三钱　炙生地五钱　茯苓神各二钱　车前子一钱五分　生於术二钱　炙鳖甲五钱　海蛤粉三钱　厚杜仲三钱　粉丹皮二钱

李左　据述病恙起初乏力，渐至失音。经云：脾病则四肢不用。不用者无力也。由乏力而渐渐失音，似非脾病矣。殊不知湿困于脾，蕴于胃，湿热之气上蒸于肺，肺热则音不能扬，其时似宜与金被火烁则不鸣之例相比。足又软弱，似宜与脾胃湿热上蒸，肺热叶焦，则生痿躄之例相比。虽非的症，然亦可以意会。阅方中一用白芍，音即低微，为其收守也。肺脾同病，肺为燥金，故湿热者当进燥烈，当此之际，似宜流化气机，清化湿热，扩清其上蒸之炎。而参芪叠进，冬地频投，湿热之气，滞而不行，渐至一身之营卫皆郁，七八天一更衣，胸腹绊结，少腹成块，摩则无形，囊足皆肿，呼吸不利。变变奇奇，皆卫气郁结之所为。盖郁则气滞，气滞则不行，能无所见如上乎？麻黄开肺气，故小效。然无清理脾胃湿热之功，故始效而终不效。星半祛痰湿，又有耗伤肺阴之弊，故服之觉燥。吾人肝合脾升，胆合胃降，卫气既郁，胃土安能通降？胃土不降，则胆经之气，不能独向下行，于是但有肝木之升，而无胆木之降，所以目昏头晕，肝阳大动也。后用《金匮》等法，似觉心思渐入角尖，恐有暴厥暴绝之患。不如且行停药，半月之后，将拙拟方进七八剂，观

其动静何如。总之，与其错服一剂，不如停服一剂，有切当万稳之法则用，无切当之法则已。问病付药，殊觉渺茫，未识知己以为何如。抗直不讳之处，必为同道所恶，不得已借一纸之书，以当面谈。

土贝母三钱　天花粉二钱　真建曲二钱　川抚芎一钱　桑霜叶一钱　广郁金三钱　制香附三钱　粉丹皮二钱　盐水炒广橘红一钱五分

气　郁

金右　抑郁伤肝，肝强土弱，胃失通降。食入胀满，漾漾欲吐，腹中偏右聚形，月事不行，往来寒热，脉细弦而数。胆为肝之外府，木旺太过，则少阳之机杼不转。宜平肝调气，参以散郁。

柴胡五分，醋炒　白芍一钱五分，酒炒　制香附二钱　白茯苓三钱　陈香橼皮一钱　当归二钱，酒炒　川楝子一钱五分　粉丹皮二钱　延胡索酒炒，一钱五分　炒枳壳一钱　干橘叶一钱五分

二诊　两和肝胃，参以开郁，便行稍畅。而中脘气滞，胃失通降，食入胀满；开合失度，寒热往来。再和肝胃以舒木郁。

香附二钱　豆蔻花五分　炒枳壳一钱　女贞子三钱，酒炒　焦麦芽二钱　广皮一钱　佛手花六分　沉香曲一钱五分，炒　当归一钱五分，酒炒　逍遥丸四钱，分二次服

金左　先自木郁土中，中脘有形作胀。脾与胃以膜相连，胃土受侮，脾土亦虚，渐致腹笥胀大，肢肿面浮，目眦带黄，如是者已经数月。兹交立冬节令，忽然下利，澼澼不爽，脓血相杂，上则恶心呕吐，呕出亦带黑色，四肢厥逆，脉沉如伏。肝强土弱已极，肝为藏血之海，肝经之气纵横逆扰，则肝经之血不克归藏，有发厥之虞。《金匮》厥阴篇中每以苦辛酸合方，即师其法。能否应手，非敢知也。

乌梅五分　川雅连五分，淡吴萸七粒，同炒　白芍三钱　黄芩一钱五分　干姜四分　甘草四分　茯苓三钱　佛手花四分　干橘叶一钱五分

再诊　前用《金匮》苦辛酸法，脓血已退，便利大减，卧得安眠，胃亦略起，胀势稍得宽松。而气仍下坠，呕痰仍黑，目畏火光，小溲红赤，舌干口燥，两手稍温，两足仍厥，脉稍起而细弦无力。阴虚木旺，气火尽越于外，经谓热胜则肿也。虽见转机，尚未足恃。拟养肝柔肝，以平气火，气行火平，治肿治胀之道，寓乎其中矣。

陈阿胶二钱　炒天冬三钱　生甘草七分　当归炒黑，二钱　泽泻一钱五分　生地炭四钱　生白芍三钱　云茯苓三钱　木瓜皮二钱，炒　车前子三钱　佛手花四分

三诊　四肢转温，面肿大退，胀势亦减，上冲之气亦平，小溲渐畅，然便利仍然不止。昨日停药一天，今又脓血相杂。脉象细弦。肝强土弱，营不收摄，湿热

蹈暇乘隙，更复伤营。再养血和营，兼清湿热。

当归炒黑，二钱　杭白芍三钱，甘草二分，同炒　生地炭四钱　车前子二钱　茯苓三钱　木瓜皮三钱　大腹皮二钱　淡芩一钱五分　丹皮炒黑，二钱　驻车丸三钱

酌改方　淡芩一钱五分　甘草三分　干姜二分　丹皮二钱，炒　木瓜皮一钱，炒　白头翁二钱　川连五分　白芍三钱，与甘草同炒　秦皮一钱五分　黄柏炭三钱

四诊　改方参用白头翁汤，脓血大为减少，便利较疏，胀松呕退，痰色转白，略能进谷。然利仍不止，两足肿胀尤甚，有时恶心，脉象细弦。肝强土弱，湿热伤营，虽屡见转机，而于大局终无所济，不得不预告也。再泄脾胃湿热，参以分化。

制半夏二钱　川雅连六分　淡芩一钱五分　广橘红一钱　淡干姜三分　猪苓二钱　茯苓三钱　滑石三钱　木通八分　生熟薏仁各五分　泽泻二钱　白头翁三钱　陈胆星一钱

左　情志久郁，肝木失疏。冲脉为肝之属，冲脉起于气街，夹脐上行，至胸中而散，以致气冲脘痞咽阻。姑舒郁结而苦辛降开。

老川朴一钱　老山檀三分，磨，冲　川雅连五分　茯苓三钱　炒竹茹一钱　磨苏梗四分　郁金一钱五分　淡干姜四分　橘皮一钱

左　痛抱西河，肝气抑郁，腹中疞痛，肌热，口苦舌干。急宜开展襟怀，以靖气火。

桑叶一钱五分　川楝子一钱五分　川石斛四钱　半夏曲一钱五分，炒　丹皮二钱　蜜炙香附一钱五分　大麦冬二钱　山栀皮三钱，炒　枇杷叶二钱，去毛

陈右　肝气抑郁不舒，左胁下又复作痛，牵引胸膈，口鼻烙热，目涩头胀。肝气不舒，肝火内亢，肝阳上旋。平肝熄肝，兼开气郁。

郁金　川楝子　制香附　炒枳壳　丹皮　木香　延胡索　干橘叶　冬桑叶　池菊

徐右　情怀郁结，胸中之阳气，郁痹不舒，胸次窒塞不开，不纳不饥，耳胀头巅烙热，大便不行，脉细弦微滑。仿胸痹例治。

光杏仁三钱　郁金一钱五分　生香附二钱　白茯苓三钱　瓜蒌皮三钱　川贝母一钱五分　山栀二钱　鲜竹茹一钱五分　炒枳壳一钱　枇杷叶去毛，一两

金右　情怀郁结，肝木失疏，以致肝阳冲侮胃土，中脘有形，不时呕吐，眩晕不寐。脉细弦，苔白质红，全是风木干土之象。拟两和肝胃法。

川楝子一钱五分，切　制半夏一钱五分，炒　炒枳壳一钱　川雅连五分　白芍一钱五分，土炒　制香附二钱，研　延胡索一钱五分，酒炒　代赭石四钱　白蒺藜去刺，炒，三钱　淡吴萸二分，与雅连同炒　旋覆花二钱，绢包

转方去川连、吴萸，加茯苓、竹茹。

再诊　气分攻撑稍平，中脘聚形亦化，呕吐亦减，寐亦渐安，略能安谷。但胸中有时微痛，所进水谷，顷刻作酸，眩晕带下。脉两关俱弦。肝胃欲和未和，再

从厥阴阳明主治。

制半夏一钱五分　广皮一钱　青皮四分，醋炒　白芍一钱五分，土炒　茯苓三钱　制香附二钱，研　川楝子一钱五分，切　白蒺藜去刺，炒，三钱　干姜二分　川雅连五分　代赭石四钱　炒竹茹一钱

三诊　呕吐已定，攻撑亦平，渐能安谷，肝胃渐和之象也。但少腹仍觉有形攻撑，心悸眩晕，小溲之后，辄觉酸胀。肾气已虚，不能涵养肝木。再从肝肾主治。

制半夏一钱五分　青陈皮各一钱　白归身一钱五分，酒炒　白蒺藜三钱　煅决明四钱　川楝子一钱五分　杭白芍一钱五分，酒炒　阿胶珠一钱五分　朱茯神三钱　煅牡蛎四钱　炒枣仁一钱

四诊　呕吐已定，而少腹攻撑，似觉有形，每至溲便，气觉酸坠，眩晕汗出，肝体渐虚。再平肝熄肝。

川楝子一钱五分　香附二钱，醋炒　朱茯神三钱　生牡蛎五钱　白芍二钱　甘杞子三钱　当归炭二钱　炒枣仁二钱　阿胶珠二钱　淮小麦五钱

毕左　抑郁伤肝，肝气纵横，木来克土，上吐下泻，有似痧气。如此严寒，何来痧秽，其为木土相仇，显然可见。匝月以来，腹中有形，不时攻筑，肝藏郁怒冲突之气也。此时极宜舒郁，而失于调治，以致气滞腹满，脾土不能运旋，浊痰因而难化，遂令弥漫神机，神情呆钝。脉象沉郁，重取带弦，而尺中无力。深入险地，不能言治。勉拟化痰以通神机，木旺正虚，无暇过问矣。

制半夏二钱　瓜蒌仁五钱，蜜汁炒，研　炒枳壳一钱五分　九节菖蒲五分　远志肉五分　薤白头三钱　陈胆星一钱　桔梗一钱　生姜汁三茶匙　白金丸七分，开水先送下

改方去白金丸，加白蜜。

曹右　咳不甚盛，而咽中梗阻，痰出成粒。此气郁痰滞，所谓郁痰是也。

老川朴一钱　磨苏梗五分　制半夏一钱五分　炒姜皮三钱　茯苓四钱　光杏仁三钱，打　香豆豉一钱五分　生香附二钱，打　炒竹茹一钱　郁金一钱五分　炒枳壳一钱　枇杷叶四片，去毛

再诊　痰多咳嗽如昨。痰在胸中，气火上逼，故口碎而痛。

制半夏三钱　甜葶苈五分　云茯苓三钱　光杏仁三钱　竹茹水炒，一钱　苏子炒，研，三钱　冬瓜子四钱　炒枳壳一钱　生薏仁四钱　苇茎八钱

王右　营阴不足，厥气有余。腹中有形，发则嗳噫痛胀。阳气上旋，耳鸣眩晕。经事不调。气为血帅，调血当先调气也。

全当归　朱茯神　天麻　整砂仁　上广皮　制香附　白蒺藜　枳壳　香橼皮　川楝子

张右　胆为甲木，肝为乙木，胃为戊土，脾为己土。五行之中，木本土之所胜。人身内景，胆附于肝叶之内。惊动胆木，又以年迈正虚，不能制伏，遂致肝藏之气，亦随之而动。抑而下者为气，气克己土，则撑

满不和，甚至便溏欲泄。浮而上者为阳，阳犯戊土，则呕吐痰涎，甚至有气逆行至巅，为酸为胀。脉象弦滑，按之少力，苔白质腻。此皆厥阳犯脾胃致病，胃中之浊，悉行泛动。若久缠不已，恐入衰惫之途。治之之法，补则恐滞而气壅，平肝又恐迂阔而远于事情。惟有先降其胃腑，和其中气，能得呕止安谷再商。正之。

制半夏二钱　煨天麻一钱五分　制香附一钱五分　白茯苓四钱　新会皮一钱　白蒺藜三钱，炒　煨生姜一钱五分　白粳米一合　姜汁炒竹茹一钱五分，二味煎汤代水

陈右　肝气不和，横逆入络，腹痛牵引腰际，心悸耳鸣。再平肝泄肝。

川楝子切，一钱五分　橘红络各一钱　制香附二钱，打　厚杜仲三钱　白芍一钱五分　春砂仁七分，后入　杞子三钱，炒　甘菊花一钱五分

左　心中热辣，少腹有气上冲，至胸而散则尤甚。经云：冲脉者起于气街，并少阴之经，挟脐上行，至胸中而散。龙相不潜，冲脉不和，良有以也。

川楝子　杭白芍　广皮　盐水炒竹茹　白茯苓　炒杏仁　木香　大补阴丸

姚左　禀先不足，木失涵濡，冲气逆行，上干肺脏，单声作呛，腹中有气攻冲，头巅体震。拟滋水养肝清肺。

丹皮二钱　阿胶珠二钱　生白芍二钱　青蛤散三钱　川贝母二钱　煅磁石三钱　白蒺藜三钱　炙生地四钱　酒炒女贞子三钱　枇杷叶去毛，四片

二诊　腹中有气攻冲，则头巅体震，单声作呛。日来寒热兼作，此兼新感。先治其表，再治其本。

霜桑叶一钱五分　青蒿二钱　黛蛤散四钱　女贞子三钱　代赭石三钱　茯神三钱　丹皮二钱　川贝母二钱　炙龟甲五钱　枇杷叶四片，去毛

孙左　血虚不复，木燥生风，经络不时抽掣，腹胀带下，冲气不平，气冲至脘，则中脘胀满。宜养血熄肝，参以和胃。

阿胶珠　牡蛎　川楝子　桑螵蛸　砂仁　炒白芍　佛手　潼沙苑　枇杷叶

二诊　脉症相安，然中脘不时痞满，经络抽掣，脉细关弦。营血不足，肝阳冲侮胃土。再育阴熄肝，参以调气。

阿胶珠三钱　白归身二钱　香附一钱五分，蜜水炒　茯苓神各一钱五分　土炒白芍一钱五分　半夏曲二钱，炒　川楝子一钱五分　炒山药三钱　潼白蒺藜盐水炒，各一钱五分

另备服方

川楝子一钱五分　广郁金一钱五分　干橘叶一钱五分　炒瓜蒌皮三钱　延胡索一钱　制香附三钱　白蒺藜三钱　光杏仁三钱　黑山栀一钱五分　枇杷叶四片，去毛

倪右　肝胃不和，挟痰内阻。中脘不舒，甚则呕吐痰涎。脉形弦滑，重按空虚。血虚胆火犯中，姑和中而泄胆木。

桑叶　金石斛　制半夏　海蛤粉　炒杞子　丹皮　白蒺藜　云茯苓　钩钩　水炒竹茹

二诊　和中气，泄少阳，脉象相安。舌苔薄白，底质带红。痰多中脘不舒，迷沉欲寐，甚则呕吐，其痰更觉胶腻。胃为水谷之海，胃受谷气，则化津化气，以调和于五脏，洒陈于六腑也。西河抱痛，则木郁生火，木火扰中，则脘痞不舒。水谷之气，为火所炼，则不能化津化气，而反凝浊成痰，阳明遂失其通降之常，太阴亦失其清肃之令，所以呛咳痰多，咽中干毛也。伤寒六经中惟少阴有欲寐之条，既非肾阳虚而浊阴弥漫胸中，即是肾阴虚而真阴不能上潮于心矣。所以一则主以四逆，一则主以复脉也。姑循序进之。

金石斛四钱　制半夏一钱五分　茯苓三钱　广皮一钱　桑叶一钱五分　丹皮二钱　白蒺藜三钱　磨枳实二分　钩钩三钱　远志肉五分　炒竹茹一钱五分　姜汁二匙

张左　身热已退，而咽次仍然哽阻。脉象弦滑。还是痰气交滞，再为清化。

香豆豉三钱　枳实一钱　云茯苓四钱　白檀香一钱五分　炒竹茹一钱　光杏仁三钱　川朴一钱　制半夏二钱　磨苏梗五分，冲　枇杷叶四片

另附噙化丸方　瓜蒌二钱　黑山栀三钱　风化硝一钱五分　杏仁霜三钱　桔梗三钱　广郁金三钱

上药六味，研细末，用淡姜汁、白蜜为丸如弹子大。每服一丸，噙化细细咽下。

卷　八

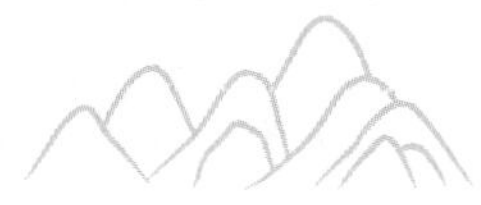

肝火肝阳

康右　木郁生火，肝火散越，内热日久不退，咽中热冲，头目昏晕。脉弦大而数，舌红无苔，满布裂纹。肝火灼烁，阴津日耗，水源有必尽之势。草木无情，恐难回情志之病。拟黄连阿胶汤以救厥少二阴之阴，而泻厥少二阴之火。

清阿胶溶化，冲，二钱　川连五分，鸡子黄拌炒　生白芍三钱　地骨皮二钱　大生地五钱　丹皮二钱　女贞子三钱，酒蒸　川石斛四钱　萱花三钱

二诊　内热稍轻，而咽喉胸膈仍觉干燥难忍。舌红无苔，裂纹满布。心火劫烁，阴津消耗。惟有涵育阴津，为抵御之计。

大生地四钱　阿胶三钱　煨石膏三钱　石决明五钱　黑豆衣三钱　大麦冬三钱　花粉二钱　炒知母二钱　双钩钩三钱

三诊　内热大减，而仍头目昏晕，舌燥咽干。气火内烁，阴津消耗。再和阴泄热。

大生地五钱　生甘草五分　粉丹皮二钱　阿胶三钱　大麦冬三钱　生白芍三钱　地骨皮二钱　钩钩三钱　石决明五钱　川雅连三分，鸡子黄拌炒

四诊　咽喉胸膈燥痛稍减，神情稍振。然仍口渴

无津，厥少二阴之火，劫烁胃阴。再救阴泄热。

西洋参二钱　青盐半夏一钱五分　生甘草五分　花粉二钱　大麦冬三钱　煨石膏五钱　黑豆衣三钱　池菊一钱五分　川石斛四钱　女贞子三钱，酒蒸

五诊　咽喉胸膈燥痛大减。然耳窍闭塞，眼目昏花，大便不行。少阳郁勃之火，上升不靖。甘养之中，再参清泄。

西洋参一钱五分　花粉二钱　丹皮二钱　黑山栀三钱　黑豆衣三钱　大麦冬三钱　桑叶一钱五分　池菊二钱　更衣丸一钱，开水先送下

六诊　胸膈燥痛递减。目昏耳闭，还是郁勃之升。再泄少阳而和胃阴。

西洋参　麦冬　黑山栀　黑豆衣　桑叶　南花粉　淡芩　川石斛　池菊花　丹皮

七诊　肝木偏亢，上升则为风为火，下行则为郁为气，所以舌红俱淡，燥渴俱减，而胀满气逆也。疏其有余之气，养其不足之阴。

川楝子二钱　沉香二分，乳汁磨冲　白芍三钱　川石斛三钱　大天冬三钱　香附蜜水炒，二钱　干橘叶一钱五分　煨磁石三钱　阿胶珠二钱

胡右　诸恙较前稍轻，而阳气化风，鼓动不熄，唇口蠕动，即颊车牵掣，舌强难言。左脉弦大，右脉濡细。夫脾胃开窍于口，唇为脾之华，阳明之脉，环口而交于人中。今肝风所犯部位，皆脾胃两经所辖之区。经云：邪之所凑，其气必虚。苟非脾胃气虚，何致肝阳

独趋其地。拟归芍六君，以补脾胃而御肝木，仍参介类以滋水潜阳。

吉林参一钱　白茯苓三钱　朱茯神三钱　杭白芍三钱　阿胶珠二钱　白归身一钱五分　生於术二钱　炒枣仁二钱　生鳖甲五钱　生牡蛎八钱　煅龙齿三钱　上濂珠三分　上西黄三厘，二味研细，分两次蜜水调服

钟左　少腹居中为冲脉，两旁属肝。少腹胀满，按之坚硬，大便旬日方得一解，坚燥异常。每至午后，先厥后热，气从上冲，冲则痰涎上涌，头痛苦厥，刻许方苏。脉细弦而数，舌红苔白少津，寐醒则口燥咽干。此由气质薄弱，水不涵木，冲气从而上逆，气火升动，则液炼成痰，所以痰升苦厥。恐瘛疭发痉，拟养肝之阴，柔肝之体，以平冲气。

生鳖甲六钱　杭白芍三钱　火麻仁二钱　粉丹皮二钱　白归身二钱　阿胶珠二钱　甘杞子三钱　大玄参三钱　川楝子一钱五分　更衣丸三钱，先服

二诊　大便通行，然冲气时仍上逆，气冲则中脘聚形，恶心痰涌，头痛发厥。厥则肢强不语，心中仍然明事，良久方苏。腹中烙热，饮食不思。脉形弦数，苔黄质红。冲气逆上，皆化为火，气火上升，煎熬津液，悉化为痰，所谓痰即有形之火也。拟直清气火，以望厥定胃开，再商调理。

川连六分，吴萸一分，同炒　生芍一钱五分　玳瑁片三钱　川楝子三钱　淡芩一钱五分　丹皮二钱　大玄参三钱　瓜蒌皮五钱　蛤粉三钱　川贝二钱　水炒竹

茹一钱五分　陈关蜇一两　濂珠三分　青黛一分　川贝母三分　真金箔一张，四味研末，另服

贾左　气喘不止，厥气尽从上逆，无形之火亦随之而上，火冲之时，懊侬欲去衣被。金无制木之权，姑清金平木。

瓜蒌霜四钱　杏仁泥三钱　川贝母二钱　郁金一钱五分　海浮石三钱　风化硝七分　黑山栀二钱　蛤粉四钱　粉丹皮一钱四分　竹茹盐水炒，一钱　枇杷叶六片

二诊　大便未行，灼热依然不退，寅卯之交，体作振痉，而脉并不数。无非肝胆之火内炽，不得不暂排其势。

杏仁泥三钱　羚羊片一钱五分　郁金一钱五分　丹皮二钱　竹茹一钱　瓜蒌仁五钱　法半夏一钱五分　川贝母二钱　青黛五分，包

三诊　火热之势稍平，略近衣被，不至如昨之发躁，咽喉气结稍舒。的属痰滞阻气，气郁生火。再展气化而清熄肝胆。

瓜蒌霜　夏枯草　羚羊片　郁金　川贝　橘红　鲜菊叶　松罗茶　黑山栀　杏仁　枳实

四诊　火热渐平，然两胁胀满气逆，甚至发厥。良由气郁化火内炽，火既得熄，仍还于气。再平肺肝之逆，而开郁化痰。

郁金　杏仁　竹茹　山栀　丹皮　蒺藜　橘红　枳壳　枇杷叶　皂荚子一钱五分，重蜜涂，炙，研末，每服分许，蜜水调

五诊　中脘不舒，两胁下胀满，妨碍饮食，不能馨进，气逆不平，脉象沉弦。此肝藏之气，挟痰阻胃，胃气不降，则肺气不能独向下行，所以气逆而如喘也。

整砂仁　广皮　杏仁　旋覆花　制半夏　炒枳壳　香附　苏子　瑶桂二分，研末，饭丸

六诊　中脘渐松，两胁胀满亦减，气逆火升略定。的是寒痰蔽阻，胃气欲降不得，肺气欲降无由。一遇辛温，阴霾渐扫，所以诸恙起色也。再从前法进步。

桂枝　制半夏　瓦楞子　茯苓　薤白头　枳实　广郁金　瓜蒌仁　橘皮　干姜

蒋右　肝火痰热未平，开合失度，又作寒热，热则阳气挟痰，浮游上扰，神明为之不治。清化痰热，参以熄肝，自当徐愈也。

郁金一钱五分　陈胆星四分　黑山栀二钱　西血珀五分，蜜水先调服　炒远志五分　天竺黄三钱　丹皮一钱　桑叶一钱　九节石菖蒲五分

左　病后自汗，咽中牵腻，有时火从上升，则肌肤灼热。脉数软滑。此由甲木与戊土不降，而乙木独升。恐损久不复。

制半夏一钱五分　广皮一钱五分　地骨皮三钱，桂枝四分，煎汁收入　瓜蒌皮一钱五分　蛤粉三钱，包　竹茹一钱五分，姜汁炒　茯苓四钱　建泽泻一钱五分　枇杷叶四分，去毛　淮小麦一两，煎汤代水

费统帅　肾虚则生火，木燥则生风，水亏木旺，肝风鸱张，风乃阳化，故主上旋。阳明胃土，适当其冲，

所以中脘不时作痛。木侮不已，胃土日虚，而风阳震撼，所以左乳下虚里穴动跃不平。肝风上旋至巅，所以头昏目重，一身如坐舟中。肝为藏血之海，肝藏既病，则荣血不和，遍体肌肤作麻。吾人脏腑阴阳，一升必配一降。肝，脏也，本主左升；胆，腑也，本主右降。升者太过，则化火化风；降者太过，则生沦陷诸疾。必得升降控制，而后可以和平。今肝升太过，则胆降不及，胆木漂拔，所以决断无权，多疑妄恐。面色并不虚浮，而自觉面肿，阳气壅重于上故也。舌苔白腻，冷气从咽中出，以肝胆内寄相火，阳气升腾，龙相上逆，寒湿阴气，随风泛动。倘实以寒湿盛极，而致咽中冷气直冲，断无能食如平人之理。丹溪谓上升之气，自肝而出，中挟相火。夫邪火不能杀谷，而胃虚必求助于食，可知胃虚乃胃之阴液空虚，非胃之气虚也。脉象细弦而带微数，亦属阴虚阳亢之征。为今之计，惟有静药以滋水养肝，甘以补中，重以镇摄。阳气得潜，则阴气自收，盗汗亦自止也。特内因之症，不能急切图功耳。

龟版六钱，炙　煅龙骨三钱　块辰砂三钱　大生地四钱　生牡蛎六钱　白芍二钱　天冬二钱　茯神三钱　生熟草各三分　洋青铅六钱　淮小麦六钱　南枣四枚

赵左　命火向来不足，火不生土，土弱生痰，原属痰饮之类，虽有咳嗽，亦无足异。乃于去夏偶感风邪，邪与痰合，咳愈不止。猝受惊恐，震动胆木，胆为肝之外府，附于肝叶之内，此响彼应，肝火上犯，致咳剧而吐稠痰。斯时当作痰治，导肝火湿热下行。乃漫进参

芪壅补，肝火痰热，阻肺不出，如油入面，莫之能泄。咳热痰秽，经年以来，日就沉困，脐上有形动跃。夫脐上为太阴脾土部位，此时肺金久损，金水无由相生，炎上之火日炽，似非壮水滋其化源，不足以制其燎原之势。然水邪干犯土位，脐上如此悸动，稠腻之药，势难尝试。脉右寸小涩，关部带滑，尺部细沉，而左寸关俱弦，尺部微弱。病属肝火挟痰蒸肺，蔓延而至气阴皆虚。滋肾益肺，则碍于脾土；理湿化痰，则碍于肝木。勉拟益水之上源，而兼泄热化痰。请正。

南北沙参　炒麦冬　海蛤粉　炒瓜蒌皮　冬瓜子　海浮石　云茯苓　鲜竹茹　枇杷叶　肺露

陈子岩　向有肝阳，时发时止。兹则少腹胀硬，大腹胀满，中脘胀痛，势不可忍，恶心泛呕，其味甚酸，心胸嘈杂，大便不行，脉象细弦而数，苔黄质腻。骨热皮寒，气逆短促。少腹居中为冲脉，两旁属肝。考冲脉部位，起于气街，夹脐上行，至胸中而散，足见下则少腹，上则胸脘，皆冲脉所辖之区。今冲气逆行，冲阳逆上，胃为中枢，适受其侮，所以为痛为嘈杂为恶心，诸恙俱作矣。胆为肝之外府，为阴阳开合之枢纽，肝病则少阳甲木开合失常，为寒为热，似与外感不同。所虑者气冲不已，致肾气亦动，转成奔豚之候。兹议两和肝胃，参以镇逆。方备商裁。

川雅连五分　淡干姜四分　川桂枝四分　制半夏二钱　代赭石四钱　旋覆花二钱　川楝子二钱　延胡索一钱五分　陈皮一钱　土炒白芍一钱五分　姜汁炒

竹茹一钱

二诊　两和肝胃，参以镇逆，中脘胀痛已止，恶心嘈杂吞酸亦定。然大便未行，痰气欲降无由，遂致气窜入络，两季胁异常作痛，牵引腰膂背肋，不能转侧。更加烟体失瘾，气不运行，其势益甚，竟至发厥。幸吐出稠痰数口，方得稍定。脉象细弦，重按带滑。络气痹阻，恐其复厥。勉与荫棠先生同议逐痰通腑宣络。非敢率尔，实逼处此也。方备商裁。

薤白头三钱　瓜蒌仁三钱　竹沥半夏一钱五分　旋覆花二钱　猩绛六分　橘皮络各一钱　冬瓜子三钱　茯苓三钱　青葱管三茎　控涎丹五分，橘络汤先送下

三诊　投剂后季胁腰膂痛止，大便一次甚畅，日前之所谓痛胀阻隔，快然若失，不可不为转机。惟气时上逆，甚至如喘，胸闷酸涎上泛，头昏眩晕。虽频频吐痰，自觉欲出未出者尚多。脉象弦滑而数，重按少力。络气之滞，虽得宣通，而木火不平，与浊痰相合，蒸腾于上，消烁阴津，所以舌苔黄揩干毛，恐起糜腐。拟清泄木火，化痰救津。留候荫棠兄裁夺。

黑山栀三钱　炒黄川贝二钱　光杏仁去尖，三钱　大麦冬三钱　瓜蒌皮三钱　海蛤粉三钱　霍石斛四钱　鲜竹茹二钱　鲜枇杷叶一两　左金丸八分，包煎　白金丸五分，先吞服

四诊　清泄木火，化痰救津，颇能安寐。舌苔边尖较化，干毛转润，脉数较缓，神情略为振卓。但时带呛咳，咳则气从上升，两季胁吊痛，略闻食臭，辄增嘈

杂头晕。丹溪云：上升之气，自肝而出。经云：诸逆冲上，皆属于火。良由厥气纵横之余，余威尚盛，遂至气化为火，逆犯肺金，消烁津液，其水源之不能涵养肝木，略见一斑。若肝胆之火，挟龙雷上逆，便是喘汗之局。兹与荫棠先生同议滋水养肝，兼泄气火。前人谓痰即有形之火，火即无形之痰。冀其火降，痰亦自化，然非易事也。

陈阿胶珠二钱　大麦冬三钱　霍石斛四钱　粉丹皮二钱　生白芍一钱五分　黑山栀一钱五分　炒瓜蒌皮三钱　炒黄川贝三钱　海蛤粉三钱　秋石一钱　煅磁石三钱

五诊　舌黄大化，润泽有津，口渴自减，渐能安谷。但气火不平，挟痰上逆。肺为华盖，适当其冲，频频呛咳。痰虽欲出，碍于两胁之痛，不能用力推送，致喘呼不宁，欲寐不得，神情烦懊，脉象细弦，咽中燥痛。一派气火升浮之象，非济之以水，不足以制其火。然壮水之品，无不腻滞，痰热阻隔，不能飞渡而下。经谓虚则补其母，肺金者，肾之母气也。拟益水之上源，仍参清泄气火，而化痰热。

北沙参四钱　西洋参一钱五分　霍石斛四钱　川贝母一钱五分　冬瓜子四钱　瓜蒌皮三钱　海蛤粉四钱，包　旋覆花一钱五分，包　猩绛六分　青葱管三茎　鲜枇杷叶一两，去毛　陈关蜇一两　大地栗四枚，三味煎汤代水　濂珠三分　川贝母五分，二味另研末，先调服

六诊　益水之上源，参以化痰，胃纳渐起，诸恙和

平。然时仍呛咳，咳嗽引动，气即上冲，咽中微痛。脉象细弦。肝经之气火升浮，遂致在上之肺气不降，在下之肾阴不摄。拟益肾水以涵肝木，使阴气收纳于下，略参化痰，使不涉呆滞。

炒松生地四钱　霍石斛三钱　青蛤散五钱，包　车前子盐水炒，三钱　煅磁石三钱　大麦冬二钱　生白芍二钱　怀牛膝一钱五分，盐水炒　川贝母二钱　秋石一钱五分　琼玉膏四钱

唐右　湿痰素盛，每至春升之际，往往神情迷倦。平时精神不振，耳鸣如蝉。脉象细弦。虽有湿痰，而营分更虚，风阳上逆，所以舌心剥脱也。拟养营而不涉柔腻。

白归身二钱，酒炒　黑豆衣三钱　土炒奎白芍一钱五分　海蛤壳五钱　制首乌四钱　奎党参三钱　潼白蒺藜各二钱，盐水炒　云茯苓三钱　竹沥半夏一钱五分

二诊　补气以助健运，则湿痰不化而自化。养营以助滋涵，则肝阳不熄而自熄。前方已见和平，仍守前意。

奎党参三钱　白归身一钱五分　白茯苓三钱　海蛤粉四钱　炒於术二钱　竹沥半夏一钱五分　广橘红一钱　制首乌四钱　潼沙苑盐水炒，三钱　六君子丸三钱

周右　便泄虽止，腹仍攻鸣，眩晕气逆，冲阳上升，脾土失和。宜育阴以制阳气上逆之威，抑木即所以安脾也。

阿胶珠二钱　土炒白芍一钱五分　白蒺藜三钱　池菊花一钱五分　炙黑草五分　炒木瓜皮一钱五分　黑豆衣三钱　海蛤粉三钱　茯苓三钱　盐水炒竹茹一钱

孙左　向有遗精，肾水空乏，肝阳上升，扰神则心悸，外越则为汗，上升则头眩耳鸣。脉象虚弦。非壮水不足以涵木也。

龟版六钱，先煎　煅磁石三钱　麦冬辰砂拌，三钱　女贞子三钱，酒蒸　生牡蛎六钱　生白芍三钱　黑豆衣三钱　阿胶珠二钱　辰茯神三钱　大补阴丸二钱，淡盐汤晨服

程右　肝阳上升不熄，眩晕目昏，四肢作酸，脉弦而滑。此肝风与湿相合，风主动摇，所以身如舟行也。

於术炭　茯苓　桂枝　炙甘草　煨天麻　蜜炙干姜　泽泻　二妙丸

二诊　足膝软弱稍退，而寐不能酣，合眼则光明异景叠呈，此阳气乘于阴位。前法再进一层。

朱茯神三钱　白蒺藜三钱　菊花一钱五分　秦艽一钱五分　川桂枝四分　煨天麻一钱五分　制半夏一钱五分　焦秫米二钱，包　二妙丸二钱

徐左　中脘之下，有形攻撑跳动，寤难成寐，脉象左弦。此由肝气抑郁，肝阳上扰。急宜开怀颐养，不可专恃药力。

酸枣仁二钱，研　煅龙齿三钱　川楝子一钱五分　夜交藤四钱　朱茯神三钱　制香附二钱　杭白芍一钱

五分，酒炒　陈广皮一钱　炒枳壳七分　左金丸四分，先服

二诊　上冲之气已平，而仍心悸少寐，牙龈胀痛，大便不行。还是肝阳撼扰，走窜胃络也。

辰天冬三钱　朱茯神三钱　石决明五钱　玄参三钱　川石斛四钱　煅龙齿三钱　夜交藤四钱　钩钩三钱，后入　活水芦根一两，去节　青果三枚，打

严左　体丰湿痰素盛，熬夜劳神，阳不收藏，致肝阳挟痰上升，头昏眩晕，恶心欲呕，胸闷不舒。脉象糊滑，关部带弦，舌苔浊腻。痰火交炽，恐风旋不熄，而致发痉。

制半夏三钱　枳实一钱　煨天麻一钱五分　白茯苓三钱　制南星七分　橘皮一钱　炒竹茹一钱　白蒺藜三钱　白僵蚕一钱五分　白金丸一钱，开水送下

二诊　化痰熄肝，眩晕恶心已定，热亦退楚。前法入出，以清邪薮。

制半夏二钱　茯苓三钱　煨天麻一钱五分　牛膝三钱　白蒺藜三钱　陈胆星五分　上广皮一钱　炒竹茹一钱五分　蛤壳五钱　大地栗三枚

张右　产后月事不来，血虚火炽，春升之际，忽发呕吐，味带酸苦，口渴咽燥，气从上升，少腹先满，中脘气冲。脉细弦少力。血不养肝，遂致冲气肝阳逆上。拟和肝胃之阴。

金石斛三钱　大天冬二钱　生熟白芍各一钱五分　阿胶珠二钱　白蒺藜三钱　盐水炒牛膝三钱　煅磁石

三钱　大生地四钱　紫蛤壳六钱　车前子三钱

二诊　上升之气稍平，恶心亦减，咽燥较润，的是冲阳上逆。再育阴养肝，以平冲逆之威。

大生地四钱　生白芍三钱　生熟甘草各二分　川贝一钱五分　阿胶珠三钱　紫蛤壳五钱　炒木瓜皮一钱五分　牛膝盐水炒，三钱　大天冬三钱　生山药三钱　车前子一钱五分

三诊　上升之气渐平，胸次窒闷已开，咽燥恶心，仿佛全定，惟稍带呛咳。还是阴分未复，冲阳逆上，肺失降令。从效方出入。

大生地四钱　生白芍三钱　生熟甘草各二分　牛膝三钱　阿胶珠三钱　紫蛤壳五钱　炒木瓜皮一钱五分　山药三钱　川贝母一钱五分　牡蛎六钱

四诊　滋肾育阴，以制冲阳，气升既平，渴亦大定，痰亦渐少，胃纳较进。效方扩充，再望应手。

大生地五钱　大天冬三钱　炒山药三钱　生熟草各二分　阿胶珠三钱　生白芍三钱　紫蛤壳五钱　白茯苓三钱　煅牡蛎六钱　八仙长寿丸四钱，二次服

五诊　滋水育阴，以制冲阳，胃纳渐增，以中气下根于肾也。气逆既定，稍涉劳勚，犹觉冲逆，虚而未复，必然如此。起居寒暄，当格外珍卫。

大生地五钱　盐水炒牛膝三钱　炒山药三钱　酒炒白芍三钱　阿胶珠三钱　紫蛤壳三钱　大天冬三钱　白茯苓三钱

陈右　营血不足，肝气有余。中气痞阻，眩晕耳

鸣，心悸少寐。宜养血熄肝。

制香附　川楝子　白归身　杭白芍　清阿胶　炒枣仁　朱茯神　煅决明　白蒺藜　煨天麻　甘菊花

二诊　向有肝厥，肝气化火，劫烁阴津，致营液不能营养，遍身筋骨作痛，眩晕心悸耳鸣，颧红火升。热熏胸中，胸次窒闷。肾水不能上潮于心，时常倦睡。脉细弦，尺涩。宜滋肾之液，以熄风木。

阿胶珠　生地　天冬　黑豆衣　玄参　白芍　女贞子　朱茯神　生牡蛎　白归身　淮小麦

三诊　生气通天论曰：阳气者，精则养神，柔则养筋。又曰：阳气者，烦劳则张，精绝，辟积于夏，使人煎厥。《内经》极言阳火内燃，气血煎熬，阴不含抱，阳火独炎，一时阴阳几离，遂为煎厥。经义如此，原属大概。今诊脉象细弦，左尺小涩，右尺不藏。病起于数年前，屡屡发厥，旋即经事迟行，甚至一年之中仅来两次，其阳气之吸灼，阴液之消耗，略见一斑。兹则肩背腰脊股腨皆痛，火时上升，心悸耳鸣头晕。据述操持烦劳，甚于平人。显由烦劳激动阳气，壮火食气，遂致阳明络空，风阳乘虚入络，营血不能荣养筋络，是失其柔则养筋之常也。心为阳，心之神为阳中之阳。然神机转运，则神气灵明；神机不运，则神气蒙昧。所以离必中虚。其足以转运阳神者，阴津而已矣。今风阳亢盛，阴津日亏，虽有阳神，而机枢不运，所以迷沉善寐，是失其精则养神之常也。舌苔或黄或白，或厚腻异常，有似阴虚之中，复夹湿邪为患。殊不知人必有胃，胃必有浊，浊随虚火升浮，舌苔自然变异，从可知浊乃假浊，虚乃真虚也。治之之法，惟有甘以益胃，滋肾祛热，以熄风木。然必安静勿劳，方能奏功，不可不知。

大生地六两　白归身酒炒，二两　木瓜皮炒，一两五钱　杭白芍酒炒，二两　大熟地四两　黑玄参三两　朱茯神三两　黑豆衣三两　肥玉竹三两　大天冬三两　金石斛劈开，四两　潼沙苑秋石水炒，二两　女贞子酒蒸，三两　大麦冬三两　西洋参三两　野於术人乳拌蒸，一两　甘杞子秋石水炒，三两　柏子仁去油，三两　厚杜仲秋石水炒，三两　小兼条参秋石水拌，另煎冲入，八钱　生熟甘草各七钱　粉丹皮二两　生牡蛎八两　陈阿胶溶化，冲，四两　龟版胶溶化，冲，四两

上药煎三次，去渣，再煎极浓，以溶化二胶、兼条参汤冲入收膏。每晨服七八钱，渐加至一两余，开水冲化。

杨左　阴分久虚，下虚上实，风阳上逆，腹中极热，眩晕火升，精水不固。脉象细弦，尺部带涩。水亏木旺，宜介类潜伏阳气。

龟版一两，先煎　生牡蛎六钱　阿胶珠三钱　生甘草五分　大生地四钱　生白芍三钱　黑玄参三钱　大淡菜二只

二诊　阳升不寐，风阳鼓动则心悸。火之不降，由于水之不升；水之不升，由于水之不足。

生鳖甲五钱　生龟版一两　生山药三钱　块辰砂三钱　茯苓三钱　生牡蛎七钱　生白芍三钱　粉丹皮

三钱　大淡菜二只　金器一件

吴右　血虚木旺，肝阳上升，头胀眩晕。发则嘈杂易饥，心神扰乱。脉濡细，关弦尺涩。养肝以和阳气。

阿胶二钱　酒炒白芍二钱　黑豆衣三钱　牛膝盐水炒，三钱　池菊一钱五分　酒炒归身三钱　炙黑草五分　杜仲盐水炒，三钱　茯神三钱　炒枣仁二钱　淮小麦五钱　大南枣三钱

李左　脉渐耐按。头晕似有漂浮之意。阳升不熄，当助其所以制伏阳气者。

白归身　龟甲心　党参　煅龙骨　茯苓神　磁朱丸　生地炭　煅牡蛎　白芍　煅决明　制半夏

方右　呕吐已止，嘈杂亦减，然左胁下闪闪若动，身体有飘浮之意。无非阳气之升逆太过也。

制半夏　白蒺藜　磁石　茯苓神　参须　橘红　煨蛤壳　龙齿　块辰砂　金器

褚右　体丰多湿，湿盛生痰，痰在胸脘，甚则呕吐。吾人肝胆表里相应，肝上升则化心营，胆下降则化相火。胃居于中，为升降之中道。胆宜降，胃亦宜降。今胃中为痰气所阻，胃气不能通降，则胆木之气不能独向下行，于是但有肝之升，而无胆之降，遂成一有升无降之局，所以一身如坐舟中，有似虚空提起。目常带赤，即是胆中之气火，挟命阳浮逆于上也。脉象弦滑，为中风之根。所进一派黏腻阴柔之药，是抱薪而救火也。吾见愈者亦罕矣。

制半夏　煨天麻　橘红　枳实　制南星　云茯苓　白蒺藜　炒竹茹　白金丸　磁朱丸

又　脉稍柔缓，躯体之升浮荡漾，亦减于前。水不涵木，固令阳气上升，殊不知胃胆不降，亦能使之上逆。药既应手，无庸更章。

制半夏　制南星　枳壳　广陈皮　杏仁泥　瓜蒌皮　泽泻　竹茹　钩钩　磁朱丸

某　由脘胁阻窒，而致火冲不寐，肌肤发疹，面目带肿。脉细弦滑。此肝火挟痰内阻，水火升降之道不通，坎离不相交济。宜清气化痰。

制半夏　制南星　酸枣仁　炒枳壳　橘红　川雅连　粉丹皮　茯苓神　炒竹茹　桑叶

凌右　便血之后，血虚不复，肝阳上僭，眩晕心悸，面浮肢肿，带下连绵，经事涩少，一派内亏见证。拟养肝熄肝，兼摄奇脉。

生地　牡蛎　山药　桑螵蛸　潼沙苑　阿胶　於术　茯神　黑豆衣　湖莲肉

二诊　经来稍畅，胃亦略起。然仍眩晕心悸，面浮肢肿，血虚木旺阳升。效方踵进。

全当归一钱五分　紫丹参一钱五分　池菊花一钱五分　桑螵蛸三钱　黑豆衣三钱　煅牡蛎三钱　阿胶珠三钱　潼沙苑三钱　湖莲肉三钱

虞左　自幼风痰入络，每至发痉，辄呕出痰涎而愈。兹当一阳来复，肝阳暴升，肝气横逆，发痉之后，气撑脘痛呕恶。风木干犯胃土，胃土不能下降，肝经之气，渐化为火，以致发热头胀，连宵不能交睫，口渴欲饮，大便不行。脉细弦数，舌红苔白浮糙，中心带灰。木犯胃而胃阴暗伤之象，恐复致厥。拟甘凉益胃，参以平木。

金石斛四钱　白蒺藜三钱　川楝子三钱　左金丸八分，先服　半夏曲一钱五分　佛手花八分　延胡索一钱五分　枇杷叶去毛，三片　橘叶一钱　活水芦根五钱

王右　向有痰饮，兹则心悸不宁，遍身筋脉动跃，背脊寒冷，渐即汗出。脉象弦滑，舌胖苔腻。此肝阴不足，脾胃湿痰悉随肝阳鼓舞，君火为水气所干，以致摇撼震动。无性命之忧，有频年之累。

茯苓神　石菖蒲　制半夏　广橘红　真武丸　远志肉　块辰砂　煨天麻　指迷茯苓丸

高右　两和肝胃之阴，肃肺以通肠痹，肺与大肠本相表里，清肃之令一行，腑气自然通降，所以药进之后，如鼓应桴，大便即解。甘以养胃，阳土得和，风木之气，不能动辄摇撼，所以烦嘈之状已定，身热退清，面红赤转淡，脉弦大转柔，舌苔浮腐顿化。惟不易酣寐，而易汗出，还是阳不藏敛之兆。其为伏邪之后，肝胃阴伤，可谓毫发不爽矣。若踵余邪蕴湿论治，则阴愈伤而热愈甚，热愈甚则邪愈不敢撤，真有不堪设想者。今药既平反应验，无庸再事更章。方草正之。

金钗石斛　鲜竹茹　炒杞子　茯神　火麻仁　淮小麦煎汤代水　半夏曲　地骨皮　钩钩　白蒺藜　煅龙齿

肝 风

张左 外风已解，内风暗动，睡卧心神昏乱稍定，而时易汗出。阳气不收，再和阴摄阳。

金石斛四钱 炒枣仁二钱 煅牡蛎四钱 川贝母二钱 茯神三钱 地骨皮二钱 生甘草三分 海蛤粉三钱 淮小麦五钱 糯稻根四钱

二诊 心神渐清，汗出亦止。然肢体无力，口渴欲饮，胃呆少纳。再和肝胃之阴。

金石斛四钱 白蒺藜三钱 黑豆衣三钱 茯苓三钱 池菊一钱五分 半夏曲二钱，炒 橘白一钱 生甘草三分 生熟谷芽各一钱

李左 头晕而四肢厥逆，欲吐不吐，欲泻不泻，半月之中，连发两次。厥逆既回，而头晕汗出不定。此由肝风上旋，与时行之病不同。拟熄肝和阳。

炒枣仁 煅龙骨 茯神 白芍 地骨皮桂枝二分，同炒 黑豆衣 白蒺藜 煅牡蛎 池菊花 淮小麦

王左 心胸灼热既退，寐亦稍安，而时仍眩晕。痰热化火，上旋头巅，肺胃交通之路为痰所阻，阳出而阴不得入，所以动辄气逆也。

光杏仁 青盐半夏 蜜炙橘红 白蒺藜 炒川贝 海蛤粉 天麻 薤白头 瓜蒌仁 泽泻 云苓

胡左 用龙牡救逆法，肌肤甲错大退，四肢厥冷，筋惕肉瞤俱减，而仍悸晕耳鸣。还是阳气少藏，恐尚

周折。

白蒺藜　龙骨　朱茯苓　穞豆衣　钩钩　煨天麻　炒枣仁　牡蛎　淮小麦　金器

服此方诸症皆减，惟眩晕耳鸣异常，以苔腻为胃有浊痰，用胆星白金丸，寐安，余不应。曰：少阳胆火不泄。用桑皮、丹、栀、夏枯、决明加磁朱丸，乃应。耳仍不聪，加用龟甲，耳渐聪。又增带下，曰：亦是阳不上升，用盐水炒柴胡、青葙子、炒椿根皮、萆薢、白芍、牡蛎、伏龙肝，乃定。可谓怪证也。正蒙附志

杨左　向有肝阳，迩来神气不能自持，言语错杂，健忘善悲。脉弦虚大，右部歇止。此心肾交亏，水火不能交接。八秩大年，何敢言治。

龟甲心　生地炭　远志肉　盐水炒牡蛎　朱茯神　辰麦冬　九节菖蒲　砂仁　上濂珠　西血珀二味研细，先服

蒋右　左腹向有积聚，每至一阳将复，辄心悸耳鸣，四肢烙热，一阴来复，诸病渐安。今咳逆虽止，四肢烙热如昨，食不馨增，肢体困乏。脉象沉涩，右关独弦。此由肝气失疏，肝阳逆犯，阳气未能遽敛。拟和中醒胃，兼养肝阴，阴生则阳自长也。

制首乌　黑豆衣　青葙子　川石斛　朱茯神　女贞子　制半夏　白蒺藜　白芍　竹茹盐水炒　浮小麦一两，煎汤代水

左　偏枯三载，饮食如常。五六日前大拇指忽发疔疮，阳明湿热之盛，略见一斑。前晚恶热，欲去衣

被，昨晨复食面包，胃气壅实，甲木之气，不能下降，遂致肝风挟痰上升，清窍为之蒙闭，神昏不语，喉有痰声，脘腹饱满，头汗溱溱，而汗有秽气。脉象弦滑，舌红苔黄，中心霉黑。唇口蠕动，痰火蒙闭于内，湿热熏蒸于上。恐蒙闭不开，风阳震动，而致厥脱。勉拟清泄痰火，芳开蒙闭。请商。

乌犀角五分，磨，冲　天竺黄二钱　白蒺藜三钱　粉丹皮二钱　胆星八分　钩钩三钱　菖蒲根三钱　瓜蒌皮三钱　竹半夏一钱五分　至宝丹一丸，菖蒲汤化服

胡右　肝木纵横，腹中胀满。络隧气阻，肩臂作痛。再疏肝之用，养肝之体，而以养血和络兼之。

川断肉　川楝子　柏子仁　桑椹子　白芍　川郁金　木防己　橘皮络　香橼皮　砂仁　香附　当归

另常服史国公药酒。

右　营阴不足，肝火风上旋，由头痛而至口眼㖞斜，舌强言謇。脉细弦数。此风火蒸痰，袭入少阳阳明之络。拟化痰平肝泄热。

冬桑叶一钱　远志肉三分　白僵蚕三钱　池菊花一钱五分　粉丹皮一钱五分　黑山栀三钱　石菖蒲三分　煨天麻一钱五分　钩钩三钱　松罗茶一钱　青果三枚

王左　向有肝阳，一阳来复之时，加以情怀怫郁，以致甲木不降，乙木勃升，心悸不寐，肉瞤筋惕，肢震头摇。脉细而沉取弦搏，苔浊厚腻。此由肝火风震

撼，津液凝痰，痰转化热，遂与风火彼此相煽，而有莫御之势矣。拟化痰熄风，参以宁神镇肝。

胆星六分　天麻一钱五分　钩钩三钱　穞豆衣四钱　茯苓神各二钱　竺黄三钱　半夏一钱五分　橘红一钱　珍珠母五钱　大淡菜二只　金器一件，悬煎　童便半杯，每日另服

二诊　化痰熄肝，脉证相安。然仍筋惕肉瞤，悸眩不寐。脉象弦滑，舌苔腻浊。痰火风鼓旋不熄，再化痰熄肝。

制半夏二钱　橘红一钱　茯苓神各二钱　胆星三分　煅磁石三钱　龙齿三钱　牡蛎五钱　珍珠母一两　天麻一钱五分　块辰砂三钱　大淡菜二只　鸡子黄一枚

任左　咳嗽大退，火从上冲亦平。足见痰疬贯珠，皆少阳胆火挟痰流窜，木叩金鸣也。

粉丹皮二钱　羚羊片一钱，先煎　菟丝子四钱　川贝母一钱　天花粉二钱　黑山栀三钱　青蛤散五钱　杏仁泥二钱　郁金一钱五分　桑叶一钱　枇杷叶三片，去毛

某　向有肝气，不时胀满。兹则头旋眩晕，心悸火升不寐，痰多嘈杂，脉细而沉取带滑。此气弱生痰，胆胃不降，肝木独升。欲平其肝，当降其胆；欲降其胆，当降其胃；欲降其胃，当化其痰。

制半夏一钱五分　天竺黄二钱　桑叶八分　橘红一钱　珍珠母三钱　海蛤粉三钱，包　黑山栀一钱五分

丹皮一钱五分　胆星四分　瓜蒌霜三钱　制香附二钱，研　陈关蜇洗淡，一两

马右　疏肝化痰，脘胁痛胀未止，竟至神识迷乱，两手引动，频转矢气，大便不行。良由气滞不宣，浊痰因而弥漫，神机被阻，胆阳上逆，风阳勃动，有昏痉喘厥之虞。疏腑涤痰，势不容缓。脉象弦滑而濡。病实正虚，恐成必败之局，然人力不能不尽。非敢孟浪，聊竭割股之忱。录方备商，立候荫棠先生正是。首案未录

制半夏　薄橘红　茯苓　白蒺藜　陈胆星　石菖蒲　煨天麻　白僵蚕　礞石滚痰丸二钱，开水先服　濂珠粉三分，另服

三诊　投剂之后，呕出粘痰，继以畅解，皆属胶黏稠腻之物，其为痰积下达，确然可征。蒙阳由此得开，神识迷乱大退，脘胁胀痛亦松。但时多倦寐，遍身作痛，背腧尤甚。脉象弦滑，舌苔满布白腻，渴不欲饮，还是浊痰弥漫之象。年及古稀，正虚病实，虽得转机，恐不足恃。再拟化痰而宣泄气火之郁，以防化燥生风。方备商裁，并候荫棠兄正是。

制半夏三钱　陈胆星一钱五分　石菖蒲五分　枳实一钱　生姜汁一分，冲　瓜蒌仁四钱　郁金一钱五分　光杏仁三钱　煨天麻一钱五分　鲜枇杷叶去毛，四片　白金丸一钱，吞服　濂珠粉三分，另服

四诊　疏气之滞，泄火之郁，而开浊痰，神情清爽，迷睡较退，痰吐爽利，大便续解，脘胁胀痛全定，右

脉稍觉有力，舌苔大化，皆转机之象。但火时上升，升则两颧红赤，遍身作痛，有时恶心。良由痰积虽达，而胃土少降，阳明脉络失和，胆阳从而上逆。再降胆胃而化痰浊。

陈胆星八分　广皮一钱五分　枳实一钱　桑叶一钱　杏仁去尖，打，三钱　制半夏三钱　茯苓四钱　炒竹茹二钱　丹皮二钱　炒瓜蒌皮三钱　鲜枇杷叶四片，去毛

五诊　神情慧爽，火升较平，恶心亦止。然时带呛咳，咳则胸膺背肋牵掣作痛，头旋眩晕，目不能开，胸中似有冷物抟聚。脉象弦滑，舌苔前半已化，根尚厚腻。还是痰邪未清，甲木少降，肝风上旋，络气阻痹。再拟化痰熄肝宣络。

制半夏三钱　旋覆花二钱　局猩绛五分　茯苓三钱　橘红络各一钱　白蒺藜三钱　煨天麻一钱五分　钩钩三钱　冬瓜子三钱　炒竹茹三钱　青葱管寸许，两茎

六诊　遍身掣痛已定，眩晕大减，渐能安谷。惟胸中时仍窒闷，呛咳痰多。脉象弦滑。胆胃之气下降，则风阳自平，痰气之郁渐开，则脉络自和。然肺胃之间，痰饮不能遽澈，所以咳逆痰多。再和中降气化痰。

制半夏一钱五分　炒苏子三钱　旋覆花一钱五分　橘红一钱　茯苓三钱　煨天麻一钱五分　白蒺藜三钱，鸡子黄拌炒　砂仁四分　生熟谷芽各一钱　玫瑰花二朵

郭右　清化痰热，育阴和阳，神渐守舍，怔悸大减，嘈杂亦定。虚里仍然动跃。脉弦滑而软。阳明脉络空虚，厥阳上扰未熄。前法出入。

炙黄芪三钱　杏仁泥三钱　粉丹皮一钱五分　炒苏子三钱　黑山栀三钱　法半夏二钱　枳实一钱　茯苓五钱　盐水炒竹茹一钱五分　枇杷叶四片

严右　腹时疞痛，眩晕头昏，心中跳荡，带下舌光，脉象虚弦。此液虚不能涵养，致阳气升腾不熄。拟平肝而熄风木。

杭白芍一钱五分，酒炒　醋炒香附二钱　煅磁石三钱　阿胶珠三钱　川楝子一钱五分　炒川雅连三分　石决明四钱　朱茯苓三钱　潼白蒺藜盐水炒，各一钱五分

二诊　腹痛已止，眩晕亦减。然心中时仍跳荡，荡则神觉昏糊，还是肝阳撼扰。再宁神和阳养肝。

阿胶珠二钱　杭白芍一钱五分　茯神三钱　煅龙骨三钱　大生地四钱　炒枣仁二钱，研　生牡蛎五钱　块辰砂三钱　钩钩后入，三钱　金器一件，悬煎

孙左　忿怒抑郁，肝火风内炽，肩臂头项面颊自觉热气注射，甚则舌麻肢厥。宜化痰泄热。

制半夏一钱五分　白蒺藜三钱　瓜蒌皮三钱，炒黑山栀三钱　陈胆星五分　广橘红一钱　粉丹皮二钱　光杏仁三钱　淡黄芩一钱五分，酒炒　白茯苓三钱

龚右　热气随处攻注，经脉跳动，脘胁皮肤板滞，木旺阳升气滞。再和阴以涵肝木，兼化热痰。

阿胶珠三钱　煅牡蛎五钱　木瓜皮一钱　炒枣仁

二钱　淮小麦五钱　大生地四钱　白芍二钱，酒炒　炙黑草三分　大南枣三枚　糯稻根五钱

陈幼　案遗失。

陈胆星　竹沥半夏　郁金　菖蒲　竹茹　枳实　云茯苓　川石斛　礞石滚痰丸一钱，化服

二诊　大便解出黏痰，烦扰顿然宁静，恶心口渴亦止。乃日晡又复烦渴，吮乳口中虽热，却不甚盛，涕泪俱无，头摇不定，面有青色。舌光无苔，脉象细软。胸中之结痰稍开，而脾气胃阴并虚，肝风因而震动。慢惊情形，仍在险境。姑养肺胃之阴，而培脾土以熄肝木。

西洋参　生於术　云茯苓　土炒白芍　钩钩　大麦冬　生甘草　川石斛　生山药　回春丹

三诊　舌燥转润，热势渐退，而四肢搐动，甚则手足拘挛，头摇反张，便泄腥酸。自夏徂冬，不时身热。童真不足，阴分未病先虚。兹以风温外薄，痰气结聚，散邪达痰，病邪虽退，元气愈加亏损，以致真水不能涵濡，真气不能伏制，肝风鸱张，经所谓曲直动摇，风之象也。慢惊重症，恐难图治。拟理中地黄汤大意。

台参须一钱　土炒白芍三钱　炮姜五分　生牡蛎一两　熟地炭四钱　炙甘杞二钱　大麦冬三钱　五味子三分　怀山药三钱　炙绵芪三钱

四诊　补气养肝，安土熄风，便泄大减。然仍肢搐风动，涕泪俱无。肝风鸱张，窍络闭阻，深入重地。勉拟标本并治法。

台参须五分　生牡蛎六钱　炒怀药三钱　煨天麻一钱五分　天竺黄二钱　金石斛三钱　土炒白芍一钱五分　阿胶珠三钱　石菖蒲五分　全蝎去毒，炙，二分　牛黄清心丸一丸，分两次化服

五诊　补气养阴，以涵肝木。惊搐之象渐轻，面青较退，便泄已止，涕泪虽无，而干燥颇渐转润。的属阴虚木旺，从效方再望转机。

台参须五分　炙生地三钱　杭白芍一钱五分　炒怀药三钱　大麦冬二钱　西洋参一钱　阿胶珠二钱　生牡蛎五钱　煨天麻二钱　白蒺藜三钱　抱龙丸半丸，化服

六诊　惊搐已定，面青色续退，然犹涕泪不下。舌上转润，而上下唇犹然干燥。脉象细数。其为阴虚气弱，木旺生风，显然可见。既略转机，自宜从效方扩充。

台参须五分　阿胶珠三钱　土炒白芍一钱五分　生牡蛎五钱　煨天麻一钱　西洋参一钱　金石斛三钱　川贝母一钱五分　炒怀药三钱　白茯苓三钱　盐水炙橘红五分

七诊　惊搐之象已定，啼哭渐有涕泪，便泄亦止，惟面色带浮。还是脾虚木旺之象，所谓面肿曰风也。再拟培养气阴。

台参须五分　生於术一钱　大麦冬三钱　炙草三分　生牡蛎五钱　盐水炙黄芪一钱五分　炙生地四钱　炙甘杞二钱　怀药三钱，炒　煨天麻一钱五分　酒炒白芍一钱五分

八诊　扶正气以御肝木，益荣血以涵肝木，风

木已平，惊搐自不复发，津液回而涕泪下，面青既退，脉亦柔缓。足见慢惊究属虚症，然又有阳衰阴弱之辨耳。

台参须五分　大生地　白茯苓　阿胶珠　生山药　盐水炙绵芪　生於术　杭白芍　大麦冬　生牡蛎　甘杞子　淮小麦

急惊属阳，慢惊属阴。急惊属实，慢惊属虚。而属虚之中，又有阳衰阴弱之辨，此又心思独到之处也。慢惊诸药罔效，用一分五厘散或有获效者，方用活蟾蜍一只，将阳春砂仁末由口纳入其腹，以腹膨为度，用泥周围涂满，不使泄气，砻糠火中煨烧，至泥红焦烈，则蟾蜍亦必枯矣。去泥研成末，用开水先调服一厘，次服二厘，限一昼夜服五次，每次增一厘，计共一分五厘，故名之曰一分五厘散。是方并治水臌，以蟾蜍有行水之功，砂仁有开气之能，气开水行，则臌症可消矣。文涵志

眩　晕

右　调气熄肝，眩晕不定。左脉弦大，尺部空虚。下虚上实。拟介类潜阳，为进一层治。

生龟版七钱　煅磁石三钱　杭白芍一钱五分，酒炒　阿胶珠二钱　生牡蛎五钱　朱茯神三钱　池菊花一钱五分　黑豆衣三钱　钩钩三钱　淮小麦五钱

钱左　肾水不足，不能涵养肝木，肝经之气，横扰

不平，则腹胀胸闷，在下则为气，上旋则为风。风阳上旋，则为眩晕。今大势虽定，而根柢不除，牙龈胀痛，亦属风阳阻于胃络也。脉象细弦。宜为柔养。

川石斛四钱　大麦冬三钱　生牡蛎六钱　生白芍二钱　白蒺藜三钱　小黑豆衣三钱　酒炒女贞子三钱　阿胶珠一钱五分　干橘叶一钱

某　头目旋晕，经久不愈，投滋纳减，此痰阻中宫。痰能作眩，古人之言，岂欺我哉。

温胆汤加蚕沙、蒺藜、僵蚕、天麻、瓜蒌仁、杏仁。另白金丸五分先服。

李右　气血两亏，木失涵养，致阳气不和，头昏眩晕，皮寒骨蒸，时易汗出。阳气不能外卫，非偏热所能常进也。

川桂枝五分　地骨皮二钱，桂枝同炒　杭白芍一钱五分，酒炒　白茯苓三钱　白归身二钱　炙黑草三分　橘白一钱　淮小麦五钱　大南枣三枚

叶右　但寒不热，渐致腹满作痛，头昏目眩，饮食少思。脉弱而弦。气滞于下，阳升于上。宜调气熄肝。

醋炒香附二钱　当归二钱　川楝子一钱五分　白蒺藜三钱　酒炒白芍一钱五分　钩钩三钱　半夏曲一钱五分　干橘叶一钱　甘菊花一钱五分　佛手花七分　生熟谷芽各一钱

二诊　眩昏少减，食入仍满。再和协肝脾。

制香附二钱　广陈皮二钱　朱茯神三钱　冬白芍

一钱五分　缩砂仁五分，后入　炒枳壳一钱　炒枣仁三钱，研　香橼皮一钱　川楝子一钱五分　沉香曲二钱，炒焦麦芽二钱

梁右　每交阴分，火升眩晕颧红，阳气尽从上凌，两足不温，头发脱落。宜导阳气下行。

生牡蛎四钱　炙龟版三钱，先煎　池菊一钱五分　云茯苓三钱　石决明四钱　白蒺藜去刺，炒，三钱　钩钩三钱　粉归身一钱五分　滋肾丸一钱五分，盐汤先服

茅右　脉细濡而右关带滑。叠进育阴潜阳，昏晕依然不定，有时汩汩作酸。良以清津为阳气所炼，渐欲成痰，致浊阻清位，所以昏晕不能定也。再以退为进。

制半夏　晚蚕沙　云茯苓　杭菊　广橘红　煨天麻　白蒺藜　白金丸三分

二诊　阳气浮越在上，时时昏冒。在上之阳气日浮，在下之阳气日乏，所以叠进潜阳，而病不少退。拟《金匮》附子汤以导阳气下行。

台参须一钱，另煎　野於术一钱五分　云茯苓三钱　熟附片四分　煨牡蛎四钱　杭白芍一钱五分，酒炒　白蒺藜三钱　老生姜二片

金右　眩晕呕吐，舌本牵强，脉滑苔腻，火升右太阳作痛。肝阳挟痰上升，宜化痰熄肝。

桑叶一钱五分　山栀三钱　僵蚕二钱　茯苓三钱　制半夏一钱二分　丹皮一钱　蔓荆子一钱　橘红一钱　竹茹一钱　白金丸五分，分二次先服

杨左　白疹已化，热亦渐轻，而四肢欠温，痰多频咳，有时自觉热冲至巅，则头昏眩晕。脉象沉弦。良由痰饮内阻，阳气不克宣通，所谓无痰不作眩也。拟化痰以通阳气。

制半夏一钱五分　橘红一钱　炒苏子三钱　白蒺藜三钱，去刺　僵蚕二钱　白茯苓三钱　制南星四分　川桂枝四分　煨天麻一钱五分　煨姜二片

二诊　头晕恶寒已退，痰多欲咳。的是痰饮内动，阳气郁阻。再化痰降气。

於术二钱　川桂枝三分　补骨脂盐水炒，一钱　干姜三分　炙草二分　橘红一钱　白茯苓三钱　制半夏一钱五分　五加皮二钱

三诊　昨吐痰涎甚多，饮邪上泛也。今吐痰尚作恶心，胃气已经虚馁，况吐出带黑。拟四逆法。

台参须另煎，冲，八分　上广皮一钱　生熟薏仁各二钱　茯苓三钱　制半夏一钱五分　熟附片五分　淡干姜五分　竹茹姜汁炒，一钱　生熟谷芽各一钱五分

四诊　投附子四逆，呕吐已止，痰亦渐少，咳嗽较定，而咽中觉燥，舌仍淡白。本质阴亏，未便温燥过节。拟六君以治脾胃为主。

台参须八分　制半夏一钱五分　炒於术一钱五分　上广皮一钱　生熟草各一分　竹茹姜汁炒，一钱　佩兰叶一钱五分　白茯苓三钱　生熟谷芽各一钱五分

五诊　祛痰补气，咳嗽痰多俱减，咽燥转润。的是寒饮内阻，脾胃气虚。药向效边求。

台参须一钱　制半夏一钱五分　炒陈皮一钱　姜汁炒竹茹一钱　炒於术二钱　生熟草各二分　云茯苓三钱　生熟谷芽各一钱　玫瑰花二朵　真武丸三钱，先服

六诊　痰多咳逆气喘。脉象沉弦，左部细弱。脾胃肾皆虚，气不收摄。拟摄纳阳气。

台参须　补骨脂　厚杜仲　云茯苓　车前子　菟丝子　怀牛膝　济生肾气丸

七诊　温摄脾肾，气喘已平，痰亦渐少。可见脾虚不运则生痰，肾虚不纳则气逆。药既应手，宜再扩充。

台参须一钱　炒於术一钱五分　牛膝盐水炒，三钱　车前子三钱　上广皮一钱　制半夏一钱五分　沙苑盐水炒，三钱　菟丝子盐水炒，三钱　茯苓三钱　巴戟肉三钱　杜仲三钱　补骨脂盐水炒，三钱

八诊　气喘已平，每至戌后阴分，痰辄上逆。再以温药和之。

台参须一钱　茯苓三钱　炒於术二钱　桂枝四分　炙甘草二分　制半夏一钱五分　杜仲三钱　巴戟肉三钱　橘红一钱　菟丝子盐水炒，三钱　济生肾气丸三钱

丸方　脾虚则生湿，气虚则生痰。痰饮内踞，为喘为咳为眩晕。温脾所以燥湿化痰，而脾土之阳，化生于命火。历投温补脾肾，颇形康胜。此次喘发甚重，守前意进退施治，渐得平定。惟衰年气血皆亏，阴腻之药，必助寒饮，惟血肉有情之品，斯温不涉燥，柔

不涉腻。

炙上芪四两 煨天麻一两 巴戟肉三两 白茯苓三两 炙甘草八钱 奎党参六两 炒山药三两 广郁金三两 川桂枝八钱 炒於术三两 甘杞子三两 厚杜仲三两 炒萸肉二两 制半夏二两 广橘红一两 泽泻一两五钱 肥玉竹二两 补骨脂盐水炒，二两 白蒺藜去刺，炒，二两 菟丝子盐水炒，二两 蜜炙淡干姜六钱 炒霞天曲一两 胡桃肉十二枚，打碎

上药各炒研为末，用鲜河车一具，漂净酒煮打烂，捣药糊丸，每服三钱。

痉厥

林右 营血久亏，肝木失养，风阳大动，窜入经络，遍身酸楚。兹当风木司令，阳气弛张，叠次痉厥，厥回而神识昏迷，脉细涩如丝，深有阴阳相决之虞，未可视为惯常也。拟护神潜阳法，备请商定。

块辰砂绢包，三钱 茯神三钱 煅龙骨三钱 龟甲心五钱，刮白，先煎 丹皮二钱 秦艽一钱五分 女贞子三钱 穞豆衣四钱 炒远志四分 濂珠四分 川贝四分 真金箔一张，三味研末，先调服

二诊 痉厥已定，神情亦清，然心中悸荡，音低气怯。虚损之极，聊为敷治而已。

人参须另煎，冲，一钱 块辰砂三钱，包 茯神三钱 煅牡蛎四钱 煅龙骨三钱 穞豆衣四钱 橘红一钱五

分　潼沙苑盐水炒，三钱　女贞子三钱　金器一件

三诊　痉厥之后，身发白疹，是病久中虚之极也。屡次发热，脉象虚微，阴不足而阳有余。当气阴兼顾。

台参须一钱，冲　女贞子三钱，炒　煅牡蛎四钱　小黑豆衣四钱　炒枣仁二钱　朱茯神三钱　煅龙骨三钱　龟甲心炙，先煎，四钱　潼沙苑三钱，炒　炙鳖甲四钱

徐左　内风挟痰，弥漫心窍，神情呆钝。还恐内闭昏痉。

制半夏　天竺黄　茯苓神　胆星　生熟谷芽　枳壳　郁金　钩钩　竹沥　天麻　菖蒲

某　不时痉厥，厥则四肢搐搦，人事不省。此肝风挟痰。宜祛风化痰。

羌防风各一钱　煨天麻一钱五分　钩钩三钱　茯苓三钱　制南星四分　橘红一钱　僵蚕三钱　川芎八分　甘菊花一钱五分　制半夏一钱五分

蒋右　体质素亏，春升之际，风阳大动，以致骤然痉厥。甲木不能下降，胆无决断之权，惊悸善恐。有形之痰，为之鼓动，所以脉弦而滑，舌红而苔黄浊也。拟化痰宁神，潜阳熄肝。

丹皮　茯苓神　竺黄　九节石菖蒲　盐水炒橘红　远志　山栀　制半夏　淡芩　上濂珠三分　金箔一张　辰砂三分，三味研末，蜜水先调服

二诊　渐能安寐，而神情尚觉呆钝。苔黄腻浊，中心霉黑。还是肝火痰热未清。再化痰熄肝，宁神

定志。

制半夏二钱　枳壳一钱　白蒺藜去刺，炒，三钱　天竺黄三钱　橘红一钱　远志肉六分　郁金一钱五分　陈胆星五分　滚痰丸二钱，开水送下

某　气从上冲，则胃脘阻塞，而痰涌发厥。此厥气挟痰扰胃，不能急切图功。

制半夏三钱　川朴一钱　茯苓三钱　制香附二钱　上沉香磨，冲，三分　苏梗五分，磨　枳实一钱五分　郁金二钱　槟榔三分，磨　竹茹一钱五分

高童　镇肝潜阳，痉厥未发，饮食如常，并无呆滞情形。守前法以觇动静。

龟版　白蒺藜　鳖甲　橘红　茯苓神　丹皮　青葙子　牡蛎　半夏　金器

二诊　自潜阳镇肝，痉厥似痫，足见痰借风升，风因火动，火从木生，木燥水亏，火风时起。药既应手，宜再扩充。

生鳖甲　炙龟版　白蒺藜　丹皮　生熟甘草　生牡蛎　黑豆衣　青葙子　金器

三诊　痉厥虽经复发，来势已减十七。再潜阳熄肝。

炙龟版先煎，五钱　生牡蛎一两　阿胶珠一钱五分　生鳖甲打，先煎，四钱　杭白芍二钱　煅磁石二钱　白蒺藜三钱　茯苓三钱　金器一件，悬煎

吴左　木郁不条达，肝气滞而不疏，腹中不舒，脐下气觉滞坠。胆为肝之外府，主阴阳之开合，肝病则

胆经开合之枢纽失灵，所以先厥而后热也。气郁则化火，火凌肺金，日前吐血两口。拟清养之中，参以舒郁。

金石斛四钱　生白芍一钱五分　延胡索酒炒一钱五分　川楝子一钱五分　干橘叶一钱　女贞子三钱　大天冬二钱　郁金一钱五分　炒枳壳七分　逍遥丸三钱，分二次服

唐右　每至心悸，辄气冲至咽喉，呛咳呕吐，顿即色夺出汗，有欲厥之状。发厥之后，耳鸣头晕。脉尺涩关弦。此厥阳上升太过，拟调气而潜伏之。

制香附　炒枳壳　煅磁石　土炒白芍　炒枣仁　朱茯神　左牡蛎　川楝子　上广皮　炒竹茹

复诊　前日又至欲厥，呛咳气冲，呕出涎水方定，其为肝阳逆冲犯胃无疑。风翔则浪涌，此呕吐所由来也。虽药进而其厥仍发，然为势稍轻，未始不为起色。再潜伏其阳，而运化其饮。

制香附　茯苓神　制半夏　上广皮　砂仁末　煅磁石　煅龙骨　炒枳壳　左牡蛎盐水炒

某　酒性既升且热，醉酒太过，复当君火行令之时，心火肝阳，为之鼓动，致火风热尽行内闭，神昏口噤不语，甚则搐搦发痉。虽痉定而仍昏闭不省，手足扬掷，目赤颧红，便闭。脉数弦大。火风热内炽，此厥症也，急险之至。急应泄热降火，兼通络窍。

羚羊片　玄参　连翘　川贝　石菖蒲　丹皮　磨犀尖　麦冬　生甘草　金汁　上濂珠三分　上西

黄四厘　西血珀三分,三味研末,蜜水调服

二诊　痉定而阴必伤。用潜阳法。

龟版　石决明　女贞子　大白芍　粉丹皮　方诸水

三诊　厥阳已平。宜和中清养,以图徐复。

北沙参　炒当归　橘红　茯苓　左牡蛎盐水炒　白蒺藜　金石斛　法半夏　生谷芽

四诊　昏厥既平以后,阴分无不耗损。再咸以育阴降热。

黑玄参　丹皮　白蒺藜　龟甲心　左牡蛎盐水炒　茯苓神　橘红　法半夏　大淡菜

潘左　睡卧之中,辄发痉厥,腹满气撑脘阻。此肝阳挟痰震动,拟熄肝和阳。

陈皮　白芍　石决明　钩钩　制半夏　枳实　茯神　白蒺藜　天麻　炒竹茹

痰　火

某　素有痰喘旧证,前以辛温开饮,极著成效。又以劳勚感邪,于九日前忽先寒后热,继但热不寒。刻今热势虽衰,而淋淋汗出,欲寐未寐之际,谵如梦语,肢搐引动,咽中作痛,喉关偏右白糜星布。脉数濡滑,舌绛赤,苔黄罩灰。此由邪湿内蒸,所有浊痰,悉化为火,致肺胃之阴津消灼。阴分愈亏,则火热愈炽,有虚脱之虞。勉拟泄热和阴一法。谋事在人,成事在天。

金石斛四钱　朱茯神三钱　北沙参五钱　大玄参三钱　光杏仁三钱　冬瓜子三钱　煨石膏三钱　制半夏一钱五分　炒黄川贝一钱五分　枇杷叶四片　青芦管八钱　竹沥四钱　濂珠三分　川贝五分　犀黄三厘，三味研末，吹喉　枇杷叶并鲜竹茹代茶。

二诊　泄热和阴，而清肺胃，咽痛糜腐大退。的属痰热化火烁阴。药既应手，姑宗前法扩充。

北沙参五钱　大麦冬三钱　煨石膏三钱　川贝母二钱　生薏仁三钱　炒瓜蒌皮三钱　光杏仁三钱　冬瓜子四钱　青芦管八钱　竹沥四钱

雷左　脾肾两亏，饮食生痰，痰阻为喘者久。兹值春升之际，痰凭木火之势而化为热，以致竟夜不能交睫。脉左尺不藏，苔黄舌红。龙相亦动。拟潜阳和阴，参以苦泄。

川雅连四分，酸枣仁三钱，同炒　肥知母三钱　炒枳壳七分　制半夏一钱五分，盐水炒　鲜竹茹一钱五分　茯苓神各二钱　上濂珠三分　真川贝五分，二味研细末，调服

左　平素痰多，交夏君火行令，火与痰合，遂致弥漫心窍，言语不能自如。今神识虽清，而健忘胃钝，左关脉滑。此痰阻于中，心肾不相交通。欲交心肾，当祛浊痰。

参须一钱　制半夏一钱五分　陈胆星五分　橘红一钱　瓜蒌仁三钱，炒　远志八分　茯苓神各二钱　九

节菖蒲五分　枳实一钱　姜竹茹一钱　竹沥六钱，滴入姜汁少许

某　中虚挟痰，痰热化风，撼扰神舍。心中跳动，则火从上升。脉象虚弦。填补其下，以涵濡肝木，碍于在上之痰热，而利不胜弊，惟介类以潜之。

生牡蛎　煅决明　白蒺藜　块辰砂　法半夏　朱茯神　煅磁石　钩钩　橘红　鸡子黄　大淡菜

王左　眩晕足麻，甚至昏仆。肝阳挟痰上逆，恐成痫厥。

制半夏　枳实　天麻　白僵蚕　独活　茯苓　薄橘红　竹茹　钩钩　炒菊花　秦艽

某　素有痰火，一二年一发，发则詈人掷物，自以为痫也。曰：非痫也。夫痫者，发则暴仆，不知人事，口吐涎沫，声如猪羊鸣也。

制南星六分　辰茯神　煨天麻　橘红　盐炒竹茹　天竺黄　白蒺藜　九节菖蒲　郁金　镇心丸一丸，化服

盛右　凡虚里之穴，其动应衣，宗气泄越之征。中流无砥柱之权，肝阳从而撼扰，神舍因而不宁。拟补中气以御肝木。

盐水炙绵芪　吉林参　云茯苓　阿胶珠　土炒白芍　远志肉　块辰砂　左牡蛎　龙齿　金器

又　补中以御木，育阴以柔肝，神呆如昨，时多恐怖，心中自觉窒而不开。脉左寸沉滞，关部细弦，尺中小涩；右寸滑而濡软，关部滑而带弦，尺脉较劲。皆

中气脏阴有亏，挟痰内蔽之象。夫既亏矣，何复生痰。盖肝禀将军之性，其刚柔之用，正施之则主一身之生发，逆施之则为火风之厉阶。今当产后未满百日，血虚气弱，肝木偏亢，遂为虚里跳动。厥阳上旋，则清津浊液，悉为阳气所炼，凝结成痰。心为离火，火本下降，与水相交者也。今阳气且从上旋，心火何能独降，心胸清旷之区，转为阳火燔蒸之地，窒闷之由，实在于此。譬如酷暑之时，独居斗室，虽旷达之士，亦且闷不能堪。所谓闷者，皆阳之闷也。夫至阳闷于中，灼液成痰，神明为痰火所扰，便是不能自主之局。所最难者，阳可以熄，火可以降，痰可以豁，而三者之药，无不戕贼元气。今以水亏不能涵濡，气虚不能制伏，然后有肝阳之升，痰热之蔽。消之降之，前者未定，后者又来。若补之涵之，则远水不能济急也。大药之似乎虚设者为此。兹从补养之中，参入治痰之品，标本并顾。未识勃然欲发之阳，能得渐平否。备正。

吉林参一钱　煅龙齿五钱　九节菖蒲五分　块辰砂三钱　茯苓神各二钱　清阿胶二钱　焦远志八分　辰砂拌麦冬三钱　川贝二钱　炒松生地四钱　马宝先化服，一分

又　每至动作，虚里辄大跳动，《内经》谓其动应衣，宗气泄也。病之着眼处，当在于此。所以前诊脉细弦而并不洪大，与病相应，直认其为中气虚而不能制木，致魂不安谧，神不守舍。欲遵经训，似非补其中气，交其心神不可也。乃投之罔效，其中必有曲折。

此次偶服攻劫之方，大吐大下。今诊右部之脉转滑微大，寸脉依然细滞。因思肝用在左，在于胠胁，肝郁之极，气结不行，由胠胁而蔓及虚里。气郁则痰滞，滞则机窍不宣，是神机不运，在乎痰之多寡。痰踞机窍之要地，是以阻神明、乱魂魄。然而吐下之后，神志而未灵爽者，盖肠胃直行之道，积痰虽一扫而空，至窍络纡回之处，非郁开气行，痰不得动也。今才经吐下，理应休息数日，乘此以四七汤开其郁结，参入芳香以宣窍络，旬日之后，再用攻法。即请裁夺行之。

上川朴一钱二分　磨苏梗一钱　广郁金三钱　制半夏三钱　茯苓四钱　九节菖蒲七分　姜二片　枣二枚

又心虚胆怯，神不自持，多疑寡断，痰火之药，无一不进，迄无应效。即心肾不济一层，亦经小试，未见寸功，几成棘手难明之局。深究其理，虚里之跳动，究系病起之根，若非宗气之泄，即是肝气之郁，可不待言。吾人肝主左升，胆主右降，肝升则化为心血，胆降则化为相火。今肝经之气，郁而不舒，则左升失其常度，而心血无以生长；当升不升，肝木愈郁而愈实。肝为藏魂之地，又为藏血之海，经行血降，郁塞稍开，神魂稍定。而木气之升泄，仍难合度，心血日少，所以心虚若怯。无理处求理，如以上所述，似与病情不能为谬。拟升泄肝木，使上化心血，而心虚或能渐复；木升则郁解，而肝实或可渐疏。苟心神可以自持，魂能安宅，便是佳境也。

柴胡七分　生甘草三分　杭白芍二钱　茯苓神各二钱　酒炒当归二钱　野於术二钱　抚川芎一钱　丹参二钱　煨姜二片　西血珀五分　上沉香二分　上湘军六分，三味研细，用炒茺蔚子四钱，煎汤调服

方左　头胀眩晕火升，频带燥渴，痰多脉滑。此痰湿化火生风，与阴虚阳亢者有间也。

瓜蒌仁三钱　煨天麻　甘菊花　白蒺藜　枳实　石决明　茯苓神　姜汁　竹沥五钱　白金丸四分

徐左　阅病单皆痰火为患。痰一日不去，则火一日不宁，即神色一日不楚。邵筱村龙虎丸，内有信石之猛。询诸其弟，云服之虽解似痰非痰之物，痰即下行，神识理宜立楚，而犹呆钝如昨。此必因痰浊入于心胞络中，猛攻之药，不能屈曲搜剔故也。拟方如下。

上濂珠一钱　陈胆星四分　明玳瑁四分　西血珀七分　明雄黄四分　巴霜六厘，去净油

研为细末，每服四分，空心服。

左　昨进化痰护神，多言呼唱，较昨稍定，然犹未能寐，腹中气满不舒。脉两关弦滑。良以肝火挟痰内扰，肝经之气，亦散漫不平，心神为之摇撼。既得应手，再守前意出入。

朱茯神　陈胆星　香附　橘红　真珠母　川楝子　制半夏　煅龙齿　当归龙荟丸一钱　礞石滚痰丸二钱，二丸和合先服　上濂珠二分　西血珀二分　辰砂七厘，三味研末，临卧服

复诊　便解神清得寐。前方去二丸，加块辰砂、

竹茹。

左　清化痰热，心胸烙热稍平，胃纳略起，头晕亦减，然行动气仍上逆。痰火内踞，本虚标实，治愈不易，聊作缓兵之计而已。

炒玉竹　海蛤粉　炒瓜蒌皮　桔梗　茯苓　川贝母　光杏仁　炒竹茹　广橘红一钱五分　生姜五分，二味用蜜水一杯同煎至干，微炒入煎

某　痰火交炽，曾经糊乱。今神识虽清，而左脉弦大。肝胆之火，尚未宁静。

朱茯神三钱　竺黄三钱　制半夏一钱五分　陈胆星三分　杏仁泥三钱　郁金一钱五分　炒枣仁一钱五分　钩钩三钱，后入　煨决明四钱　橘红一钱　粉丹皮一钱五分　远志肉五分

顾左　向有痰饮，兹感风温，先发咽痛，风化为火，与痰相合，以致痰火交炽，肺肾之气不能相通。气喘难卧，痰声漉漉，心胸烦闷异常，常欲露胸泄闷，两颧红赤。而脉象濡细，舌苔浮红罩霉。气阴已亏，而痰火独盛，恐难以草木为功。勉拟育阴化痰，以通肺肾。即请商裁。

阿胶珠三钱　天冬三钱　灵磁石四钱，煅　川贝一钱五分　茯神三钱　生地炭四钱　秋石五分　海蛤粉四钱　陈海蜇一两　珠粉三分　川贝三分，二味研末，先调服

李右　痰火时升时降。再开展气化，良以气有余即是火也。

光杏仁三钱，打　郁金一钱五分　丹皮二钱　枳壳一钱　山栀三钱，姜汁炒黑　瓜蒌二钱　泽泻一钱五分　桔梗一钱　炒竹茹一钱　车前子三钱　枇杷叶一两，去毛

张左　中脘渐舒，痰多脉滑。由湿生痰，由痰生火，由火生风，以知痰为火之本，风为火之媒。治病必求其本。

制半夏一钱五分　煨天麻一钱五分　广皮一钱　猪苓二钱　蚕砂三钱，包　陈胆星五分　白茯苓三钱　白术二钱　泽泻二钱　清气化痰丸三钱

吴左　惊动胆木，木火蒸痰，窒碍灵府，怔忡不宁，神情呆钝。化痰宣窍，参以镇坠。

制半夏一钱五分　广橘红一钱　广郁金一钱五分　块辰砂三钱，包　陈胆星五分　白茯苓三钱　远志肉五分　炒枣仁二钱，打　九节菖蒲二分　金器一件，悬煎

某　神情昏愦，言语无伦，唇朱兼紫，脉滑而弦，此痰火肝阳交炽。拟泄热化痰。

羚羊片二钱　菖蒲五分　橘红一钱　当归一钱五分　陈胆星五分　远志五分　枳实一钱　天麻一钱五分　天竺黄三钱　丹皮一钱　竹沥一钱，冲　龙荟丸四钱

江右　怒火如狂，六脉弦数，肝火扰攘，心神为之不宁。拟护神化痰息肝。

竺黄　决明　丹皮　块辰砂　川贝　山栀　胆星　茯神　生铁落　金器　濂珠三分　玳瑁一分五厘，二味研末，先服

卷 九

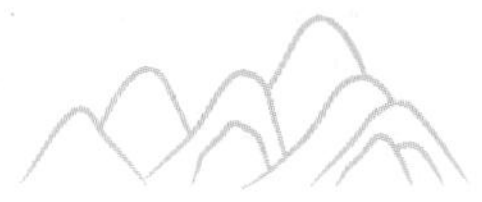

头 痛附头风

某左 头痛止而复发。肝肾阴亏,虚风上僭。补其不足,泻其有余,理所当然也。

生地炭 滁菊花 粉归身 川芎 煨决明 东白芍 白僵蚕 藁本 粉丹皮 黑山栀

某右 头痛不止,甚则心胸懊憹。肝火风壅于阳络,恐致失明。

桑叶 黑山栀 防风 淡子芩 羌活 丹皮 甘菊花 藁本 石决明 僵蚕

某右 头痛甚剧,右目翳障。肝火风上旋,势必损明。

川芎 白僵蚕 连翘 羚羊片 干荷边 白芷 甘菊花 丹皮 松萝茶 焦山栀

某右 头痛偏右,痰时带红。二者今虽暂安,然眩晕心悸,火从上逆。脉弦带滑。无非肝肾之阴精不足,而脾胃之痰湿有余,胆胃之气,不克下降,则肝脏之阳,上升太过。拟熄肝和阳。

白蒺藜 黄芩 青防风 炒枣仁 石决明 朱茯神 羌活 白归身 穞豆衣 制半夏

邵右 头偏作痛,心悸怔忡不寐,时觉恶热。阳升太过,致心火不能下行。拟宁神和阳。

炒枣仁二钱　茯神三钱　粉丹皮一钱五分　酒炒杭白芍一钱五分　石决明五钱　黑豆衣三钱　柏子仁三钱　龙齿三钱　炒知母一钱五分　川楝子一钱五分　天王补心丹三钱，先服

二诊　寐得稍安，轰热亦减，然仍头偏作痛。左关脉大。还是阴涵不足，阳升有余。前法再参和阴。

生龟版四钱　酸枣仁二钱，川连二分煎汁，炒，研　酒蒸女贞子三钱　酒炒白芍一钱五分　醋煅珍珠母四钱　滁菊花一钱五分　煅龙齿三钱　黑豆衣三钱　丹皮二钱　辰灯心三尺

三诊　略能就寐，而热气时从上冲，脉象细弦。阴分不足，阳气不潜。前法再进一筹。

阿胶珠三钱　茯神三钱　煅龙齿三钱　酒炒白芍一钱五分　酸枣仁二钱，川连三分煎汁，炒　夜交藤四钱　酒炒女贞子三钱　醋煅珍珠母四钱　辰灯心三尺　濂珠粉二分，先服

张左　头痛眩晕，苔白厚腻，脉濡缓微滑。肝阳挟痰上腾。拟熄肝化痰。

制半夏一钱五分　白蒺藜三钱　炒竹茹一钱五分　煨天麻一钱五分　甘菊花二钱　薄橘红一钱　净钩钩三钱　石决明四钱　茯苓三钱　白金丸七分，分二次服

二诊　化痰泄热，眩晕稍减未止，脉象细弦。经云：头痛巅疾，下虚上实。原因肾水内亏，阳气上冒。再拟育阴潜阳法。

龟版六钱，先煎　牡蛎八钱　白菊花一钱五分　白

蒺藜三钱　杞子三钱　生地四钱　黑豆衣三钱　粉丹皮二钱　煨天麻一钱五分

邵右　头晕渐致作痛，痛引耳后，恶心欲吐，两关脉弦。少阳阳明不降也。

柴胡四分　炒竹茹一钱　法半夏一钱五分　酒炒白芍一钱五分　丹皮一钱　黑山栀二钱　白茯苓三钱　川芎五分　蔓荆子八分

二诊　头痛大减，耳后作胀，的是甲木之升腾有余。

桑叶一钱五分　黑山栀三钱　白蒺藜三钱　滁菊花一钱五分　钩钩三钱　丹皮一钱五分　蔓荆子一钱　石决明三钱　连翘壳三钱　干荷叶三钱

刘右　经云：真头痛，头痛甚，脑尽痛，手足寒至节，不治。头痛连脑一症，从来殊少专方。前诊脉象细沉，久按带弦。据述病剧之时，头脑苦痛，痛则遍身经络抽掣，数日渐退。夫脑为髓之海，病入骨髓，已属不可救药，何况乎苦痛之地，而在于髓之海乎！病及髓海，则虽疗治，尚苦无方，安有数日而能渐退之理乎？其所以如此者，必有至理存乎其中，在临症者未之深思耳。考十二经中，维太阳膀胱经为水府，其脉络脑。又痰与湿皆水类也，痰湿遏伏，则水寒而脉道不行，脑痛之由，实出于此。刻下头痛虽不甚发，而每晨辄心中泛泛漾漾，至午才得如常。盖卧则气闭，气闭则痰湿不行，清晨初起之时，正是痰湿欲行未行之际，阳气浮越于上，故体为之疲软，心胸为之不舒。夫营出于中焦，又中焦受气，取汁变化而赤，是为血。今中焦所受水谷之气，不化为血，而酿为痰，故未至七七之年，而经水断绝。拟药如下，即希高正。

盐水炒潼沙苑二两　橘红八钱　泽泻一两　炙黄芪二两　茯苓二两　制半夏二两　炒於术二两五钱　盐水炒黄柏一两　焦茅术一两五钱　炒杞子三两　煨天麻一两　杜仲三两　范志曲一两五钱　当归炭二两　川断肉二两，炒　白芍一两　炒酸枣仁二两　炒麦芽二两　炒干姜七钱

上药如法研为细末，水泛为丸如绿豆大。每晨服三钱，开水送下。另研参须一两五钱和入。

孙右　头痛减而复盛。昨进清震汤以泄木火之势，痛势随退，大便亦行。无如脚膝腿股之间，随处刺痛。脉缓而关部仍弦。还是火风未熄，流窜经络。犹恐上腾致变，拟清泄以挫其锋。

黑山栀　淡子芩　鲜竹茹　苦丁茶　连翘壳　夏枯草　碧玉散　鲜菊叶　粉丹皮　代赭石　鲜荷边

王左　始由太阳内伏寒邪，乘阳气发泄而动，头痛如破，甚至神情迷乱。幸松云先生随症施治，大势得平。经月以来，独胃气未能稍苏，浆粒全不入口。历投和中化湿、温理中阳、导浊下行诸法，于胃纳一边，无微不至，独胃气仍然不醒。今细察病情，除不食之外，惟苦头晕不能左转，吞酸恶心，中脘有气攻撑，腹中㽲痛。脉微数，右关带弦，尺中较柔略大，舌苔黄浊。此盖由头痛之余，肝木未平，胃土为之所侮，致阳

明失通降之权。兹与松云先生议定，依前法参入理气平肝。当否即请正之。

制半夏　云茯苓　川雅连　制香附　新会皮　川楝子　炒枳壳　土炒白芍　磨沉香　白蒺藜去刺，炒　竹二青盐水炒

某右　头痛如破，一转机于消风，再转机于升发。发者何？发其火之郁也。风以何据？龈肿是也。岂以消风之剂，始效而终不效，乃度其为火乎，非也。初次头痛，神识清灵，继而痛甚，时兼谵语。惟火足以乱我神明，风虽甚，不能扰我之方寸。经谓火郁者发之，升柴之所以敢于尝试也。幸皆应手，实堪相庆。特头痛虽定，而遍体游行作痛，若系血不濡经，则痛有定，痛势亦略缓，今游行甚速，还是风火之余威，窜入于络隧之间。脉数，重按细弦，轻取微浮，与所审证据，亦属相符。拟泄热祛风，以消余烬。

秦艽　僵蚕　桑寄生　独活　青防风　丹皮　淡芩　黑山栀　连翘　青果　芦根

左　颈项牵引头脑作痛，耳窍发胀。肝火风郁于少阳阳明。

桑叶一钱五分　黑山栀三钱　荆芥一钱　淡芩一钱五分，酒炒　菊花二钱　丹皮二钱　苦丁茶三钱　玄参三钱　连翘壳四钱　荷叶边三钱

钱右　向有胃痛，不时举发，偏左腹硬，头痛右甚，甚则引及目痛，脉形尺涩。肝火风上旋。宜清以泄之。

冬桑叶一钱　黑山栀三钱　池菊花一钱五分　白芍一钱五分，酒炒　粉丹皮二钱　细生地四钱　青葙子三钱，酒炒　蔓荆子一钱　肥玉竹三钱　荷叶边三钱

二诊　脉弦尺涩。偏右头痛，引及目珠。稍涉辛劳，咽中燥痛。肝火风不熄。养不足之阴，泄独胜之热。

细生地四钱　杭白芍一钱五分，酒炒　池菊花二钱　丹皮二钱　蔓荆子一钱五分　青葙子三钱，酒炒　淡芩一钱五分，酒炒　玉竹三钱　黑山栀三钱　野黑豆三钱　荷叶边三钱

张左　土郁稍舒，头痛时作时止。土位之下，燥气承之也。

郁金　羌活　白术　泽泻　制半夏　上广皮　炒米仁　赤猪苓　晚蚕砂包　范志曲　白蒺藜

右　喉痔之后，风火未清，风气通肝，以致火风游行经络，头痛如破，甚则随地结块，所谓热甚则肿也。

川芎　羚羊片　丹皮　蔓荆子　秦艽　山栀　白僵蚕　防风　香白芷　菊花

二诊　头痛减而少腹有气上冲，直抵咽喉，寤难成寐。脉洪大稍敛，而关脉仍弦。肝火风未能尽平，厥气从而附和。前法再参调气。

白芷　白芍　丹皮　藁本　川楝子　鲜菊花　山栀　当归　香附　青皮　枇杷叶

右　导火下行，寐得略安，而头痛仍盛，呕吐咳逆。脉细涩，左部带弦。无非阳气未能下潜。再反佐

以进。

羚羊片一钱，先煎　广橘红一钱　煅白石英三钱　陈胆星五分　左牡蛎盐水炒，八钱　茯苓神各三钱　炒瓜蒌皮三钱　石决明五钱　竹沥一两　姜汁少许

某右　老年偏左头疼。产育过多，血亏则肝乏营养，阳气僭上也。

酒炒当归　蜜炙白芷　池菊花　白僵蚕　蜜炙川芎　酒炒白芍　蔓荆子　龟甲心　生地炭

孙左　头痛在额为甚，鼻窍不利，右脉弦大。阴分素亏，外风引动内风。用选奇汤进退。

淡豆豉三钱　淡芩一钱五分　黑豆衣三钱　川石斛四钱　青防风一钱　池菊二钱　藁本一钱　水炒竹茹一钱　干荷叶边三钱　葱白头二枚

脘　痛

俞左　寒饮停聚胃中，胃阳闭塞。中脘作痛，甚至有形，按之漉漉。不入虎穴，焉得虎子。

薤白头　大腹皮　公丁香　白茯苓　川朴　制半夏　老生姜　白蔻仁研，后入　黑丑三分　交趾桂一分　上沉香一分。后三味研细末，先调服

二诊　温通胃阳，兼逐停饮，中脘作痛大退，的是寒饮停于胃腑。从此切忌寒冷水果，勿再自贻伊戚。

制半夏一钱五分　木猪苓一钱五分　大腹皮一钱五分　泽泻一钱五分　公丁香三分　制香附二钱　白

茯苓三钱　川朴一钱　高良姜四分　橘皮一钱　生姜二片

某　中脘有形漉漉，攻撑作痛。厥气郁于胃中也。

杭白芍一钱五分，淡吴萸四分，同炒　酒炒延胡索一钱五分　炒枳壳一钱　广郁金一钱五分　台乌药一钱五分　香橼皮一钱五分　沉香片四分，后入　川楝子切，一钱五分　砂仁七分，后入　制香附研，一钱五分

某　脉象沉弦。中脘有形作痛，此中阳不足，寒浊阻于胃腑也。

薤白头三钱　广皮一钱　茯苓三钱　高良姜四分　沉香曲二钱　干佛手一钱　半夏一钱五分　制香附二钱　瓦楞子五钱，打　丁香一钱五分　蔻仁一钱二分，二味研细末，每服五分，盐汤下

沈右　中脘有形，食入痞阻。苔白罩霉，脉沉弦细。此痰气郁结胃中，当为宣通。

广郁金一钱五分　建泽泻一钱五分　沉香曲二钱，炒　川桂枝三分　制半夏一钱五分　薤白头三钱　瓜蒌仁三钱　茯苓三钱　广皮一钱　制香附二钱

二诊　苔霉全化，中脘渐舒，然脉象尚带沉弦。宜肝胃两和，疏通痰气。

制半夏一钱五分　炒沉香曲二钱　白蒺藜去刺，炒，三钱　枳实一钱　制香附二钱　广郁金一钱五分　香橼皮一钱　整砂仁四粒，入煎　上广皮一钱

左　胃痛虽减，然左关颇觉弦硬，得食则痛稍定。

良以因寒致郁，因郁生火。以连理汤出入。

雅连五分，吴萸三分，同炒　奎党参二钱　淡干姜五分　延胡索一钱五分　川楝子一钱五分　炒冬术二钱　制香附二钱　香橼皮一钱五分　缩砂仁五分

许右　温通而痛仍不定。谅以节令之交，阴阳转换之时，气机难于畅达，勿以为药之罔效，而变计焉。

薤白头　半夏　香附　乌药　砂仁　青皮　瓦楞子　陈皮　上安桂三分，去粗皮，研，后入

二诊　吃面食果，气寒肝横。防厥。

吴萸　青皮　金铃子　白芍　砂仁　香附　枳壳　沉香片　陈皮

三诊　中脘作痛，得温即定，此中阳为湿寒所阻。经云：温则消而去之。

高良姜　广皮　郁金　陈香橼皮　乌药　半夏　香附　公丁香　白蔻仁二味研细末，先送下

杨左　中脘作痛，每至呕吐，寒热交作。脉象关滑，而沉候濡缓。此饮停于内，遂致土滞木郁。难杜根株。

川桂枝　炙甘草　茯苓　广皮　香附　淡干姜　制半夏　枳壳　姜汁炒竹茹

某　脉形细弱。背腧作胀，中脘作痛，不纳不饥。此由先天不足，气弱失运，运迟则生湿，气弱则生寒，寒湿交阻，宜乎其脘痛不纳矣。急则治标，宗此立方。

制香附　九虫香　瓦楞子　广皮　白蔻仁　香橼皮　公丁香

洪左　中脘作胀，而且剧痛，呕吐涎水，脉象沉弦。此寒饮停阻胃中，恐致痛厥。

上安桂七分，后入　荜茇六分　赤白苓各一钱　香附三钱　公丁香三分　制半夏三钱　广皮一钱五分　香附三钱　薤白头三钱　上沉香三分　黑丑一分。后二味研细末，先调服

二诊　剧痛欲厥，业已大定，出险履夷，幸矣幸矣。前法再进一步。

上安桂　半夏　广皮　薤白头　老生姜　瓦楞子　香附　乌药　香橼皮　茯苓

徐左　中脘作痛，腹满气撑，便阻不爽。脉两关俱弦。厥气挟痰，阻于胃腑，久则成膈。

薤白头三钱　瓜蒌仁四钱　酒炒延胡索一钱五分　青皮一钱　瓦楞子五钱　制香附二钱　淡吴萸五分　枳壳一钱　沉香二分　公丁香三分　黑丑三分　湘军四分。后四味研细，先服

二诊　脘痛微减。然稍有拂逆，痛即渐至。还是肝胃不和，再为疏泄。

赤芍吴萸四分，同炒　制半夏　香附　乌药　薤白头　陈香橼皮　砂仁　青皮　延胡　瓦楞子

席右　中脘作痛。脉形弦滑，独尺部濡细而沉。此由命火衰微，在下之蒸变无力，在上之痰气停留。遍体作酸，以胃病则不能束筋骨而利机关也。宜辛以通之。

枳实　赤白苓　半夏　广皮　香橼皮　香附

瓦楞　薤白头　姜汁炒瓜蒌仁

虞右　木郁土中，中脘作痛，胃脘之间，时有烘热之象。脉细关弦。肝经之气火，冲侮胃土。急宜开展襟怀，使木气条达。

醋炒柴胡　杭白芍　川楝子　广郁金　当归身　制香附　青陈皮　麸炒枳壳　粉丹皮　姜汁炒山栀

二诊　中脘烙热较退，痛亦略松。然每晨面肿，头晕耳鸣。无非火气生风蔓延所致。

川楝子　制香附　川雅连淡吴萸同炒　麸炒枳壳　白蒺藜　东白芍　蜜水炒小青皮　十大功劳叶　桑叶

三诊　气注作痛渐轻，而咽中仍然如阻，时仍潮热。还是气火之郁。

磨苏梗　朱茯神　生香附　炒枳壳　磨郁金　炒枣仁　煅龙齿　白蒺藜　粉丹皮　钩钩　逍遥丸

顾左　辛通气分，中脘痞阻较定，痛呕泄泻，的是木乘土位。经云：寒则湿不能流，温则消而去之。

白芍一钱五分，吴萸四分，同炒　沉香曲二钱　茯苓三钱　枳壳一钱　砂仁七分　香橼皮一钱五分　上瑶桂三分，饭丸，先服

左　胸阳旋转而痛止，浊痰留恋而未清。欲使其气分宣通，当问其谁为阻我气分者。

炒於潜术一钱五分　公丁香三钱　炮姜炭四分　橘红一钱　制半夏一钱五分　白蔻仁七分　炒枳实一

钱　香橼皮一钱五分　川桂枝五分　云茯苓三钱

照方十帖，研末为丸，每服三钱。

某　痛势大减。然气冲至脘，则痛仍剧，大便不行。肝胃不和，气浊内阻。再为疏通。

青皮　川楝子　郁金　整砂仁　木香　槟榔　白蒺藜　制香附　川雅连淡吴萸同打

二诊　大便已行，并呕涎水，痛势递减，而仍未止。再辛通胃阳。

薤白头　制香附　沉香片　砂仁　上瑶桂　制半夏　青陈皮　瓜蒌仁　茯苓

某　胃脘作痛，痛久气血凝滞，中脘坚硬。恐结聚不散，而变外疡。

延胡索　瓦楞子　蓬莪术　当归尾　南楂炭　制香附　川郁金　台乌药　青陈皮　磨沉香　旋覆花　青葱管

尤右　脘痛气撑腹满，肢体震动，大便不解。厥气纵横，恐致发厥。

川楝子切，一钱五分　制香附三钱　白蒺藜三钱　炒白芍一钱五分　淡吴萸五分　郁金一钱五分　醋炒青皮一钱　陈香橼皮一钱五分　磨沉香四分　煨天麻一钱五分　川雅连四分，吴萸同炒，入煎　砂仁七分

左　中脘有形作痛，痛引背脊。痰气交阻阳明，势难杜截根株。

薤白头三钱　瓜蒌仁三钱　制半夏一钱五分　乌药一钱　瓦楞子四钱　制香附二钱　延胡索酒炒，一钱

五分　砂仁七分　淡吴萸四分，赤芍一钱五分，同炒　香橼皮一钱五分

范右　中脘不时作痛，痛则牵引背肋，甚至呕吐痰涎，肤肿面浮，往来寒热。肝胃不和，夹饮内阻。拟辛润通降法。

薤白头三钱　制半夏一钱五分　白蒺藜三钱　白僵蚕三钱　橘红一钱　瓜蒌霜四钱　白茯苓三钱　煨天麻一钱　紫丹参二钱

二诊　脘痛已止，胸闷呕吐亦减。两关脉弦。还是肝阳犯胃未平也。

制半夏一钱五分　代赭石三钱　旋覆花包，一钱五分　白蒺藜三钱　炒竹茹一钱　白茯苓三钱　橘皮一钱　川雅连二分，淡干姜二分，同炒

胸胁痛

左　胸痛脉弦，当舒气郁，用葛仙翁颠倒木金散法加减主治。

木香五分　旋覆花一钱五分　炒瓜蒌霜三钱　陈香橼皮一钱五分　橘皮二钱　炒枳壳一钱　广郁金一钱五分　猩绛四分　生香附二钱　薤白头三钱　青葱管三茎

钱左　腹痛渐定，目黄略退。胸痛甚而气滞于络隧，以致气血不行。药既应手，再当扩充。

旋覆花　当归尾　单桃仁　广郁金　青葱管

五加皮　川楝子　生薏仁　制香附　真猩绛　醋炒青皮

钟左　右胁作痛，脉象沉弦。饮悬胁下，脾肺之络在右也。

广郁金　赤白苓　广皮　旋覆花　生香附　制半夏　炒苏子　枳壳　真猩绛　青葱管

二诊　胁下之痛，仍然未定。左脉弦大，右关带滑。气湿郁阻不宣，再为宣通。

制半夏　制香附　杭白芍　川萆薢　川芎　橘皮络　旋覆花　真猩绛　广郁金　葱管　醋炒柴胡

阙左　烟体痰浊素盛，痰湿下注，发为泻痢，痢止而痰湿不行，升降开合之机皆为之阻，以致右胁作痛，痛势甚剧，按之坚硬有形。中脘板滞，不时呃忒。气坠欲便，而登圊又不果行。苔白罩霉，脉形濡细。此痰湿气三者互聚，脾肺之道路阻隔不通，以致流行之气，欲升不能，欲降不得，所以痛甚不止矣。气浊既阻，中阳安能旋运，挟浊上逆，此呃之所由来也。在法当控逐痰涎，使之宣畅。然脉见濡细，正气已虚，病实正虚，深恐呃甚发厥，而致汗脱。拟疏通痰气，旋运中阳，以希万一。即请明哲商进。

生香附二钱，研　真猩绛七分　公丁香三分　橘红一钱　橘络一钱五分　磨刀豆子四分，冲　姜汁拌炒竹茹一钱五分　炒枳壳一钱　旋覆花三钱，包　磨郁金七分，冲　青葱管三茎

改方　服一剂后痛势大减，去郁金，加苏子三钱，

炒白芥子一钱，乳没药各二分，黑白丑各三分，六味研极细末，米饮为丸如绿豆大，烘干，开水先服。其内香附、旋覆花用一钱五分。

原注：服后右胁不痛，但便泄不止，改用连理汤出入。师云此乃不治之症。正蒙附志

腹　痛 附小腹痛

徐左　气虚脾弱生痰。脾为湿土，喜温恶寒，燕窝清肺养阴，清肺则伤脾土，养阴愈助脾湿，所以服食既久，而得腹痛便泄之证。拟和中温运，清利水湿，以善其后。

台白术　制半夏　生熟薏仁　川朴　煨姜　云茯苓　木猪苓　土炒陈皮　泽泻

柳右　腹痛脉沉，气寒而肝横也。

制香附　砂仁　桂枝　磨木香　炮姜　小青皮　沉香　乌药　枳实炭　楂炭

二诊　腹痛稍减，脉形沉细。前年大便解出长虫。良由木失条达，东方之生气，挟肠胃之湿热，郁而生虫矣。调气温中，参以劫虫。

广郁金一钱五分　使君子一钱五分　川楝子一钱五分　制香附二钱，打　白蒺藜三钱　川桂枝五分　朱茯神三钱　陈皮一钱　焦楂炭三钱　砂仁七分　炙乌梅一个

三诊　脉症相安，但腹痛仍未全定。前法进退，

以图徐愈。

川楝子一钱五分　使君子一钱五分　延胡索一钱五分　广皮一钱五分　制香附二钱　砂仁七分　广郁金一钱五分　鹤虱一钱五分　楂炭二钱　乌梅八分

某　腹痛难忍，大便解出长虫，腹胀坚满，此蛔蚀而肝木失疏。恐致痛厥。

使君子三钱　花槟榔一钱　炒鹤虱三钱　炙苦楝根三钱　川雅连四分　臭芜荑二钱　广郁金一钱五分　淡吴萸四分　乌梅丸一钱五分，开水送下

某右　疏通气机，痛势不退，良由产后恶露未清，营卫流行为之所阻。再为宣通。

延胡索　五灵脂　蓬莪术　乌药　丹参　泽兰　乳香三分　没药去油，三分　上沉香三分　西血珀四分。上四味研末，先调服

二诊　月事稍行，少腹之痛，由此而减。的是恶露未清。再为宣通，务使其营气畅达。

延胡索　乳香　制香附　当归须　生熟谷芽　没药　郁金　南楂炭　台乌药

左　当脐作痛。前投疏通不应，再仿塞因塞用法。

熟地炭　萸肉炭　丹皮　福泽泻　杭白芍　云茯苓　炒山药　砂仁　龟甲心五钱，瓦上炙成炭，开水先调服

王右　当脐作痛，面色浮黄。湿食寒交阻不运，急为温化。

台乌药一钱五分　制香附二钱，打　缩砂仁七分　焦楂炭三钱　枳实炭一钱　云茯苓三钱　沉香片四分　香橼皮一钱五分　上安桂四分，饭糊为丸，先服

二诊　当脐作痛稍减。再为辛通。

白芍　楂炭　砂仁　沉香片　上安桂四分，饭丸　郁金　青皮　制香附　川楝子

三诊　加熟地黄四钱，龟甲心四钱，炙枯成炭，陈酒先调服。

王左　痛从少腹上冲，日久不止。脉细虚软。夫少腹两旁属肝，居中为冲脉，冲脉布散胸中。今自下冲上，显属奇脉空虚，厥气肆扰也。

酒炒当归四钱　老生姜二钱　炒杞子三钱　川断肉三钱　炙黑甘草二分　杭白芍一钱五分　上安桂四钱，饭糊为丸，先服　精羊肉一两五钱，煎汤，去尽油沫，代水煎药

左　气从少腹上冲则腹满，甚至干犯心胸则懊侬难忍。此冲气上逆。姑调气熄肝。

盐水炒香附　白蒺藜　川楝子　杭白芍　盐水炒青皮　双钩钩　整砂仁　淡吴萸　天麻　金匮肾气丸

左　少腹痛，冲及脘。当治肝胃。

淡吴萸　制香附　炒枳实　南楂炭　整砂仁　炒白芍　制半夏　青皮

左　气虚湿滞，气虚则肌肉不充，湿滞则少腹撑满。拟补中寓泻。

大有芪四钱　奎党参四钱，同芪研极细末　制半夏一钱五分　云茯苓三钱　生熟草各三分　广皮一钱。四味煎汤，送参芪末

左　宣通营络，大便频泄，腹痛顿止。泄则滞通，所以痛止极速。效方出入主政。

延胡索一钱五分　台乌药一钱五分　广郁金一钱五分　橘络一钱　赤白苓各二钱　当归须一钱五分　制半夏一钱五分　楂炭三钱　佩兰叶一钱五分　单桃仁二钱　广陈皮一钱　瓦楞子四钱

腰　痛

左　肝肾两亏，风与湿袭入经络，肩背腰膂俱痛。再宣络而理湿祛风。

桂枝　秦艽　独活　橘皮络　威灵仙　萆薢　薏仁　防风　桑寄生　二妙丸

沈左　由胁痛而致吐下皆血，血去之后，络隧空虚，风阳入络，胸膺腰膂两胁皆痛，时或眩晕。脉象虚弦。宜育阴以熄肝，养营以和络。

阿胶珠二钱　柏子霜三钱　煅龙齿三钱　甘杞子三钱　细生地四钱　杭白芍一钱五分　白归身二钱　炒萸肉一钱五分　云茯苓三钱　厚杜仲三钱

左　疏补兼施，气分尚属和平，而腰膂酸楚，颇觉板胀。肝肾虚而湿走入络。再益肝肾，参以制肝。

上瑶桂四分　厚杜仲三钱　盐水炒菟丝子三

钱　甘杞子三钱　血鹿片三分　淮牛膝三钱　盐水炒潼沙苑三钱　云茯苓三钱　土炒东白芍一钱五分　小茴香五分　别直参另煎，冲，一钱

二诊　体重腰脊作痛。肝肾空虚，所有湿邪复趋其地。用肾着汤出入。

淡干姜四分，炒　广橘红一钱　生熟甘草各二分　独活一钱　焦白术二钱　云茯苓一两　制半夏一钱五分

右　腰府作痛，脉形沉细，肝肾虚而湿寒乘袭也。

川萆薢　黄柏　当归须　赤猪苓　泽泻　川桂枝　独活　延胡索　生米仁

邹左　肝肾不足，闪挫气注，腰府不舒。当益肝肾而和络气。

川桂枝五分　杜仲三钱　炒牛膝三钱　炒丝瓜络一钱五分　川独活一钱　猩绛五分　旋覆花二钱，包　生熟薏仁各二钱　橘红一钱五分　青葱管三茎

某　腰背作痛，右腿股不时麻木。气虚而湿热袭流经络。恐成痿痹。

炙绵芪　木防己　制半夏　广橘红　焦冬术　赤白苓　白僵蚕　桑枝　左秦艽　川萆薢　川独活

席左　痛胀退而复甚，腰膂作酸，大便不调。痰湿之闭阻虽开，而肝肾之络暗损。宜舍标治本，而通和奇脉。

干苁蓉二钱　杜仲三钱　盐水炒菟丝子三钱　炒萸肉一钱五分　甘杞子三钱　酒炒白芍一钱五分　川桂枝三分　酒炒当归二钱　柏子霜三钱　橘络叶一钱

五分

二诊　通和奇脉，脉症相安，惟腰府仍然作酸，大便涩滞。营络不和。前法进退。

干苁蓉三钱　川桂枝四分　柏子霜三钱　盐水炒厚杜仲三钱　酒炒白芍二钱　粉归身二钱　酒炒淮牛膝三钱　川断肉三钱　火麻仁三钱　甘杞子三钱

三诊　脉症相安，腰府作酸。还是络虚气滞。效方扩充。

川桂枝四分　甘杞子三钱　干苁蓉二钱　柏子霜三钱　火麻仁三钱　酒炒当归身二钱　酒炒杭白芍一钱五分　盐水炒菟丝子三钱　炒萸肉一钱五分　盐水炒补骨脂三钱

四诊　腰痛作酸递减，痰带灰黑。肾寒肺热。前法参以化痰。

竹沥半夏一钱五分　酒炒怀牛膝三钱　厚杜仲三钱　菟丝子三钱　广橘红一钱　海蛤粉三钱　川桂枝四分　火麻仁三钱　甘杞子三钱　干苁蓉二钱　炒竹茹一钱

五诊　肝肾空虚，络气不宣。腰酸气阻，痰带灰黑。再益肝肾而宣络气。

厚杜仲三钱　甘杞子三钱　柏子霜三钱　白茯苓三钱　干苁蓉三钱　制香附二钱，打　橘红络各一钱　旋覆花二钱，包　海蛤粉三钱　冬瓜子三钱

六诊　肝肾不足，湿痰有余，时分时开时阻，络隧因而不宣。再调气化痰，以宣络隧。

制香附二钱　炒枳壳一钱　半夏一钱五分　旋覆花一钱五分　橘红络各一钱　海蛤粉三钱　杜仲三钱　越鞠丸三钱，先服

身痛

某左　便解带溏，湿热虽得外泄，然遍体作痛，至暮发热。是痰湿内郁，络隧不宣，肿病之先声也。

独活　威灵仙　秦艽　丹皮　炒白薇　防己　桑寄生　萆薢　泽泻　生薏仁

孙右　体丰多湿，湿郁经络，体时酸痛。湿土化风，头作眩晕。拟祛湿和络。

白蒺藜　木猪苓　广皮　独活　制半夏　生薏仁　左秦艽　通草　白术　桑白皮　建泽泻　川萆薢

某右　身半以上，痛虽渐减，身半以下，痛未蠲除，肌肤赤疹，时起时伏。风湿留恋不解，前法再进一步。

苍术一钱　秦艽一钱五分　酒炒当归二钱　酒炒豨莶草三钱　萆薢二钱　独活一钱　汉防己三钱　粉丹皮二钱　海桐皮四钱　赤白苓各二钱

某左　节骱虽仍作痛，咯吐之痰，较前稍多，痰湿有泄越之机。

独活　威灵仙　秦艽　制半夏　指迷茯苓丸　广皮　桑寄生　萆薢　白僵蚕　云茯苓

卷 十

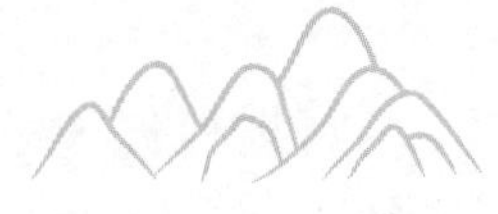

呕 吐附吞酸 吐蛔

陶左 胃有停饮，不时呕吐。水为阴类，非阳气旋运，不能消化。拟半夏茯苓汤、苓桂术甘汤两方出入。

制半夏三钱 上广皮一钱 川桂枝四分 公丁香三分 广藿香三钱 淡干姜四分 白蔻仁七分，后入 白茯苓五钱

右 身热气冲呕吐，木不条达也。

冬桑叶 粉丹皮 川楝子 制半夏 生薏仁 新会红 制香附 赤白苓 白蔻仁 砂仁

沈右 脾虚木旺，木侮胃土。中脘作痛，甚则呕吐，大便时泻时止，脉左关弦。木郁土中，久恐延膈。

上瑶桂四分，饭丸，先服 缩砂仁 茯苓 白蒺藜 枳壳 上广皮 制半夏 煨天麻 香橼皮

左 和胃中阴阳，呕吐仍来，苔灰舌白。从苦辛进退之。

制半夏一钱五分 川桂枝四分 炙黑草二分 人参须七分 枳实八分 淡干姜五分 川雅连五分 白茯苓三钱 生姜汁一匙

左 镇逆平肝，诸恙暂退。而日来气复上冲，甚则呃忒，间有呕吐。风木上干，再壮水以涵风木。

熟地四钱，炒松　煅牡蛎五钱　土炒白芍一钱五分　茯神三钱　橘白一钱　大麦冬三钱　煅磁石三钱　半夏曲一钱五分，盐水炒　白蒺藜三钱

陈左　食入辄作呕吐，脉两关俱弦。肝阳冲侮胃土，久恐成膈。拟苦辛通降法。

制半夏一钱五分　淡干姜三分　茯苓三钱　土炒白芍一钱五分　川雅连五分　代赭石三钱　橘红一钱　旋覆花一钱五分，绢包　枳实一钱　炒竹茹一钱五分

二诊　脉弦稍平，呕吐略减。的属肝阳逆犯胃土。再和中镇逆，苦降辛开。

制半夏一钱五分　白蒺藜去刺，炒，三钱　代赭石四钱　土炒白芍一钱五分　沉香曲一钱五分，炒　旋覆花二钱，包　淡吴萸一分五厘　川雅连五分，同吴萸炒　炒竹茹一钱五分

三诊　呕吐虽减，仍未能止。木克胃土，以致清浊混淆。不入虎穴，焉得虎子。

制香附一钱五分　枳实一钱　炒香甜杏仁三钱　沉香曲一钱五分，炒　炒竹茹二钱　橘皮一钱　白蒺藜三钱　来复丹八分，开水另下

四诊　大便通调，三日未经呕吐。胃中之清浊，渐得分化。药既应手，再守前意。

川雅连五分　炙黑草二分　广皮一钱　淡干姜四分　制半夏一钱五分　川桂枝四分　白茯苓三钱　枳实一钱　炒竹茹一钱　来复丹六分，先服

五诊　苦降辛开，分化清浊，胃中之阴阳渐和，呕

吐渐定。药既应手，未便更章，但猛剂不宜久投耳。

制半夏一钱五分　炙黑草四分　川雅连四分　枳实七分　川桂枝四分　白茯苓三钱　淡干姜三分　竹茹一钱，水炒　白芍一钱五分，土炒　来复丹六分，先服

另拟一方备服。

制半夏一钱五分　川雅连四分　炙甘草三分　茯苓三钱　橘皮一钱　杭白芍一钱五分　淡干姜四分　吉林参另煎，冲，七分　焦麦芽二钱

右　呕吐大减，涌涎亦定。的是高年五液皆涸，三阳并结也。前方踵进。

南沙参　川贝母　生扁豆　藕汁　活水芦根　川石斛　天花粉　甜杏仁　梨汁

二诊　交节又复呕吐。三阳并结，既入重地，不易履夷也。

川石斛　白蒺藜　北沙参　半夏曲　单桃仁　扁豆衣　梨汁　藕汁　姜汁　韭汁　牛乳　盐水炒竹茹

右　浮游之火渐平，而食入辄作反逆。此胆胃不主下降，肝阳从而独升。再降胆胃。

制半夏　炒枳实　甜杏仁　白蒺藜　陈胆星　茯苓神　上广皮　竹茹　山栀姜汁炒　陈关蜇　大荸荠

左　中阳不足，阳气不旋。呕吐复作。再辛温以助阳气，而运浊邪。

制半夏三钱　橘皮一钱　鲜生姜二钱，打　川桂枝四分　淡吴萸四分　茯苓四钱　炒於术一钱五分　炒枳实一钱　竹茹一钱五分　伏龙肝八钱，煎汤代水

二诊　攻下之后，中阳不复，痰水渐次复聚，间数日仍作呕吐。只宜缓以图之。

於术炭二钱　茯苓五钱　竹茹一钱　制半夏一钱五分　橘皮一钱　淡吴萸四分　猪苓二钱　盐煨姜二钱　来复丹一钱，药汤送下

左　中脘作痛，甚则呕吐，脉象沉弦。此水饮停聚胃腑，当缓以攻之。

二陈去甘草　制香附　延胡索　白蒺藜　高良姜　瓦楞子醋炒　红芽大戟八分　白蔻仁一钱三分　公丁香一钱　黑白丑各一钱　五味研末为丸

右　体丰多湿，湿盛生痰，痰阻胃腑，中州窒痹，呕吐痰涎。宜苦辛通降。

川雅连姜汁炒，三分　制半夏三钱　淡干姜六分　云茯苓五钱　广陈皮一钱　薤白头三钱　炒枳实一钱　竹二青一钱，生姜汁炒　上湘军四分　公丁香三分　黑白丑各二分　白蔻仁四分　五味研末，分二次服

二诊　呕吐不止，中脘板滞，脉象沉弦。还是痰阻胃腑，不能通降。再拟苦辛开降，参以芳香化浊。

川朴一钱　川雅连四分　炒竹茹一钱　白蔻仁七分　茯苓五钱　橘皮一钱　制半夏三钱　淡干姜五分　生姜汁一匙　太乙丹三分，磨，冲

左　胃有停痰，胃阳不展，至暮辄作呕吐，脉象沉弦，恐延反胃之证。

制半夏　淡吴萸　白蔻仁　云茯苓　猪苓　广陈皮　鲜生姜二钱，打　太乙丹三分，磨冲　伏龙肝煎代水

缪左　呕吐止而复作，胸中之阳气不克转旋。再进辛温。

川桂枝五分　制半夏三钱，醋炒　茯苓七钱　白蔻仁七分　公丁香三分　广藿香三钱　淡干姜五分，炒　橘皮一钱　猪苓二钱　伏龙肝一两，煎代水

缪左　呕吐时作时止。舌苔薄白，并不厚腻。大便数日方行。脾得阳始运，胃得阴乃和，高年液亏，胃阴不足，所以宜通宜降者，转滞而转逆矣。

人参须一钱五分　白茯苓三钱　炒香甜杏仁三钱　白檀香一钱　制半夏一钱五分　白蒺藜三钱　竹二青盐水炒，五分　白蜜二钱

右　食入片刻，即吐出酸水，面现青色。询系失恃后悲苦所致。肝火郁极，故作酸也。

桑叶　丹皮　郁金　制香附　山栀姜汁炒　左金丸

张左　脉证相安。至暮腹满，酸水上涌。营滞不行，土郁湿困，不能急切图功。

制半夏　白蒺藜　台白术　公丁香　茯苓皮　广皮　淡吴萸　晚蚕沙　炒瓜蒌皮　建泽泻　禹余粮丸一钱五分，开水先服

吴媪　风阳较平，眩晕大减，而余威未靖。吞酸涌涎，时止而仍时作。再养肝熄肝，参苦辛以制心火，而佐金气以平肝木。

阿胶珠　杭白芍　黑豆衣　池菊　茯神　炒杞子　女贞子　潼沙苑　左金丸

李左　经云：心为汗，肺为涕，脾为涎，肝为泪，肾为唾，是为五液。今起居如常，而时吐涎沫，胃纳不旺，显属脾胃两虚，不能约束津液。以丸药缓调。

炙绵芪三两　炙黑草五钱　缩砂仁四钱　煨益智七钱　广陈皮七钱　奎党参四两　厚杜仲三两　炒於术二两　炒山药三两　炒杞子三两　制半夏一两五钱　炒淡姜渣四钱　炒范志曲一两　广藿梗一两五钱　泽泻一两五钱　白茯苓三两　焦麦芽二两　炒扁豆二两　炒萸肉一两五钱

上药研为细末，水泛为丸，每服三钱。

姚右　头痛眩晕，甚则呕吐涎水，腰胁酸楚，脉濡左滑。此肝阳挟痰上冲胃土也。

制半夏　天麻　甘菊　白蒺藜　丹皮　钩钩　广皮　炒枣仁　茯苓神　石决明　水炒竹茹

虞右　头痛较退，而呕吐之后，涎沫上涌，长沙所谓肝病吐涎沫者是也。风翔浪涌，都缘肝阳上升，胃土被克，致胃中不能约束津液。再和肝胃。

金石斛　杞子　代赭石　白蒺藜　炒半夏曲　茯苓　钩钩　桑叶　丹皮　盐水炒竹茹

涎清因肝阳者用代赭，与胃寒涌涎者异。若肝气呕吐，又必痛也。清儒附志

某　口吐涎沫，胃气虚不能约束津液也。吐沫而仍口渴，胃阴虚而求救于水也。舌萎苔黄，胃气不治而虚浊反行攒聚也。气阴益亏，又复夹浊，用药顾此失彼，且恐动辄得咎，惟仲景大半夏汤取人参以补胃

气，白蜜以和胃阴，半夏以通胃阳，试进之以觇动静。

人参一钱　白蜜五钱　半夏三钱

廉左　呕吐数日，至昨忽然偏右胀满，上则中脘，下则少腹，尽行板硬，一时之间，气从上逆。幸未几即平。然食入仍呕，并吐出蛔虫，口渴频饮。舌苔糙白，脉象虚弦。肝木横逆之余，胃土有升无降，阳明之液暗亏。恐呃忒致厥。

川连五分　炒乌梅五分　炒川椒二分　金石斛五钱　川楝子一钱五分　吴萸二分　杭白芍二钱，酒炒　制半夏三钱　白蒺藜三钱　红石榴子百粒　枇杷叶二片，去毛　鲜竹茹盐水炒，一钱

噎　膈附反胃

宋左　呕血之后，食入哽阻。瘀滞胃口，恐成噎膈。

延胡索一钱五分，酒炒　五灵脂三钱　制香附二钱，研　单桃仁三钱　炒枳壳八分　瓦楞子五钱　炒苏子三钱，研　炒竹茹一钱五分　降香一钱五分，劈　上湘军一钱五分，好酒浸透，炙枯，后入

左　食入哽阻，痰涎上涌，胃阳不运。噎膈重证，势难治也。

薤白头三钱　川雅连四分　制半夏一钱五分　橘皮一钱　白檀香三钱　淡干姜六分　广郁金一钱五分　竹茹一钱　上沉香三分　公丁香三分，二味研末，先调服

沈左　中脘作痛，食入哽阻，去冬曾解坚黑大便。良由瘀滞胃口，势成噎膈。

延胡索一钱五分，酒炒　薤白头三钱　乌药一钱五分　荆三棱一钱　瓦楞子五钱，打　单桃仁三钱，打　蓬术一钱　黑白丑各七分　旋覆花二钱，包　五灵脂三钱

左　脘痞者久，食入哽阻。涌涎气瘀交阻，噎膈重证也。

延胡索一钱五分，酒炒　瓦楞子一两　制香附二两，研　薤白头三钱　旋覆花二钱，包　制半夏三钱　五灵脂三钱，酒炒　益智仁一钱　乌药一钱五分　生姜汁一匙，冲

胡云台方伯　年逾花甲，阴液已亏，加以肝气不和，乘于胃土，胃中之阳气不能转旋。食入哽阻，甚则涎沫上涌。脉两关俱弦。噎膈根源，未可与寻常并论。姑转旋胃阳，略参疏风，以清新感。

竹沥半夏一钱五分　炒竹茹一钱　川雅连五分　淡黄芩一钱五分　淡干姜三分　白茯苓三钱　桑叶一钱　池菊花一钱五分　白蒺藜一钱五分　白檀香一钱，劈

二诊　辛开苦降，噎塞稍轻。然左臂作痛，寐醒辄觉燥渴。脉细关弦，舌红苔黄心剥。人身脾为阴土，胃为阳土，阴土喜燥，阳土喜润。譬诸平人，稍一不慎，饮食噎塞，则饮汤以润之，噎塞立止，此即胃喜柔润之明证。今高年五液皆虚，加以肝火内燃，致胃阴亏损，不能柔润，所以胃口干涩，食不得入矣。然胃既干涩，痰从何来？不知津液凝滞，悉酿为痰，痰愈多

则津液愈耗。再拟条达肝木而泄气火,泄气火即所以保津液也。然否即请正之。

香豆豉　光杏仁　郁金　炒瓜蒌皮　桔梗　竹茹　川雅连干姜六分,煎汁收入　枇杷叶　黑山栀　白檀香

三诊　开展气化,流通津液,数日甚觉和平,噎塞亦退。无如津液暗枯,草木之力,不能久持,所以噎塞既退复甚。五脏主五志,在肺为悲,在脾为忧。今无端悲感交集,亦属脏燥之征。再开展气化,兼进润养之品。

光杏仁三钱　广郁金一钱五分　黑山栀三钱　竹沥七钱,冲　姜汁少许,冲　炒瓜蒌皮三钱　白茯苓三钱枳壳五分　炒苏子三钱　大天冬三钱　池菊花一钱　白檀香八分　枇杷叶去毛,四片

四诊　开展气化,原所以泄气热而保津液也。数日来舌心光剥之处稍淡,然左臂仍时作痛,噎塞时重时轻,无非津液不济,胃土不能濡润。咳嗽多痰,亦属津液蒸炼。肺络被灼,所以脏燥乃生悲感。再化痰泄热以治其标,润养津液以治其本。

白蒺藜三钱　黑山栀三钱　光杏仁三钱　淮小麦六钱　池菊花一钱五分　广郁金一钱五分　炒瓜蒌皮三钱　生甘草三分　大南枣四枚,劈,去核　盐水炒竹茹一钱

接服方　鲜生地五钱　天花粉一钱五分　大麦冬三钱　甜杏仁三钱　生怀药三钱　白蒺藜三钱　焦秫

米二钱　青果三枚，打　梨汁一两，温冲

蒋　嗜饮损伤中阳，气不施化。食入哽阻，痰涎上涌。脉滞，苔白质腻。噎膈重证，图治维艰。

代赭石四钱　白茯苓三钱　广郁金一钱五分　竹茹盐水炒，一钱　旋覆花一钱　炒苏子三钱　白桔梗八分　枳实八分　左金丸七分，入煎　竹沥八钱，姜汁三滴冲

郭左　肠红痔坠日久，营液大亏。食入于胃，辄哽阻作痛。脉两关弦滑。此胃阴枯槁。噎膈重证，何易言治。

金石斛　北沙参　杭白芍　生甘草　焦秫米　白蒺藜　半夏曲　活水芦根

师云：另取小锅煮饭，饭初收水，以青皮蔗切片铺于米上，饭成，去蔗食饭。清儒附志

二诊　脉滑而弦。舌心作痛，食入胃中，仍觉哽痛。胃阴枯槁，未可泛视。再拟《金匮》大半夏汤法。

台参须另煎，冲，七分　制半夏三钱　白蜜二钱，同煎，与参汤冲和服

此方服七剂。煎成以滚水炖，缓缓咽下。汤尽再煎二次，煎蜜用一钱五分。

三诊　脉左大于右，阴伤不复之证。食入哽阻，胃阴尤为枯槁，未可泛视。前拟《金匮》大半夏汤法，当无不合，即其意而扩充之。

台参须　制半夏与白蜜同煎，与参汤和服　左金丸四分，煎汤送下

四诊　食入哽痛渐定，脉弦稍平，而肠红连日不

止。肝火内燃，胃阴枯槁，肝胆内藏相火，肾开窍于二阴，铜山西鸣，洛钟东应矣。

台参须一钱　制半夏二钱　白蜜三钱，同上法　细生地四钱　龟甲心五钱　地榆炭三钱　炒槐花三钱　泽泻一钱五分　丹皮炭二钱　左金丸四分

孙右　中脘不舒，按之坚硬胀满，甚则气逆如喘。脉两关弦滑。此抑郁动肝，肝气冲入胃中，将成噎膈重证，非旷怀不能为功。

钉赭石　炒苏子　制香附　淡吴萸　旋覆花　薤白头　炒枳壳　砂仁　沉香三分，磨，冲　槟榔二分，磨，冲

殷左　食入之后，气辄上冲，遂即呕吐痰水。询知前曾呕吐紫黑，便有血水，痰或青色。乃自下焦肝肾而来，胃之下口，痰瘀阻之。防膈。

制半夏　川连　单桃仁　台乌药　当归须　土炒赤芍　干姜　川桂枝　酒炒延胡索

二诊

薤白头　橘皮　制半夏　旋覆花　茯苓　延胡索　枳实　代赭石　台乌药　扁鹊玉壶丸一钱二分，先服

三诊　膈食不下，中脘有形，数日以来，呕吐紫黑瘀血，大便亦解黑物，前云瘀血阻塞胃口，于斯可信。无如瘀虽呕出，而中脘偏左按之仍硬，足见结滞之瘀，犹然内踞，是血膈大证也。治之之法，若瘀一日不去，则膈一日不愈，兹以化瘀为主，以觇动静。

山甲片一钱，干漆涂炙，令烟尽　五灵脂三钱，酒炒　瓦楞子四钱　延胡索二钱　山楂炭三钱　台乌药一钱五分　当归尾二钱　桃仁二钱　土鳖虫五枚，去头足，炙

又　湿痰瘀滞，聚于胃口，以致饮食不能入胃。前进化血行瘀，胸肋胀满，良以瘀阻不宣，行之不能，则两相阻拒，所以转觉胀满也。血膈大证，极难图治，拟以丸药入下。

五灵脂二钱，酒炒　川郁金一钱五分　西血珀七分，另研　大黄二钱，酒炒　土鳖虫十六枚，去头足，炙　单桃仁一钱五分　生蒲黄一钱　延胡索二钱　山甲片一钱

上药共研细末，以韭汁糊丸如绿豆大，每服三钱。

右　朝食暮吐，物不变化。脉沉细，苔白质腻。中阳不旋，反胃重证也。

制半夏　淡吴萸　公丁香　橘皮　竹茹姜汁炒　云茯苓　炮黑姜　广藿香　伏龙肝七钱，煎汤代水

泄　泻

章左　向有肠红，兹则每晨便泄之后，仍见干粪，胃气日行困顿。脉左虚弦，右濡滑，关部三十余至一动。此由肝阴不足，脾气虚损，肝不足则血不收藏，脾亏损则鼓旋乏力，由是而水湿之气不能分泄，混入肠中，所以每至黎明，阳气发动之时，水湿之气傍流而下。脾与胃以膜相连，脾虚则胃弱，理固然也。拟连理汤出入。

野於术土炒，二钱　上广皮土炒，一钱　云茯苓四钱　川雅连姜汁炒，二分　防风根一钱，炒　炒薏仁四钱　炮姜五分　滑石块三钱　泽泻一钱五分　荷叶边二钱

二诊　温脏清腑，注泄已止，右脉濡滑较退。的是中气虚而脾土之阳气不足，肝阴亏而大肠之湿热有余。刻下大便溏燥不调，脾气未复耳。前法参入分消，盖祛湿即所以崇土也。

野於术土炒　炒薏仁四钱　整砂仁四粒　真建曲二钱　防风根一钱，炒　云茯苓五钱　木猪苓二钱　泽泻一钱五分　炮姜三分，川连一分五厘，炖，冲入

三诊　右脉滑象渐退，溲亦渐利。湿热有外泄之机，特胃纳不醒，当和中芳运。

炒於术　制半夏　真建曲　生熟薏仁　炒谷芽　云茯苓　上广皮　广藿梗　省头草　泽泻

乔左　停饮日久，清浊升降不行，胃中窒塞。向有呕吐，兹则便泄，色必深酱。是水饮之气，郁而化热，在胃上则兼辛金之化，其水兼寒，在胃下则兼丙火之化，其湿兼热，亦定理也。降阳和阴，冀其升降清浊，各循常度。是否，即请裁用。

制半夏　云茯苓　淡干姜　瓦楞子　川雅连　生熟草　人参须　川桂枝

某　迷睡已退，然大便溏泄，此痰泄是也。

制半夏　南楂炭　炮姜　木猪苓　熟附片二分　上广皮　范志曲　泽泻　焦白术

又　少阴气至，但欲寐。进理中加附，大便亦渐

坚实。前法再参补气。

西党参　炮姜炭　猪茯苓　熟附片　泽泻　野於术　炙黑草　玫瑰花　生熟谷芽

某　便泄气撑，以泄为快。脾弱则木旺，土衰则木贼。恐非草木可以为功。

吴萸　川楝子　南楂炭　广皮　郁金　砂仁　杭白芍　白蒺藜　广木香　香橼皮　青皮醋炒

左　外寒束缚里热，挟积不化。由头痛发热，而至腹痛水泻，每在清晨。至今泻虽暂定，而腹痛未止，浊积必然未化，脉细关弦。拟调气运中以磨化之。

制川朴　上广皮　云茯苓　范志曲　砂仁末　制半夏　枳实炭　广木香　焦白术　香薷　川连　炮姜

右　久泻不止，足胫带肿，舌心光剥无苔，寐则干咳，心悸健忘。心脾两虚，旋运无权，致传化失职，恐成肿胀。

西党参三钱　扁豆衣三钱　白茯苓三钱　炮姜三分　炙黑草三分　野於术二钱　益智仁八分　炒薏仁四钱　猪苓二钱

左　头痛身热便泄，邪郁而气机下陷也。

煨木香五分　泽泻一钱五分　川芎一钱　羌独活各一钱　茯苓三钱　上陈皮一钱　砂仁后下，七分　桔梗一钱　前胡一钱五分　柴胡五分

二诊　头痛已止，身热便泄未定，再调气泄湿。

川朴一钱　蔻仁七分　藿香三钱　猪茯苓各二钱　生熟薏仁各二钱　广皮一钱　通草一钱　滑石四钱

枳实炭一钱　木香一钱　泽泻一钱五分

三诊　身热已退，便泄亦减。再为疏通。

制川朴　范志曲　南楂炭　台乌药　茯苓　青陈皮　枳实炭　煨木香　炒薏仁

某　嗜饮多湿，湿困脾阳，大便泻利，脉象濡软，舌苔淡白。宜理脾温中。

於术土炒，二钱　范志曲一钱　茯苓三钱　泽泻一钱五分　炒黄干姜四分　葛花一钱五分　白蔻仁三粒　砂仁三粒　煨木香五分

右　脉滑便泄如前，小溲欲解不爽。湿郁腑中，水液渗入大畅。再参分利。

葛花一钱五分　於术二钱　羌活一钱　广皮一钱　滑石三钱　煨木香五分　泽泻一钱五分　通草一钱　云苓四钱　防风一钱　猪苓二钱　生熟薏仁各二钱

二诊　便泄稍减，小溲亦畅，腰府作酸。湿犹未清，而脾胃之气，久已暗损。再为兼顾。

野於术一钱五分　破故纸盐水炒，三钱　云茯苓四钱　羌活一钱　煨肉蔻五分，研　菟丝子盐水炒，三钱　泽泻一钱五分　猪苓二钱　生熟薏仁各二钱　防风一钱

右　上则嗳噫，下则便泄。厥气不和，克制脾土。协和肝脾，即所以固其胎息也。

砂仁　制香附　淡吴萸　苏梗　茯苓　杭白芍　防风炒　香橼皮　木香　广皮

某　每至阴分，则肠鸣便泻，此脾虚而湿郁气滞。恐变胀病。

大腹皮　生熟薏仁　川朴　木香　泽泻　煨姜　炒椒目　广皮　草果仁　炒冬瓜皮　猪茯苓

某　胃主盛纳，脾司运化，脾虚湿热内蕴，失健运之权，合夜腹满，清晨得泄方适。湿热无彻底之日，则脾土无再复之期，可虞也。

白术炭　整砂仁　泽泻　范志曲　生熟薏仁　白茯苓　木猪苓　广皮　川雅连姜汁炒

某　木郁不克条达，气分攻撑不平。土被木克，运化无权，寅卯之交，依然便泄内热。脉细弦数。营液日耗，恐入损途。

制香附　土炒白芍　沉香片　上广皮　砂仁　白蒺藜　生熟木香　淡吴萸　川雅连吴萸同炒

杨童　便泄不止，时带红腻，临圊不爽，脾虚湿热郁阻肠胃。再苦辛通降。

生於术一钱　淡黄芩酒炒，一钱　酒炒白芍一钱　六一散三钱，包　白茯苓三钱　生熟草各二钱　土炒陈皮一钱　香连丸四分，入煎　广木香四分　炒枳壳七分

汪幼　久泻不止，阳气不运，以致四肢逆冷，神迷如寐，呕吐咬牙，脉形沉细。土虚木旺，将成慢惊，切勿轻视。方请儿科先生商政。

台参须另煎，冲，五分　橘红八分　炙黑草二分　煨天麻一钱　炒於术一钱五分　熟附片四分　炮姜炭四分　白茯苓三钱

屠右　腹痛甚则便泄，泄甚热。气有余，便是火，洵哉。

川楝子　香附　辰茯神　钩钩　炒酸枣仁　白蒺藜　天麻　炒白芍　砂仁　沉香片

金右　暑湿浸淫脾土，土不运旋，气湿不能分化。水泻口渴，舌淡白而喜热饮，中脘不舒。宜调气分化。

川朴一钱　六一散三钱，包　缩砂仁五分　藿香三钱　白茯苓三钱　广皮一钱　鲜佛手一钱五分　煨木香六分　猪苓二钱

二诊　调气分化，水泻已止，口渴亦减。再调气以通津液。

六一散三钱，包　生於术一钱　猪苓一钱五分　沉香曲一钱五分　建泽泻一钱五分　薄官桂三分　鲜佛手一钱　鲜荷梗去刺，尺许　茯苓三钱　砂仁盐水炒，研，后入，四分

聂左　素体湿甚，兹则由胀满而致便泄，色如败酱，得泄转松。然中脘有形，气冲嗳噫，胃呆少纳，时易汗出。脉象濡软而滑，苔白质腻，口味带甜。此由湿热内蕴，脾土不能转旋，水谷不能分化，尽注于肠，肝木从而暗动。恐致呃忒，拟和中运脾，兼泄腑浊。

六一散三钱，包　省头草二钱　炒红曲一钱　土炒陈皮一钱　生熟薏仁各二钱　白茯苓三钱　广木香四分　小温中丸三钱　川雅连四分，吴萸二分，煎汁拌炒

二诊　投剂之后，解出极为秽臭，腑中之浊得从外泄，而自利仍不稀疏。昨尚和平，今又腹中胀满，甚至有形上冲，直抵中脘，则恶心嗳噫，最为难堪，抚之摩之，其形方能降下。口甜干腻，苔白转黄，脉象

转滑，关部独弦。湿热内蕴，清浊之气，不司升降，土气既滞，木气遂郁，致横暴之气，肆逆莫制。望六之年，恐正不胜病。《金匮》厥阴篇中每用苦辛酸，即遵其旨。

川雅连六分　生甘草三分　淡子芩酒炒，一钱五分　车前子一钱五分　杭白芍三钱　白茯苓三钱　生熟木香各二分　土炒广皮二钱　淡干姜三分　省头草二钱

许右　脘痞嗳噫已退。大便带泄，气坠于下也。

广木香五分　砂仁后入，七分　泽泻二钱　郁金一钱五分　香橼皮一钱五分　广陈皮一钱　白芍一钱五分　吴萸三分，白芍同炒　茯苓四钱　枳壳一钱

二诊　中州已舒，腹痛便利，再理气分消。

砂仁后入，七分　木香五分　茯苓四钱　生熟薏仁各二钱　泽泻一钱五分　乌药一钱五分　广皮一钱　吴萸五分　鲜佛手一钱五分　范志曲二钱　川朴一钱　猪苓二钱

王右　少腹胀满，腹中不和，痛泄止而复作，面色微浮，足跗带肿。肝强土弱，木乘土位。拟柔肝培土，以御肝木。

於潜术一钱五分，木香三分，煎汁炒　炒木瓜皮一钱五分　炒黑当归二钱　土炒白芍一钱五分　炒防风七分　炙黑草五分　菟丝子盐水炒，三钱　上瑶桂去粗皮，研，后入，三分

二诊　面浮已退，色稍华泽，腹中痛胀略松，而便泄不止，泄时气甚酸秽。肝为刚脏，在五行为木，在五

味为酸，木旺土衰，即此可见。再培土抑木。脾弱则生痰，以化痰参之。

奎党参三钱　炙甘草四分　广陈皮一钱　炮姜五分　炒於术二钱　淡吴萸四分　云茯苓三钱　制半夏三钱　杭白芍三钱，与吴萸同炒　伏龙肝七钱，煎汤代水

林少筠太守　肾泄又名晨泄，每至黎明，辄暴迫而注者是也。然肝病亦有至晨而泄者，以寅卯属木，木气旺时，辄乘土位也。疑似之症，将何以辨之哉？盖肾泄是命火衰微，而无抑郁之气，故暴注而不痛。肝病而木旺克土，则木气抑郁，多痛而不暴注。以此为辨，可了然矣。诊见脉象右尺细弱，左尺小涩，两关右弱左弦，两寸右微左部略搏，是水亏木旺，心肺阴液不足之象。数载以来，常带晨泄，泄必作痛。今泄止而至寅卯木旺时，犹尚作痛。此以近时借烟性提挈，肝木虽不致克土，而气虚不克鼓舞，故肝木升发之令，未复其原，仍是一屈曲抑郁之局。人身法天地，水火阴阳升降而已。阴中无阳，是谓独阴；阳中无阴，是谓独阳。独阴不生，独阳不长，所以脏阴而腑阳，脏升而腑降。肝，脏也，阴也，体阴者其用阳，故其气宜升。脾，脏也，亦阴也，惟肝升而脾藏之气得与俱升。肝藏之气上升，则与少阳胆木交合，而心血以生；脾藏之气上升，则与阳明胃土交合，而胃液以长。于是胆府之气，下交于厥阴肝脏，而相火以化；胃腑之气，下交于太阴脾土，而脾阳以资。今木克脾土，日以郁陷，升生之令不行，其气不能上交于少阳，而反抑伏于太阳。

太阳膀胱为寒水之腑，水中有木，其屈曲郁勃之气，与寒水之气相激，宜为痛矣。然木不升发而抑伏太阳，似不当有头晕耳鸣目昏肝阳上升之候。曰，不然。肝木之气，不能上升，而与胆交，则胆不降矣。胆为甲木，甲木逆，亦化风也。总之，木不升发，则心血不生，脾不能为胃行其津液，胆不能下化相火，胃不能下降而资盛纳。心血亏，胃液薄，脾阳虚，相火微，能无于腹痛而外，诸病百出哉！调治之计，必使水中之木遂其升发，上与少阳交合，于是脏腑之升降皆复其常，而生生之机不息。拟以青皮引至厥阴之分，而以柴胡升发木郁，使肝经之气条达上行。而又恐升动胆木，故以白芍酸收之品摄入肝经。青皮引之入其地，白芍摄之不使出其地，自与胆无涉矣。青皮破气，柴胡散气，故以人参坐镇，制其破性散性。第取青皮之引入厥阴，柴胡之升发木气，俾之扶疏条达，而无偏胜之弊。当否正之。

柴胡　青皮　人参　白芍

痢

沈右　痛泄者久。今年风木在泉，秋冬以来，正当旺气在木，痛痢日剧。自夏徂冬，泄痢辄带鲜血。五日来腹痛尤甚，痛起之时，竟有不能支撑之势。饮食入胃，上则痞阻，下则欲泄，心中怔悸，有难以名言之苦。其尤甚之时，似觉心神蒙混，耳鸣头晕。其痛于少腹为重。脉细而两关俱弦。按少腹两旁属肝，居中为冲脉。今冲气不和，肝木偏亢，其横暴之气，郁怒冲突于中，所以一痛而其重若此也。夫抑而下者为气，升而上者为阳，阳气鼓荡，则心神为之摇撼，所以有懊侬莫名之状也。惟于夏秋之间，便中带血，此必有湿热参杂其间。此时痛势剧盛若是，惟有伐肝和营，或足以制其暴戾之性。向有喉证，药难飞渡。仿徐氏上下分治之法，汤丸并进，冀其不致痛极发厥为幸。

杭白芍二钱，甘草三分煎收　白蒺藜三钱　甜广皮一钱　炒当归二钱　醋炒青皮一钱　黄柏炭八分　川连炭三分　上瑶桂五分。后三味研细，米饮为丸，烘干，开水下

二诊　昨投温脏清腑，伐肝和营，自夜间至午，痛稍和平，而不能大定。其痛甚之时，以手按之，则势稍缓，显不在实痛之列。大便自利，犹然带血，心中热辣，时有难名之苦，嘈杂而不能食。脉两关俱弦，左寸虚微，尺部细涩，苔白浮糙。良以血去太多，木失涵养，致虚肝肆横，下克脾土，上撼神舍，中流渐无砥柱，木乘土位，久而不复，延致入损之症也。再拟柔肝之体，而以和胃兼之。

清阿胶二钱　乌梅肉五分　半夏曲二钱　茯苓三钱　淮小麦五钱　生地炭四钱　淮山药四钱　当归炭二钱　橘白一钱　大枣劈开，四枚　川雅连三分，吴萸汤炒　杭白芍二钱，炙草三分，煎汁炒

三诊　投阿胶梅连汤出入，痛势减轻，利下较爽，圊数亦疏。苔虽稠厚，而苔上之糙尽化。脉缓热退。

其为脾阴亏损，肝木势横，可以概见。药既应手，再扩充之。

清阿胶二钱　茯苓神各二钱　炙乌梅五分　生熟谷芽各一钱五分　当归炭二钱　川雅连醋炒，三分　炒山药四钱　石榴皮炙，一钱五分　煅牡蛎三钱　泽泻一钱五分　龙眼肉四枚　杭白芍二钱，炙草三分，煎汁炒　橘白一钱

四诊　投药之后，下利已减至二次。然未及二日，圊数又至五七次之多，色仍紫赤。良以湿热之邪留恋于肠腑屈曲之处，不能得楚，而脾阴早已暗伤。差幸肆横之木渐平，剧痛大定。惟心中一痛，辄下鲜赤，心脾兼亏，致营液渗溢。再参补益心脾。

吉林参七分　广木香三分　半夏曲盐水炒，二钱　盐水炒橘白一钱　朱茯神三钱　炙乌梅三分　远志肉甘草汤炒，五分　生熟谷芽各二钱　当归炭二钱　酸枣仁二钱，炒　真阿胶一钱五分　土炒白芍二钱

五诊　叠进补益脾阴，柔和肝木，下痢顿止，痛亦若失，胃亦渐开。半载病魔，却于旬日，殊出望外，可庆可庆。惟舌苔未化，心中仍似有烦热之意，脉细弦微数。还是湿热未清之象。再从育阴之中，兼清湿热。

炒丹皮二钱　黑豆衣三钱　炒女贞子三钱　蔷薇露一两　茯苓四钱　金石斛四钱　广橘红一钱　炒半夏曲二钱　鲜谷露温冲，一两　川雅连四分，干姜二分，煎汁炒

金左　疹回之后，饮食过节，致腹痛泄泻，身复发热。转痢则重。

淡黄芩一钱五分　煨葛根八分　桔梗五分　生甘草四分　南楂炭三钱　枳壳炭一钱　范志曲二钱　木香五分　白茯苓三钱　炙内金一钱五分　广皮一钱

二诊　升泄陷里之邪，痛痢仍然不止，里结后重，色白如冻，间带赤腻，脐下拒按，不纳不饥，热退不楚。脉象滑数，舌红苔白。停食阻气，遂令风邪湿热，尽趋于下，转成痢疾。两次病伤，何堪经此波折。再拟苦辛开通法。

淡芩一钱五分　白芍一钱五分　广郁金磨，冲，二分　真建曲三钱　楂炭三钱　枳实一钱　茯苓三钱　磨木香三分　生草三分　香连丸七分，先服，分二次

三诊　疏通腑气，兼清湿热，解出碎杂散粪。有形之积，已得疏化，理应痛止痢减。乃痢稍减疏，而少腹作痛，有加无已，且从白转红，粘腻之血，鲜紫杂下，火升颧红，唇色如朱，神情委顿，谷粒不食。脉滑数转为细弱，舌红苔黄，近根脱液。有形之积虽化，而风湿热从气入血，血液耗残，木失柔养，虚肝肆横，所以少腹作痛更甚。以少腹居中为冲脉，两旁属肝也。拟酸甘柔润养血。

生地炭四钱　当归炭二钱　阿胶珠一钱五分　生熟草各三分　川连炭五分　丹皮炭二钱　金银花各一钱五分　杭白芍三钱　隔年香稻根须五钱，如无隔年者，用香粳米百粒，煎汤代水

四诊　酸甘柔润养血，痛势稍缓，而下利不减。每交阴分，辄后重气坠，频痢不爽，其营液耗残，略见一斑。然不纳不饥，红积之外，复有深黑如酱之物杂下。营液既亏，而肠胃湿热郁阻，不克宣通。前法再参苦辛开通，以冀湿热宣化，而肠胃怫郁开通是幸。

当归炭二钱　炒丹皮二钱　淡黄芩一钱五分　赤白苓各三钱　杭白芍二钱　炒川连五分　炒红曲一钱五分　香粳稻须五钱　滑石块三钱　上瑶桂研，后入，二分

五诊　开通大肠怫郁，痢数稍减，红腻略退。但临圊仍然腹痛，后重气坠，不纳不饥。脉数不爽，舌红苔黄，唇口糜碎。肠胃湿热郁阻，胃浊蒸腾于上，所以不思纳谷。肠中屈曲之处，亦为湿热所阻，腑气不能宣通，所以后重气坠不爽也。再苦辛通以开肠胃怫郁。

川朴七分　广皮八分　枳壳一钱　淡芩一钱五分　香稻根须五钱　木香五分　槟榔八分　茯苓三钱　川连酒炒，五分

六诊　疏通肠胃，胸中闭结之浊稍开，渐思纳食，痢亦减疏。然仍腹痛后重，色赤仍如膏冻，脉象细数。厥阴伏热乘脾，肠胃气机皆阻。再拟苦辛开通，而泄厥阴伏热。必得逐步退轻，方为顺象也。

上广皮一钱五分　上川朴七分　炮姜炭二分　杭白芍一钱，甘草煎汁炒　制半夏一钱半　炒丹皮二钱　淡黄芩一钱五分　川雅连姜汁炒，五分　茯苓三钱　槟

榔六分，磨

七诊　赤积大退，痛坠略减。所下黄腻起沫者居多，沫属于气，黄属于湿，还是湿热怫郁，欲开不开，蒸腾于胃。发热颧红，小溲浑浊，脉数，舌红苔黄。泄化湿热，疏通肠胃怫郁，是目前之定局也。

川雅连五分　制半夏一钱　广木香五分　淡干姜二分　苦桔梗一钱　淡芩一钱五分　葛根一钱五分　杭白芍酒炒，一钱五分　赤白苓各一钱五分　豆卷三钱　炒红曲一钱五分　六一散三钱，包　鲜荷叶边炒黄，三钱

八诊　赤积渐退，腹痛稍轻，痢数略减，后重气坠亦松，胃气苏醒，颇思饮食，山根青色亦退，皆属转轻之象。然痢虽减轻，身复发热，一昼夜不能熟寐。脉数右大，舌红苔黄。痧后少腹先觉不舒，山根色青，遂借饮食过节而成下痢，厥阴必有伏热，其上中湿热，因内虚而陷入于下。今肠胃怫郁稍开，而湿热充斥于三焦，所以熏蒸为热。再仿协热下痢治之。

白头翁二钱　北秦皮一钱五分　朱茯神三钱　益元散包，一钱五分　杭白芍一钱　川黄柏一钱五分　川雅连四分　淡黄芩一钱五分　辰灯心三尺

九诊　邪从上中陷入于下，仍使邪还上中，不表而汗，热势因而大退，痢亦大减，后重已松，腹痛渐止，胃纳大起，种属转机。守效方再望应手。

白头翁二钱　川雅连五分　淡芩一钱五分　川黄柏一钱五分　茯神三钱　生薏仁三钱　辰灯心三尺　益元散三钱，包　北秦皮一钱五分　白芍八分

左　便利虽止，而肛门如坠，迸迫不舒。服升补之药，下坠不退，脉濡且滑。此湿热压滞，腑气下坠，宜苦泄法。

台白术　枳壳　赤白苓　泽泻　桔梗　防风　制半夏　猪苓　上瑶桂三分　炒黄柏七分　川连三分。三味研末为丸服

章左　痢经数月，而临圊仍然腹痛，当脐动跃，足厥不温，痢色虽赤，而殷淡不鲜。良以脾阳暗伤，湿积未楚。拟补脏疏腑。

於术　白芍　炙草　奎党参　木猪苓　当归炭　枳实　茯苓　炮姜　木香　泽泻　木香槟榔丸

冯右　下痢稍疏，而腹痛仍甚。气湿郁阻，将成噤口。

川朴　砂仁　炒红曲　六一散　赤砂糖炒枯，研细，入煎　木香　白芍　广皮　乌药　茯苓　泽泻　荷叶

此方专治血痢，妙在赤砂糖。师云：小肠火腑，砂糖入之，糖性粘滞，故炒枯用之。正蒙志

赵左　下痢气坠后重略松，右脉结代较和。其色犹带赤腻。的属湿热之邪尚盛。虽见转机，尚不足恃。

台参须　滑石　白芍　淡干姜　川连　香稻根须　当归炒　淡芩　猪苓　砂仁　木香

席左　疏补兼施，百次以外之痢，渐减至二十余行，脐下按痛，已得全化，不可不谓起色。无如气怯懒

言，频频哕恶，不能饮食。脉细无神，大有雀啄之意。良以食滞通行，而暑湿热冲斥三焦，致胃气遏伏不宣，脾气因而涩滞。较昨虽有起色，正虚病实，犹于大局无裨。

台参条一钱　炒川连五分　广陈皮一钱　水炒竹茹一钱　广木香五分　生姜汁一匙　茯苓三钱　藕汁一两，隔汤炖热，冲　白粳米一撮，煎汤代水。呕恶甚，先用石莲、川连以止呕。

二诊　病稍起色。用生姜泻心汤。

三诊　痢渐减疏，肛门涩滞，亦已爽利，里急亦松，恶心亦定，脉亦起。

川雅连五分　半夏一钱五分　砂仁七分　鲜竹茹一钱　赤白苓各二钱　甜广皮一钱　淡芩一钱五分　滑石三钱　鲜生姜四钱　香稻根一两五钱　藕一两五钱，煎汤代水

此证至后痛痢均减，竟仍不起，正虚也。清儒附注

邱左　向有痔坠里急，兹则下痢不爽。此暑湿热郁阻肠中，而成滞下。癖染紫霞，未可与寻常并论。

广皮　砂仁　枳壳　白芍　生草　香连丸　木香　滑石　川朴　黄芩　生薏仁

袁左　下痢伤阴，湿热尽行化燥。便利虽不甚盛，而口舌糜腐满布，将至虚脱。拟救阴之中，兼清湿热。

清阿胶　炒松生地　金石斛　茯苓　橘红　川雅连　水炒竹茹　白荷花露　佛手露各温热过口　上

濂珠三分　川贝四分　上西黄四厘。三味研细，吹口

某　下痢虽不甚盛，而肛门火热，所下之物，臭秽异常，白腐满布，今白色皆转深黄。此皆湿热化燥，阴津告竭，车薪杯水，势难与造化争权也。

西洋参三钱　北沙参六钱　生扁豆三钱　淡黄芩一钱五分　大麦冬三钱　金石斛四钱　粉丹皮二钱　川雅连七分　白荷花露　佛手露各一两，冲

左　疟后下痢，腹痛甚剧，脉细，苔白质揹。有形之积，无形之气，郁阻腑中。宜为温通。

范志曲　川朴　砂仁　木香　上湘军　青陈皮　楂炭　附片　茯苓

高　痢疾之后，脾虚湿滞。腰脊不舒，面带微肿。兹则食入运迟，时多沉睡，脉细不爽。此皆脾为湿困，脾土旋运不及。久恐有胀满之虞。

川朴一钱　枳实一钱　白术一钱，枳实同炒　连皮苓五钱　砂仁七分　广皮一钱　香附二钱　泽泻一钱五分　小温中丸三钱

徐左　痢后气滞下坠，每至小溲，辄漏粪水。此中气不足，清阳沦陷。拟升补之。

大有芪　於术　茯苓　炙升麻　生熟谷芽　上安桂　党参　广皮　白芍

此补中益气也，服之效。后用三奇散加砂、苓、薏、泽、术、木香，续用五苓散方全愈。正蒙附志

邵左　下痢之后，湿热未清，暑湿蒸动，致下痢复作，色赤粘腻，临圊腹痛，休息情形也。势难急切

从事。

枳壳　广皮　川朴　广木香　当归炭　泽泻　砂仁　茯苓　酒炒白芍

朱右　久痢不止，临圊仍痛，湿热伏留肠胃屈曲之处，休息情形也。

台冬术　川连炭　白芍　陈皮　上湘军酒炒，后入　当归炭　丹皮炭　木香　泽泻　茯苓

王左　数年前曾经下痢，虽经治愈，然每至夏秋，湿热蒸动，其痢辄发，脉沉而滑。此湿热伏留肠胃，根蒂未清，所以触之即动也。当以通为止。

广木香　泽泻　川朴　川连　生熟薏仁　赤白苓　广皮　砂仁　炮姜

裘右　休息痢迁延数载，临圊作痛，此湿热伏留肠胃屈曲之处。血液由里耗损，天癸自然不行，恐难以此而便为孕象也。脉细不爽，先为疏通。

丹皮　砂仁　香附　炮姜　泽泻　赤白苓　当归炭　广皮　木香　川连　白芍

邹左　痢成休息，色赤粘腻。脉濡微滑，苔白心黄。此湿热郁阻大肠屈曲之处。病久邪深，不能一蹴而就也。

炙绵芪　奎党参　醋炙升麻　诃黎勒　广皮　当归炭　野於术　醋炒柴胡　驻车丸三钱

陈右　痢成休息，临圊仍痛，脉濡而滑。此湿积伏留大肠屈曲之处。暂为疏通。

炒川连五分　於术一钱五分　党参二钱　枳实

一钱　湘军二钱，炒　当归炭一钱五分　白芍一钱五分　云苓四钱　炮姜三分

二诊　疏通肠胃，临圊仍然腹痛，脓血稠腻，而大便依然结燥。良以久痢阴伤，脏阴愈亏，则腑阳愈燥。和阴之中，仍开湿热。

当归炭二钱　生地炭三钱　火麻仁三钱　白芍甘草汤炒，一钱五分　地榆炭二钱　丹皮炭二钱　瓜蒌仁四钱　阿胶一钱五分　上瑶桂三分　川黄柏一钱五分　川连三分。三味研细末，米饮为丸，晒干，先服

三诊　养脏之阴，开腑之结，大便减少一次，脓血亦稀。其为脏阴不足，腑阳有余，可无疑义。前法再进一步。

炒阿胶二钱　当归炭二钱　地榆炭二钱　炒槐花二钱　火麻仁三钱　大生地四钱　丹皮炭二钱　瓜蒌仁三钱　白芍一钱五分，甘草二分，同炒

方维卿　投剂之后，合夜甚安，至今午后呃忒又盛，下痢肛门火热滞坠，小溲热痛。脉数左尺坚硬，苔白质红。痰滞较化，故得胃中之热气暂平。而下焦之火，挟热上冲，所以肺胃之气，欲从下降而不能降，至成彼此鼓激之局。忌款未退，仍在危地也。

生熟白芍各一钱　广皮一钱　砂仁七分　炒竹茹一钱　滋肾丸三钱　生熟木香各三分　川连五分　吴萸一分，川连同炒　磨刀豆子四分

二诊　宣肺气之痹，原欲行其上而下脘通降也。乃呃忒仍然不止，中脘结痹不舒，沃出痰涎，呃方暂

定。下痢频频，脉数，右关沉糊。良以暑湿热三气郁阻肠胃不化，热迫于下，致湿热之气俱结于上，胃中之阳气不通。痢证之忌象频见，敢云治乎？不得已仿附子泻心法。

熟附子五分　川连姜汁炒，五分　木香五分　橘皮一钱　炙柿蒂四个　公丁香三分　赤白苓各二钱　干姜五分　猪苓二钱　泽泻一钱五分　竹茹一钱

三诊　呃逆较疏，仍然不止，下痢较爽，溲略通利，脉象稍稍有神。木邪素旺，暑湿热郁阻肠中，胃腑失于通降，遂失清升浊降之常。仍在险途。

台参须另煎，冲，八分　炒川雅连四分　制半夏三钱　刀豆子磨，冲，三分　茯苓四钱　枳实一钱　炒淡干姜五分　橘皮一钱五分　竹茹姜汁炒，一钱　公丁香三分　上瑶桂三分　柿蒂二枚。三味共研细末，饭丸，药汤送下

按师常云：维卿之恙，后审知其有停饮，用沉香、黑丑二味见功，此法外之法也。下方丁香、瑶桂、黑丑三味，固以有酸水泛出而用，然治法之神，殆得子和氏三昧者矣。清儒附注

四诊　呃忒下痢俱减，神情亦略起色，脉沉略起。然脘中时仍阻塞，并有酸水泛出。良以平素所有之寒，阻遏中阳，致气血鼓激，胃气逆冲。既稍有转机，不得不竭人力，以希造化。

台参须另煎，六分　鲜生姜洗，切，一钱　制半夏三钱　茯苓五钱　煨木香五分　公丁香三分　上瑶桂四

分　黑丑三分。后三味研细末，饭丸，姜汤下

五诊　呃止两日，而下痢仍然不减，腹痛溲少，糜黄甚臭，脉微数。上寒下热，而又未便苦寒，姑以轻剂扩清火腑。

炒红曲二钱　砂仁七分　猪苓二钱　滑石四钱　赤白苓各二钱　鲜荷叶一角　甘草二分　广皮一钱　木香五分　沉香三分　血珀五分。二味研细，先服

六诊　胃纳稍起，小溲略通。昨药进后，其痢甚畅，旋即止住，有数时之久，至晚又痢不爽。良以湿热之郁阻者，既开复痹，姑再开通。

广皮　砂仁　木香　薏仁　花槟榔　赤白苓　泽泻　川朴　香连丸药汁送　炒枯赤砂糖四钱　松萝茶三钱　白萝卜汁半杯，冲　陈关蜇七钱。上四味煎汤代茶

七诊　胃气渐开，痢亦渐疏，而时有欲痢之意。还是湿热之郁，气机不能开通。再苦辛开通。

赤白苓　木猪苓　木香　砂仁　泽泻　陈皮　生薏仁　滑石块　上瑶桂三分　炒川连三分　炒黄柏一钱。三味研细末，米饮糊丸，药汁送下

某　苦辛以合化，淡渗以导湿，亥子之交，小溲即多，且极清利，独后重仍不能除。良以气虚之甚，清阳之气，沦坠不举。非然者，何以宣通腑气，导滞祛湿，并不足以挫其压坠之势，而后重于子后必甚。惟向有麻瞀昏晕之本病，非方家意会之所及，断不敢言升举耳。其实上越之阳，起于肝木，而沦陷之阳，出于脾

胃，风马牛不相及也。用东垣先生法，以觇动静，姑勿过剂，以留余地。

上有芪二钱　生於术一钱五分　炙升麻三分　炙草三分　白归身二钱　大兼参条一钱　炙柴胡四分　广皮七分

改方加戊己丸。

左　休息痢疾，每因湿热逗留而成。其红赤之物，都缘湿热迫伤营分。然邪郁大肠，安有久而不去，不腹痛、不后重之理。今并不身热，不腹痛，不后重，其血液时止时来，而脉象常带细数，又安有不发热而脉数之理？所以然者，以痢伤脾阴，脾为统血之帅，脾阴不能统摄，血液渗溢，其红腻之物，即随时而见。前用补益脏阴，服之颇适，药既应手，毋庸更张。

当归炭一钱五分　人参须另煎，冲，七分　生姜二钱，打汁，炒生地渣　炙草四分　茯苓神各二钱　木瓜皮炒，一钱五分　淮山药二钱　白芍土炒，一钱五分　大生地四钱，打汁，炒生姜渣　黑大枣二枚

荣右　交节痢数增多。气虚而湿热留恋，补泻两难。姑用七补三泻，以觇动静。

炙绵芪二钱　茯苓四钱　广木香五分　升麻醋炒，四分　炒於术一钱五分　诃黎勒三钱　广皮一钱　柴胡醋炒，五分　党参二钱　生熟草各一分

二诊　痢数稍减，其为气虚可见。前法再进一步。

炙绵芪三钱　诃黎勒二钱，煨　党参三钱，炒　炮

姜三分　炒川连三分　归身炭二钱　野於术二钱，炒　泽泻一钱五分　真阿胶一钱五分，蛤粉炒　生熟草各二分　茯苓三钱

三诊　脉症相安，再守效方出入。

炙上芪　党参　炒於术　茯苓　驻车丸　菟丝子　柴胡　炙升麻　广皮

四诊　下痢虽减，而有时仍带粘腻。肠胃湿热留恋，脾阳不能升举。前法再进一步。

炙绵芪三钱　阿胶珠二钱　党参三钱　炮姜四分　诃子肉煨，二钱五分　炒川连四分　於术炭二钱　茯苓四钱　炙草三分　当归炭一钱五分

张右　气撑腹痛下痢。湿热化燥伤阴，脉虚，喉舌起腐。深入重地，图治为难。

炒川连三分　当归须一钱五分　川石斛五钱　炒松麦冬一钱五分　北沙参五钱　淡黄芩酒炒，一钱　云茯神三钱　丹皮炭一钱五分　戊己丸一钱五分，二露送下　野蔷薇露一两　白荷花露一两

二诊　糜腐大退，痢亦略疏，而腹仍作痛。湿热稍化，阴液渐能上升，而有形之积，犹然内阻。虽见转机，未为稳妥。

磨枳实六分，冲　酒炒淡芩一钱五分　炒北沙参四钱　川雅连土炒，三分　川石斛四钱　土炒白芍一钱五分　炒范志曲三钱　磨槟榔三分，冲　鲜佛手露一两，冲　野蔷薇露一两，冲

左　下痢兜涩太早，以致湿热伤营，便痢紫黑。

蒸湿成痰，痰多咳嗽。上下交困，久虚之体，恐不能支。

丹皮炭　南楂炭　炒槐花　前胡　葶苈子　川连炭　延胡索　白桔梗　茯苓　泽泻

二诊　紫黑之血已退，而下痢仍然不止，的是湿热伤营。前法兼益脾肾。

野於术　茯苓　川连炭　破故纸　生熟木香　丹皮炭　广皮　炮姜炭　菟丝子　莲子

某　噤口大势，较前虽减，然临圊依然痛坠，节骱作烧，糜饮入口，辄欲反出，上腭、两腮、唇口糜腐满布，然又并不甚浊。脉数滑，久按少情。此湿热内郁，下则压坠腑气，上则熏灼伤阴，有厥脱之虞。拟清燥并行，甘苦合化法。备请商进。

南沙参炒黄，四钱　金石斛三钱　淡芩一钱五分　法半夏一钱五分，盐水炒　赤白苓各二钱　广橘白一钱滑石块三钱　川连五分　方通八分　白荷花露一两　佛手露一两。二味温过药。

某　至冬而成下痢，湿热蕴伏之深可知。大肠迂回曲折，湿热在是，不易泄化，欲成休息淹缠之证。可以治而愈，不可以治而遽愈也。耐心善调为上。

炙绵芪　当归炭　炙升麻　野於术　西党参　诃黎勒　炙柴胡　广陈皮　驻车丸二钱

某　痢久而根未除，赤白互见，后重起沫。脾虚而湿热郁阻肠中。烟体当此，极恶劣也。姑为温脏清腑。

炮姜　焦冬术　生熟木香　范志曲　生熟陈皮　泽泻　川雅连　生熟薏仁　猪茯苓　淡黄芩

章左　下痢赤腻，里急后重，苔黄糙揹，脉滞不爽。暑湿热郁阻肠胃。烟体当此，未可与寻常并论。

整砂仁四枚　磨木香四分，冲　陈皮一钱　白芍一钱五分，甘草三分，煎汤收入　黄柏炭一钱　川雅连酒炒，五分　枳实一钱　茯苓三钱　炮姜三分

二诊　下痢已止，而便尚未调。再和中清理湿热，以清邪薮。

上川朴　猪茯苓　南楂炭　生熟谷芽　川雅连　野於术　广陈皮　泽泻

庞左　下痢不止，所下皆属紫瘀之色，口燥舌干，脉细数，舌苔灰滞。湿热伤营，清津不司流布。恐元气难支，虚中生变。

黄柏炭二钱　北秦皮一钱五分　杭白芍二钱，甘草二分，煎汁收入　橘白一钱　当归炭二钱　丹皮炭一钱五分　川连炭四分　炒扁豆衣三钱　白头翁三钱　炒槐花二钱

二诊　下痢大减，血亦大少，然仍赤腻色鲜，口燥舌干。湿热迫伤营分。再参养血和营。

川连炭五分　白头翁三钱　白芍一钱五分　北秦皮一钱五分　丹皮炭二钱　扁豆衣三钱　驻车丸四钱　茯苓三钱

三诊　下痢已止，然阴分损伤不复，口燥，多梦纷纭。再养血和阴。

阿胶珠三钱　丹皮炭二钱　甘草二分　川雅连二分　杭白芍一钱五分　金石斛三钱　当归炭二钱　茯神三钱　炒枣仁二钱　生山药三钱

左　每至便后，辄下血淋漓，脉形濡滑。湿热郁于大肠。宜苦燥湿，寒胜热。

川连炭四分　黄柏炭二钱　白茯苓三钱　制茅术一钱五分　荆芥一钱　炒於术一钱　丹皮炭二钱　炒防风一钱　大红鸡冠花三钱　泽泻一钱五分

王左　休息痢虽愈，肠胃必有留邪，夏湿熏蒸，下痢复发，临圊腹痛，色赤粘腻。舌苔近根霉黑。肠中尚有留滞，先为疏通。

川朴一钱　枳实一钱　砂仁五分　白芍一钱五分　范志曲二钱，炒　陈皮一钱　茯苓三钱　木香五分　香连丸六分，分二次，开水送

二诊　舌根霉黑已化，下痢较疏，临圊稍爽，赤色亦退。再理气以宣腑热。

广木香五分　广皮一钱　赤白苓各三钱　生熟谷芽各一钱五分　缩砂仁五分　於术一钱　生熟薏仁各二钱　炒范志曲一钱五分　泽泻一钱五分　枳壳一钱

三诊　下痢已止，大便未实，再培土而参调气。

炒於术八分　煨木香四分　扁豆衣三钱　生熟薏仁各二钱　砂仁五分　白茯苓三钱　广皮土炒，一钱　炒山药三钱　泽泻一钱五分　煨生姜二片

四诊　大便未实，临圊仍澼澼有声。湿热未能尽澈，气滞因而不宣。再导气理湿。

川朴八分　陈皮土炒，一钱　生熟木香各三分　川连五分　焦谷芽三钱　炮姜五分　泽泻一钱五分　生熟米仁各二钱　砂仁五分　茯苓三钱

五诊　圊后带红，色虽不鲜，而甚觉粘腻，还是湿热所化。前年曾患休息，脾气脏阴已虚。拟升脾养脏清腑。

奎党参二钱　炒於术一钱五分　升麻醋炙，三分　驻车丸三钱，开水送，分二服　炙绵芪二钱　生熟草各二分　柴胡醋炙，三分　广皮一钱　砂仁五分

龚左　痢经二月有余，从白变赤，腹痛不起于初起之时，而起于从白变赤之后。湿热损伤营分，恐成休息缠绵之证。

当归炭二钱　广木香三分　杭白芍一钱五分　枳壳一钱　白茯苓三钱　川连炭五分　广陈皮一钱　生熟草各二分　桔梗一钱

二诊　腹痛后重俱减，红赤亦退。效方再进一筹。

炒黄芩一钱　当归炭二钱　白芍酒炒，一钱五分　泽泻一钱五分　白茯苓三钱　生甘草三分　丹皮炭一钱五分　枳壳五分　补中益气丸一钱五分　驻车丸一钱五分，二丸，开水先服

郁左　久痢不止，临圊腹痛，脓血稠腻，肢面带浮。脾虚肠实，营液损伤。不易图治也。

当归炭二钱　杭白芍一钱五分　白头翁二钱　川连炭五分　防风炭一钱　生於术一钱五分　白茯苓三

钱　炮姜炭三分　泽泻一钱五分　阿胶珠一钱五分

二诊　红腻大退，痢数稍减。守效方再望应手。

当归炭二钱　煨诃子肉一钱五分　炙升麻四分　驻车丸三钱，开水先服　白茯苓三钱　杭白芍酒炒，一钱五分　炙柴胡四分　炒於术一钱五分　奎党参三钱　泽泻一钱五分

三诊　休息势稍减轻，临圊仍然作痛。大肠曲折之间，必有留阻。

奎党参三钱　枳实炭七分　川雅连五分　炮姜三分　生熟草各二分　炒於术二钱　当归炭二钱　白芍一钱五分　锦纹大黄二钱，酒炙成炭，后入

四诊　通因通用，痛痢大减。的属湿热郁阻大肠屈曲之间。不入虎穴，焉得虎子。

炮姜三分　当归炭一钱五分　生熟草各二分　大黄二钱，酒炙成炭　枳实一钱

五诊　下痢大势渐退，而肢面带浮，每至夜卧，气辄上逆。卧则气上，下虚不摄可知。再镇摄其下。

当归炭二钱　怀牛膝三钱　补骨脂三钱　杭白芍二钱　炙黑草四分　苁蓉一钱五分　白茯苓三钱　菟丝子盐水炒，三钱　紫衣胡桃肉二枚

某　感受暑热，热与湿合，阻于肠胃，发为痢疾。乃不为清热，误投姜附，致热伤营分，下血盈盆。其大势虽得循定，而至今时仍解出瘀块，腹中疞痛，胸次窒塞不舒，欲呕难爽。苔色黄薄干腻。此由血去过多，冲气逆上，而肠胃中湿热仍然未清。补泻两难，为棘

手重证。勉拟养肝以平冲气，兼以丸药入下，以坚阴泄热，为上下分治之法。即请明哲商用。

阿胶珠二钱　炒黑豆衣三钱　杭白芍一钱五分　生熟甘草各二分　大天冬三钱　炒木瓜皮一钱　炒川贝一钱五分　盐水炒竹茹一钱　大补阴丸二钱，二次服

金左　红痢后重，肛脱不收。诸医用运气消食磨积之品，不效。宗前贤养阴清热法。

炙生地三钱　茯苓三钱　炒槐花二钱　侧柏炭二钱　白芍酒炒，一钱五分　阿胶珠二钱　杞子三钱　炒丹皮二钱　当归炭二钱　黄柏一钱五分　川连四分　肉桂二分。三味研细末，饭丸，作二次，先服

蒋左　痰湿盛极，趋入大肠，肠澼不止，舌红苔黄。宜运脾理湿泄热。

制半夏二钱　生熟薏仁各二钱　枳壳一钱　丹皮炭二钱　台白术二钱　白茯苓三钱　桔梗一钱　防风根一钱　香连丸五分，开水送下

二诊　湿热旁流，势稍减轻。药既应手，宜扩充之。

制半夏一钱五分　煨葛根一钱　桔梗一钱　戊己丸一钱五分，开水先送下　防风根一钱，炒　陈广皮一钱　枳壳一钱　泽泻一钱五分　茯苓三钱　薏仁四钱

三诊　湿热旁流不止，肠红色如猪肝，还是湿热熏蒸之象。再于培土之中，兼清湿热。

炒於术二钱　黄柏炭二钱　生薏仁四钱　川连炭四分　制茅术八分　炒槐花二钱　丹皮炭二钱　白茯

苓三钱　防风炭一钱　泽泻一钱五分　炙黑大红鸡冠花三钱

四诊　肠澼不止，肛门下坠，脉象滑大。此湿热不化，大肠腑气压坠。拟和营兼清湿热。

当归炭二钱　炒槐花二钱　杭白芍一钱五分　驻车丸三钱，开水先送下　丹皮炭二钱　白茯苓三钱　宋半夏一钱五分　淡黄芩一钱五分　广橘白一钱

卫左　向有便血，阴分久亏。复以寒饮伤脾，脾不统摄，肠澼日久不止，脏阴愈亏，则腑阳愈燥，所以时有燥粪杂下。脉象虚弦。养阴之中，参以培脾，兼清湿热。

奎党参三钱　炙黑草三分　扁豆衣三钱，炒　酒炒白芍一钱五分　生於术二钱　白茯苓三钱　当归炭一钱五分　炒半夏曲一钱五分　橘白一钱　驻车丸三钱，开水分二次服

二诊　胃纳渐起，肠澼亦减。再扶持中气，除湿升阳。

白茯苓三钱　扁豆衣三钱，炒　生於术一钱　小兼条参另煎，冲，一钱　炒山药三钱　生熟薏仁各二钱　炒谷芽二钱　盐水炒橘白一钱　泽泻一钱五分　建莲子去心，三钱

三诊　肠澼之后，食入饱闷，溲少足肿。良以大肠湿热虽化，而脾土气虚，不能运湿。所以在昔为湿热，在今为湿寒；在昔为腑实，在今为脏虚。拟脾肾双调法。

盐水炒菟丝子　炒真建曲　炙绵芪　炒薏仁　盐水炒补骨脂　炒扁豆衣　云茯苓　炙黑草　酒炒杭白芍　奎党参　炒谷芽　土炒於术　土炒怀山药　炒杞子　煨益智　橘白另煎汤，俟诸药汁浓稠，然后加入

后加胡桃肉五两，煨姜四两，大枣百枚，收膏。

便闭

左　大便闭阻，时辄少寐。脏阴亏损，则腑阳转燥矣。

鲜苁蓉七钱，洗　瓜蒌仁三钱　火麻仁二钱　杏仁泥三钱　白芍一钱五分　茯神三钱　风化硝一钱五分　炒枣仁二钱　油当归三钱　白蜜二钱，冲

左　大便闭结，身热痰多，脉象弦大，舌干无津。此由痉搐之后，痰热内滞，清津不升，浊液不降。衰羸情形也。

淡豆豉三钱　制半夏一钱五分　白桔梗一钱　杏仁泥四钱　黑山栀三钱　广郁金一钱五分　炙紫菀一钱　瓜蒌仁七钱　风化硝一分　枇杷叶去毛，四片

左　偏右腹板不舒，大便闭阻不行。湿滞而脾土不能鼓舞运旋也。

光杏仁　紫菀肉　广郁金　制香附　南楂炭　焦麦芽　炒枳壳　皂荚子　枇杷叶

某　久痢脏阴损伤，腑阳转燥，便艰不爽。

火麻仁　光杏仁　生山药　白芍　黑芝麻　瓜

蒌仁　油当归　鲜苁蓉　生甘草

某　年近古稀，腿股软弱，兹则大便不解，六脉细涩。血液枯燥，宜养血润肠。

鲜苁蓉一两，洗　火麻仁三钱　甜杏仁三钱　松子仁三钱　当归二钱　柏子仁去油，三钱　炒牛膝三钱　鲜首乌六钱　生山药二钱

二诊　便虽畅行，而肠液枯燥，但食而不便者，又三日矣。再滋润咸降。

火麻仁三钱　杭白芍一钱五分　生熟草各一分五厘　当归二钱　生山药三钱　炒麦冬一钱五分　鲜苁蓉六钱，洗　炒杞子三钱　黑玄参二钱　炒牛膝三钱　枇杷叶去毛，四片

三诊　大便渐调。再润肠养血，参以补气。

西党参　当归　生山药　火麻仁　生熟谷芽　野於术　白芍　柏子仁　炒杞子　炒牛膝

邱右　形寒里热，腹膨不舒，腰酸气坠，大便坚硬，欲解不解。木旺肠枯，拟养营润肠。

鲜苁蓉七钱　瓜蒌仁四钱　甘杞子三钱　怀牛膝三钱　白蜜二钱，冲　大麻仁三钱　光杏仁三钱　川楝子一钱五分　杭白芍一钱五分

二诊　大便渐通，腹膨较舒，而少腹偏左仍觉板滞。的是木旺气化为火，脏阴日亏，则腑阳日燥。再养血润肠，以清气火。

细生地四钱　大麦冬三钱　生白芍二钱　郁李仁三钱　白蜜二钱，冲　大玄参四钱　火麻仁三钱　柏子

仁三钱　甘杞子三钱　更衣丸先服，二钱

三诊　大便通行，腹胀板滞已化。肝木纵横之气，化而为火，暗铄阴津，频带口渴。宜甘凉清养。

杭白芍一钱五分　川石斛四钱　生甘草三分　白茯苓三钱　青果二枚　川楝子一钱五分　大天冬二钱　干橘叶二钱　白蒺藜二钱　左金丸五分

四诊　口渴稍定，大便仍然艰燥，还是气火有余。

川石斛四钱　甜杏仁三钱　川楝子一钱五分　茯苓三钱　南花粉二钱　大天冬三钱　干橘叶一钱五分　白芍酒炒，一钱五分　更衣丸三钱，先服

五诊　大便已经畅行，胀满已退，口渴大减，然舌苔仍然花糙。气化为火，劫烁阴津，不能遽复。再降气火，而育阴津。

阿胶珠二钱　细生地四钱　生甘草三分　大天冬三钱　橘叶一钱五分　川雅连三分　天花粉二钱　川楝子一钱五分　杭白芍一钱五分

翁　便不畅行，虽解溏薄，依然胀满不舒。此腑浊不泄，与燥结者有间。

砂仁　郁金　磨沉香　广皮　藿梗　紫菀　枳壳　桔梗　光杏仁　小温中丸

此方不用瓜蒌，因湿结也。不用白蜜、麻油，非热结风结也。清儒附志

贾左　便不畅行，胸次不舒，每至便阻，头面辄发痦瘰。脉濡不爽。此湿热有余，脾土不能鼓舞运旋。拟和中泄浊，参以分利。

制半夏　广皮　泽泻　赤猪苓　小温中丸三钱　广郁金　蔻仁　沉香　大腹皮

右　营血素亏，肝火湿热蕴于大肠，大便坚燥。暂用子和玉烛意。

大生地　当归炭　炒丹皮　火麻仁　生山药　炒白芍　缩砂仁　左金丸　润肠丸

奚　用介宾先生化肝煎法，原欲其化气化火，化有为无也。乃下坠之气，依然不松。脉关弦，右部微滑。良以浊在腑中，浊不得泄，致肝木之气不能和协。暂为破泄腑浊，以觇动静如何。

冬瓜子　光杏仁　生薏仁　青芦管　小温中丸三钱，药汤送下

二诊　胀气稍舒，大便未解。

冬瓜子　云茯苓　光杏仁　盐竹茹　青芦管　枇杷叶　小温中丸

三诊　气之攻筑，虽退十三，而胀坠不舒，仍所不免，大便艰涩。浊得渐泄，而肾虚木旺。再进《金匮》润补法。

炒全当归三钱　生姜三片　精羊肉一两五钱，煎汤，去油沫，代水煎药

四诊　泄浊之后，坠气较松，然肛门微觉不能收摄，气冲作呛，脉细带涩。腑浊虽得稍泄，而病久肾虚，阴不固摄，以此而呛咳不退。再摄其阴。

炒熟地　五味子　光杏仁　当归　砂仁　盐水炒菟丝子　青蛤散　制半夏　广皮

卷十一

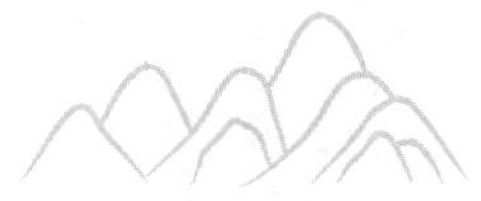

肿　胀

冯右　面浮足肿，朝则面甚，晚则足甚。产后营虚，阳气挟湿上行也。先治其标。

炒苏子三钱　杏仁泥三钱　炒枳壳一钱　粉归身二钱　羌活一钱　磨沉香三分，冲　云茯苓三钱　炒於潜术二钱　青防风一钱　越鞠丸三钱，开水先服

储左　胀势既松之后，适交春令，肝藏之气，勃然升发，流行之机，皆为之阻。大腹仍胀，寅卯木旺，气觉攻撑。脉细而弦。恐成气胀大症。

酒炒白当归二钱　广皮一钱　土炒东白芍二钱　炒川椒四分　制香附二钱　建泽泻一钱五分　猪苓二钱　川楝子一钱五分　砂仁七分　连皮苓四钱　上瑶桂五分，研末，饭为丸，先服

二诊　辛温以通阳气，寅卯胀觉略平。据述露坐受寒而起，经谓脏寒生满病。再守温脏为法。

制香附二钱　新会皮一钱　泽泻一钱五分　云茯苓四钱　木猪苓二钱　广郁金一钱五分　上沉香二分　上瑶桂三分　木香四分　砂仁四粒　酒炒湘军四分。后五味研末为丸

左　温补脾肾，胀满递减，神情亦振。药既应手，再当扩充。

西潞党三钱　野於术三钱　川桂木五分　炮姜五分　泽泻一钱五分　炙绵芪三钱　熟附片四分　淡吴萸四分　茯苓三钱　牛膝三钱

二诊　宣布五阳，胀势渐退，然中脘按之作痛。此饮食伤滞，当补脾之不足，疏胃之有余。

党参　枳实　猪苓　熟附片　公丁香　炮姜　泽泻　於术　青皮　上广皮　鸡内金

左　至暮不能纳食，食即胀满，至天明其满始退，脉象沉弦。此由脾阳不振，所以至暮则阳无以化，而胀满辄甚。鼓胀根源，未可忽视。

上川朴　连皮苓　建泽泻　大腹皮　炒於潜术　草果仁　炒枳实　熟附片　木猪苓　炙鸡内金　老姜衣

冯左　肿势不增不减，气急痰鸣，大便溏行，小便涓滴，心中灼热懊烦。脉沉弦，重按带滑。此水气逆射于肺，而痰火交炽于胸中，势恐喘脱。

葶苈子一钱　大腹皮三钱　炒苏子三钱　花槟榔一钱　猪苓二钱　光杏仁三钱　桑白皮二钱　建泽泻二钱　舟车丸一钱五分　竹沥达痰丸一钱五分，二丸，和匀，通草汤下

周左　由肢体疲软，渐至食入运迟，腹笥胀满，脐下尤甚，咳嗽痰多。脉形沉细，苔白少华。此由脾肾阳衰，不足以运旋鼓舞。土为火子，真阳不治，则土德愈衰，木邪愈肆。补火生土，一定之理也，特王道无近功耳。饮食一切，必须谨慎，以盛纳在胃，运化在脾

也。知者当能察之。

别直参二钱　制半夏三钱　炒椒目五分　炮姜四分　炙内金一钱五分　土炒野於术二钱　茯苓七钱　川桂木四分　炒苏子三钱　橘红一钱　熟附片八分　泽泻一钱五分

某　湿热随风流布，水湿之气，上溢高源，面色带浮。宜分利湿热，略佐祛风。

制半夏　通草　防风　白僵蚕　羌活　茯苓　生薏仁　泽泻　陈皮

某　气喘略定，而水湿之邪，仍不得泄，两足肿大。的属水气横溢，势非轻小。

葶苈　大腹皮　瞿麦　焦苍术　猪苓　茯苓皮　泽泻　新会皮　炙内金　车前子　炒冬瓜皮

周左　足肿稍退，面部仍浮，腹笥膨急，而不自觉胀，其湿热横溢于皮肤肌肉可知。上则痰多，下则便闭。运脾利湿泄浊，再望应手。

大腹皮二钱　茯苓皮三钱　建泽泻一钱五分　五加皮二钱　猪苓二钱　范志曲一钱五分　上广皮一钱　炙内金一钱五分　老姜衣三分　小温中丸三钱，先服

二诊　体半以下，肿势渐消，而体半以上，仍肿不退。脉沉细，舌苔黄滑。湿热溢于皮肤肌肉。用《金匮》越婢汤，以发越脾土之湿邪。

生甘草三分　茯苓皮四钱　炙内金一钱　煨石膏二钱　大腹皮二钱　生麻黄五分，另煎，去沫后入　陈橘皮一钱　老姜三片

三诊　太阳膀胱为六经之首，主皮肤而统卫，所以开太阳之经气，而膀胱之腑气自通，小溲较畅，面浮肤肿略退。再风以胜湿，淡以渗湿，温脾土以燥湿。

青防风一钱　川芎一钱　木猪苓二钱　泽泻一钱五分　川羌活一钱　大腹皮二钱　连皮苓三钱　川朴一钱　广皮一钱　姜衣四分

朱幼　遍体虚浮，肿满窒塞，小溲不利，气逆喘促。脉沉，苔黄质腻。此脾虚而湿热泛滥莫制，将至喘脱。

大腹皮二钱　广陈皮一钱　赤小豆三钱　细木通一钱　羌活一钱　制川朴一钱　川椒目七分　云茯苓皮三钱　建泽泻二钱　舟车丸三钱，开水先服

二诊　肿势虽减，腹仍胀满，腿股晶澈溃烂，胃呆厌食。湿热充斥，尚在险途。

大腹皮三钱　汉防己酒炒，三钱　生薏仁五钱　川通草一钱　广皮一钱　黑山栀三钱　连皮苓五钱　滑石块四钱　光杏仁三钱　枇杷叶四片

师云：溃烂不致伤命，险在腹胀厌食。炒冬瓜泥可服。水果甜物忌。盐大忌，以秋石代之。清儒附志

三诊　浮肿已退，而湿热下趋，两足糜烂。急延疡科商治。

西茵陈　赤白苓　泽泻　生薏仁　车前子　台白术　制半夏　广皮　木猪苓　粉当归

范左　目窠先肿，渐至腿足俱胀，脘腹不舒，脉细沉迟。此湿寒泛滥，水气重症，方兴未艾之际也。

川朴　泽泻　广皮　大腹皮　防风　羌活　川芎　猪苓　防己　五加皮　桂枝　姜衣　炙内金一钱五分，研，先调服

经云：水之始起也，目窠上微肿，如新卧起之状。观于此益信。清儒志

二诊　脘腹胀舒，足肿未退。

苍术　川朴　五加皮　连皮茯苓　炒冬瓜皮　广皮　薏仁　大腹皮　建泽泻　木猪苓　姜衣　鸡内金炙，研，调服

三诊　肿势已退，偏右头痛。湿渐解而风未解也。

炒冬瓜皮　青防风　连皮茯苓　川芎　白术　生熟薏仁　川羌活　白僵蚕　猪苓　泽泻

以上三方，初剂腹肿退，三剂全愈矣。清儒志

吴左　遍体虚浮，气逆难卧，水气逆射于肺。未可忽视。

葶苈子八分　光杏仁三钱　大腹皮二钱　炙桑皮二钱　广皮一钱　香附子二钱　炒苏子三钱　茯苓皮四钱　川朴一钱　生姜衣四分　鸡内金一钱五分，炙，研，先调服

二诊　导水下行，气喘虚浮，一毫不退。脉沉细如丝。此由命火式微，水气泛滥，而逆射于肺。恐逆甚而喘而厥而脱，不可不慎。

熟附片五分　炒冬瓜皮五钱　酒炒杭白芍一钱五分　云茯苓三钱　川桂枝五分　台白术一钱五分　川

朴一钱　杏仁三钱　老姜一钱五分

王　由足肿而至遍体虚浮，两胫红赤，二便不利，脉形沉滑。此脾虚而湿热泛滥，水气重症。为势正盛也。

苍术一钱五分　防风一钱五分　茯苓皮五钱　广皮一钱五分　五加皮三钱　大腹皮三钱　川芎一钱　酒炒汉防己一钱五分　黑丑四分　湘军一钱　炙内金一具。后三味研细，先调服

荣右　胎前作肿，产后未消，兹将三月有余，反觉面浮腹满。此脾阳虚而不能旋运，水湿泛滥莫制也。势在正盛。

土炒於术一钱五分　大腹皮二钱　炙黑草二分　炮姜五分　广皮一钱　炒冬瓜皮四钱　连皮苓四钱　生熟薏仁各二钱　建泽泻一钱五分　官桂五分，后入　炙内金一钱半，研末，调服

二诊　腹胀消，肤仍肿，微带呛咳。产后脾虚，湿不旋运。再运湿温中，以参调气。

土炒於术　猪苓　茯苓皮　泽泻　葶苈子　生熟薏仁　炮姜　广皮　光杏仁　五加皮　官桂　炙内金研末，调服　炒冬瓜皮

曹左　胃脘作痛，渐至腹大。泄泻之后，痛势虽止，面目肢体俱肿，朝则面甚，暮则足甚，脉细沉弦。此水饮之气，郁遏脾阳，水从泻去，而脾以泻虚，致水气泛溢，水胀根源也，不可轻视。

苍於术各二钱　川朴一钱　制半夏二钱　猪苓

二钱　羌活一钱　防风一钱　连皮苓五钱　陈皮一钱　磨沉香三分　泽泻一钱五分　藿香三钱　川芎一钱　杜苏子三钱

某　养肝之体，疏肝之用，参以苦辛而泄肝浊，胀势仍然不减，以前偏左为甚，今则中脘偏右为甚，恶心频呕痰水，喉间痰声漉漉。左脉细弦，右脉滑大。此由肝横太过，无形之气，挟停痰积水内阻，致脾肺升降之道窒塞不通耳。再拟行水气，散痞结，参入芳化，以流气机而开郁阻。

橘皮　旋覆花　白芥子　茯苓　老姜　薏仁　制半夏　大腹皮　玉枢丹五分，磨，冲

凡肿胀气升，宜降其气，惟足肿不可降气，代赭亦宜留意。清儒附志

邹左　由气逆痰升，而致面浮足肿，朝则面甚，暮则足甚。脉滑，苔白质腻。此外感风邪，与内湿相合，遂致风湿相搏，风旋则面浮，湿坠则足肿。恐成肿胀之症。

羌活一钱　藿香一钱五分　橘红一钱　茯苓三钱　川朴五分　前胡一钱　防风一钱　西党参二钱　制半夏一钱五分　杜苏子炒，研，三钱　茅术一钱五分

二诊　降气除湿合方，两胫肿胀大退，而足跗仍肿，面色带浮，脉象濡滑。风旋于上，湿坠于下。再培土利湿。

炙绵芪二钱　汉防己一钱五分　炒木瓜皮一钱五分　生熟薏仁四钱　上瑶桂四分　白茯苓三钱　炒冬

瓜皮三钱　炒於术一钱五分　大腹皮二钱

邵　由足肿而致遍体虚浮，二便不利。脉象沉弦，舌苔白滑。脾虚湿邪不运，溢入肌肤，名曰饮肿。恐水气逆射而致气喘，拟开鬼门法。

炙麻黄五分　北细辛三分　煨石膏四钱　制半夏一钱五分　橘红一钱　桂枝四分　淡干姜四分　光杏仁三钱　生甘草二分　大腹皮二钱

陈岳林　平人清气上升，浊气下降，气机施化，无一息之停者也。吸烟之体，湿痰必盛。况食百合，百合性寒粘腻，寒则伤脾，腻则助湿，脾土不运，湿滞不行，清浊升降，因而失司。浊气在上，则生䐜胀，以致大腹胀满，绷急如鼓，中脘尤甚，常觉火热，以湿郁则生热也。浊气不降，则清津不升，所以湿热甚而转生口渴。小溲红赤，且觉热痛，大便不克畅行，所以胀满更甚，噫气酸浊。良由土滞则木郁，土中有木，方能为胀，前人有肿属于脾，胀属于肝之说为此。脉象沉郁，而且带数。一派湿热闭郁情形，鼓胀之症也。为今之计，惟有泄化湿热，以舒脾困，兼泄腑浊，以望气机流行。

川雅连四分，吴萸一分，同炒　云茯苓三钱　炒杏仁三钱　大腹皮二钱　方通草一钱　绵茵陈二钱　上川朴一钱　生薏仁四钱　广皮一钱　炒神曲二钱　滑石三钱　鸡内金一钱，炙，研末，调服　小温中丸三钱，开水先送下

孙左　情志抑郁，气机不运，湿热从而闭阻，三焦

升降失司，以致大腹胀满，腿股肿胀，肢体面目发黄。脉糊滑，苔白罩灰。鼓胀重症，勉拟辛开淡渗苦泄。

上川朴一钱　大腹皮三钱　炒杏仁三钱　海金砂三钱　绵茵陈二钱　上广皮一钱　范志曲二钱　炙内金二钱　焦麦芽三钱

储左　似疟之后，湿恋未清，而服血肉大补之剂，致令湿热壅滞，压坠腑气，少腹作胀。再服养血以助湿，甘寒以伐气，遂致湿热充斥三焦，大腹膨胀，延及胸脘，二便不利。脉数，舌红苔腻。鼓胀重症也。欲止其胀，当疏其气，欲疏其气，当运其脾，欲运其脾，当泄其湿，以脾为坤土，土恶湿也。特谋事在人，成事不在人耳。

上川朴　茵陈　光杏仁　广藿香　大腹皮　建泽泻　陈皮　赤猪苓　范志曲　焦麦芽　通草　小温中丸

二诊　胀势轻退，而中脘仍然痞满，食入不舒，溲少便阻。肠中之流行稍畅，而胃中之气湿结滞，不能通降。虽略起色，尚难深恃。

川雅连　整砂仁　炙内金　广陈皮　上川朴　炒枳壳　制香附　淡干姜　连皮槟　越鞠丸

汤左　冬温之后，继以便血，旋即大腹胀大，二便涩少。此湿热内滞，流行不宣。鼓胀重症也，未可轻视。

上川朴二钱　木猪苓二钱　大腹皮二钱　西茵陈二钱　方通草一钱　陈皮一钱　杏仁三钱　范志曲二

钱　桃仁三钱　建泽泻二钱　鸡内金四个，炙，研细末，调服

二诊　胀势大减，溲亦稍利，然大腹仍然胀大。虽见转机，尚不足恃也。

杏仁　范志曲　茯苓皮　连皮槟　瞿麦　猪苓　桃仁　西茵陈　新会皮　川椒目　通草　小温中丸

三诊　胀势大退，脐突稍收，按之亦渐觉软。既得叠见转机，当仿效方进退。

制川朴一钱　木香五分　广藿香一钱　大腹皮一钱五分　上广皮一钱　木猪苓一钱五分　泽泻二钱　杏桃仁各二钱　范志曲三钱　瞿麦三钱　白茯苓三钱　砂仁七分，后下　西茵陈一钱　小温中丸开水送下

宣左　脉象弦大，久按濡滑。腹满不舒，而并无胀大情形，足跗带肿。此气虚脾不运旋，湿寒内阻。中满之症，图治非易。

西潞党二钱，木香四分，煎汁收入　杭白芍二钱，炙甘草三分，拌炒　连皮茯苓五钱　野於术一钱，枳壳六分，煎汁收入　上瑶桂四分，去粗皮，后入　泽泻二钱　猪苓二钱　制香附三钱　淡吴萸五分　姜衣三分　鸡内金一具，炙，研细末，调服

二诊　投剂之后，脉症尚属和平，未便遽事更张。

野於术二钱　砂仁四粒　制香附三钱　生熟薏仁各二钱　木香三分　土炒广皮一钱　炒白芍一钱五分　茯苓皮五钱　上瑶桂四分　瞿麦二钱　生姜衣三分

陈米虻屑三钱，包

三诊　胀满较松，欲嗳不爽，右关脉尚带弦搏。木旺土衰，木旺则其气冲突，土衰则运化无权。再疏肝之用，柔肝之体。

制香附二钱，小青皮一钱，同炒　焦秫米三钱，包　炒白归身二钱　炙乌梅肉一枚　炒木瓜皮一钱五分　酒炒杭白芍二钱　川楝子切，一钱五分　干橘叶一钱五分　陈米虻屑绢包，三钱

四诊　脉象柔软，左关部久按才见弦象。两日内胸腹舒泰，并不胀满，起病以来，未有之境。药既应手，踵效方消息之。

川连三分，吴萸五分，同炒　酒炒白芍一钱五分　川楝子一钱五分　乌梅一个　醋炒青皮一钱五分　焦秫米三钱，包　炒木瓜皮一钱五分　酒炒归身二钱　醋炒香附二钱　陈米虻屑绢包，三钱

某　大腹胀满，筋露脐突，小溲涩少。脾虚而湿热壅滞。鼓胀重症，鞭长莫及。

於术炭　广皮　制香附　木香　猪苓　茯苓皮　砂仁　建泽泻　舟车丸

原注：服后便溏三次，腹中自觉宽舒。

薛御之　湿盛多痰之体，感冒风邪，袭于肺卫，以致由咳而引动伏饮，咳日以剧，右胁作痛。浊痰弥漫，神机不运，神识模糊。叠化浊痰，神情转慧。至于痰湿之变态，如阻营卫而为寒为热；郁遏中气，苔起灰霉；困乏脾阳，脾土不能运旋鼓舞，而大便燥结；清中

之浊不降，浊中之清不升，而转干燥，传变种种。肌表之温风，化瘆外达。而湿痰究仍内困，所以病退之后，而疲惫自若。渐至气阻湿坠，少腹之满，顿从上僭，不特入腹过脐，而且上支胸脘，食入攻撑，大便涩少。右寸细涩，关部弦滑，尺部沉微，左部俱见小弱。都由脾为湿困，阳气不能运行，土滞而木不扶苏，遂令湿之流于下者，随左升之气而逆从上行，肠胃流行之机，悉为之阻，为胀为撑之所由来也。下病过中，图治非易。拟条达肝木，泄腑浊而运脾阳。冀得小溲渐畅，湿流气宣，方是好音耳。

淡吴萸三分，蜜水浸后，取出焙干，盐水炒　陈皮一钱，蜜水浸后，取出焙干，陈壁土炒　连皮苓五钱　盐水炒香附一钱五分　炒枳壳一钱　木猪苓二钱　川楝子切，一钱五分　霞天曲二钱，炒　鸡内金一枚，要不落水者，研，调服　泽泻一钱五分　小温中丸三钱，开水送下

孙右　向有痰喘，经月以来，腿足肿胀，渐至腹亦坚满，喘更加甚。肺气不能下输，水湿因而泛溢，深入重地，有喘脱之虞。勉从先胀于下而复满于上者，亦必先治其上而后治其下之意立方。

桂枝　炙麻黄　光杏仁　大腹皮　制半夏　广皮　煨石膏　连皮苓　炒苏子　炒枳壳

二诊　开经气以通膀胱，犹然不减。鼓胀重症，为势正盛，有喘厥之虞。

葶苈子　汉防己　磨槟榔　磨沉香　香附　光杏仁　防风　茯苓皮　广皮　炒苏子　大腹皮　莱

菔子　炙内金

改方加黑锡丹一钱，先服。

童左　遍体浮肿，身半以上为甚。脾虚水湿泛溢，风与湿搏也。鼓胀重症，未可忽视。

蜜炙麻黄五分　防风一钱　大腹皮二钱　泽泻一钱五分　茯苓皮五钱　猪苓二钱　川芎一钱　陈皮一钱　羌活一钱　瞿麦三钱　姜衣三分　炒冬瓜皮一两　生薏仁七钱，二味煎汤代水

左　肿退甚速，而杂食甜腻以助湿，甘寒以损脾，以致肿势复起。急宜谨慎口腹，以免自贻伊戚之讥。

大腹皮　新会皮　木猪苓　葶苈子　茯苓皮　杏仁泥　黑山栀　白通草　香豆豉　建泽泻　生熟薏仁　枇杷叶

龚左　面色目眦带黄，腹笥胀大，渐至便利色赤，半载有余，胀势并未以利见消，脉数带滑，良以湿热充斥三焦。鼓胀重症，不能许治也。

生熟薏仁　藿香　上广皮　木猪苓　建泽泻　赤茯苓　上川朴　茵陈　范志曲　杏仁　大腹皮　方通草

陈左　瘕块久而散漫，大腹胀大如鼓，二便不利。脉滞，苔白。此脾虚而湿热壅滞三焦。鼓腹重症，勉方图幸。

川朴　茵陈　连皮苓　连皮槟　杏仁　通草　木香　砂仁　炙蟾皮　上广皮　於术　甘遂二分，煨透　黑丑四分　炙内金一具。以上三味，研末，先调服

原注：此方服后泻下，胀退十之三。呕吐，乃甘遂未煨透之故。

二诊　泻下甚畅，大腹亦觉宽畅，但小溲不畅。虽见转机，仍不足恃。

前方去甘遂、黑丑，加范志曲、姜汁，单用炙内金一钱五分，研末调服。

陆左　大腹胀大，按之坚硬，阴囊肿胀，脉形濡滞。此脾虚木旺，鼓胀重症，恐难以人力而与造化争功。勉仿经旨工在疾泻之意。谋事在人，成事在天。

炙蟾皮五钱　大腹皮二钱　川朴一钱　缩砂仁七分　连皮苓三钱　野於术一钱五分　广皮一钱　炙内金一具　红芽大戟三分　甘遂三分　千金子三分。四味研细，开水先服

二诊　肿胀稍松，然仍膨大如鼓，小溲不利，阴囊肿胀。鼓胀重症，未可以暂时取效，而便为足恃。

大腹皮　广陈皮　川朴　泽泻　炙蟾皮　猪苓　舟车丸三钱

马右　中空无物者曰鼓，实中有物者曰蛊。少腹有形，盘踞日久，兹则其形渐大，腹胀如箕，按之坚硬。此气血阻滞不行，致脾土不克旋运。蛊胀重症，不能许治。

酒炒当归须　延胡索　台乌药　南楂炭　沉香曲　蓬莪术　制香附　上广皮

二诊　胀势稍松。姑守前意，以觇动静。

川楝子　制香附　台乌药　延胡索　两头尖

当归须　炒蓬术　川桂木　南楂炭　葱白

三诊　胀势较松。然蛊胀重症，仍难图治。

两头尖三钱　台乌药一钱五分　鹤虱二钱　单桃仁去皮，打，三钱　制香附二钱　使君子肉二钱　楂炭三钱　雷丸一钱五分　槟榔一钱　耆婆万病丸三钱，先服

范左　身热大势虽退，脉仍未静。溏泄之后，转为便闭腹笥胀满，按之不柔。此邪少湿多，邪去湿留，湿困脾土，鼓舞运旋不及，则大肠传化失司，所谓湿闭是也。宜调气泄浊。

川朴　广皮　大腹皮　郁金　小温中丸　桔梗　枳壳　光杏仁　砂仁

江左　痰饮咳逆多年，气血逆乱，痰每带红。日来兼感风邪，风与湿合，溢入肌肤，面浮肤肿，喘咳不平，腹胀脘痞，小便不利。脉数浮滑，舌苔白腻。有喘胀之虞。

前胡一钱五分　荆芥一钱　光杏仁三钱　橘红一钱　茯苓皮四钱　葶苈五分　防风一钱　制半夏一钱五分　白前一钱五分　大腹皮二钱　生姜衣四分　川朴一钱

二诊　痰喘稍平，浮肿亦减，然中脘仍然作胀。肺胃之气，升多降少，致风与湿横溢肌肤。效方再望应手。

大腹皮二钱　川朴一钱　杏仁三钱　生薏仁四钱　煨石膏三钱　制半夏一钱五分　炙麻黄四分　陈皮一钱　枳壳一钱　茯苓皮三钱，炒　生姜二片　冬瓜皮三

钱，炒

三诊　开上疏中，适交节令，痰气郁阻不开，痰出不爽，腹胀面浮足肿，小溲不利，脉形细沉。夫痰饮而致随风四溢，都缘脾肾阳虚，不能旋运，所以泛滥横行，有喘胀之虞。拟千缗汤出入以开痰，真武以温肾而行水。

制半夏一钱五分　橘红一钱　大腹皮二钱　生姜衣四分　真武丸三钱　皂荚子蜜炙，二粒　枳实一钱　连皮苓三钱　炒於术一钱五分

改方去皂荚子，加葶苈。

四诊　开肺之气，温肾之阳。肺合皮毛，遍身自汗，水气因而外越，面浮肤肿大退，胸闷较舒，胀满大退，痰亦爽利。然大便不行，足肿未消。还是水气内阻，不得不暂为攻逐之。

大腹皮二钱　姜衣四分　白茯苓三钱　冬瓜皮四钱，炒　泽泻一钱五分　上广皮一钱　於术二钱　生熟薏仁各二钱　制半夏一钱五分　禹功散先调服，一钱

五诊　痰化为水，泛溢肌肤，先得畅汗，水湿之气，从汗外溢，继以缓攻，水湿之气，从而下达，故得腹胀面浮俱减。拟运土分化，再望转机。

葶苈五分　橘红一钱　冬术二钱　大腹皮二钱　炒范志曲二钱　光杏仁三钱　茯苓皮三钱　猪苓二钱　泽泻一钱五分　生熟薏仁各二钱　枳壳七分　生姜衣四分

施芷园　嗜饮湿热素盛，湿酿为浊，浊阻清道，先

起鼻塞，经治而愈。于是湿酿成饮，饮阻肺胃，呛咳多痰；停饮在胃，中州痞阻；壅极而决，上吐下泻者屡。然虽经吐泻，而饮邪之根蒂未除。脾肺胃二脏一腑之气，已是暗损，遂致痰饮化水，渗入肌肤。火必炎上，水必就下，所以先从足肿，渐及胫股，玉茎阴囊，一皆肿胀。今则腹满脘硬，食入发喘，脉象沉弦，此痰饮而变成水气之症也。花甲之年，舌光无苔，病实正虚，恐水气逆射于肺，而致喘势暴盛。拟降肺疏胃，运脾利湿，兼进牡蛎泽泻散，使之入下。

甜葶苈七分　大腹皮二钱　五加皮二钱　生薏仁四钱　泽泻一钱五分　川朴一钱　连皮苓四钱　鸡内金三钱　车前子二钱　炒冬瓜皮五钱　牡蛎泽泻散三钱

附录牡蛎泽泻散方并方解

牡蛎　泽泻　蜀漆　葶苈　瓜蒌根　商陆根熬　海藻洗去咸，各等分

凡肿胀日甚，能得畅泻，病必转轻。然病久元虚，恐气不运药，虽进猛剂，徒然频利，水仍不下。曾见频利而水不下者，服昆山丸药，依然下水而愈。同一泻下，不如择善而行，非畏葸也。湿热壅遏，前人有牡蛎泽泻散一方，专治水蓄于下。上焦之气，不能下化，故用商陆、葶苈，从肺及肾，开其来源之壅；而后牡蛎、海藻之软坚，蜀漆、泽泻之开泄，方能得力。用瓜蒌根者，恐行水之气过驶，有伤上焦之阴，仍使之从脾吸阴，还归于上。其方下注云：小溲大畅，即止后服。以

商陆行水，有排山倒岳之势也。又，三白散专治囊肿肤肿腹胀。如牡蛎泽泻散仍未得效，然后服神祐丸，此方专下水气之重者。然恐但利而不泻，宜以重药而轻服之，所谓缓攻是也。此二方皆生平每投辄效者。倘得肿势大退，清其渊薮，不外五皮、五苓之类。扶正可以祛邪，而祛邪即能保正，所以泻下之后，不在补药中求针线也。所虑者，既泻既利，病仍不退，不虑其虚脱也。三白散用白牵牛。其用黑牵牛者，合茴香二味，名禹功散，亦属屡用屡验，但力量较三白、神祐两方不如远甚。管见所及，聊备呈阅。

邱景林　痰饮多年，痰多咳嗽，气从上升。迩来两足虚肿，纳减无味，小溲短少，寐中汗出，而往往遗尿不禁。脉沉弦，重按少力，苔白质腻。脾肺肾三脏均虚，命阳不能化水外出，遂致水溢肌肤；蒸变无权，致胃纳日以呆顿。开太阳，逐痰水，原属痰饮必效之方。惟久病多虚，姑以阳气为重。

元米炒党参三钱　菟丝子三钱　制半夏一钱五分　茯苓三钱　熟附片三分　煨益智一钱　补骨脂三钱　陈皮一钱　炒於术一钱　炒谷芽二钱　玫瑰花二朵

又　温助命阳，以生脾土，遗尿得定，而足仍虚肿，胃呆少纳，小溲短少。水溢肌肤，原系脾肾两虚，不能化水外出。舌白转黄，口腻而苦，湿中生热，遂成湿热壅遏之局。恐变延入腹，拟《金匮》防己茯苓汤法。

炙绵芪一钱五分　茯苓四钱　汉防己三钱　泽泻

二钱　猪苓二钱　大腹皮二钱　制苍术二钱　宣木瓜一钱五分　通草一钱　生薏仁一两　炒冬瓜皮一两，二味煎汤代水

黄　瘅

华左　遍体面目俱黄，中脘痞满。湿热蕴遏。恐其由标及本。

西茵陈　制川朴　赤白苓　泽泻　青蒿　山栀　广橘皮　制半夏　木猪苓　上湘军二钱，好酒浸透，后下

二诊　脘痞稍减，黄瘅略退。药既应手，守前法再望转机。

茵陈二钱　冬术炒炭，二钱　泽泻二钱　砂仁七分　黑山栀二钱　上湘军二钱　橘皮一钱　猪苓一钱五分　川朴一钱　官桂五分　制半夏一钱五分　焦麦芽三钱

三诊　面目色黄稍退，而热退不清，还是湿热壅遏熏蒸之所致也。再淡以渗之，苦以泄之。

官桂五分，后入　豆豉三钱　黑山栀三钱　制半夏一钱五分　猪苓二钱　郁金一钱五分　茵陈三钱　冬术炭二钱　赤白苓各二钱　杏仁二钱　泽泻一钱五分

四诊　黄瘅已退。然形色瘦夺，脾土无不虚之理。当为兼顾。

野於术二钱，炒　广皮一钱　猪苓二钱　云苓四钱茵陈二钱　泽泻二钱　焦麦仁四钱　官桂五分，后入

制半夏一钱五分　枳实一钱　竹茹一钱

五诊　黄瘅大势虽退，而湿热未能尽澈，小溲未清，足跗带肿，还是湿热坠下。再培土而分利湿邪。

於术一钱五分　大腹皮二钱　川通草一钱　茯苓三钱　炒冬瓜皮一两　泽泻一钱五分　木猪苓二钱　焦苍术一钱　生熟米仁各三钱　茵陈一钱五分

六诊　诸病向安，惟气色尚滞。宜鼓舞脾土，土旺自能胜湿也。

人参须五分　茵陈二钱　云茯苓四钱　猪苓一钱五分　制半夏一钱五分　野於术二钱　炮姜三分　焦苍术一钱　泽泻一钱五分　广皮一钱

七诊　补气运脾渗湿，证情又见起色。再为扩充。

人参须五分　苍术一钱　於术二钱　茵陈二钱　猪苓一钱五分　云茯苓三钱　炒冬瓜皮五钱　炮姜炭四分　泽泻一钱五分　生熟薏仁各三钱　谷芽三钱

蒋左　四肢面目俱黄，脉形糊滑。此湿热蕴遏，为五瘅中之谷瘅。

官桂　赤白苓　黑山栀　泽泻　绵茵陈　瞿麦　上湘军　白术炭　猪苓

二诊　黄瘅大退，前法以清其渊薮。

官桂　黑山栀　焦麦芽　范志曲　陈皮　川朴　猪茯苓　泽泻　茵陈

左　湿热蕴遏为黄瘅。

制半夏一钱五分　炒青蒿三钱　茵陈三钱　川朴

一钱　上湘军三钱　赤白苓各二钱　黑山栀三钱　广皮一钱　猪苓二钱　焦麦芽三钱　泽泻一钱五分

二诊　黄瘅大退。再淡以渗湿，苦以泄热。

黑山栀　赤白苓　猪苓　川朴　大腹皮　泽泻　枳壳　制半夏　麦芽　广皮　上湘军　茵陈

三诊　营卫不通，忽生寒热。欲和阴阳，当调营卫，欲调营卫，当祛其所以阻我营卫者。

制半夏　范志曲　赤猪苓　郁金　焦麦芽　上广皮　绵茵陈　建泽泻　官桂五分

四诊　黄瘅大退，湿热未清。

川朴　郁金　赤猪苓　半夏曲　橘红　泽泻　茵陈　官桂　整砂仁　大腹皮　焦麦芽

赵右　痧疹之后，风恋未澈，挟湿内郁，脾运失司，以致面目肢体俱黄。黄瘅之证，不能欲速图功。

茵陈　黑山栀　泽泻　神曲　大腹皮　青蒿　官桂　赤白苓　川朴　广皮　焦麦芽

金左　腹满气滞，小溲浑黄，湿郁三焦。拟调气理湿。

制川朴一钱　陈皮一钱　杏仁三钱　范志曲二钱　泽泻一钱五分　大腹皮二钱　茵陈二钱　通草一钱　焦麦芽三钱　鲜佛手一钱

章右　谷多气少，面色浮黄，肢倦体乏。脉涩，舌淡。产后劳伤，血虚营滞不和也。

炒白术　制半夏　秦艽　泽泻　晚蚕沙　猪苓　云茯苓　焦麦芽　白蒺藜　禹余粮丸二钱

许左　脘腹痛胀已定，而面目身体俱黄。气滞营郁，恐变胀满。

广皮　桃仁　延胡索　广郁金　制半夏　生薏仁　归尾　猩绛　焦枳实　旋覆花　青葱管

右　久病经滞，气血不行，面目俱黄。与寻常湿热有间也。

归尾　桃仁　泽泻　猩绛　赤猪苓　旋覆花　青葱管

吴　黄瘅大势虽退，气仍未开，缠绵两月，兹则便泄不爽。良以湿困已久，脾阳损伤。拟培土温脾分化。

於术　生熟薏仁　干姜　陈皮　范志曲　茯苓　绵茵陈　砂仁　泽泻

二诊　气分稍开，时仍便泄。的是湿热困乏，脾阳因而损伤。药向效边求。

西茵陈二钱　茯苓三钱　上广皮一钱　泽泻一钱五分　生熟薏仁各二钱　炒干姜四分　猪苓二钱　煨木香三分　理中丸一钱五分，开水先服

左　劳倦内伤，面色无华，胸中吊痛，肢困力乏，胃钝纳减。当以胃为主治。

白术　赤白苓　郁金　木香　生熟谷芽　广皮　生薏仁　藿香　蔻仁　白檀香　三丰伐木丸

杭左　面黄力乏，便泄溲黄，湿热在下，正与经旨谷多气少之文符合。

台术　猪云苓　泽泻　生薏仁　焦麦芽　茵陈

范志曲　广皮　酒炒桑枝　砂仁

痞　气

江左　嗜饮中虚，气失旋运，水谷之气，不化为津，转化为痰。痰阻营卫，寒热交作，必得便解粘腻，痰尽方舒。食入后中脘久痞，脉形濡弱。脾胃愈亏，则浊痰愈甚。前人有见痰休治痰之说，宜以脾胃为本。

别直参另煎，冲，一钱　炒於术二钱　陈橘皮一钱　炒竹茹一钱　制半夏一钱五分　白茯苓三钱　生薏仁三钱　炒枳实一钱　缩砂仁五分，后下　生熟谷芽各一钱五分

李左　肝木不和，腹胀脘痞不纳，时发时止，甚则心神恍惚，脉左关独弦。此厥气失疏，风阳扰攘也。

川楝子　白蒺藜　广郁金　广皮　砂仁　白芍　制香附　炒枳壳　朱茯神　炒枣仁　香橼皮

袁右　痞满大退，而少腹滞坠不舒。此气湿不泛于上，而压于下。再为疏通。

制香附　薤白头　云茯苓　陈皮　沉香片　整砂仁　制半夏　建泽泻　煨天麻　猪苓

二诊　少腹滞坠已舒，而右胁胀满。无非痰气窒塞。

制半夏　制香附　瓜蒌仁　淡干姜　川雅连　云茯苓　炒竹茹　薤白头　白金丸

姜左　气虚湿痰内阻，营卫不克宣通。往来寒热，误投阴腻之物，寒热虽止，而脘痞少腹满，腿肢作酸。此阳气不克运行，恐成胀病。

上安桂三分，饭丸　制香附二钱　制半夏二钱　薤白头三钱　连皮苓三钱　山楂炭四钱　半硫丸八分，药汤送下

陆左　胃气渐开，而食入后每觉痞满，片刻即舒，平日往往涌吐酸涎。舌苔虽渐化薄，而尚嫌黄厚。良以中阳不足，湿痰不克运化。拟温理中阳。

奎党参二钱　蜜炙干姜三分　生薏仁三钱　橘白一钱　泽泻一钱五分　炒於术一钱五分　云茯苓三钱　制半夏一钱　玫瑰花去蒂，二朵

二诊　补气温中，舌苔化清。的是中虚湿热不克旋运。但时为不寐，良以胃有湿痰，胆寒肝热也。

台参须八分　制半夏一钱五分　橘皮一钱　广藿香一钱五分　炒枳实八分　姜竹茹一钱　白茯苓三钱　生熟谷芽各一钱　缩砂仁四分　玫瑰花二朵

某　不纳不饥，稍稍纳食，中焦如阻，泛酸欲吐，寤难成寐。脉细濡，关部带滑。此湿热郁阻中州，致脾清不升，胃浊不降。六腑以通为用，宜辛以开之。

制半夏　干姜　茯苓　焦麦芽　竹茹　上广皮　川连　泽泻　佩兰叶

二诊　辛开苦降，中脘较舒，泛酸呕吐之势稍缓。然犹杳不思纳，略进稀糜，尚觉胀满，腹中攻撑不和，大便不解，寤难成寐。脉右部弦滑。胃腑之气，略

得通降,而肝肠暗动,遂令木郁土中。前法再参平肝泄木。

川雅连淡吴萸同炒　制半夏　茯苓神　川楝子　延胡索　广陈皮　炒枳壳　炒竹茹

三诊　胀满较舒,痞阻稍松,吐出稠痰,寤得成寐,饮食得以渐进,但脉象尚带弦滑,舌红苔黄。肝胃不能和洽。从效方再望应手。

川楝子　制香附　茯苓神　制半夏　鲜竹茹　延胡索　小青皮　薤白头　左金丸

四诊　两和肝胃之气,似觉稍和。而胸脘仍然胀满,心胸之间,时觉烙热,痰中带红。脉左寸关带弦,尺部数细,右寸关弦滑,尺部坚硬。舌苔白腻,而底质带红。前人谓气有余便是火,所以心胸烙热者,良由肝胃之气不和,气郁生火。气之所在,即火之所在也。再理肝胃之气,而和肝胃之阴。

金石斛　白蒺藜　蜜炒青皮　黑山栀　郁金　半夏曲　川楝子　土炒白芍　炒杏仁　竹茹

五诊　脉左寸关弦象稍退,右关脉弦滑亦稍柔和,胀满渐舒,略能安谷。再从肝胃调和。

金石斛　制半夏　杭白芍　茯苓　炒香豉　川楝子　广陈皮　白蒺藜　山栀　降香

六诊　两关弦象稍柔,胃纳亦日见起色,胀满已舒。但舌苔中心厚揹,微带黑色。仍当从于肝胃议治。

制半夏　金石斛　白芍　白茯苓　黑山栀　薄

橘红　沉香曲　丹皮　炒杏仁　炒竹茹

某　中气虚弱，不饥不纳，二便不利，中脘痞阻，卧难成寐，脉细而滑，口腻苔浊。湿热郁阻，升降失司。拟开上焦。

制半夏　郁金　川雅连　光杏仁　炒枳实　广陈皮　干姜　薤白头　佩兰叶　瓜蒌皮　炒竹茹

二诊　中脘痞阻，饮食不进，口腻痰多，脉象濡滑。浊阻胃中，先为通降。

藿香　制半夏　金石斛　广皮　茯苓　佩兰叶　川朴　大腹皮　瓜蒌皮　枳实　鲜佛手　竹茹

三诊　通降胃腑，仍然不纳，略一进谷，辄中脘不舒，味变酸浊。脉象濡滑。痰湿闭阻胃口，再降胃化痰，而宣气郁。

香豆豉　炒杏仁　黑山栀　瓜蒌皮　降香屑四分　上川朴　制半夏　炒枳壳　生姜汁

四诊　脉象濡细，重按少力，舌苔白腻不化，不纳不饥。中气不足，不能化浊。再扶持中气，而展胃阳。

人参须　制半夏　橘白　佩兰叶　炒谷芽　益智仁　云茯苓　玫瑰花　鲜竹茹　砂仁二粒

五诊　扶持中气，而展胃阳，稍能知饥安谷。药既应手，宜再扩充。

人参须八分　淡姜渣三分　茯苓三钱　佩兰叶八分　玫瑰花二朵　益智仁六分　制半夏一钱五分　橘白一钱　焦麦芽二钱

六诊　胃气虽得稍醒，然略一多纳，气辄上冲。

脉濡细，右关带滑。中气不足，不能运化，以致湿热结聚，通降无权。拟苦辛开通。

制半夏一钱五分　川连四钱　藿香一钱五分　枳实一钱　佩兰叶一钱　橘皮一钱　干姜二分　茯苓三钱　竹茹一钱

积　聚附癥瘕

左　中脘聚形，形如覆碗，按之作酸，至卧则气从上逆。此痰气结聚，阳明太阴之滞，阻而难降，不易图治也。

制半夏　连皮苓　瓦楞子　橘红　九香虫　大腹皮　淡干姜　薤白头　枳壳　砂仁

某　左胁下聚形，窒碍气机，甚则攻冲入脘，胀满不舒，似觉气自左升，不能右降；而仍还于左，冲入胸中，则似觉火逆，所谓火而不泄为阳，抑而不舒为气也。

制香附　杭白芍　朱茯神　川石斛　青皮　川楝子　白归身　白蒺藜　香橼皮

马左　少腹偏左聚形，食入胀满，色夺形衰，脉迟苔白。此情志抑郁，木不条达也。致气湿瘀滞，酒积不行，名曰积聚。恐元气耗损而入损门。

上官桂　制香附　川楝子　楂炭　延胡索　砂仁末　广陈皮　连皮苓　泽泻　猪苓

左　少腹结聚有形，按之坚硬。脉沉而弦。此气寒交阻,恐成胀病。

酒炒归须二钱　乌药一钱五分　楂炭三钱　酒炒赤苓一钱五分　制香附二钱　郁金一钱五分　桂枝五分　酒炒延胡索一钱五分　川楝子一钱五分　炒蓬术一钱五分

徐右　结块坚大如盘,推之不移。气寒血滞,与肠胃汁沫相抟,未可轻视。

川桂木　延胡索　香附　白术　炒蓬术一钱五分　两头尖　归须　乌药　楂炭　野水红花子

二诊　结块稍软,而频咳气逆。此兼感新邪,药宜兼顾。

桂木　川楝子　延胡索　苏梗　当归须　乌药　楂炭　两头尖　前胡　蓬术　荆三棱　杏仁　香附

某　中脘结块,按之不甚痛,脉象沉滑。此痰湿流入分肉之间。

制香附　制半夏　广皮　台白术　青葱管　白茯苓　旋覆花　猩绛　指迷茯苓丸

郁左　时病之后,左胁下癖块胀大,腹满不舒。脉弦滑,苔白。脾土不运,胃络阻滞。拟宣通气血,参以运土。

川桂木六分　焦麦芽四钱　猪苓二钱　范志曲二钱,炒　南楂炭三钱　广陈皮一钱　茯苓三钱　当归炭一钱五分　台白术二钱　延胡索一钱五分

二诊　癖积稍收,腹仍胀满。胃络不宣,生化因而不及。再宣通胃气,运土理湿。

川桂木五分　台白术二钱　范志曲二钱，炒　猪苓二钱　泽泻一钱五分　南楂炭三钱　焦麦芽四钱　川郁金一钱五分　茯苓三钱　炒枳壳一钱

贾右　瘕聚有形，甚则上冲胸脘，寒热往来。恐延入损途。

醋炒柴胡四分　归尾一钱五分　延胡索一钱五分，酒炒　制香附二钱，打　白芍一钱五分　川楝子一钱五分，切　广皮一钱　柏子仁三钱　砂仁七分　台乌药一钱五分

右　腹中作痛，少腹聚形，经事当至不至，面色萎黄，脉形沉迟。此寒入胞门，与肠外之汁相抟，石瘕之属也。须耐心善调，勿得急切攻夺。

当归须　川桂木　广郁金　台乌药　韭菜根七钱　南楂炭　川楝子　制香附　延胡索醋炒　两头尖三钱　野水红花子三钱

某　胁下结块。

香附五钱　吴萸三钱　青皮五钱　乌药五钱　木香五钱

上五味研粗末，麸皮一升，姜三片，葱三茎，同炒，火起用陈酒喷，炒干，置洋布包内熨痛处，稍冷再炒，至焦而弃。

卷十二

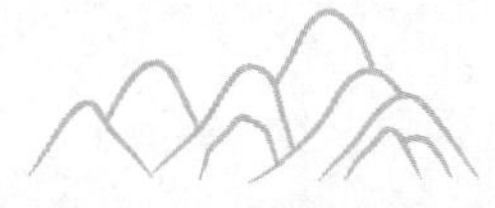

痿

潘左　两足软弱，步履不便，肌肤作麻，中脘痞满，恶心欲呕。脉象糊滑，苔白微腻。湿郁胃中，胃为十二经之总司，胃病则不能束筋骨而利机关，所以足膝软弱，痿症之情形也。当取阳明。

制半夏一钱五分　生熟薏仁各二钱　云茯苓三钱　川萆薢二钱　汉防己一钱五分　台白术一钱五分　焦苍术一钱五分　上广皮一钱

二诊　寒湿停阻胃中，呕吐恶心，频渴欲饮，咳嗽则少腹两旁牵痛，四肢脉络不舒。盖寒湿内阻，则清津不升，故口渴。阳明病则脉络不和。再温运湿邪，而降阳明。

制半夏二钱　木猪苓二钱　台白术一钱五分　川桂枝五分　白茯苓四钱　建泽泻二钱　炒竹茹一钱　老生姜一钱，先切　玉枢丹五分，研末，先调服

三诊　脉络稍和，略能安卧，恶心呕吐口渴俱觉减轻，胸中如有物阻，脉象沉弦。寒湿停饮，阻于阳明，大便不行，不得不暂为控逐也。

制半夏二钱　台白术一钱五分　上官桂五分　泽泻一钱五分　云茯苓四钱　大腹皮一钱五分　陈皮一钱　老生姜一钱　木猪苓二钱　控涎丹八分，先服五分，不行

再服三分，姜汤下

四诊　脉沉弦稍起，呕吐大减，施化得行，口渴较定。然胃病则土难御木，风木大动，机关脉络失和，四肢痿软。急为柔养脉络，而和营液。

土炒杭白芍三钱　炒宣木瓜一钱五分　酒炒当归身二钱　鲜茯蓉酒洗淡，六钱　炙黑甘草五分　天冬三钱　肥玉竹三钱　阿胶珠三钱　火麻仁三钱

左　呕吐痰涎，泄泻甚多，腑中郁阻之湿，得以开通，水气一层，今可幸免。而两足仍然肿胀，足膝痿软。诚恐在下之湿，延成痿症。再取阳明。

生薏仁　赤白苓　陈皮　制半夏　猪苓　炒黄柏　汉防己　泽泻　川桂枝

某　腿股烙热，不能步履，手指作麻。此肝火陷下，阳乘阴位，痿症情形也。

全当归　黑豆衣　泽泻　生薏仁　虎潜丸　汉防己　女贞子　白芍　粉丹皮

邵左　大病之后，湿恋阳明，身热不退，腿足痿软，不能步履。有难复之虞。

汉防己　大豆卷　泽泻　米仁　独活　桂枝　川萆薢　赤白苓　制半夏　杏仁泥　二妙丸

二诊　身热口渴俱减，步履略能自如，再祛湿泄热。

大豆卷　生薏仁　秦艽　木瓜　川桂枝　制半夏　光杏仁　独活　汉防己　萆薢　建泽泻　酒炒桑枝　二妙丸

风 痹

曾左　由面肿而发赤瘰作痒，渐致腿股带肿，恶心呕吐，手臂筋脉抽掣。此风湿相搏，阳明脉络失和。拟祛风理湿。

炒白僵蚕三钱，打　川朴七分　酒炒木防己一钱五分　制半夏一钱五分　煨天麻一钱五分　青防风一钱　茯苓三钱　茅术一钱　酒炒桑枝五钱　橘红一钱

二诊　脉象糊滑，苔白心黄。恶心呕吐，频渴欲饮，随饮随吐，手臂筋脉抽掣。湿痰蕴阻胃中，致清津不升，浊液不降。拟苦辛通降法。

制半夏二钱　川连五分　旋覆花二钱　茯苓三钱　竹茹一钱五分　橘皮一钱　干姜五分　代赭石三钱　太乙丹六分，研，先服

三诊　呕恶大减，未能尽止。形体恶寒，头巅觉冷，自汗淋漓，筋脉抽掣，脉形沉细。湿寒郁阻阳明，阳气不能敷布，而从外卫。再温化湿寒。

桂枝五分　公丁香三分　茯苓三钱　橘皮一钱　竹茹一钱五分　熟附片四分　制半夏一钱五分　蔻仁五分　老姜一钱

四诊　温化湿痰，呕吐复盛，中脘胀满，痞阻不舒，恶风自汗，筋脉抽掣。沉细之脉，两关转大，颇带弦象。良由胃病则土难御木，风阳从而扰胃。再从肝胃主治。

土炒白芍一钱五分　制半夏二钱　川连五分　橘

皮一钱　桂枝五分　干姜四分　旋覆花二钱，包　枳实一钱　白蒺藜三钱　炒竹茹一钱五分　代赭石四钱

开方后，再问饮食所喜，因换后方。

又　温化湿痰，呕吐不定，频吐频渴，想吃甘甜，自汗恶风。右脉转大而觉濡软。良由频吐损伤胃阴，湿寒成燥。再甘凉以和胃阴。

大有芪一钱五分，防风七分，同炒　盐水炒半夏曲二钱　甜杏仁三钱　金石斛四钱　甘杞子三钱　土炒白芍一钱五分　白蒺藜三钱　钩钩三钱　淮小麦一钱五分　黑大枣四枚

五诊　气冲呕吐大减，口渴较定，四肢肌肤作麻大退。的是频吐之后，胃液损伤，阳明络空，风阳从而阻络。前法扩充之。

白蒺藜三钱　大生地四钱　金石斛四钱　酒炒杭白芍一钱五分　大天冬三钱　甘杞子三钱　淮小麦五分　茯神二钱　双钩钩三钱　黑枣四枚

六诊　呕吐口渴已定，筋掣肌麻亦轻。的是阳明络空，肝风乘袭。效方扩充。

阿胶珠三钱　大天冬三钱　酒炒杭白芍一钱五分　厚杜仲三钱　淮牛膝盐水炒，三钱　大生地四钱　甘杞子三钱　金毛脊三钱　淮小麦五钱　大枣二枚

洪左　湿热淋浊之后，髀关不时作痛，遍身作痒，脉象滑数。湿热流入络隧，恐成痿痹。

酒炒桑寄生三钱　白蒺藜去刺，炒，三钱　独活一钱　川萆薢二钱　汉防己一钱五分　仙灵脾一钱五分

左秦艽一钱五分　生薏仁四钱　建泽泻一钱五分

二诊　髀关仍然作痛，步履不健，肌肤作痒。肝肾虚而湿热阻络。不能欲速图功。

酒炒汉防已一钱五分　川萆薢二钱　酒炒淮牛膝三钱　川桂枝三分　防风一钱　当归三钱　白蒺藜去刺，炒，三钱　生薏仁三钱　羌活一钱　独活一钱　二妙丸二钱，开水先下

三诊　脉症相安，然屈伸行动，髀关仍痛。风寒湿阻络未宣。

汉防已一钱五分　川萆薢二钱　酒炒淮牛膝三钱　独活一钱　左秦艽一钱五分　生蒺藜三钱　酒炒全当归二钱　木瓜一钱　酒炒红花一钱　仙灵脾一钱五分　桑寄生三钱　生薏仁三钱　陈松节一两，劈

刘右　痛痹复发，拟祛风理湿宣络。

仙灵脾三钱　川萆薢三钱　左秦艽一钱五分　酒炒全当归二钱　川桂枝四分　白茄根三钱　汉防已一钱五分　炙地龙去泥，六分　虎胫骨二钱，酥炙，研细末，先调送下

二诊　痹痛稍减，再宣通脉络，理湿祛风。

汉木防已各一钱　酒炒全当归各一钱　左秦艽一钱五分　羌独活各一钱　酒炒桑寄生三钱　陈松节三枚，劈　淮牛膝三钱　厚杜仲三钱　白茄根三钱　酥炙虎膝盖一对，研细末，分三帖调服

钱左　风湿痰阻络，营卫之气，滞而不行，右半不遂，遍身作痛。宜温通经络。

川桂枝五分　左秦艽一钱五分　木防己一钱五分　炙绵芪二钱　酒炒桑寄生三钱　制半夏一钱五分　酒炒粉归身一钱五分　独活一钱　防风一钱　络石藤三钱　酒炒丝瓜络二钱

二诊　遍身作痛渐平，而右腿骱仍然酸痛，脉象沉细。风寒湿三气内袭，遂致经络阻痹，营卫气不宣通，不通则痛，势必然也。

酒炒桑寄生三钱　左秦艽一钱五分　川萆薢二钱　川桂枝五分　酒炒淮牛膝三钱　炒仙灵脾二钱　厚杜仲三钱　川独活一钱　当归二钱　活络丸一粒，酒化服

席左　每至寅卯之交，辄腹中胀满，蔓及腰膂，髀关亦觉重着作痛。脉沉而滑，苔白腻浊。此肝气夹痰内阻。用太无神术散法。

苍术　陈皮　藿香　香附　赤白苓　川朴　甘草　菖蒲　薏仁　炒枳壳

二诊　胀满大退，然髀关仍然作痛。湿滞渐开，络痹未宣。再宣络而理湿邪。

萆薢　茯苓　独活　防己　菖蒲　薏仁　秦艽　桂枝　藿香　桑寄生　平胃丸

三诊　胀满已舒，髀关作痛亦减，然身重力乏气短。病渐退，气渐虚，调理之品，恐助邪势，且缓补救。

桂枝　汉防己　生薏仁　郁金　橘皮络　川萆薢　秦艽　白茯苓　杜仲

四诊　髀关尾闾作痛稍减，其痛尾闾为甚。还是湿痰所阻。

苍术　制半夏　陈皮　薏仁　泽泻　黄柏　川桂枝　茯苓　猪苓　萆薢

五诊　尾闾作痛，而腰膂髀关经脉牵掣，步履不便。脉象沉郁，重按带滑。湿痰留络，恐成痹症。

制半夏二钱　左秦艽一钱五分　建泽泻一钱五分　生薏仁四钱　川萆薢二钱　白茯苓三钱　橘皮络各一钱　丝瓜络酒炒，一钱　指迷茯苓丸三钱，先服

六诊　腰膂髀关牵掣已舒，腹中又复胀满。络气已宣，而气湿究未得出。再理湿化痰，开郁行滞。

制半夏　茯苓　生薏仁　橘皮络　制香附　川萆薢　泽泻　木猪苓　左秦艽　越鞠丸

七诊　气滞已宣，胀满已退，而腰府仍觉不舒。还是湿阻络隧。再和中理湿。

制半夏一钱五分　薏仁四钱　旋覆花二钱　风化硝八分　建泽泻一钱五分　川萆薢二钱　真猩绛五分　青葱管二茎　左秦艽一钱五分　乌药二钱　白茯苓三钱

八诊　尾闾作痛递减，左腰膂气觉滞坠。再流化湿滞，以宣络气。

制香附　半夏　茯苓　枳壳　焦苍术　广皮　川萆薢　薏仁　泽泻　二妙丸

林右　两臂作痛难忍。湿寒风袭入络隧，痛风之渐也。

蜜炙麻黄　白芍　生甘草　川芎　苍术　桂枝　当归　木防己　茯苓　秦艽

李左　遍身络隧不舒，动辄作痛，脉形沉滑。感

寒夹湿，阻痹络隧。宜为温通。

川桂枝　木防己　茯苓　旋覆花猩绛包扎　左秦艽　蔓荆子　独活　酒炒丝瓜络　桑寄生　橘红络　青葱管　酒炒桑枝

左　痰湿有余于上，肾水空虚于下，木失水涵，横暴之气，克脾则胀。营卫不克宣通，四肢脉络不和，阳气上升，神不归舍，将寐之际，心中难过，胸膺甚觉不舒，亦由卫气上逆，清肃之令不行。先降胆胃，使神能归舍再议。

制半夏二钱　广皮一钱　川楝子一钱五分　海蛤粉三钱　炒枳实一钱　陈胆星六分　茯苓三钱　白蒺藜三钱　水炒竹茹一钱五分　川连四分　瑶桂一分，二味研细末，饭丸，先服

毕万花膏方　始则湿毒流入筋骨，继则邪去络空。叠投肝肾并调，通补脉络，渐次而愈。惟每至卧着，则肢节作痛。人身气血周流贯通，本无一息之停。气中有血，血所以丽气也；血中有气，气所以统血也。卧着肢节作痛，是血中之气不行。宜养血和络，仍参宣通祛风之品。

砂仁炙大熟地　酒炒桑寄生　肥玉竹　制半夏　盐水炒菟丝子　酥炙虎胫骨　川断肉　厚杜仲　酒炒片姜黄　干苁蓉　甘杞子　独活　海风藤　酒炒牛膝　海蛤粉　煨天麻　橘红　奎党参　酒炒汉防己　炙绵芪　炒於术　泽泻　左秦艽　酒炒当归尾　白茯苓　生蒺藜　炙黑甘草　酒炒杭白芍

加清阿胶、桑枝膏、冰糖收膏。

孙右　腰膂髀关腿股俱觉作痛，肩臂难以举动，脉象弦滑。血虚肝风入络，络热则机关为之不利，不易图治也。

酒炒桑寄生三钱　左秦艽一钱五分　川桂枝五分　木防己二钱　光杏仁三钱　煨石膏四钱　生甘草五分　生薏仁四钱　萆薢二钱　酒炒桑枝五钱

二诊　宣络以清蕴热，仍难步履，腰膂髀关，酸多痛少。病从血崩之后，由渐而来。的属血虚奇脉纲维失护。再通补奇脉，而益肝肾。

酒炒白归身二钱　盐水炒菟丝子三钱　干苁蓉二钱　酒炒淮牛膝三钱　盐水炒潼沙苑三钱　金毛脊四钱　甘杞子三钱　厚杜仲三钱　仙灵脾二钱

三诊　症属相安。的是肝肾空虚，纲维失护。效方进退。

干苁蓉二钱　杜仲三钱　生蒺藜三钱　甘杞子三钱　炒萸肉一钱五分　盐水炒菟丝子三钱　酒炒怀牛膝三钱　酒炒白归身二钱　酒炒桑寄生三钱　海风藤三钱

四诊　来函云舌苔光剥已润，腰膂髀关酸多痛少，胸背作痛。从调摄肝肾之中，参以祛风宣络。

干苁蓉二钱　厚杜仲三钱　酒炒桑寄生三钱　白茯苓三钱　酥炙虎胫骨四钱　酒炒怀牛膝三钱　粉萆薢一钱五分　甘杞子三钱　木防己二钱　左秦艽一钱五分　川独活一钱　海风藤三钱

经右　遍体经络作痛，头旋掉眩，鼻流清涕，脉细弦而数，时辄不寐。血虚肝风袭入络隧，热气上冲，逼液为涕。拟养血荣经。

全当归二钱　柏子霜三钱　苍耳子三钱　阿胶珠三钱　大天冬三钱　粉前胡一钱五分　生熟甘草各二分　滁菊花二钱　川贝母二钱　酒炒杭白芍一钱五分

二诊　节骱仍然作痛，头旋掉眩，少寐多涕，频渴欲饮，脉象细弦。皆由营血不足，肝风袭入经络。拟养血化风。

酒炒全当归二钱　苍耳子三钱　酒炒杭白芍一钱五分　酒炒桑寄生三钱　木防己一钱五分　左秦艽一钱五分　海风藤二钱　阿胶珠二钱　辛夷一钱五分　酒炒丝瓜络二钱

三诊　节骱作痛，痛有休止，音声有时雌暗，口渴欲饮。血虚不能营养经络，胆火上逆，气热肺燥。宜泄胆木而清气养津，益营血而祛风宣络。

酒炒全当归二钱　秦艽一钱五分　麦冬三钱　酒炒白芍一钱五分　生扁豆衣三钱　甘杞子三钱　独活一钱　丹皮二钱　炒木瓜一钱五分　桑寄生三钱　桑叶一钱

四诊　脉弦稍柔，经络掣痛较退。再养血宣络。

酒炒全当归二钱　杞子三钱　川贝二钱　柏子霜三钱　酒炒桑寄生三钱　橘络一钱　冬瓜子三钱　金石斛三钱　酒炒丝瓜络二钱　枇杷叶四片　炒木瓜一钱五分

王右　营血久亏，血不养经，手足经络作痛，脉弦头晕。养血熄风为治。

酒炒白归身二钱　酒炒杭白芍一钱五分　滁菊花一钱五分　酒炒木防己一钱　肥玉竹三钱　独活七分　干苁蓉一钱五分　酒炒桑寄生三钱　秦艽一钱五分

苏右　由腹中作痛胀，而致经络作痛，腿膝尤甚，大便不行，脉象细数。阳明脉虚，风阳乘入。宜养血熄肝。

酒炒全当归三钱　酒炒木防己一钱五分　酒炒杭白芍一钱五分　酒炒桑寄生三钱　甘杞子三钱　火麻仁三钱　大生地四钱　桑椹子三钱　柏子霜三钱

经右　节骱作痛，两膝尤甚，背腧板胀，必得捶久方舒。人之一身，必赖气血营养，惟营血不足，斯络隧空虚，而诸病俱作。背腧为诸脉所辖。皆由木旺水亏，少阴之真阴愈少，则少阳之木火愈盛，逼液为涕，烁金则喑。其病虽殊，其源则一。

酒蒸女贞子三两　生甘草五钱　大麦冬二两　生白芍一两五钱　酥炙虎胫骨三两　甘杞子三两　大生地一两　白归身一两五钱　酒炒怀牛膝三两　大天冬二两　大熟地四两　干苁蓉一两五钱　盐水炒菟丝子三两　白茯苓三两　炒萸肉一两　泽泻一两　盐水炒潼沙苑三两　粉丹皮二两　川石斛四两　厚杜仲三两　西洋参二两　黑豆衣二两　奎党参三两　黑玄参肉一两五钱　肥知母二两　玉竹一两五钱　炒木瓜一两

加清阿胶三两，龟版胶二两，鹿角胶二两，溶化收膏。

陈左　熄风养血，臂痛稍轻。脉缓微弦，重按少力。从前法兼补阳明。

炙熟地　阿胶珠　於术　归身　云茯神　甘杞子　炙绵芪　白芍　玉竹　夜合花

二诊　脉渐柔软，臂痛略轻。仍守调补气血，气血一充，则调理自和。

大生地四钱　炙绵芪三钱　奎党参三钱　杭白芍酒炒，一钱五分　阿胶珠三钱　甘杞子三钱　生於术二钱　白归身酒炒，二钱　干苁蓉一钱五分　川断肉三钱　肥玉竹三钱

高左　髀关作痛，以天晴霾为加减。湿也。

二妙丸独活寄生、二陈两汤煎汤送下

某　尻痛。

二妙丸用二陈汤送下

叶右　向有偏左头痛。兹则背脊恶寒，遍身作痛。营血不足，风阳乘虚入络。暂为宣通。

川桂枝二分　左秦艽一钱五分　桑寄生酒炒，三钱酒炒防己一钱　全当归二钱　白蒺藜去刺，炒，三钱　嫩桑枝酒炒，三钱　橘皮络各一钱　丝瓜络酒炒，一钱五分

二诊　身痛稍减，偏左头疼渐止，再和营血而熄肝阳。

粉全归酒炒，二钱　炙黑草四分　桑叶一钱　玄参三钱　杭白芍酒炒，一钱五分　池菊花一钱五分　丹皮

二钱　南枣三枚　白蒺藜去刺，炒，三钱　黑豆衣三钱

顾右　遍身酸痛稍减，而腿股仍觉恶寒。前法参以辛温。

桂枝三分　川萆薢二钱　左秦艽一钱五分　茯苓三钱　炒桑枝四钱　防己一钱五分　桑寄生三钱　煨天麻一钱五分　薏仁三钱

二诊　遍身酸痛大退。然仍肝阳上升，嘈杂气冲，经脉抽掣，四肢厥逆。良以阳明脉络空虚，肝阳乘袭。再通补阳明，参以熄肝。

奎党参三钱　制半夏一钱五分　炙黑草四分　归身二钱　淮小麦五钱　麦冬三钱　白芍土炒，一钱五分　炒杞子三钱　茯神三钱　龙眼肉四枚　大南枣四枚

程左　苦温辛烈，燥胃强脾，口中津液转滋。盖湿流气化，则清津方能上供。惟足肿身痛未松。良以风湿相搏，不能遽化。再作日就月将之计。

苍术八分，麻油炒黄　连皮苓三钱　五加皮三钱　生薏仁四钱　猪苓二钱　泽泻一钱五分　汉防己五钱　川独活一钱　牡蛎泽泻散三钱，开水先服

麻　木

谢左　风痰未清，络隧未和，手指常觉麻木。前法扩充。

於术一钱五分，枳实同打　制苍术一钱五分　煨天麻一钱五分　制半夏一钱五分　左秦艽一钱五分　茯苓

三钱　白僵蚕二钱　酒炒桑枝五钱　防风八分

二诊　起居如常，手指尚觉麻木，膝膑微痛。再化痰宣络。

制半夏一钱五分　煨天麻一钱五分　酒炒桑寄生三钱　白蒺藜三钱　上广皮一钱五分　左秦艽一钱五分　海风藤三钱　白僵蚕二钱　指迷茯苓丸三钱，先服

三诊　手指麻木渐退。化痰宣络祛风，参以补气，气旺则痰行水消也。

潞党参三钱　云茯苓三钱　制半夏一钱五分　煨天麻一钱五分　野於术二钱　白僵蚕一钱五分　广橘红一钱　白蒺藜三钱　清气化痰丸三钱，先服

左　肩项四肢麻木，麻少木多。脉形濡滑，舌心灰润。胃中湿痰闭郁。拟二术二陈进退。

制茅术一钱五分　制半夏一钱　煨天麻一钱五分　云茯苓三钱　炒於潜术一钱五分　上广皮一钱　薤白头三钱　炒枳壳一钱　白僵蚕二钱，炒，打

张右　高年营血既亏，中气复弱。血虚则木失涵养，而虚风内动。气弱则阳明络空，风阳遂得袭入筋络。筋络既阻，则营卫之气滞而不行，四肢麻木不遂，腹中板滞不和。盖脾主运旋，木旺则脾土不能旋运，所以气机从而凝滞也。脉象濡而带弦，舌胖心剥。湿痰素盛。宜通补阳明，舒筋养血，而不涉呆滞。古稀之年，聊冀得尺得寸而已。

白归身二钱　奎党参三钱　甘杞子三钱　桑寄生三钱　大麦冬三钱　桑椹子三钱　阿胶珠二钱　粉丹

皮三钱　杭白芍一钱五分　女贞子三钱　制半夏一钱五分

费左　人之一身，营卫气血而已。血所以丽气，气所以统血。非血之足以丽气也，营血所到之处，则气无不丽焉；非气之足以统血也，卫气所到之处，则血无不统焉，气为血帅故也。经云：卫气昼日行于阳，夜行于阴，行于阳二十五度，行于阴亦二十五度，其所以能二十五度者，为其营能行，卫亦能行也。今年逾大衍，气血暗衰，风寒湿久伏，乘瑕蹈隙，袭入经络，遂令营卫之气滞而不行，四肢酸麻，厥逆恶寒。营不行则营不足用，有营若无营矣；卫不行则卫不足用，有卫若无卫矣。譬之久坐倚着，则麻木不得行动，此理甚明。脉细沉濡，舌胖质腻，尤为风寒湿之明证。为今之计，欲治酸麻，必先行其营卫之滞而后可。欲行营卫之滞，必先祛其所以阻我营卫者而后可。谁阻之？风寒与湿是也。拟理湿祛风法。风湿既去，营卫自行，则厥热恶寒，不治自愈。但邪湿既久，其来也渐，其退也必迟。知者以为然否？

制半夏　左秦艽　炒於术　川羌活　甜广皮　川桂枝　焦苍术　酒炒桑枝煎汤代水

某　偏左麻木不用，咳嗽气逆痰多，脉形软滑。痰湿阻肺，兼袭经络，图治不易也。

苏子　白芥子　茯苓　杏仁　制半夏　枳壳　旋覆花　郁金　橘红　桂枝

杨左　偏左麻木，不能运动，胸腹常有热气注射，脉形弦滑。此气虚而痰热内阻,类中之根也。

制半夏一钱五分　天竺黄三钱　粉丹皮二钱　橘红一钱　炒竹茹一钱　陈胆星五分　瓜蒌仁五钱　海浮石三钱　山栀二钱　枇杷叶四片　陈关蜇漂淡,一两　大荸荠拍碎,四枚,二味煎汤代水

谭左　向有气撑,兹则胸次作闷,中脘不舒。右关脉滑。此胃中之痰气交阻。阳明为经脉之长,阳明病则四肢作麻矣。

薤白头三钱　炒枳实一钱　制半夏二钱　炒竹茹一钱　上广皮一钱　广郁金一钱五分　左秦艽一钱五分　白蒺藜去刺,炒,三钱　云茯苓四钱　煨天麻一钱五分　越鞠丸二钱

二诊　咯出紫瘀,四肢麻木转减。的是痰瘀阻胃。前法再进一步。

延胡索酒炒,一钱五分　当归须二钱　紫丹参三钱　台乌药一钱五分　炒赤芍一钱五分　白蒺藜去刺,炒,三钱　酒炒黑锦纹大黄三钱　瓦楞子五钱　生牛膝三钱　炙土鳖虫五枚　韭菜汁半酒杯,冲

吴左　遍身麻木,小溲结而不爽,中州不舒,目盲失明,脉象糊滑。此湿痰内滞,络隧不宣,脏腑之精气,不能上注也。

苍术一钱五分　陈皮一钱五分　晚蚕砂三钱　赤白苓各二钱　制半夏二钱　白蒺藜三钱　川羌活一钱　川桂枝四钱　川黄柏二钱　木猪苓二钱　泽泻二钱　防风一钱

吴左　麻木大退，渐能步履，两目略能隐约见物，不可不为转机。但脉仍弦滑，湿痰尚盛。再祛湿疏风。

川桂枝五分　防风一钱　制半夏二钱　晚蚕砂三钱　车前子二钱　川羌活一钱　独活一钱　云茯苓五钱　白蒺藜三钱　橘红一钱　二妙丸三钱，另服

右　肢节作麻，气虚而湿痰内阻，为风痱之根。

半夏　茯苓　煨天麻　白蒺藜　上广皮　钩钩　炒枳实　白僵蚕　炒竹茹　清气化痰丸

左　右足搐动，肌肤麻木。痰湿化风，风主动摇故也。

川桂枝　青防风　羌独活　白蒺藜　煨天麻　制半夏　左秦艽　磨沉香　广橘皮　白茯苓　钩钩　二妙丸

二诊　右足搐动略定。再化痰熄风。

川桂枝　川黄柏　羌独活　左秦艽　白僵蚕　焦苍术　明天麻　木防己　制半夏　桑枝　全蝎炙，去毒，三分

三诊　右足搐动，既退之后，遇凉又剧。盖血气喜温而恶寒。再温经和络祛风。

煨明天麻一钱五分　羌独活各一钱　当归身二钱　青防风一钱　西潞党三钱　川桂枝五分　桑寄生二钱　北细辛三分　川芎一钱　白术二钱

某　痛势稍定，热亦减轻。而右脐傍有气攻冲，冲则牵引经络作痛，大便不行。此风湿热郁结，脾土

气滞不能运旋。再参通腑。

桂枝四分　焦苍术二钱　酒炒威灵仙二钱　制香附二钱　防己二钱　川黄柏一钱五分　龙胆草三分　川楝子一钱五分　磨沉香四分，冲　当归龙荟丸三钱，开水下

周左　外感湿热后，湿困不化，神疲体软，绵延二月，方得渐复。而每晨痰出不爽，四肢有时作麻。营卫不宣，亦由湿阻。拟补气化痰。

奎党参三钱　制半夏一钱五分　茯苓神各三钱　生熟谷芽各二钱　炒於术二钱　木猪苓二钱　炒枳壳一钱　广皮一钱　缩砂仁五分　姜汁炒竹二青一钱五分

二诊　脉濡而滑，痰不爽利，每至睡卧，四肢作麻。气虚夹湿夹痰，营卫流行为之所阻。再补气化痰，所谓气旺则痰行水消也。

炒透霞天曲三钱　炙绵芪二钱　炒於术二钱　茯苓三钱　生熟谷芽各二钱　奎党参三钱　广橘红一钱　猪苓二钱　蜜炙老生姜一钱　制半夏二钱　炒枳壳一钱

许右　痛虽减而肢麻色黄，气血窒痹不行，姑再宣通。

制香附　旋覆花　陈皮　砂仁末　广郁金　当归尾　猩绛　沉香片　炒桃仁　炒枳壳　清半夏　葱管

钱　体麻作痛，时发时止者久。日来发热自汗，

胸膺作痛。此风湿交蒸,恐成湿温时症。

桂枝　羌活　橘皮络　酒炒桑枝　秦艽　防风　旋覆花　地骨皮

左　两足有麻木之意,风与湿内阻也。

独活　桑寄生　秦艽　茯苓　当归　防风　僵蚕　萆薢　生姜　二妙丸生薏仁煎汤下

叶右　四肢作麻大退。其为风湿相合,确然可见。当助鼓再进。

川桂枝　青防风　羌活　建泽泻　生甘草　明天麻　川芎　二妙丸　白芍　川萆薢　白僵蚕

俞右　四肢作麻,脉形细弱。营卫不足,风与湿袭留不解。势难急切图功。

川桂枝　焦苍术　明天麻　川芎　赤白苓　青防风　左秦艽　制半夏　白芍　羌活　姜汁炒黄柏

柴左　肢冷发麻,麻后身热纳减。还是湿阻情形。

川朴　赤白苓　白蔻仁　制半夏　郁金　广皮　建泽泻　大腹皮　沉香曲　猪苓

谢左　起居如常,惟手小指常觉麻木,右膝腘微痛。素体丰盛,湿痰有余。考小指之端,为手太阳之脉起处,而足太阳之脉从外廉下合腘中,循京骨至小指外侧,则是所病之地,皆太阳部位。良以太阳为寒水之脏,痰湿有余,则太阳之经气不宣。东垣有丸药养之之法,即宗其意,而参太阳引经之药。

奎党参三两　制半夏一两五钱　白蒺藜二两　於

潜术二两，土炒　白茯苓三两　青防风一两五钱　白僵蚕一两　怀牛膝二两，酒炒　川桂枝四钱　煨天麻一两五钱　甘杞子三两　杭白芍一两，酒炒　上广皮一两　川羌活一两五钱　炙绵芪三两　桑寄生二两，酒炒　制首乌四两　炙黑甘草三钱　炒当归一两　别直参二两　生山药二两　厚杜仲二两

上各研末，用桑枝膏糊丸。晨服三钱，下午服二钱。

费左　每至睡卧初醒，辄四肢懈怠作酸，两足欠温。气虚湿盛，卫气不宣。宜通补阳明，以宣卫气。

炙绵芪三钱　酒炒白芍一钱五分　制半夏一钱五分　桑螵蛸二钱　川桂枝六分　炙甘草五分　上广皮一钱　生姜二片　大枣二枚

二诊　补气以宣卫阳，四肢作酸较退，小便渐能收束，肢节有时作麻，皆营卫气滞。再为宣通。

酒炒白芍一钱五分　煨天麻一钱五分　煨益智七分　川桂枝四分　炒香玉竹三钱　桑螵蛸三钱　炙黑甘草四分　炙绵芪三钱　生姜三片　大枣三枚

消　渴

某　渴而溲赤，肺消之渐也。

煨石膏　玄参　冬瓜子　空沙参　地骨皮　活水芦根

王左　消渴虽减于前，而肌肉仍然消瘦，舌干少

津，溲多浑浊，脉象沉细。水亏之极，损及命火，以致不能蒸化清津上升。汤药气浮，难及病所，宜以丸药入下。

附桂八味丸每服三钱，淡盐汤送下，上下午各一服

杨左　膏淋之后，湿热未清，口渴溲浑酸浊，为肾消重症。

天花粉二钱　川萆薢二钱　蛇床子一钱五分　川石斛四钱　秋石三分　天麦冬各一钱五分　覆盆子二钱　海金砂二钱　炙内金一钱五分，入煎　川连二分

再诊　小溲稍清，口渴略减。再清下焦湿热。

寒水石三钱　淡竹叶一钱五分　海金砂一钱五分　赤白苓各二钱　泽泻二钱　龟甲心五钱　炒黄柏二钱　车前子三钱　滑石三钱　大淡菜两只

三诊　脉症俱见起色。效方出入，再望转机。

海金砂三钱　秋石二分　滑石块三钱　茯苓神各二钱　龟甲心五钱　福泽泻一钱五分　车前子三钱　炒牛膝三钱　川柏片一钱　大淡菜二只　鲜藕汁一杯，冲

左　频渴引饮溲多。湿热内蕴，清津被耗，为膈消重症。

煨石膏四钱　甜桔梗一钱　杏仁泥三钱　黑大豆四钱　黑山栀二钱　瓜蒌皮三钱　川贝母四钱　炒竹茹一钱　枇杷叶二片

左　频渴引饮，溲多浑浊，目昏不寐。此肺胃湿热熏蒸，将成膈消重症。

煨石膏四钱　瓜蒌皮三钱　煅磁石三钱　黑山栀

三钱　川贝母二钱　酸枣仁二钱，川连二分，拌炒　茯苓三钱　黑大豆四钱　夜交藤四钱　淡竹叶一钱

左　频渴溲多，膈消重症，不能许治。

天花粉三钱　煨石膏六钱　淡天冬二钱　大麦冬二钱　川萆薢二钱　肥知母二钱　云茯苓四钱　淡黄芩一钱五分　甜桔梗三钱　枇杷叶去毛，四片

又　渴饮稍退。的是气火劫烁津液。消渴重症，还难许治。

煨石膏　肥知母　大麦冬　覆盆子　枇杷叶　淡天冬　天花粉　川楝子　甜桔梗

唐左　消渴略定。的属中焦之气火过盛，荣液亦为煎灼。药既应手，效方续进。

天花粉一钱五分　鲜生地六钱　川雅连三分　黑大豆四钱　肥知母一钱五分　茯神三钱　甜桔梗二钱　枇杷叶去毛，四片

又　小溲略少，再踵前法。

鲜生地　甜桔梗　川雅连　黑大豆　肥知母　茯神　炒松麦冬　天花粉　枇杷叶去毛

卷十三

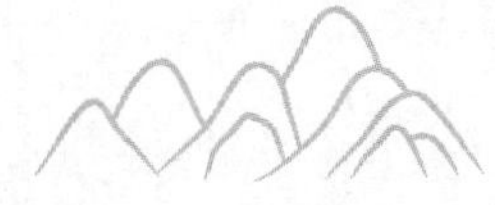

遗精

陈左　败精失道，精浊久而不止。兹则旧咳复发，每至寅卯，气辄上升，不能着卧，痰色有时灰黑。脉形濡细。肾水不足于下，痰热凭凌于上。尚可抵御，难望霍全。

玉竹三钱　阿胶二钱　川贝母二钱　云茯苓三钱　菟丝子盐水炒，三钱　潼沙苑三钱　海蛤粉三钱　白果三枚，打　都气丸三钱，开水送下

二诊　每至寅卯，气辄上升，不能着卧。脉象细弦。肾虚冲阳挟痰上逆，并有精浊。法宜兼顾。

细生地四钱　女贞子盐水炒，三钱　炒萸肉三钱　青蛤散三钱，包　川贝母二钱　潼沙苑盐水炒，三钱　厚杜仲三钱　白芍一钱五分　白果三枚，打　都气丸三钱，先服

三诊　咳嗽气逆，寅卯为甚，痰多盈盂，精浊绵下。肾虚不能固摄。前法进一步治。

大生地四钱　玉竹三钱　菟丝子盐水炒，三钱　萸肉二钱　补骨脂三钱　奎党参三钱　川贝二钱　潼沙苑盐水炒，三钱　山药三钱　厚杜仲三钱

四诊　精浊稍减，咳嗽稍松。的属肾虚不能收摄。效方扩充。

大生地四钱　炒山药三钱　菟丝子盐水炒，三钱　潼

沙苑盐水炒，三钱　炒萸肉三钱　巴戟肉三钱　补骨脂盐水炒，三钱　厚杜仲三钱　胡桃一枚，蜜炙，打烂，入煎

周左　无梦泄精，腰府作酸，脉象虚濡。精道滑而不固，宜固精益肾。

熟地炭三钱　补骨脂盐水炒，三钱　煅牡蛎五钱　潼沙苑盐水炒，三钱　淮山药三钱　菟丝子盐水炒，三钱　煅龙骨三钱　厚杜仲三钱　淡苁蓉二钱　新莲须一钱

陈左　肾气不能收摄，临圊辄带精浊。宜补气固肾。

党参三钱　杞子三钱　潼沙苑盐水炒，三钱　淮山药三钱　茯神三钱　杜仲三钱　菟丝子盐水炒，三钱　制首乌四钱　建莲三钱　金樱子三钱

二诊　神情稍振，每至临圊，辄有精浊带出。肾气虚而不振也。

党参二钱　云茯苓三钱　淮山药三钱　金樱子二钱　建莲三钱　於术二钱　潼沙苑三钱　煅牡蛎四钱　菟丝子三钱

三诊　固肾气而益脾胃，脉证相安。前法扩充之。

炙上芪三钱　制首乌三钱　西潞党三钱　土炒於术三钱　炙黑草三分　厚杜仲三钱　炒山药三钱　潼沙苑三钱　金樱子三钱　肥玉竹三钱

膏方　每至小便，辄有精浊遗出。此精病，非浊也。肾虚不摄可知。脾胃多湿，气虚不运可知。拟补气以健脾胃，益肾以摄阴精。

炙绵芪四两　山药三两，炒　制首乌六两　炙黑草五钱　厚杜仲三两　奎党参六两　扁豆子三两　於术二两，炒　剪芡实三两　肥玉竹三两　白茯苓三两　炒萸肉二两　大生地姜汁炒，八两　潼沙苑盐水炒，四两　甘杞子三两　巴戟肉二两　大熟地砂仁炙，六两　补骨脂盐水炒，三两　干苁蓉三两　西洋参二两　白归身酒炒，二两　杭白芍酒炒，二两　金樱子去核，四两　菟丝子盐水炒，三两　天麦冬各二两　清阿胶三两　龟版胶三两　鹿角胶二两　线鱼胶二两以上。四味酒化收膏

王幼　先后不充，肾气失固，精浊时渗，形体渐瘦。正在童年起发之时，何堪经此漏泄。急宜固肾。

炒於术二钱　补骨脂盐水炒，三钱　菟丝子盐水炒，三钱　生山药三钱　潼沙苑盐水炒，三钱　杞子三钱　剪芡实三钱　煅牡蛎四钱　莲子三钱

柴幼　童年而精关不固，暂用固精而分利水湿。

萆薢　广皮　制半夏　煅龙骨　潼沙苑盐水炒　泽泻　山药　赤白苓　煅牡蛎　剪芡实

陈左　精滑一感即泄，心肾并虚，遗泄不寐。前药再为扩充。

党参　茯神　炙草　杭白芍　炒枣仁　远志　於术　菟丝子盐水炒　潼沙苑盐水炒　补骨脂盐水炒　莲子十二粒

左　遗精头昏，痰黑不寐，此水亏也。

煅龙骨　炙龟版　炒枳实　珍珠母　竹茹　煅牡蛎　潼沙苑　孔圣枕中丹

王左　肾为阴主藏精，肝为阳主疏泄，肾之阴虚则精不藏，肝之阳强则气不固。久病气阴皆虚，精不能藏，不时滑泄。少阴为开阖之枢，枢病则开阖失度，往来寒热。肾主骨，骨髓空虚，腰酸足软。大便艰难，以脏阴愈亏，则腑阳愈燥也。脉虚形虚，虚损之证，何易言治。且先固摄其下，以节其流。

炒熟地三钱　煅牡蛎四钱　菟丝子盐水炒，三钱　潼沙苑三钱　厚杜仲三钱　煅龙骨三钱　补骨脂盐水炒，三钱　生山药三钱　奎党参三钱　剪芡实三钱　甘杞子三钱　莲子肉三钱

二诊　摄肾固精，精气稍固，饮食略为馨旺。但精髓空虚，开阖失度，脏阴不足以济燥金，倏寒倏热，大便旬日不行，阳升筋掣。脉形虚大。前法参滋润养脏。

生地姜汁炒，三钱　杞子三钱　炙熟地二钱　龙骨五钱，煅　补骨脂三钱　鲜苁蓉八钱　潼沙苑盐水炒，三钱　天麦冬各一钱五分　金樱子去核，三钱　萸肉三钱　火麻仁三钱　莲须一钱

三诊　滋肾固精养脏，大便颇通，滑泄之期稍远，胃纳略觉馨旺，脉神较振。药既应手，无用更章。

生熟地各二钱　龙骨三钱，煅　萸肉二钱　牡蛎五钱，煅　归身一钱五分　台参须另煎，冲，一钱　苁蓉二钱　杜仲三钱　杞子三钱　山药四钱　潼沙苑盐水炒，三钱　莲须一钱

四诊　遗泄渐疏，大便艰难较润，往来寒热亦定。从效方再展一筹。

大熟地五钱　人参须另煎，冲，一钱　酒炒归身二钱　干苁蓉三钱　生於术二钱　沙苑子盐水炒，三钱　炒枣仁二钱，打　朱茯神三钱　甘杞子三钱　山萸肉二钱　煅龙骨三钱　煅牡蛎五钱

五诊　脉虽细弱，渐觉有神，形色亦渐华泽，然遗泄有时仍作。还是肾气不固，再为固补。

大兼条参另煎，冲，一钱　茯神三钱　潼沙苑盐水炒，三钱　大熟地五钱　生於术一钱　干苁蓉三钱　补骨脂三钱　煅牡蛎五钱　煅龙骨三钱　菟丝子盐水炒，三钱　湘莲肉三钱　淮山药三钱

六诊　饭食坚硬，损伤脾土，食入时觉胀满。虚损之证，全凭上药温养。脾土不运，安能峻补？从此宜慎食物。

於术土炒，二钱　真建曲二钱　奎党参二钱　砂仁四分，后入　陈皮一钱　连皮苓三钱　南楂炭三钱　焦枳实四分　焦麦芽二钱

七诊　胀满已舒，舒则嗳噫。阳明既虚，客气上逆也。

奎党参三钱　旋覆花包，一钱五分　橘皮一钱　茯苓三钱　姜渣六分　代赭石三钱　制半夏一钱五分　炒竹茹一钱　黑大枣二枚

八诊　脾胃气弱，旬日之后，健运不复。拟六君出入。

小兼条参另煎，冲，一钱　半夏曲炒，一钱五分　茯苓三钱　砂仁壳五分　土炒於术一钱　广陈皮一钱　广木

香二分　生熟甘草各二分　生熟谷芽各一钱五分

九诊　脾胃稍得健运。脾土以阳为用，前法再参温补下焦。

奎党参二钱　白茯苓三钱　菟丝子三钱　炒山药三钱　甘杞子三钱　生於术一钱五分　补骨脂三钱　砂仁末四分，后入　生熟谷芽各一钱

十诊　中焦受气，受谷气也。少火生气，以蒸变于下，气生于上也。中州运化呆钝，良由蒸变无力，谷难化气。再益阴中之阳，以助少火之蒸化。

台参须另煎，冲，一钱　生於术二钱　破故纸盐水炒，三钱　甘杞子三钱　菟丝子盐水炒，三钱　煨益智八分　潼沙苑盐水炒，三钱　湘莲肉三钱　茯神三钱

陈左　咯血以来，不时遗泄，腰府作酸，心肾俱病也。

茯神三钱　潼沙苑三钱　炒山药三钱　煅龙骨三钱　煅牡蛎五钱　炒枣仁三钱　厚杜仲三钱　菟丝子盐水炒，三钱　金色莲须八分

严　摄纳肾阴，脉证相安。然无梦泄精，亦属肾阴不固。前法参以固摄。

生熟地　淮山药　海蛤壳　牡蛎　白芍　炒萸肉　潼沙苑　茯神　五味子四分，先服

华左　梦遗而苔白腻，此湿热混淆也。

焦白术一钱五分　神曲一钱五分　川萆薢二钱　川朴一钱　生薏仁四钱　白茯苓三钱　泽泻一钱五分　木猪苓二钱　广皮一钱　滑石块三块

左　溲痛递减,溲黄赤较退。然屡次遗泄,还是湿热扰攘也。

细生地四钱　车前子　甘草梢　淡芩　知母　赤白苓　龙胆草五分　川萆薢　泽泻

左　遗泄频来,溲热而赤,湿热盛极可知。

广皮　泽泻　制半夏　川黄柏盐水炒　淡苓　萆薢　猪苓　生薏仁　猪肚丸

左　肾藏精而主纳,膀胱藏水而主出。肾虚湿热内扰,湿不得泄,精不得藏。欲固其肾藏之精,当祛其膀胱之湿。

生於术　川萆薢　煅牡蛎　猪苓　泽泻　生米仁　川黄柏　茯苓神　大淡菜

左　不时遗泄,眩晕耳鸣腹痛。肾虚则木旺,木旺则气滞,气滞则风生。其病虽殊,其源则一。

制香附　新会皮　煅牡蛎　砂仁末　金色莲须　白蒺藜　煅龙骨　炒山药　穞豆衣　大淡菜

左　遗浊相兼。昨投分利湿邪,脉仍濡滑。若水湿不克分清,其精窍何从扃固?但湿为粘腻之邪,非一蹴所能几耳。拟汤丸并进,上下分治。

制半夏三钱　广皮一钱　生米仁四钱　猪苓二钱　茯苓三钱　泽泻一钱五分　川萆薢二钱　野於术一钱五分　制香附一钱五分　威喜丸二钱,药前先服

五日后服猪苓丸二钱,方见《医通》。

郁左　梦遗频来。脉象濡细,左尺涩弱,左寸浮大。心肾两亏,水火不能相济。从心肾主治。

朱茯神三钱　潼沙苑盐水炒，三钱　生山药三钱　杭白芍酒炒，一钱五分　炒枣仁二钱　菟丝子盐水炒，三钱　奎党参三钱　柏子仁去油，三钱　远志肉五分　湘莲肉三钱

俞左　有梦而遗，渐至咳嗽，往来寒热，汗出方解。脉细数少力。此由气血并亏，阴阳不护，恐损而不复。用仲圣二加桂枝龙牡汤，以觇动静如何。

桂枝　牡蛎盐水煅　炒地骨皮　白芍　白薇　煅龙骨　远志　茯神　淮小麦　南枣

淋浊

钱左　浊经两月，小溲甚畅，而马口不净，时有渗溢。脉大不耐重按。此气虚矣。

别直参另煎，冲，一钱　野於术二钱　炙柴胡四分　沙苑子三钱　泽泻一钱五分　炙绵芪三钱　炙升麻四分　广皮一钱　煅牡蛎四钱　威喜丸二钱，药汁送服

施左　淋浊而于溲毕作痛，阴虚湿热下袭也。

秋石四分　牛膝梢三钱　生薏仁四钱　官桂四分　磨沉香四分，冲　萆薢二钱　甘草梢五分　车前子三钱　藕汁一酒杯，冲

二诊　淋痛稍退。再清下焦湿热。

制半夏一钱五分　云茯苓三钱　牛膝梢三钱　泽泻一钱五分　广皮一钱　甘草梢五分　车前子三钱　龟甲心炙，先煎，五钱　二妙丸开水先服

李左　血淋四载有余，尿管作痛。湿热留恋膀胱血分，不易图治。

海金砂三钱　细木通一钱　炒小蓟一钱五分　甘草梢五分　山栀三钱　丹皮炭二钱　滑石块三钱　当归炭二钱　牛膝梢三钱　细生地四钱　上沉香五分　西血珀五分。二味研细，先调服

左　病后湿热未清，袭入下焦为浊。当为分清。

炒於术二钱　益智仁七分　制半夏二钱　沙苑子盐水炒，三钱　川萆薢二钱　泽泻一钱五分　赤白苓各二钱　橘皮一钱　二妙丸一钱五分　威喜丸一钱五分，二丸开水先服

赵左　持重远行，气虚湿陷。小便了而不了，足跗带肿。叠经分利，气虚未复，所以沦陷者自若也。拟分利湿邪，参入补气。

西潞党　茯苓　白术炭　生薏仁　炒枳壳　炙绵芪　猪苓　茅术炭　制半夏　泽泻

周左　小溲浑浊如膏。肾虚而湿热内袭，膏淋重证也。

海金砂三钱　建泽泻一钱五分　白茯苓三钱　淡秋石三分　滑石块三钱　磨沉香三分　潼沙苑三钱　大淡菜二只

左　血淋不退，尿管涩痛。湿瘀内阻，不得不为宣通。

海金砂　滑石块　黑山栀　当归须　粉丹皮　车前子　泽泻　淡竹叶　当门子一分，用杜牛膝汁半

杯，先调服

左　小溲结块如脂，膏淋重证也。

海金砂三钱　块滑石三钱　木猪苓二钱　泽泻一钱五分　淡秋石六分　赤白苓各三钱　黑山栀一钱五分　磨沉香四分，冲　大淡菜二只

又　结块已退，而溲带血。

车前子三钱　炒丹皮二钱　甘草梢五分　海金砂三钱　泽泻一钱五分　牛膝炭三钱　赤白苓各二钱　块滑石三钱　淡竹叶一钱

徐左　向有淋证，兹则马口不净，临溲作痛。湿热并阻膀胱，势难欲速图功。

车前子三钱　茯苓三钱　泽泻一钱　甘草梢八分　细木通八分　制半夏一钱五分　橘皮一钱　瞿麦三钱　牛膝炭四钱　淡竹叶一钱五分　朴硝一钱

又　阴柔苦泄，胃纳如常，然大便带红。脏阴虽亏，而腑中之湿热未清。以退为进。

侧柏炭二钱　炒槐花二钱　茯苓三钱　丹皮炭一钱五分　生牛膝四钱　橘白一钱　泽泻二钱　当归炭一钱五分　大补阴丸三钱，分两次，开水下

徐左　淋浊之证，痛者为火，不痛者为湿。小溲之后，马口不净，其为湿流于下，显然可见。

萆薢　橘皮　生薏仁　猪茯苓　制半夏　块滑石　建泽泻　二妙丸

二诊　小溲虽不甚痛，而马口不净。还是湿热混淆，驾轻走熟。再利水而固精宫。

制半夏　焦苍术　川萆薢　川黄柏　猪苓　生熟薏　车前子　上广皮　赤白苓

王左　由发热而致溲结不爽，甚至带出血块。此热结膀胱，高年之所忌也。

细木通　滑石块　牛膝梢　赤猪苓　丹皮　车前子　甘草梢　泽泻　瞿麦　淡竹叶　上沉香三分　西血珀四分。二味研细，先调服

左　小溲淋浊，阴茎作痒。肝火湿热蕴遏，宜淡渗苦泄。

细木通七分　龙胆草五分　滑石块三钱　柴胡四分　瞿麦二钱　车前子三钱　甘草梢五分　泽泻一钱五分　淡竹叶一钱五分

左　小溲淋痛，痛甚则闭结不宣，欲解难解。脉数洪滑。此湿热蕴结膀胱，膀胱不能化气，所谓气淋者是也。

秋石　磨沉香　滑石块　瞿麦　牛膝梢　官桂　细木通　黑山栀　木香　甘草梢

左　淋痛已止，少腹坠闷亦减，但溲仍频数。膀胱湿热不能遽清，再为分清。

炒麦冬三钱　牛膝梢三钱　黑山栀二钱　木通五分　赤白苓各二钱　滑石块三钱　广木香五分　炙紫菀二钱　川柏片盐水炒，二钱　泽泻一钱五分

左　淋痛虽减于前，而脘腹作痛，小溲频数。肾虚湿热逗留，肝气不和。驾轻走熟，图治非易。

细木通七分　块滑石三钱　黑山栀二钱　甘草梢

五分　车前子三钱　牛膝梢三钱　制香附二钱，研　磨沉香四分，冲　整砂仁四粒，入煎

左　淋痛已止，溲仍频数，脘下结块仍痛。下焦之湿热稍清，肝胃之气，不相和协。再为调气。

制香附二钱　砂仁七分，后入　广皮一钱　川萆薢一钱　沉香片四分　广木香五分　泽泻一钱五分　白芍一钱五分，吴萸三分，拌炒　香橼皮一钱五分　川楝子打，一钱五分

陈左　小溲淋痛，甚至带血。膀胱不司化气。其病也久，其愈必难。

官桂　磨沉香　甘草梢　赤苓　泽泻　秋石　生薏仁　牛膝炭　藕汁

徐左　下坠之气，仍不见松，气一下注，直入尿管，辄痛不能忍。有时由尿管而抵及肛门，亦然作痛，小溲滴沥不爽。右脉濡滑，左部细弱无力。良以肾气亏损，不能收摄。再咸润摄下。

干苁蓉三钱　大茴香盐水炒，八分　厚杜仲三钱　炒黑当归一钱五分　炒杞子三钱　菟丝子盐水炒，三钱　川断肉三钱　炒青盐一分五厘

二诊　盐润摄下，注痛稍退，而小溲仍涩不爽。肾气既虚，病根愈难澈也。

两头尖炒，包　生蒲黄　当归尾　赤白苓　泽泻　柏子仁　生牛膝　川萆薢　韭菜根

三诊　小溲尚觉塞滞。水道之中，必有凝瘀内阻。再排湿化瘀，分清精水。

川萆薢　滑石　冬葵子三钱，研　细木通　牛膝梢　泽泻　石菖蒲盐水炒　甘草梢　西血珀三分　酒炒湘军五分。二味先调服

四诊　小溲已能约束，惟水道尚在窒塞，理宜逐步进逼。然天暑脉虚，不若暂为退守，乘机进治。

川萆薢　泽泻　生米仁　细木通　车前子　南楂炭　制半夏　黑山栀　牛膝梢　淡竹叶

五诊　湿浊瘀腐不化，小溲仍然窒滞，漩脚浊腻。再利水而排湿化瘀。

川萆薢二钱　白茯苓三钱　益智仁八分　瞿麦二钱　车前子二钱　萹蓄五分　牛膝梢三钱　泽泻一钱五分，盐水炒　石菖蒲盐水炒，三分　木通五分　两头尖一钱五分，炒，包

改方加单桃仁一钱五分，酒炒大黄二钱。

六诊　溲后每有牵腻之物渍于马口，为湿浊未楚之征。然小溲数而难固，心火陷入于肾，肾阴不摄。从心肾主治。

台参须八分　云茯神三钱　生山药三钱　潼沙苑盐水炒，三钱　细生地四钱　柏子霜三钱　远志肉七分　带心莲子三钱，打

左　小溲淋痛，脉形弦滑。此肝火湿热，郁阻膀胱。先为疏泄。

柴胡　黑山栀　淡芩　萆薢　甘草梢　龙胆草　泽泻　车前子　淡竹叶

附注：小溲热赤，泻青丸。淋溲痛甚，用麝、珀、军

应手。

王左　浊虽减少，而尿管有时作痛，还是湿热未清。再拟分利之中，参以苦泄。

川萆薢　福泽泻　赤白苓　焦白术　甘草梢　滑石　陈皮　车前子　制半夏　三妙丸盐汤下，三钱

陈左　湿热蕴遏膀胱，淋痛日久不愈，有时带红，痛于溲毕为甚。此气化不及州都，驾轻走熟，不易图治也。

薄官桂四分　盐秋石七分　生米仁四钱　川萆薢二钱　甘草梢五分　上沉香二分　滑石块三钱　白茯苓三钱　泽泻一钱五分　淡竹叶一钱五分

李左　脉证相安，惟小便仍有牵腻之物，良以瘀腐未清。宜重药轻投。

制半夏　赤白苓　生薏仁　川萆薢　泽泻　猪苓　当门子七厘，杜牛膝汁半小酒杯调，温服

此病已用通利数次矣。乃入房忍精，注于夹膜，故用此法祛之。清儒附志

二诊　服药后果有白物牵腻纠纠，离马口而下，惟隔日仍然。前方出入。

麝改五厘，牛膝汁一调羹入调。

张左　淋浊之后，瘀腐湿热未清，腐蓄于中，每至夏令，湿热蒸动，与腐相合，精之与水，混淆不清，以致白物时下，小溲作痛。欲固其精，当利其水。

川萆薢　车前子　云茯苓　苍术麻油炒　滑石块　泽泻　制半夏　广皮　湘军三分　沉香一分　血珀三

分。三味研细，开水送下

某　小肠有气则小便胀，有热则小便痛，有血则小便涩，此定理也。今淋浊大势虽退，而水道仍有梗阻之状。良以肝火湿热有余，瘀浊不能悉化。再理湿热参以化瘀。

细木通　滑石块　瞿麦　黄柏片　车前子　黑山栀　泽泻　知母　上沉香　西血珀二味先服

某左　小溲尚觉涩赤，马口不净，腿股足心俱痛。无非湿热逗留于下。

制半夏　陈皮　泽泻　於术　猪苓　黄柏盐水炒　川萆薢　赤白苓　生薏仁　车前子　清宁丸

左　肛门迸逼稍松，小溲滞而不爽，欲溲不溲，欲便不便。无非湿热郁坠，腑气为之所抑。再苦辛开通，仍以分利。

桔梗　生薏仁　木猪苓　福泽泻　制半夏　广皮　赤白苓　川萆薢　磨沉香　滋肾丸

吴左　淋减而浊未定，下焦湿热未清。

苍术麻油炒　萆薢　广皮　制半夏　车前子　黄柏盐水炒　泽泻　赤白苓　生米仁　龙胆草五分　淡竹叶

左　溺有余沥。

制半夏　白术　萆薢　上广皮　赤白苓　生薏仁　泽泻　猪苓　二妙丸

金左　体丰多湿，湿郁生热，热与湿合，注于下焦，致阴茎皮碎，并不腐溃，其非蕴毒可知。湿热熏蒸，咽辄作痛，目赤遍身瘖瘰。由热生风，耳鸣头晕。急宜清其湿热下行。

制半夏　广皮　泽泻　羌活　淡芩　赤白苓　苦参　肥知母　丹皮　防风　山栀　二妙丸

曹左　腰背作痛稍退，而口腻痰多，马口包皮渗湿，时发时止。其为痰湿热有余，确然可见。再理湿和中。

制半夏　赤白苓　广皮　萆薢　泽泻　竹茹　炒枳实　生熟薏仁　酒炒桑枝一两　酒炒丝瓜络煎汤代水

丁左　脉象濡弱，腰府作酸，久而不止，每晨咽喉作痛。夫腰为肾府，少阴之脉循喉咙，参合病情，是肾气虚、肾阴衰、阴阳交亏之象，理宜填补下元。然而淋浊之后，必有湿热，当于补药中仍带流利可耳。

炙生地四钱　玄参肉三钱　潼沙苑盐水炒，三钱　金石斛四钱　炒牛膝三钱　川断肉三钱　菟丝子盐水炒，三钱　杜仲三钱　青蛾丸三钱，盐汤先送下

钱右　淋痛之后，肾虚湿热内恋，以致稍涉劳顿，其淋辄发，所谓劳淋是也。姑补肾而泻膀胱。

大生地姜汁炙，四钱　萸肉炭二钱　山药三钱　炙紫菀三钱　麦冬三钱　丹皮二钱　茯苓神各二钱　泽泻一钱五分　五味子四粒　车前一钱五分

某　小溲作痛，甚至见血。湿热蕴结，渗于膀胱血分，血淋重证也。

生地炭　海金砂　龙胆草　萆薢　瞿麦　泽泻　丹

皮炭　草梢　上沉香　西血珀二味研细末，蜜水先调服

某　高年溲赤漩脚，有粘腻血点。大非所宜。

萆薢分清饮去乌药，加淡菜、四苓之类，后用六味丸、生於术作汤，及大补阴丸、蜜炙紫菀汤下。

左　溲数而结滞不爽，并有粘腻红赤之物随溲而下。此肾虚而热结于下，膏淋之象。拟石顽法。

都气丸改汤，加紫菀、麦冬、半夏、淡菜，惟熟地改生地，茯苓加茯神。

毛左　淋痛溲浊，下焦湿热郁遏。从泻肝法。

细生地姜汁炒，四钱　龙胆草四分　车前子三钱　细木通一钱　川柏片姜汁炒，四分　甘草梢八分　泽泻片二钱　炒当归二钱　海金砂一钱五分，包　牛膝梢三钱　川萆薢二钱

应左　尿血之后，转成白浊。辛以化痰，苦以泄热，浊遂止住。今起居如常。调理之计，宜益肾而调脾胃，参以补气和中。

吉林参一两　肥玉竹二两　炒於术二两　陈广皮一两　大生地五两　甘杞子三两　白茯苓二两　炒山药一两　炒扁豆三两　制首乌五两　制半夏一两五钱　女贞子三两，酒蒸　杜仲盐水炒，三两　白归身一两，酒炒　杭白芍一两五钱　生熟草各三钱　怀牛膝三两，酒炒　车前子一两五钱　丹皮二两　泽泻一两五钱　潼沙苑盐水炒，三两　建莲肉二两

共研末，以阿胶四两，溶化为丸。每服三钱。

廖左　久浊色带黄稠，茎中有时作痛，每晨目带

红赤，腿股酸楚，步履维艰。脉细弦微滑。肾虚湿热伏留未楚，精水混淆不分，精关遂难扃固。拟理湿泄热，而化败浊。

制半夏　生薏仁　益智仁　石菖蒲　川萆薢　上广皮　白术　茯苓　白果肉打　二妙丸二钱，先服

秦左　温化湿寒，淋痛逐渐减轻。然稍涉劳顿，辄复作痛。再兼劳淋法治。

熟地炭四钱　大麦冬三钱　丹皮二钱　茯苓一钱五分　泽泻一钱五分　生山药三钱　五味子五粒　萸肉三钱　生熟谷芽各一钱五分

戴左　向有精浊旧恙，湿热内盛，湿注于肠，致大便泄浊，小溲黄赤，精浊泛而更盛，内热胃钝。恐湿热熏蒸，致有身热之类。

制半夏三钱　川萆薢二钱　川朴一钱　腹皮二钱　猪赤苓各二钱　泽泻一钱五分　广皮一钱　生熟薏仁各二钱　滑石四钱　二妙丸二钱，先服

戴左　脉濡不滑，右尺鼓指。小溲虽不作痛，而马口仍带干结。下焦湿热逗留，驾轻就熟，不能霍全者为此。

黑山栀三钱　车前子二钱　肥知母二钱　泽泻一钱五分　龙胆草四分　滑石四钱　瞿麦二钱　木通六分　猪苓二钱　淡竹叶一钱五分　猪肚丸盐汤下，二钱

秦左　肾虚逗留湿热，小溲淋痛，时作时止。前贤谓小肠有血则小便涩，小肠有气则小便胀，小肠有火则小便痛。分清火腑，以图徐退。

大生地　甘草梢　黑山栀　赤白苓　建泽泻　细木通　车前子　滑石　淡竹叶　知柏八味丸

左　高年气虚，湿热下注为浊。宜从补气之中，参以分利。

人参须　野於术　广皮　赤白苓　生熟米仁　制半夏　川萆薢　猪苓　杜仲　生熟谷芽

左　小溲漩脚起沫，有时作痛，脉象左大。此肾虚而湿热留恋。拟苦以泄之，咸以化之。

秋石三钱　煅牡蛎三钱　车前子二钱　茯苓神各二钱　大贡菜二只　大补阴丸四钱，分二次服

左　淋痛甚剧，此湿热蕴结也。

木通一钱　滑石四钱　瞿麦二钱　炒丹皮二钱　黄柏一钱五分　草梢六分　川萆薢二钱　车前子三钱　龙胆草五分　黑山栀三钱　清宁丸三钱，另服

左　由白浊而转溲血，尿管作痛。此肾虚湿热，未可轻视。

生地炭　蒲黄炭　丹皮炭　海金砂　甘草梢　滑石块　黑山栀　当归炭　淡竹叶　藕汁　西血珀四分，研末，藕汁调服

左　溲涩作痛，咳嗽痰多。湿热蕴阻膀胱，当疏风利湿。

前胡　木通　橘红　瞿麦　车前子　牛蒡子　杏仁　枳壳　萹蓄　萆薢　石菖蒲　清宁丸三钱

左　血淋痛剧，湿热蕴结膀胱。

海金砂　丹皮炭　黑山栀　淡苓　甘草梢　车

前子 生地炭 炒小蓟 赤苓 淡竹叶 上沉香 西血珀二味，研细，先调服

癃闭

唐左 小溲淋痛，闭癃不爽，甚至涓滴不通。脉细而沉候弦硬。此湿热蕴结膀胱。恐至癃闭。

滑石块 甘草梢 泽泻 瞿麦 磨湘军三分 黑山栀 车前子 萹蓄 滋肾通关丸盐汤送下

二诊 涩痛大退，而尿管气坠难忍，无形之热稍化，而有形之湿压滞腑气。再标本并顾。

炙黄芪三钱 於术一钱五分 党参三钱 炙升麻七分 炙柴胡七分 甘草三分

西血珀五分，上沉香二分，生湘军一钱五分，三味研细末，用茯苓五钱，煎浓汁作丸，微烘令干，药汁送下。

师云：此湿与气并坠，又以身之火与热与湿与气交注膀胱，药难突围而入，未有不为气湿火热恋住者。用三味外，复以升柴提之，如滴水器开其上而下自注也。清儒附志

三诊 呕吐以提其气，泄泻以泄其湿，滞坠顿退，而仍闭癃不爽。膀胱之气不化，还难许治。

桔梗 赤白苓 猪苓 冬葵子 车前子 木通 甘草梢 泽泻 滋肾通关丸

四诊 闭癃已通，而尿管时仍作痛，小溲亦时通

时阻。膀胱湿热未清，再为疏利。

木通　萹蓄　甘草梢　车前子　磨湘军三分　瞿麦　滑石　黑山栀　牛膝梢　泽泻

五诊　小便时通时阻，总由膀胱蕴结未清。再为分利，而参苦辛开通。

黑山栀　木猪苓　甘草梢　车前子　牛膝梢　福泽泻　茯苓　萹蓄　冬葵子　滋肾通关丸

六诊　癃淋之证，本由湿热蕴结而来，不为清利，而以针导，湿热依然蕴结，元气陡伤，辗转而致成损，奈何！

上安桂后入　川黄柏盐水炒　肥知母　滑石　泽泻　车前子　细木通　萹蓄　甘草梢　黑山栀

西人用银针针进尺许，尿血俱出，随后复闭，邪不得楚，元气转伤矣。正蒙志

溲　数

朱左　肾气不足，暮夜溲多，脾胃气虚，纳少胃钝，脉濡，苔白少华。宜补气益肾。

台参须一钱　炒於术二钱　煨益智仁八分　菟丝子盐水炒，三钱　白茯苓三钱　炒山药三钱　土炒广皮一钱　潼沙苑盐水炒，三钱　生熟米仁各二钱　玫瑰花二朵

邱左　小溲频数而不作痛。脉滑，苔黄质腻。此痰湿有余，膀胱之气，为湿所压。证已年余，驾轻走熟，恐难一蹴而几。

川萆薢　益智仁盐水炒　赤白苓　广皮　猪苓　石菖蒲盐水炒　制半夏　白蒺藜　泽泻　天麻　大淡菜

某　大便仅下坚黑一粒，小便多而不爽，是名频数。皆由湿热蕴阻，宜用分利。

木猪苓　萹蓄　制半夏　木通　泽泻　生米仁　广皮　甘草梢　滋肾通关丸

阳　痿

庄左　命门相火，为生身之本，真阳亏损则火衰。湿痰郁遏，火不用事，则火亦衰。脉滑而大。痰多阳痿，火之式微，湿之有余也。取舍之间，自有明辨。

冬术炭二钱　制半夏一钱五分　生米仁四钱　炒瓜蒌皮三钱　广皮一钱　泽泻一钱五分　赤白苓各二钱　川萆薢二钱　杏仁泥三钱　姜汁炒竹茹一钱

二诊　流化湿邪，相火得展，而腹笥膨满。还是湿郁气滞，再调气泄湿。

冬术炭　大腹皮　生薏仁　枳实炭　制香附　赤猪苓　泽泻　广皮　木香　砂仁　焦麦芽

左　体丰多湿，加以大病之后，余蕴未清，以致湿邪流行入络，髀关及左腿膝作酸，麻木不仁，艰于步履，腰背作痛，卧着尤甚。湿邪久困，则相火为之郁遏，阳道不举。脉象濡滑，苔白微黄，质腻。皆由络隧之中，为湿所阻，则无形之气，有形之血，不能宣畅流布。而历来所服之药，皆是补滞之品，未免为敌树帜。名曰中湿，非久药不为功。

川萆薢三钱　汉防己一钱五分，酒炒　左秦艽一钱五分　上广皮一钱　制半夏二钱　威灵仙一钱五分，酒炒　焦苍术一钱五分　川桂枝五分　生米仁五钱　川独活一钱五分　泽泻一钱五分　桑枝酒炒，一两五钱，煎汤代水

二诊　祛湿和络，脉象稍觉流畅，相火有燃动之机。足见湿邪抑遏，虽有真阳，无从发露。药既应手，再扩充以进。

焦苍术一钱五分　川萆薢二钱　汉防己一钱五分，酒炒　威灵仙一钱五分　赤白苓各二钱　制半夏二钱　泽泻一钱五分　独活一钱　木猪苓二钱　新会皮一钱　川桂枝五分　白僵蚕一钱五分　生薏仁四钱　红花三分，酒炒

潘左　前年二次眩晕，几至发厥。兹则腿股作酸，阳道痿顿。脉形濡滑，舌苔白腻。湿痰郁遏，致命火不能用事。欲助命阳，当先去其遏我命阳者。

姜半夏　猪赤白苓　广皮　炒枳实　制南星　生熟薏仁　泽泻　炒竹茹

疝　气

某左　子和论七疝都隶于肝，以少腹前阴，皆厥阴经部位故也。盖筋者肝之合，睾丸者筋之所聚也。偏左者，肝生于左也。劳倦奔走，则元气下陷，所以肾

囊之间，筋肿甚大，每觉上冲心胸，非攻心也。夫中脘季胁，乃肝脉游行之地也。大凡治法，不越辛温苦泄。然劳碌气陷者，苦泄则气益陷。今先举其陷下之气，稍佐辛温，是亦标本兼治之意。另案，即请方家正之。

台参须另煎，冲，八分　炙绵芪二钱　蜜炙升麻四分　炙甘草二分　野於术一钱五分，土炒　净柴胡四分　酒炒当归二钱　广木香三分　炒小茴五分　陈皮二钱　延胡索二钱　白茯苓四钱

左　湿寒内阻为狐疝。

盐水炒香附　台乌药　南楂炭　木猪苓　木香　小青皮　炒小茴　赤白苓　炒橘核

左　大病之后，脉象时常带数，右三部微滑，左三部并无数象。此气分湿热逗留，湿热润下，压坠腑气，所以有疝气情形。拟理气泄湿。

盐水炒香附　制半夏　生米仁　川楝子　泽泻　黑山栀　川萆薢　炒枳壳　木猪苓

徐左　右脉濡细，左脉细弦。少腹偏右筋突痛胀，必得平卧，痛胀方平。考少腹两旁属肝，居中为冲脉，冲任虚寒，湿压气坠，所以为痛为胀。至平卧则压坠之势稍衰，所以其痛略减。拟导湿外泄，湿得泄则不坠，水窍常开，则精窍常闭，而遗泄亦可以免矣。

萆薢二钱　吴萸盐水炒，四分　乌药一钱五分　黑山栀二钱　磨木香五分　米仁四钱　猪茯苓各二钱　泽泻一钱五分　炒小茴五分　炒橘核三钱　荔枝核三钱，炙

李左　寒痰内阻，络气不宣，胸胁肋游行作痛，睾

丸痛胀。经云：冲脉为病，男子内结七疝。又云：冲脉者，起于气街，并少阴之经，挟脐上行，至胸中而散。所以上则胸痛，下则疝痛，病虽悬殊，其源则一。

生香附　小青皮　归须　橘络　枳壳　乌药　旋覆花　川楝子　磨郁金五分　真猩绛六分　青葱管

荣左　由睾丸痛胀，而致从上攻冲，直抵中脘，痛不可忍，恶心呕吐，倏寒倏热，大便不行，小溲浑赤，舌红苔白。湿热流入厥阴，而冲隶于肝，又属阳明，起于气街，而布散胸中，所以肝病不退，冲脉之气，挟湿热之气，上冲犯胃，的属冲疝重症。拟苦辛酸合方。

川雅连五分，炒　淡干姜三分　川楝子三钱　制香附二钱　延胡索二钱　盐水炒陈皮一钱　淡芩酒炒，一钱五分　杭白芍酒炒，三钱　白茯苓三钱　生薏仁三钱　姜汁炒黑山栀三钱　泽泻一钱五分

二诊　苦辛酸合方，呕吐稍减，痛势略缓。然腹中时觉攻撑，愈撑愈痛，痛处以热物摩熨，其势即缓，而热汤入口，其痛即甚，吐出均系痰涎。脉左部细弦，右部沉郁。肝经之气，横扰充斥，标热本寒。与甘仁先生同议温脏而泄气火之郁，化痰而降胃腑之气。逸山先生意见相同。录方以备商用。

川雅连五分　淡吴萸三分，川连同炒　制香附二钱　黑山栀三钱　川楝子三钱　广皮二钱　熟附片三分　制半夏一钱五分　延胡索一钱五分　白茯苓三钱　白蛳螺壳二钱　粉丹皮二钱　上沉香二分　黑丑三分。二味研细末，先调服

三诊　苦降辛通，痛势渐轻，大便虽行未畅，呕恶不止，吐出之物，气甚酸秽。右脉沉郁稍起，渐见滑象。肝木之纵横肆扰，虽得略平，而厥气逆冲，胃土不降，气即为火，痰即为浊，酿成酸秽之味，逆从上出。与逸山、甘仁两兄同议清泄郁结，降浊镇逆。

黑山栀三钱　制半夏三钱　块辰砂三钱　鲜竹茹三钱　炙紫菀肉二钱　香豆豉二钱　茯苓五钱　柿蒂四个　郁金一钱五分　旋覆花二钱，绢包　川楝子二钱　鲜枇杷叶一两，去毛，绢包，煎汤代水

四诊　痛势大减，略能安寐，大便不行，仍然恶心呕吐，吐出不堪秽臭，胃中窒闷异常，面色晦浊，目有红光，脉左弦右滑。良由疝气上冲，胃之下口，即小肠上口，火腑之气，不克下行，转从上逆，令糟粕从胃底翻出，胃浊不降，痰聚胸中，胆阳上逆，面晦目红不寐，宜有种种现象矣。夫大肠居小肠之下，与肺相表里。兹与逸山、甘仁两先生同议，控逐胸中之结聚，使肺气下通于大肠，肠痹得开，则火腑之气，或从下行，冀糟粕亦转旋顺下。未识能如愿否。

制半夏三钱　块辰砂四钱　细木通一钱五分　炙紫菀肉四钱　旋覆花二钱　白茯苓五钱　姜汁炒山栀三钱　鲜竹茹三钱　柿蒂五个　控涎丹八分，开水先调服

五诊　攻逐胸中结聚之痰，使肺气下通于大肠，大肠居然开通，屡次畅下，糟粕之逆出于胃者，亦从下行。呕吐臭秽已定，胸中窒闷亦开，疝气痛胀大减，渐能安谷，脉数转缓。出险履夷，诚为幸事。再拟调和

中气，疏泄肝木，分化湿热，以善其后。同逸山、甘仁两兄商用。

制半夏一钱五分　鲜竹茹一钱　干橘叶一钱五分　泽泻二钱　生薏仁三钱　白茯苓三钱　川楝子一钱五分　荔枝核三钱　猪苓二钱　炒谷芽三钱

顾左　囊肿较退，睾丸仍然肿硬，还是湿压气坠，气湿不行。再运脾渗湿，而温元脏。

连皮苓五钱　吴萸盐水炒，四分　木猪苓二钱　大腹皮二钱　楂炭二钱　广木香五分　炒橘核三钱，研　炒小茴五分　炒枳壳一钱　冬瓜子五钱　炙干蟾四钱

二诊　睾丸作痛殊甚，又复身热。湿热内阻，营卫不宣，恐变外证。

青陈皮　萆薢　延胡索　枳壳　大腹皮　炒橘核　香附　川楝子　泽泻　猪苓

徐　疝气而觉气上冲，心中热辣作呕吐象，此冲心也。

天台乌药散加盐水炒香附，猪胆汁二匙冲。急不可得，以川连代之

钱左　睾丸偏左作痛，牵引腰府，中脘不舒，脉濡而滑。此肝肾湿热内伏，先调气利湿。

制香附二钱，打　川萆薢二钱　泽泻二钱　青皮一钱　台乌药一钱五分　川楝子一钱五分　炒橘核三钱　猪苓二钱　楂炭三钱　炒小茴五分　延胡索一钱五分，酒炒

支左　少腹偏右作胀，大便艰涩，时常紫黑，卧难成寐，气冲嗳噫，脉细弦数。此湿热内郁，致血气结滞

不宣，癞疝情形也。极难图治。

川楝子一钱五分　单桃仁三钱　制半夏二钱　延胡索一钱五分，酒炒　炒橘核三钱，研　海藻一钱五分　淡昆布一钱　赤白茯苓各二钱　炙荔核三钱，研　楂炭三钱　木香四分　焦秫米三钱

朱左　少腹有气上冲，支脘作痛，脉沉而弦。肝肾湿寒，治宜温化。

淡吴萸盐水炒，四分　台乌药一钱五分　赤白苓各二钱　泽泻一钱五分　盐水炒青皮一钱　川楝子一钱五分　苏子梗各二钱　前胡一钱五分　制香附三钱　光杏仁三钱　楂炭三钱

痔

左　每至大便，辄痔随便出，甚则带红，必睡卧良久，方得渐收。湿热压坠大肠，宜清腑理湿，以望轻减。

秦艽一钱五分　粉丹皮二钱　炙猬皮一钱　防风炭六分　当归炭二钱　炒槐花二钱　白茯苓三钱　侧柏炭三钱　鲜首乌五钱　槐角丸三钱，开水先服

尹左　肛门痔坠，脘痞不舒，食入腹满。此痰湿有余，湿压腑气，不易图治也。

焦白术　赤白苓　防风根　猪苓　泽泻　砂仁　制半夏　上广皮　煨葛根　制香附　生熟米仁

二诊　肠痔下坠，肛门作痛。苟非湿热有余，则

气坠何致作痛？然卧着之后，肛仍不收，中气亦未必实。拟汤丸并进，上下分治。

野於术　川黄柏姜汁炒　泽泻　赤白苓　生米仁　制半夏　苍术麻油炒黄　猪苓　补中益气丸三钱，开水晚服

师曰：肛坠有二，一则气虚，一则湿坠。气虚不痛，此则作痛，故曰湿热也。清儒志

某　阳络伤则血外溢，血外溢则衄血；阴络伤则血内溢，血内溢则后血。此主便血而言其来于脏腑者也。便血频年累月，安有复能支持之理？此盖由湿热内郁，结成肠痔，血即由此而来，与所谓远血者有间。

炒於苍术各一钱五分　炒防风一钱　川连炭五分　丹皮炭二钱　炒荆芥一钱五分　川柏炭一钱五分　赤猪苓各二钱　炒槐花二钱　泽泻一钱五分　大红鸡冠花三钱

左　痔坠便血身热。风邪在表，湿热在腑。

冬桑叶一钱　炒槐花二钱　川连炭五分　秦艽一钱五分　防风一钱　丹皮炭二钱　川柏炭三钱　荆芥炭一钱　炒枳壳一钱　皂荚子一钱五分，蜜炙

二诊　便血已止，肛门灼热，湿热不楚也。

川柏　炒槐角　秦艽　泽泻　地榆炭　黄芩炭　蜜炙皂角子

李左　咳嗽渐定，肛门痛胀，虚火郁于大肠也。

炒槐花　淡苓　象贝母　冬瓜子　粉丹皮　炒杏仁　甘草　天花粉　枇杷叶膏三钱

二诊　肛门痛胀大减，每至清晨，气冲欲咳，日间

则干呛无痰。阴分日亏，还恐传损。

生地炭四钱　粉丹皮二钱　象贝母二钱　甜杏仁三钱　甘草三分　炒槐花二钱　青蛤散三钱　冬瓜子三钱　枇杷叶三钱，蜜炙　都气丸三钱，先服

郑左　肛门胀硬作痛，海底穴筋掣，肾囊牵引，髀关疼痛，大便不畅，肉色不变。此由痰湿结聚，势成外疡，宜求专门名家商治。

炒小茴五分　川萆薢三钱　制半夏一钱五分　泽泻二钱　没药四分，去油　鹿角霜三钱　广橘红一钱　左秦艽一钱五分　云苓三钱　桑枝七钱，酒炒

迟左　便血仍然不止，其血滴沥而下。风湿热郁于大肠，肠痔情形。前法再进一筹。

荆芥炭一钱　黄柏炭三钱　丹皮炭二钱　防风炭一钱　细生地四钱　柏叶炭三钱　地榆炭三钱　木耳炭二钱　炒槐花二钱　泽泻一钱五分　当归炭一钱五分　赤白苓各二钱

二诊　加川连炭、血余炭、二妙丸。

郑左　大便之后，血遂注下。湿热结于大肠，肠痔情形也。

苍术一钱，麻油炒黄　荆芥炭一钱　茯苓三钱　当归炭二钱　炒防风一钱　泽泻一钱五分　川连炭五分　黄芩一钱五分　黄柏炭三钱　白术一钱　陈大红鸡冠花三钱，炙

二诊　血下稍止。再大苦泄热，使直透肠中。

黄柏炭　秦艽　炒槐花　炒丹皮　台白术　川

连炭　泽泻　猪茯苓　防风炭　炒荆芥

右　痔坠便血，肝火湿热下注于肠。不宜急切图功。

黄柏炭二钱　炒槐米二钱　炒丹皮二钱　地榆炭二钱　川连炭三分　火麻仁一钱五分　龟甲心七钱，先煎　荆芥炭一钱五分　润肠丸一钱五分

二诊　痔坠下血大减。再凉血宽肠。

白术炭　煨天麻　白蒺藜　钩钩　煅石决明　茯苓神　丹皮炭　火麻仁　泽泻

邵左　肺痈之后，湿热下趋大肠，每至大便，痔坠下血。日来胃钝少纳，中脘不舒。脉象微滑，舌苔粘腻。似不在阴虚之极、阴络损伤之例。良以湿热伤营，营络不固。非苦温不足以胜湿，非大苦不足以泄热而入肠中也。

泽泻一钱五分　丹皮炭二钱　炒槐花二钱　防风炭一钱　於术土炒，钱半　苍术八分，麻油炒黄　黄柏炭三钱　白茯苓三钱　红鸡冠花三钱

二诊　培土燥湿泄热，下血稍减。若是阴虚而阴络不固，断不能如此和平也。前法再进一步。

苍术一钱二分　防风炭一钱　黄柏炭三钱　丹皮炭二钱　荆芥炭一钱　当归炭一钱五分　土炒於术二钱　大红鸡冠花三钱　脏连丸二钱

三诊　血色渐淡，大肠湿热稍清，而脾阳不能固摄之象也。再温脏清腑。

苍於术各一钱五分　丹皮炭一钱五分　川连炭四

分　黄柏炭三钱　炮姜炭六分　云苓三钱　防风炭一钱　生薏仁四钱　泽泻一钱五分　大红鸡冠花三钱

四诊　温脏清腑，肠红大退。的是大肠湿热有余，而脾土真阳不足，非大苦不足以泄肠中之湿，非大温不足以复脾脏之阳气也。

川连炭三分　黄柏炭二钱　焦茅术一钱五分　丹皮炭二钱　茯苓三钱　炮姜炭五分　泽泻一钱五分　炒於术一钱五分　大红鸡冠花三钱　黑地黄丸三钱

五诊　血已止住。然血去阴伤，诸虚杂出。既节其流，再开其源。

朱茯神三钱　女贞子三钱　柏子仁三钱　当归炭二钱　白芍一钱五分　旱莲草二钱　池菊花二钱　黑穞豆衣三钱　黑地黄丸三钱

六诊　肠红之后，气觉上逆。再导湿热下行，而引入膀胱。

冬瓜子　光杏仁　生米仁　通草　滑石　云茯苓　白蒺藜　池菊花　青芦尖

七诊　阳气上逆不平，面色浮黄，筋脉跳跃。此由血去阴伤，不能涵养。再培土养肝。

生於术　白茯苓　白蒺藜　黑豆衣　冬瓜子　生米仁　晚蚕砂　海蛤壳　炒竹茹

八诊　神情稍振，面色浮黄稍退。再培土养肝，仍参理湿。

於术　黑豆衣　女贞子　茯苓　生薏仁　泽泻　蚕砂　海蛤壳　炒竹茹　白蒺藜　生山药

卷十四

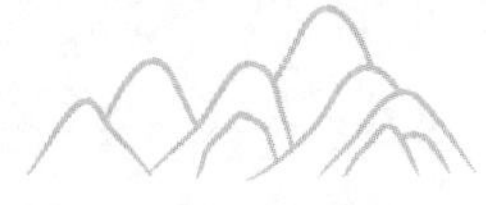

惊悸

王左　阴虚夹痰，胆胃失降，肝阳暗动，每至将寐，辄作惊惕。拟介类以镇肝潜阳。

炙龟版五钱　煅磁石三钱　茯神三钱　酒炒杭白芍一钱五分　生牡蛎四钱　煅龙齿三钱　黑豆衣三钱　薄橘红一钱　金器一件，悬煎

某　上年眩晕心跳，甚至心气昏糊，经壮水涵木而化肝热，诸恙较前大退，惟心悸仍未霍全，时觉胆怯。肝胆皆木也，肝木上升，胆木下降，是为和平。惟肝升太过，则胆降不及，胆木漂拔，自然气馁，胆病，实肝病也。经云：虚则补其母。木之母，水也。所以降胆必先熄肝，熄肝必先滋肾。

炙龟版十二两　炒枣仁三两　朱茯神三两　丹皮二两　石决明五两　女贞子酒蒸，三两　潼沙苑酒炒，三两　白归身酒炒，二两　炒萸肉一两五钱　炙鳖甲十两　生山药三两　柏子霜三两　奎党参五两　远志肉六钱　大生地六两　熟地二两　煅磁石四两　肥玉竹三两　杭白芍酒炒，三两　生於术一两五钱，木香二钱，煎汁收入　辰天冬二两　辰麦冬三两　杜仲三两　西洋参一两　生甘草七钱　干橘叶一两　龙眼肉三两

以清阿胶四两，酒化收膏。每晨服一调羹，开水

冲化。

杨媪　心悸跳荡，时为不寐，偏左头痛，腰股作酸，脉弦尺涩。阳升不熄。拟熄肝宁神。

朱茯神三钱　煅龙齿三钱　酒炒杭白芍一钱五分　黑豆衣三钱　炒枣仁二钱　夜交藤三钱　柏子霜三钱　滁菊花三钱　天王补心丹三钱先服，另五钱包煎

经左　精水不足，肝阳上升，头晕，有时恶心，寐中往往惊跳。宜育阴熄肝。

大生地四钱　酒炒杭白芍一钱五分　钩钩三钱　滁菊花一钱五分　朱茯神三钱　黑豆衣三钱　生牡蛎五钱　白蒺藜三钱　丹皮二钱　金器一件，悬煎

二诊　育阴熄肝，阳升不熄，头疼耳痛震鸣，寐中惊跳，溲后辄带精浊。肾阴不足。欲制其阳，当育其阴。

大生地四钱　生牡蛎五钱　粉丹皮二钱　黑豆衣三钱　生龟版四钱　生白芍一钱五分　生山药三钱　女贞子酒蒸，三钱　潼沙苑盐水炒，三钱　茯神三钱　莲须一钱

三诊　素体湿盛，阴腻之药，不能任受。头痛耳鸣，寐中惊跳。既不能壮水和阳，宜清泄甲木。

桑叶一钱　滁菊花二钱　白蒺藜盐水炒，三钱　女贞子三钱，酒蒸　制半夏一钱五分　丹皮二钱　橘白一钱　白茯苓三钱　黑豆衣三钱　石决明四钱　谷芽檀香汁炒，二钱

严右　风阳不平，心悸多恐。乙木过升，甲木不

降也。

阿胶珠二钱　辰麦冬三钱　炒枣仁二钱　酒炒杭白芍一钱五分　女贞子三钱，酒蒸　钩钩三钱　辰茯神三钱　黑豆衣三钱　柏子霜三钱

居左　惊动胆木，神情扰乱，幸而循止。脉形左大。肝火尚未平靖，重以镇之，清以泄之。

桑叶　山栀　炒枣仁　白芍　白蒺藜　煅龙齿　丹皮　钩钩　朱茯神　石决明　金器　天王补心丹

原注：病由半夜睡中，经人唤醒变惊而起。

某　胸中如阻，时或恐怖。此痰阻胃中。

温胆汤加炒瓜蒌、白蒺藜、蛤壳、石决明、姜汁、竹沥。不愈加濂珠、辰砂、血珀三味，研末调服。

某　每至睡醒，辄作惊跳，甚则神情迷钝，良久方清。风痰交炽也。

导痰汤去甘草，加竹茹、茯神、白蒺藜、僵蚕、明天麻、蛤粉。

某　脉症相安，然阳气仍复上升，皆由木失滋涵。再滋肾养肝，宁神熄木。

阿胶二钱　夜交藤四钱　黑豆衣三钱　炒枣仁二钱　煅龙齿三钱　酒炒女贞子三钱　酒炒杭白芍一钱五分　滁菊花一钱五分　海蛤粉三钱　淮小麦五钱　糯稻根五钱　天王补心丹三钱，晨服四钱，包煎

二诊　寐得稍安，饮食如常。育阴熄肝，再望应手。

阿胶珠三钱　朱茯神三钱　夜交藤三钱　酒炒杭白芍一钱五分　酒炒女贞子三钱　炒枣仁二钱　煅青龙齿三钱　柏子霜三钱　淮小麦五钱　金器一件

三诊　腰为肾府，腿股为奇脉所辖，腰股作酸，肾虚已著。厥阴之脉上额交巅，肝用在左而主血，偏左头痛，血虚木旺，亦属显然。心悸跳荡，时为不寐，水亏风阳撼扰，所谓曲直动摇，风之象也。滋肾水以熄风，治之定理。

生熟地　粉归身　滁菊花　肥玉竹　奎党参　酒炒杭白芍　潼沙苑盐水炒　泽泻　柏子霜　辰麦冬　生於术　生甘草　黑豆衣　西洋参　朱茯神　川石斛　炒枣仁　煅龙齿　夜交藤　厚杜仲　甘杞子　生山药　煅磁石　粉丹皮　石决明　酒炒女贞子　菟丝子盐水炒　清阿胶四两　龟版胶三两　鹿角胶一两

以三胶溶化收膏，每晨服七八钱，开水化服。

不寐附多寐

沈右　便泄稍减，土中之木稍泄，而肝木究未疏和，左脉沉弦，腹仍疠痛。木旺则胃土失降，胸脘窒闷。入夜不寐，所谓胃不和则寐不安也。

杭白芍二钱，防风一钱，煎汁炒　制香附　炒透半夏曲　炒枳壳　木瓜皮　广木香　广皮　白蒺藜　辰茯神

邵右　脘腹胀满，面浮肌肿，寤难成寐。木旺脾

虚，湿随气溢。拟调气运湿，宁神熄肝。

大腹皮　茯苓皮　砂仁　炒枣仁二钱　生薏仁三钱　上广皮　川楝子　香附　冬瓜子四钱，炒　炙内金一钱五分

又　脘腹胀满稍舒，面浮较退，而气从上冲，则神烦不寐，口渴舌燥。冲气上逆，再育阴养肝。

阿胶珠三钱　川雅连三分　煅磁石三钱　炙生地四钱　朱茯神三钱　干橘叶一钱五分　白芍二钱，土炒　香附二钱，醋炒　鸡子黄一枚，调冲

又　气火稍平，逆气上冲大减，寐亦略安，脘腹略觉宽舒。再育阴以平气火，参泄木调气。

阿胶珠三钱　川雅连三分，淡吴萸七粒，同炒　炙生地四钱　炒枣仁二钱　川楝子一钱五分　香附二钱，醋炒　白芍一钱五分，土炒　橘叶一钱五分　朱茯神三钱　鸡子黄一枚，调冲

李左　抱痛西河，木失条达，肝胃不协。由嗳噫泛酸而致咽中如阻，寤不成寐，心烦火升作厥。阳神扰攘，拟宁神熄肝，参以化痰。

竹沥半夏二钱　橘红一钱　煅龙齿三钱　枳实一钱　茯苓神各三钱　酸枣仁二钱，川连二分，煎汁炒　竹茹一钱　陈胆星七分　黑山栀三钱　夜交藤四钱　竹沥七钱　姜汁少许

又　化痰宁神，仍难安寐，咽中如阻，气撑嗳噫，频转矢气。阳升不熄，脾胃气弱。拟扶土抑木，育阴宁神。

奎党参三钱　大熟地砂仁炙，四钱　朱茯神三钱　煅龙齿三钱　杭白芍一钱五分　法半夏一钱五分　炙黑草五分　炒枣仁二钱　远志肉五分　夜交藤三钱　橘红一钱

翁左　心肾两虚，神不守舍，多梦纷纭，每至暮夜，溲数且多。宜从心肾并调。

炙龟版五钱　茯苓神各二钱　石菖蒲二分　党参三钱　煅龙骨三钱　炙螵蛸三钱　白归身酒炒，二钱　远志肉五分　炒枣仁二钱　柏子霜三钱　龙眼肉四枚

右　经云：阳入于阴则寐，阴出之阳则寤。胃有湿痰，甲木不降，肝阳暗动，将寐之际，体辄跳动，以阳入于阴，而胆阳不降，致阳欲入而不能遽入也。痰在肝胃，拟化痰通降，阳气自潜入阴中。

制半夏　炒枳实　茯苓神　白蒺藜　泽泻　橘红　陈胆星　海蛤壳　白僵蚕　姜汁

左　痰饮客于胆府，自汗不能眠。

制半夏　川连　干姜　炒秫米　远志肉　炒枣仁

右　痰火不寐。前意出入，以觇动静。

粉丹皮　炒枳实　天竺黄　上广皮　陈胆星　羚羊片　云茯苓　黑山栀　制半夏　炒竹茹

经莲山太守　体丰于外，气瘠于内，气弱则脾土少运，生湿生痰。痰生于脾，贮于胃，胃为中枢，升降阴阳，于此交通。心火俯宅坎中，肾水上注离内，此坎离之既济也。水火不济，不能成寐，人尽知之。不知

水火之不济,非水火之不欲济也,有阻我水火相交之道者,中枢是也。肝木左升,胆木右降,两相配合。今中虚挟痰,则胃土少降,胆木不能飞渡中枢而从下行,于是肝木升多,胆木降少,肝升太过矣。太过而不生风、不鼓动阳气也得乎。胆木升浮,上为耳聋等症。病绪虽繁,不越气虚挟痰也。脉左弱缓大,右关带滑。问与切亦属相符。治法当务其要,不寐是也。经云:胃不和则卧不安。古圣于不寐之病,不曰心肾,独曰胃不和,岂无意哉! 中枢之论,非臆说也。明者当能察之。

台参须　炒枳实　甜广皮　煅牡蛎　晚蚕砂　茯苓神　炒竹茹　炒枣仁　煅龙齿　白蒺藜　上濂珠三分　西血珀二分　川贝母一钱五分。三味研末,蜜水调服

左　心,火也,居于上;肾,水也,居于下。火炎上,水吸之而下行;水沦下,火挈之而上溉。心肾两亏,水不能吸火下行,而纷纭多梦;火不能挈水上溉,而精辄自出。再交心肾。

朱茯苓　炒枣仁　左牡蛎盐水炒　柏子霜　块辰砂　煅龙骨　潼沙苑　珍珠母　天王补心丹晨服三钱

又　惊动胆木,致乙木上升,甲木不降。一身之气,升多降少,则离火不能下行,自致坎水不能上承,离不中虚,坎不中满,是为未济,未有水火不济而能安寐者。风阳既盛,所有湿痰,鼓击上行,袭入脾络,言

语謇涩，以脾脉散舌下故也。前法兼化风痰。

台参须　炒枣仁　远志肉　白蒺藜　茯苓神　煅龙齿　大麦冬　九节菖蒲　广橘红　白僵蚕　淮小麦　金器悬煎

龙宗师　人有阳气，阴之使也；人有阴气，阳之守也。故阳气常升，水吸之而下行，阳气无炎上之忧；阴气常降，阳挈之而上升，阴气无下泄之患。心为离火，肾为坎水，离在上而坎在下，离抱坎而中虚，坎承离而中满，太过者病，不及者亦病。阴阳配合，本不得一毫偏胜于其间也。姜附过剂以耗阴气，则在下之水，不克吸阳以下行，病遂以不寐始。阳胜于阴，由此而基。夫阳乃火之属，容易化风。经谓风善行而数变，阳之性毋乃类是。阴伤不能制伏其阳，致阳气游行背部及腹，时有热气注射，而热却不甚，但觉温温液液。以阳邻于火，而究非火也。故曰背为阳，腹为阴，以阳从阳，背热宜也。而涉于腹也何居？则以阴弱而阳乘之也。惟逢得寐，其热暂平，以水火既济，阴阳相纽，足以收其散越也。若阳气久亢无制，从阳化风，恐贻痱中之忧。差喜右脉濡缓，左寸关虽弦大，左尺细微，沉候有神，乃阴气足以内守之征。历进育阴酸收之品，所见甚高。惟是花甲之年，肾经之水，能保不虚，已属不易，何易言盈。况阳之有余，即是阴之不足，以酸收之，阳虽暂敛，未必常能潜伏。兹拟前人取气不取味之法，专以水介至阴之属，吸引阳气下行，使升降各得其常，病当循愈。特春升雷且发声之际，势难遽奏全功，一阴来复，当占勿药也。

玳瑁　珍珠母　龟甲心　炙鳖甲　煅牡蛎　煅龙齿　海蛤粉　白芍　女贞子　朱茯神　泽泻

复诊　昨引阳气下行，原欲其阳伏阴中，而成既济。乃地气升发，昨为惊蛰，阳气正在勃动，晚间依然未睡，胸中不舒，稍稍咳痰，顿觉爽适。阳气两昼一夜未潜，右寸关脉顿洪大，沉取甚滑。夫以阳升之故，脉象遽随之而大，此阳系是虚阳无疑。而关部独滑，滑则为痰，盖津液为阳气所炼，凝成胶浊，胃中有痰，一定之理。心在上，肾在下，上下相交，惟胃中为交通之路，然后可以接合。今潜之而未能潜，必以交通之路，有所窒碍。拟从前意兼泄痰热，通其道以成水火既济之功。

玳瑁　煅龙齿　珍珠母　瓜蒌皮　川贝母　胆星　羚羊片　海蛤粉　夜合花　制半夏　焦秫米　竹沥

某　卫气行于阳则寤，行于阴则寐。寐少寤多，卫之气偏于阳分，不入于阴，阴虚不能恋阳，阳不下潜。舍补阴别无他法。

黑归脾汤加龟版、制半夏、秫米，另服磁朱丸。

郁左　夜不成寐。脉细，左关微弦，右关带滑。心，离火也；肾，坎水也。离在上，坎在下，上下交通，其枢在胃，胃中为湿痰所据，则坎离相交之道路阻梗，遂致水火不能相媾，所有湿痰，悉借肝火而鼓动。欲媾阴阳，当通胃腑，欲通胃腑，当化湿痰，特粘腻之物，断难立予荡除，探手成功耳。

制半夏　广皮　枳实　煅龙齿　知母　茯苓　白蒺藜　竹茹　上瑶桂二分　川雅连四分。二味研细，饭糊为丸，开水先下

复诊　惊动胆木，甲木漂拔，乙木过升，致阳气有升无降。日久不寐，脉弦肤肿。经所谓热胜则肿也。升降乖违，而欲其水火相济也得乎？拟专降胆木，使升降各得其常。

制半夏　广皮　茯苓　枳实　竹茹　辰砂　天竹黄　珍珠母　煅龙齿　煅磁石

另濂珠二分，辰砂一分，川贝三分，三味研末调服。

孙左　脾肾两虚，饮食生痰，痰阻为喘者久。兹值春升之际，痰凭木火之势而化为热，以致竟夜不能交睫。脉左尺不藏，苔黄舌红，龙相亦动。拟潜阳和阳，参以苦泄。

川雅连酸枣仁同炒　制半夏　竹茹盐水炒　知母　茯苓神　炒枳实　上濂珠三分　川贝母五分。二味研末，调服

廉右　胆胃不降，水火不能交合。不寐眩晕，足膝软弱。下虚上实，图治不易。

人参须　广皮　茯苓神　炒牛膝　煅龙齿　炒竹茹　制半夏　枳实　煨天麻　金毛脊　夜交藤　杜仲

又　阳气时升时降，不寐时重时轻。法不外乎交合水火，熄肝化痰。

人参须　砂仁　炒枣仁　茯苓神　钩钩　炒枳实　橘皮　煅龙齿　制半夏　天麻　上瑶桂　川连二味研末，饭丸

某　体丰多湿，湿土生痰，痰盛则水火之升降被阻，而为不寐也。

制半夏三钱　橘皮一钱　炒竹茹一钱　煅龙齿三钱　焦秫米二钱　枳实一钱　茯苓神辰砂拌，各二钱　夜合花三钱　远志甘草汤拌炒，五分

杨左　肾水不足，耳常虚鸣，寤难成寐，痰多欲咳，行动气辄上逆。肾虚水火不能相济，火越于上，炼液成痰，所以痰多而欲咳也。拟升降水火，兼化痰热。

朱茯神　夜交藤　川贝母　冬瓜子　炒枣仁　煅龙齿　海蛤粉　天花粉　天王补心丹五钱，绢包入煎，三钱，开水先服

又　寐得稍安，耳鸣腰背酸楚，稍涉劳勚，遗精复发，多思妄虑。皆由肾水不足，肝木上升太过，胆木决断无权。拟滋肾养肝，交合心肾。

生龟版六钱　茯神三钱　煅龙齿三钱　厚杜仲三钱　沙苑盐水炒，三钱　稆豆衣三钱　大生地四钱　炒枣仁二钱　生牡蛎六钱　川贝母二钱

又　阴虚气弱，气不运旋。阴柔之药，尚觉呆滞，宜以退为进。

大生地砂仁炙，四钱　新会皮一钱　炒枣仁二钱　杭白芍一钱五分　潼沙苑三钱　生山药三钱　茯苓神

各二钱　沉香曲二钱，炒　厚杜仲三钱　生熟谷芽檀香汤炒，各一钱五分

又　滋水宁神，脉症相安。前法扩充之。

大生地砂仁炙，四钱　潼沙苑盐水炒，三钱　制半夏一钱五分　茯神三钱　生牡蛎四钱　柏子霜二钱　炙龟版四钱　炒枣仁二钱　甘杞子三钱　厚杜仲三钱　杭白芍一钱五分，酒炒　上广皮一钱　女贞子三钱，酒蒸

又　神能守舍，而肺感风邪，咳虽不甚，咽痒痰出不爽。药宜以退为进。

杏仁泥三钱　川贝母二钱　池菊花一钱五分　橘红一钱　冬瓜子三钱　茯苓三钱　桔梗八分　桑叶一钱　生梨肉一两　枇杷叶四片

某　大病之后，元气未复。兹以惊动肝胆，心悸少寐，脉细左弦。宜宁神以潜阳气。

人参须另煎，冲，一钱　於术炭一钱五分　炒枣仁二钱　茯苓重辰砂拌，三钱　白归身二钱　煅龙齿三钱　川断肉三钱　炒牛膝三钱　厚杜仲三钱　炒白芍一钱五分　橘皮络各一钱

左　身发痦疹，竟夜不能交睫。此痰湿热蕴于胃中，胃不和则卧不安。

煅龙齿　山栀　竹茹　制半夏　僵蚕　赤白苓　地骨皮　丹皮　知母　炒枣仁　广皮

周左　肾本封藏不固，秋冬收藏之令，阴气不能收摄，辄痰多咳嗽。兹以外感湿热之后，痰多咳甚，寤难成寐。脉象弦滑。此由病后湿化为痰，痰在胃中，

则胆寒肝热。拟化痰宁神。

制半夏一钱五分　炒竹茹一钱五分　白茯苓三钱　广橘红一钱　夜交藤四钱　陈胆星六分　炒枳实一钱　炒枣仁二钱　炒苏子三钱　竹沥七钱　姜汁少许

又　化痰和中，以温胆气，寐得稍安，痰亦略少。再降胆胃而蠲痰饮。

陈胆星四分　炒枳实一钱　炒苏子三钱　广橘红一钱　云茯苓三钱　旋覆花二钱，绢包　炒枣仁二钱　炒於术一钱五分　炒竹茹一钱五分　制半夏一钱五分　远志肉五分

杨左　阳升不潜，介类所以潜阳，升水即以降火，投剂之后，竟能安睡。肾为封藏之本，腠理不密，动辄多汗。偶或遗泄，即发腰痛，以腰为肾府也。恶寒两足尤甚。阳甚于内，逼阴于外，自觉汗者，非真汗也。自幼头痛目疾，禀先不足。久坐尾闾作痛，尾闾为督脉起处，肾虚则空及奇脉，亦属定理。但痰湿素盛，宜从阴柔药中，参以和平蠲饮。

大熟地八两　粉丹皮一两　夜交藤二两　炙绵芪三两　白茯苓三两　大生地四两　潼沙苑盐水炒，二两　厚杜仲二两　金毛脊去毛，切，二两　制半夏一两五钱　白归身一两，酒炒　杭白芍三两，酒炒　海蛤粉三两，包　生山药一两　甜广皮一两　川贝母一两　生鳖甲十两　枣仁炒研，一两　鸡头子一两　煅龙齿二两　生牡蛎八两　奎党参三两　炒於术二两　女贞子一两，酒炒　甘杞子二两

以清阿胶三两，龟版胶六两，酒化收膏。

黄左　头目昏蒙，恶心胃钝。连宵不寐，阳升不平，胃土失和。治以和胃熄肝。

制半夏一钱五分　上广皮一钱　炒秫米二钱，包　茯苓神各二钱　炒竹茹一钱　煅龙齿三钱　白蒺藜三钱　炒枣仁二钱　夜交藤四钱

又　寤不成寐，头目昏蒙。皆由真水不足，水不济火。前法再扩充之。

炒枣仁　辰茯神　杞子　柏子霜　辰麦冬　珍珠母　辰灯心

又　寐得稍安，而水火不易交接。再参升降水火法。

朱茯神三钱　夜交藤四钱　川雅连三分　焦秫米二钱　辰灯心三分　炒枣仁二钱　煅龙齿三钱　上瑶桂去粗皮，研，后入，一分五厘　制半夏一钱五分

李左　向有肝阳，兹以情志拂逆，更兼一阳来复，肝阳上升，连宵不寐。症属内因，急宜开展襟怀，以遂其肝木条达之性。

枣仁炒，研，二钱　煅龙齿一钱　白芍一钱五分　石决明四钱　夜交藤四钱　朱茯神三钱　甘草三分　柏子仁三钱，去油　朱砂安神丸三钱，开水先下

二诊　上升之阳渐平，寤得成寐。然肝体已虚，再从下柔养。

龟版　白芍　生熟草　黑豆衣　夜交藤　生地　茯神　女贞子　粉丹皮　谷芽

朱左　咸寒育阴，苦泄降火，连宵得寐，遗泄未来。药既应手，宜再扩充。

枣仁胆汁炒，二钱　煅龙齿四钱　龟甲心炙，先煎，六钱　珍珠母醋煅　半夏胆汁炒，二钱　生牡蛎四钱　丹皮二钱　桑叶七分　百合心辰砂拌，四钱　朱砂安神丸二钱，开水先下

王右　隔宿之事，尚能记忆，神不昏也。神既不昏，而终日酣眠，呼之不应，断无如此睡状也。面青，脉左大，舌无华。此中气无权，阳气尽从上冒，则肾阴不能上交，阳气浮而少阴病矣。《金匮》惟少阴有但欲寐之条，兹用桂枝汤以和阳，参介类潜伏。但阴不与阳交，阳不与阴接，再进一层，即是阴阳脱离之局，可忧者在此。

桂枝七分　杭白芍三钱，炙甘草三分，煎汁拌炒　煅龙齿三钱　左牡蛎七钱　制半夏二钱　老生姜二片　大枣二枚

二诊　蒙昧稍清，面青较退，左脉稍敛，而仍神迷如睡，时带错语。阳气上冒未平，炼液成痰，神机愈蔽。拟潜阳之中，参开郁化痰。必得续效，方能许治。

桂枝三分，白芍一钱五分，同炒　左牡蛎一两　郁金五分，磨，冲　香附研，一钱五分　炒范志曲一钱五分　茯苓五钱　煅龙骨三钱　炒枳实一钱　橘红一钱　淮小麦七钱

三诊　阳气稍潜，上则耳鸣大减，下则大便通行，坎离稍济，蒙昧略清，面色青晦稍退，舌稍华泽。惟中

脘尚觉作痛，右关脉稍觉沉实。中虚宿垢未清，阴阳稍通，坎离仍未互抱。拟从阳引阴，从阴引阳，仍参磨滞之品，合于胃腑以通为降之旨。

人参须另煎，冲，四分　橘红一钱　郁金五分，磨，冲　炒范志曲一钱五分　枳实五分，磨，冲　生香附一钱五分，研　牡蛎一两　茯苓三钱　制半夏二钱　煅龙骨三钱　孔圣枕中丹三钱，先服

四诊　蒙混迷睡大退，目光渐觉灵动，面色青晦亦渐转华。其为阳气上冒，不能下交于阴，致少阴之气不能上承，确然可见。中脘拒按已化，虽属积滞下行，未始非土中之木得泄而然也。惟遍身作痛，良由营血失于涵养，肝风入于筋络。再用参归桂枝汤出入，仍参介类潜阳。

人参须另煎，冲，八分　川桂枝三分　橘络红花汤拌炒，一钱　煅龙齿三钱　左秦艽一钱五分　白芍一钱五分　煅牡蛎八钱　桑寄生三钱，炒　当归二钱，炒　孔圣枕中丹三钱，开水送下，先服

五诊　蒙昧已退，胃亦略起。然言语间有错杂，心中懊烦。当属阳气撼扰，再参宁神。

云茯神三钱　辰砂三钱，包　白蒺藜去刺，炒，三钱　枣仁炒，打，二钱　制香附二钱　缩砂仁研，后入，七分　石决明四钱　龙骨炒，打，三钱　白芍一钱五分，与桂枝三分同炒　人参须五分　龙眼肉四个　左牡蛎五钱

六诊　神气渐得如常，胃亦渐醒，浮冒之阳既得下潜，所以大便不攻自下者屡矣。但遍体作痛，是血

虚风行入络。宜养血和络，所谓治风先治血也。

川桂枝四分　白芍一钱五分，炙甘草三分，煎汁拌炒　白蒺藜去刺，炒，三钱　人参须另煎，冲，七分　桑寄生三钱，酒炒　川断肉三钱　炒秦艽一钱五分　橘红一钱，红花汤炒　全当归三钱，酒炒　桑枝七钱，酒炒　丝瓜络二钱，酒炒

七诊　大便甚艰，究之不攻而能畅解，肝火得以下行，面色已转，神渐灵慧。惟腹中作痛，遍体酸疼。络中为风所阻，肝气亦未疏和。再养其体，勿疏其用。

白归身三钱　炒杞子三钱　香附二钱，醋炒　潼沙苑三钱　火麻仁二钱　川楝子一钱五分　整砂仁七分，后入　杭白芍二钱，酒炒　青皮一钱，醋炒　桑寄生三钱

服二帖后，去青皮、归身，加枣仁二钱，辰茯神三钱，煅龙齿四钱，夜交藤四钱。

汗

曹子藩　六脉濡细，而模糊不爽。舌苔薄白，中心带黄，而颇觉粘腻。稍一动作，辄易汗出。若果阳虚，何得酬应纷繁，不存畏葸。岂卫外之阳，与运用之阳，一而二耶？无此理也。所以然者，汗为心液，液贵收藏。今体中之湿有余，兼复嗜饮，酒性升热，遂致胃中之湿热熏蒸，迫液外泄，汗出过多，实不在自汗盗汗之例。如护卫其阳，固表益气，则湿不能泄；若敛摄其阴，壮水益肾，则湿滞不行。两者皆足以生他变也。

治汗之法，惟祛其热不使熏蒸，兼引导其湿热下行，使熏蒸于胃者，从膀胱而渗泄，则不止其汗而汗自止矣。

地骨皮三钱，桂枝三分，煎汁收入　滑石四钱　茯苓四钱　泽泻一钱五分　猪苓二钱　枇杷叶四片，去毛　浮小麦一两，煎汤代水

梁左　叠进黄芪建中汤，咳嗽盗汗俱减。然痰涩不爽，每至半饥，其咳即甚，形体恶寒，脉象细弱。阴伤及阳，以甘药补中。

炙绵芪三钱　生甘草七分　甜杏仁三钱　茯苓三钱　橘红一钱　奎党参三钱　淮小麦五钱　胡桃肉一枚　南枣四枚

二诊　吐血之后，阴伤及阳，盗汗虽止，而形体恶寒，咽中如阻，即欲呛咳，胃纳不起。投以建中，中气仍然不振，脉象细弱。良由阴阳并虚，少阴之脉贯喉，中气下根于肾，所以肾阴虚而咽中不舒，胃气不振也。汤丸并进，上下分治。

炙绵芪三钱　炙黑草四分　菟丝子盐水炒，三钱　怀牛膝盐水炒，三钱　奎党参三钱　白茯苓三钱　炒萸肉二钱　都气丸四钱，二次服

三诊　久虚不复，稍饥则咳甚，胃气不能振作。拟以麦门冬汤养其肺胃，仍以丸药入下，以摄肾阴。

台参须一钱　青盐半夏一钱　海蛤粉三钱　车前子盐水炒，二钱　大麦冬三钱　生熟草各二分　白茯苓三钱　牛膝盐水炒，三钱　左归丸三钱，先服

四诊　脉细弱少神，咳甚不减，痰多白腻，食入运

化迟钝。阴伤及阳，肺脾肾俱损。再摄其下。

桂枝四分　巴戟肉三钱　车前子二钱　五味子三分　左归丸三钱，先服　茯苓三钱　牛膝三钱　菟丝子三钱　炙草四分。二味另服

张　向有肝气，腹时胀满。春升之际，更起呛咳，痰粘而稠，寐则冷冷汗出。脉数细弦。肝藏之气，逆犯太阴，肺为水之上源，恐水源失化，而入损门。

阿胶　东白芍　牡蛎　玉竹　生草　蛤黛散　川贝母　碧桃干　淮小麦　南枣　枇杷叶

二诊　养肝保肺，固表和阳，咳嗽减疏，盗汗大退。的是肝木冲突之余，木叩金鸣，阳不固摄。效方扩充。

肥玉竹　川贝母　生白芍　青蛤散　生甘草　阿胶　生地　牡蛎　南枣　淮小麦　炙枇杷叶

三诊　咳嗽盗汗俱减，脉仍细数，阴虚不复。效方进退，再期应手。

大生地　杭白芍　蛤黛散　肥玉竹　煅牡蛎　阿胶珠　川贝母　大麦冬　淮小麦　南枣　枇杷叶蜜炙

右　潜阳宁神，轰热盗汗犹然不退，手指带肿，口燥欲饮。适在经前，乳房作痛。脉数而弦。阳气不收，再育阴泻火固表。

生於术　柏子仁　煅牡蛎　麻黄根四分　法半夏　炙五味　炒枣仁　北沙参　浮小麦一两，煎汤代水　当归六黄丸

陈左　伏暑之后，湿邪久恋，熏蒸阳明，汗出不止，遗泄频来。亦属湿扰精宫耳。

地骨皮三钱，桂枝三分，煎汁拌　赤茯苓　生米仁　建泽泻　滑石块　沉香曲　木猪苓　淡黄芩　川萆薢　制半夏　川通草　上广皮　淮小麦一两五钱，煎汤代水

二诊　汗泄得减，时仍遗泄。湿热熏蒸于上，复扰于下也。

地骨皮三钱，桂枝同炒　猪苓二钱　生米仁四钱　泽泻一钱五分，盐水炒　川萆薢二钱　黄柏盐水炒，一钱　砂仁七分　广皮一钱　大淡菜二只　浮小麦一两

吴左　病后自汗，咽中牵腻，有时火从上升，则肌肤灼热。脉数软滑。此甲木与戊土不降，而乙木独升。恐损久不复。

制半夏一钱五分　云茯苓四钱　海蛤粉三钱，包　地骨皮桂枝四分，煎汁收入　福泽泻一钱五分　广皮一钱　瓜蒌皮三钱　枇杷叶去毛，二片　鲜竹茹一钱五分，姜汁炒　淮小麦一两，煎汤代水

某左　口腻舌浊苔白，而中心光剥。中气不足，水谷之气，化津者少，化湿者多，有诸内则形诸外矣。湿蒸为汗，与阳虚表不固者有殊。

人参须四分　制半夏一钱五分　枳实一钱五分　橘皮一钱　茯苓三钱　广藿香二钱　野於术一钱五分　泽泻一钱五分　白蔻仁七分，后入　川桂枝四分　地骨皮二钱，桂枝同炒

嘈杂

徐右 先发肝厥，既而嘈杂脘痛，涌涎少寐。皆木郁之极，致肝阳冲胃。刻当经行之后，带下如注，以奇脉隶于肝，肝病则奇脉不能固摄矣。先从肝胃主治。

制香附二钱 炒枳壳一钱 潼沙苑四钱 左金丸五分 豆蔻花五分 朱茯神三钱 煅牡蛎四钱 炒白芍一钱五分 川楝子一钱五分

右 涎下略少，仍然不止，嘈杂易饥，足软腰酸，腹时胀满。冲气不和，冲脉不固。再摄奇脉，兼参调气。

炒松熟地 当归炭 炙艾叶 乌贼骨 茯苓 酒炒白芍 阿胶珠 公丁香 旱莲草 淮小麦

右 产后血虚不复，收藏不固，不时咳嗽。兹则寅卯之交，咳呛更甚，心嘈头晕腹满。脉虚弦，左尺细涩。阳气升多降少，拟育阴封固。

南沙参四钱 炙生地三钱 川贝母二钱 潼沙苑盐水炒，三钱 阿胶珠二钱 杭白芍酒炒，一钱五分 海蛤粉三钱 黑豆衣三钱 生熟草各二分 淮小麦五钱

左 不时嘈杂，头晕心悸，足胫带肿。此经血不足，肝阳有余，木撼中州，土德暗损。宜从肝胃主治。

朱茯神 炒枣仁 白蒺藜 土炒白芍 真珠母 五加皮 左金丸

居右　中州痞阻，吞酸嘈杂。木郁土中，宜和肝胃。

川楝子　赤白芍　炒枳壳　甜广皮　左金丸　制半夏　白蒺藜　香橼皮　淮小麦

周右　火时上升，不寐头痛，嘈杂，甚则脘痛，脉弦舌光。阳升不熄，拟宁神和阳。

炒枣仁二钱，研　煅龙齿三钱　杭白芍一钱五分，酒炒　女贞子三钱，酒蒸　朱茯神三钱　珍珠母四钱　夜交藤四钱　木瓜皮一钱，炒

宋女　脘痛偏左为甚，时为嘈杂，脉象细弦。肝胃不和，当平肝和胃。

香附二钱　白芍一钱五分，土炒　砂仁五分　茯神三钱　川楝子一钱五分　干橘叶一钱五分　炙草五分　炒枣仁二钱　大南枣三枚　淮小麦五钱

又　脘痛不止，有时嘈杂涌涎。肝阳冲侮胃土，致胃中阳气不旋。前法扩充之。

青皮一钱，醋炒　制香附二钱　淡吴萸三分　白蒺藜三钱　炒枣仁二钱　白芍二钱，土炒　川楝子一钱五分　延胡索一钱五分　炙黑草三分　茯神三钱　淮小麦五钱　大南枣三枚

许右　中脘作痛，两胁胀满，嘈杂而不能食，两关脉弦。肝胃不和，拟平肝调气和胃。

制香附二钱　延胡索一钱五分　川雅连三分，淡吴萸四分，同炒　橘皮一钱　炒枳壳一钱　川楝子一钱五分　白芍一钱五分，土炒　砂仁五分　香橼皮一钱

癫　痫 附悲哭喜笑

某　眩晕跌仆，涌涎肢搐，发则不及备，过则如常人。此风痰入络，痫厥情形，势难杜截。

制半夏　茯苓　僵蚕　白蒺藜　钩钩　远志　橘红　陈胆星　天麻　九节菖蒲

郑　惊风之后，风痰入络，舌强不语，步履举动，状如傀儡。兹则不时痉厥，厥则颧红火升，目斜口开手撒，四肢厥逆，脉细弦少力。络隧之中，虽有风痰内阻，而肝阴肾液已亏，以致风邪升动。拟育阴潜阳。

生龟版六钱　白芍二钱　川贝母二钱　茯苓三钱　大淡菜酒洗，二只　生牡蛎八钱　磁石三钱　橘红一钱　阿胶二钱　金器一件

二诊　介类以潜阳气，厥仆不止。风痰入络，痼疾也。方宜以退为进。

竹沥半夏一钱五分　陈胆星七分　郁金一钱五分　僵蚕三钱　竺黄三钱　煨天麻一钱五分　白茯苓三钱　白蒺藜三钱　镇心丹一丸

三诊　脉象弦滑，痫厥仍至。风痰入络，不易图治。

陈胆星五分　天竺黄三钱　制半夏一钱五分　僵蚕三钱　白蒺藜三钱　煨天麻一钱五分　广橘红一钱　茯苓三钱　石菖蒲四分　钩钩四钱　远志五分

另服末药，制南星八分，炙蝎尾二条去毒，辰砂二分，金箔两张，犀黄四厘，巴霜三厘，研极细末，每服一

分，开水调。

汤左　稍涉忿怒，肝阳逆上，阳气不入于阴，寤不成寐。脉弦，苔白心黄。恐浊痰随时上逆，而致癫痫也。

制半夏三钱　炒枳实一钱　煅青龙齿四钱　炒肥知母二钱　酸枣仁二钱，猪胆汁炒　橘红一钱　陈胆星八分　夜交藤四钱　朱砂安神丸二钱，开水送下

二诊　降火化痰，寐得稍安。然胸次尚觉窒闷，时作烦嘈。脉象弦滑。阴分素亏，而少阳之火挟痰内扰，春升之际，势多周折也。

竹沥半夏二钱　广橘红一钱　黑山栀三钱　焦秫米绢包，二钱　朱茯神三钱　胆汁炒枣仁二钱，研　炒知母一钱五分　鲜竹茹一钱　真珠母三钱，研

三诊　不寐嘈杂大退，脉象亦觉柔和。的是痰热内扰。效方再进一筹。

竹沥半夏三钱　陈胆星六分　茯苓四钱　胆汁炒枣仁三钱　夜交藤三钱　知母二钱　枳实一钱　焦秫米三钱

朱左　不寐神烦大退，脉亦稍觉柔和。然左寸尚觉弦大，还是心火未宁。再宁神泄热，心火下行，则肾水自固。

猪胆汁炒酸枣仁二钱　粉丹皮二钱　黑山栀三钱　竹沥半夏二钱　块辰砂绢包，三钱　夜交藤三钱　茯苓神各二钱　细生地四钱，炒松　川雅连三分　灯心五尺

左　气从上升，则辄哭泣而痰如涌。此肝气挟痰

犯肺，非旷怀不能为功也。

代赭石四钱　钩钩二钱　煅牡蛎四钱　旋覆花二钱　东白芍一钱五分　生香附二钱　橘叶一钱　煅龙骨三钱　白蒺藜三钱　炒竹茹一钱

此证甚奇，证发则悲泣，泣甚则渐愈。盖木火犯肺，肺主悲，悲甚木气泄，故愈。

某　湿热之后，痰湿未清，肝火挟痰上升，哭泣发厥，厥回脉仍弦数。痰火尚未平靖，宜清以泄之。

制半夏　茯苓神　珍珠母　广郁金　南星　炒枳实　炒竹茹　块朱砂　青果汁

左　寐中辄作喜笑而不自知，一言不合，辄作忿怒。此厥少二阴之火有余。

辰麦冬　朱茯神　炒瓜蒌皮　青蛤散　光杏仁　粉丹皮　广郁金　风化硝　枇杷叶

呃忒附嗳噫

费右　寒热日作，热势甚重，苔腻质红，渴不多饮，咽痛颧红，鼻窍两目火出。此恼怒动肝，肝火挟湿热熏蒸少阳阳明，则寒热往来。肝胆之火，与吸气相触，呃忒声彻户外，其为气火无疑。

香豆豉三钱　炒杏仁三钱　白桔梗一钱　橘皮一钱　竹茹一钱　黑山栀三钱　广郁金二钱　川楝子一钱五分　柿蒂三枚

顾左　病后湿留阳明，郁蒸凛热，耳鸣目黄神倦，逆气上冲，呃忒旬日不止，凌晨盗汗。此皆湿热见证，医用镇摄温化，其呃愈甚。殊不知清化湿热，热平呃自止耳。

橘皮一钱　茯苓三钱　白蔻仁五分　枳实一钱　佛手一钱　竹茹一钱　杏仁三钱　制半夏一钱五分　通草一钱　柿蒂三枚

杨左　疟后肿胀，攻下之后，胀退成痢，两日来更兼呃忒。中阳欲败，有厥脱之虞。

台参须　熟附片　公丁香　云茯苓　泽泻　广木香　制半夏　重姜汁炒竹茹　粳米一撮

二诊　下痢呃忒，投温补中阳，呃仍不止，沃出涎水，脉象弦滑。胃中夹杂痰食，勉方图幸。

公丁香　制半夏　木香　楂炭　陈皮　泽泻　台乌药　云茯苓　砂仁　猪苓　炙柿蒂

三诊　满腹作痛，不时呕吐，气冲呃忒。肝木犯胃，恐至暴厥。

川连　乌梅　川楝子　代赭石　砂仁　吴萸　香附　延胡索　旋覆花　香橼皮　磨刀豆子

郭左　呃忒时发，胃虚而冲气逆行。七年之病，三年之艾，不易得也。

旋覆花　橘皮　制半夏　淡干姜　炒枳壳　代赭石　竹茹　云茯苓　大枣　磨刀豆子三分

右　脘痛投温而止。恶心不纳，投以苦辛，致酸涎呃忒，胃阴不能转旋也。

代赭石　公丁香　橘皮　制半夏　云茯苓　香

附　旋覆花　上川朴　炙柿蒂　炒竹茹　蜜炙干姜

某　呃忒每至咳痰，呃即稍止。脉浮带滑。此肺气闭郁，清阳不展，恐致变痉。

制半夏二钱　广郁金七分　射干七分　桔梗一钱　橘皮一钱五分　香豆豉三钱　杏仁泥三钱　通草一钱　竹茹一钱五分　鲜枇杷叶一两

又　呃忒稍减，然有时气从上冲，直至巅顶，则身体震动。痰气内阻，清阳不展，有厥脱之虞。

代赭石　磨沉香　方通草　香豆豉　茯苓　刀豆子　旋覆花　广郁金　白蒺藜　杏仁　射干　枇杷叶

王左　嗳气略减，浊痰稍得泄化。再降胆胃，胃腑通降，则益肾补心之药，方能任受也。

煅龙骨　九节菖蒲　块辰砂　远志肉甘草汤拌炒　竹茹　炒枣仁　甜广皮　制半夏　炒枳实　龟甲心

二诊　寐稍得安，仍然多梦，气冲嗳噫。胆胃之气，不克下行。前法再参降胃。

块辰砂　石决明　制半夏　炒枣仁　甜广皮　茯苓　泽泻　枳实　生薏仁　姜汁炒竹茹

左　气坠已舒，大便亦调，而噫出卵臭，还是宿滞不化。

川朴　青陈皮　莱菔子　花槟榔　砂仁　枳实　范志曲　台乌药　焦楂肉　焦麦芽

曹左　久虚不复，肾气不能收摄，气觉短促，冲气上逆，嗳噫作呛。病由遗滑而来。脉象细弦。拟气血并调，以图徐复。

台参须八分　茯苓三钱　蛤壳五钱　生牡蛎五钱　生於术一钱五分　熟地四钱　白芍二钱　煅磁石二钱　炒萸肉一钱五分　丹皮一钱五分　怀山药三钱

二诊　久虚不复，气短自觉上下不续，虽能安谷，实非馨进。脉象细弱如丝，舌滑少苔。中气肾阴皆虚，所以俯仰失职，胃气不能鼓舞。拟气阴并调。

炙绵芪　生於术　砂仁炒熟地　白芍　坎炁　党参　怀山药　炒萸肉　茯苓

某　嗳噫得食则满。木土失和，宜于土中泻木。

土炒白芍　代赭石　制香附　白蒺藜　砂仁　制半夏　旋覆花　煨天麻　茯苓神　左金丸　陈皮

卷十五

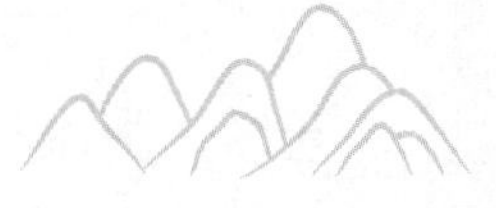

咽 喉附失音

鲍右　咽喉作痛，遇劳即发，颧红目涩。此心胆火郁，恐成喉痹。

连翘壳三钱　净蝉衣一钱　黑山栀二钱　生甘草三分　射干五分　玄参肉三钱　桔梗一钱　荆芥一钱　细生地四钱　郁金一钱五分

二诊　昨进甘凉，中脘痞阻，而目痛火升咽痛，足厥不温。气火尽从上浮。再反佐以进。

广郁金　煅磁石　半夏曲炒　白蒺藜　光杏仁　炒枳壳　香豆豉　茯苓　滋肾丸三钱，分二次，用淡盐汤下

三诊　咽痛稍减，足厥转温，然中脘仍然不舒。还是气郁火难下降，前法再进一步。

制半夏　炒枳壳　广郁金　橘皮　生熟香附　茯苓　川连二分，干姜四分，同炒　滋肾丸三钱

四诊　苦辛开降，中脘稍舒，咽痛略减，颧红稍退。水性常降，宜使之升；火性常升，宜使之降，中焦为升降之总道。再拟苦辛合化，引导火热下行。

制半夏　炒枳实　广郁金　肥知母　黄柏　云茯苓　广皮　竹茹　上瑶桂三分，去皮，研末，饭糊丸桐子大，先服

五诊　胸次稍舒，饭食稍增，然足仍厥逆，咽喉仍痛，还是虚阳上逆。用《金匮》法。

漂净猪肤六钱　白蜜二钱　生甘草三分　桔梗一钱　炒黄粳米粉二钱　茯苓三钱　滋肾丸三钱，药汁送下

鲍右　经治诸恙稍退。春升木火燃动，不为乳胀，即为咽痛矣。

广郁金　桑叶　白蒺藜　朱茯神　瓜蒌皮　钩钩　黑山栀　胡黄连　黑豆衣　吴萸

二诊　节令之后，木火不熄，咽中热痛，头胀牙痛。前法再参育阴。

玄参　山栀　丹皮　石决明　灯心　豆豉　郁金　桑叶　滁菊花　青果

三诊　昨兼清泄，咽痛牙疼稍减，然咽次仍有哽塞之象。气郁痰滞，木火欲降无由。再开展气机，气行痰利，火自降也。

香豆豉　黑山栀　竹茹　白茯苓　甜杏仁　灵磁石　瓜蒌皮　郁金　炒枳壳　枇杷叶

孙左　向有痰嗽，去冬感受风温，以致热与痰合，蒸腾损肺，咽喉作痛，音喑声嘶，内热连绵，痰稠如胶而色带青绿。脉象细数。气火尽从上凌，太阴肺津，悉为痰热所耗。金水不能相生，肾藏之水，日形亏乏。虚劳喉痹，恐非草木可以为功。

玄参　花粉　桔梗　川贝母　白莱菔绞汁半杯，温冲　杏仁　郁金　茯苓　海浮石　青果打汁，冲，

五枚　玉泉散　陈海蜇漂，一两五钱　大荸荠打汁，冲，五枚

二诊　清化痰热，咽痛音喑仍然不减。脉象细数，颇有促意。足见痰热虽壅于上，而肾水内亏，虚阳亦从上逆。再上下分治，以觇造化如何。

大生地炭　生甘草　丹皮　蝉衣　玄参肉　川贝母　桔梗　山栀

某　不时咽痛，甚则吐血。脉气口带浮。此风热迫损肺络，宜微苦辛凉。

连翘　射干　杏仁　黑山栀　京玄参　郁金　茯苓　桑叶　荆芥炭　白茅根

左　春升之令，肝火升腾，咽中痛痒复发，口鼻热冲。恐成喉痹。

黑玄参　射干　黑山栀　广郁金　玉泉散　白桔梗　连翘　粉丹皮　炒瓜蒌皮　枇杷叶

王左　音喑咽燥作痛，便艰带血。风湿化火，灼烁肺胃。前投凉解，不能应手，拟通地道而开天气，肺与大肠相表里故也。

黑玄参四钱　鲜生地一两　玉泉散三钱，包　连翘壳三钱　射干七分　大麦冬三钱　鲜石斛四钱　天花粉二钱　牛蒡子三钱　白桔梗一钱　上湘军三钱煎，三钱磨，冲　梨汁一两，冲

吕左　喉症之后，痰滞未清，以至喉间肿胀如核，久而不化。宜化痰开郁。

制半夏二钱　水炒竹茹一钱　郁金一钱五分　茯

苓四钱　象贝母二钱　广橘红一钱　杏仁泥三钱　炒枳壳一钱　桔梗一钱　陈海蜇一两　大荸荠四枚。二味煎汤代水

某　石蛾遇劳辄发，发则咽痛，耳后筋胀，鼻窍不利。此喉蛾之后遗毒未清，不易杜截也。

射干五分　黑玄参三钱　冬桑叶一钱　黑山栀三钱　广郁金一钱五分　桔梗一钱　大贝母三钱　粉丹皮二钱　盐水炒橘红一钱　梨肉一两　茅根肉七钱

龚右　头痛内热俱减，然咽中仍然作痛。喉痹情形，极难调治。

北沙参五钱　细生地四钱　川石斛四钱　射干五分　粉丹皮二钱　川贝母二钱　大麦冬三钱　竹衣一分　天花粉二钱　黑玄参三钱　郁金一钱五分　青果二枚

二诊　咽痛音喑稍减，而咽中哽阻。肺胃燥痰未化也。

北沙参　川贝母　云茯苓　青果　川石斛　郁金　光杏仁　竹沥　炒瓜蒌皮　黑玄参　陈关蜇　地栗

三诊　诸恙皆减，而咽燥甚，则喑亦随之俱甚。气液之耗伤，即此可见。

北沙参　川贝母　玄参肉　青蛤散　郁金　川石斛　天花粉　光杏仁　大麦冬　青果　梨片

四诊　咳喑而且吐血。据述病由受寒而起，投补而剧。于无治处求治，姑从此着眼，以希天幸。

炙麻黄五分　光杏仁三钱　象贝母一钱五分　炙桑叶一钱　藕节二枚　净蝉衣一钱五分　炒当归一钱五分　煨石膏六钱　云茯苓三钱　生甘草五分

五诊　辛温寒合方，咳嗽递减。肺伤邪伏，再尽人力以待造化。

炙麻黄五分　生甘草五分　玄参肉三钱　射干五分　煨石膏六钱　炒瓜蒌皮三钱　净蝉衣一钱五分　竹衣二分　北沙参五钱　川贝母二钱　梨肉一两五钱

六诊　久喑久咳，本无发越之理。病从受寒而起，所以辛温之药叠见应效。药向效边求，从前法进退。

炙麻黄　光杏仁　茯苓　玄参　青果　煨石膏　生甘草　花粉　梨肉

七诊　稍感新凉，咳嗽顿剧。太阴伏寒，非温不化也。

炙麻黄三分　北细辛三分　橘红一钱　五味子六粒，老姜二片，同打　川桂枝三分　光杏仁三钱　炙黑甘草三分　制半夏一钱五分　云茯苓三钱

八诊　叠进辛温，咳退十六，姑守前法以希天幸。

炙麻黄四分　光杏仁三钱　炙橘红一钱　云茯苓三钱　竹衣一分　北细辛三分　炒苏子三钱　生熟甘草各二分　桔梗一钱

九诊　音声稍爽。再清金润肺，以觇动静。

天花粉　川石斛　桔梗　水炒竹二青　北沙参　黑玄参　生甘草　梨肉　光杏仁　云茯苓　竹衣

十诊　心中炙热，致音爽复喑。良以痰热上凌。再清金化痰。

瓜蒌皮　桔梗　生甘草　竹沥　生鸡子白一枚冲　北沙参　麦冬　云茯苓　郁金

十一诊　经云：人卒然无音者，寒气客于会厌，则厌不能发，发不能下，其开合不致，故无音。夫卒然者，非久之之谓也。今喑起仓卒之间，迁延至两年之久，揆诸久病得之为津枯血槁之条，似属相殊。不知其得此喑病之时，并非久病而得之，实以暴而得之，绵延日久不愈，虽久也，实暴也。但寒久则与暴客究有不同，以寒久则化热，所以心中有时热辣，而咽中有时作痛。前人谓失之毫厘，谬以千里，不可不辨而漫为施治也。拟消风散以治其内客之邪。至火邪遏闭，咽干声嘶而痛，古法往往宁肺清咽，即参此意。

台参须一两　苦桔梗一两三钱　松萝茶一两五钱　广皮一两三钱　大麦冬四两　川羌活一两五钱　生甘草一两三钱　防风一两五钱　炙款冬三两　荆芥穗一两五钱　牛蒡子三两　川芎一两五钱　白僵蚕二两　川贝母三两　光杏仁四两　云茯苓四两

共研细末，淡姜汁泛丸如凤仙子大，不可过大，大则力下行，恐过病所也。临卧服三钱，食后服一钱五分，青果汤下。

邵左　冬令过温，少阴之热循经而发，喉痛数日，势虽不甚，今交戌亥时，肢节筋脉，忽作牵掣两次，而无表邪见症。夫少阴属肾，内藏相火，相火寄于肝胆，胆为少阳而属风，木火动则风生，风煽则火炽。经云：一阴一阳结，谓之喉痹，即风火相合之意。今肢节掣引少阳之风从内而鼓，诚恐火势因之暴炽，胡可再投表散，以张其焰。惟有甘凉镇润，为合古人治法。

细生地　大麦冬　白蒺藜　桑叶　生甘草　大白芍　玄参肉　黑山栀　钩钩

二诊　投剂后喉痛大定，筋脉牵掣亦未复作，饮食自调。诚以火风从内而发，镇之则风平，润之则火熄。火与风合，其来也勃然；火与风分，其去也倏然。脉形沉弱，面色青黄。《脉经》谓营气不足面色青，卫气不足面色黄。肝为营之源，肾为卫之本，平日肝肾之不足，略见一斑。仍从前法出入。

细生地　穞豆衣　粉丹皮　玄参　甘草　大麦冬　滁菊花　大白芍　钩钩

三诊　喉痛既平数日，忽于戌亥之交，梦在凉月中行，陡然惊寤，肢体又作震战。夫阳气藏于阴中，阴气敛之，则阳方静谧。戌亥为至阴之际，少阴之敛藏不固，则阳气从阴中勃然而出，经谓肾之变动为栗者此也。拟大剂育阴，以助蛰藏之令。

大生地　怀牛膝　云茯神　大麦冬　钩钩　穞豆衣　白蒺藜　东白芍　玄参肉

四诊　投剂之后，震战以次渐平，肾之变动为栗，经训确然无疑。夫肾何至于变动哉？良由冬令过温，少阴不主潜藏，阴中之火从而升动。阴火者，犹雷电之火也，故其发也，作为战栗之状。药既应手，自宜叠进，以期阴平阳秘。

大生地　东白芍　云茯神　金石斛　怀山药　怀牛膝　大麦冬　钩钩

荣左　冬暖阳气不藏，交春阳气更加发泄。肾水亏损，不能制伏阳气，以致内火亢盛，上蒸肺胃，喉间肿痛，喉关之内，已布白点白条，头胀恶寒发热，遍体不舒。津液为火所蒸，变成痰沫，以致痰涎上涌，正所谓痰即有形之火，火即无形之痰也。白喉风症，为时行险恶之疾。姑清肺胃之热，益肾之水以制火。

生石膏五钱，薄荷头一钱，同打，绢包　大生地五钱　大玄参三钱　知母二钱　大麦冬三钱　瓜蒌仁六钱　川贝母二钱　绿豆衣三钱　生甘草五分　金银花二钱　鲜芦根去节，一两五钱

二诊　喉间白条已退，肿胀稍定。然仍凛寒发热，汗出则松，大便六日不解，火热结闭，舌红苔黄。李先生釜底抽薪法，陆先生泄热化痰法，从两方之中，参合并用，未识然否。

鲜生地七钱　大连翘三钱　黑山栀三钱　玄参肉三钱　苏薄荷一钱　大力子三钱　川贝母二钱　生广军三钱　淡黄芩一钱五分　元明粉一钱冲　竹叶心二十片　活水芦根一两五钱

三诊　釜底抽薪，便行两次，蕴热稍得下行，咽喉肿痛大退。然仍作胀多痰，凛寒发热。邪风蕴热未楚。拟清咽利膈法。

川雅连四分　生山栀一钱五分　黑玄参三钱　竹

叶十二片　白桔梗一钱　大力子三钱，打　连翘壳三钱　青防风一钱　广郁金一钱　荆芥穗一钱

四诊　咽赤肿痛大退，脉静身凉。邪势已解，出险履夷，幸至极矣。但腹中气觉呆钝，热化湿动。再清余炎，兼理湿邪。

大力子三钱　白桔梗八分　通草七分　滑石三钱　连翘三钱　范志曲一钱五分　黑山栀二钱　赤苓三钱　枳壳一钱

改方去连翘，加瓜蒌仁五钱，光杏仁三钱，黑山栀一钱。

费毓卿夫人　由瘀化水，水性就下，流入足三阴经，郁而生热，遂致腿股赤肿。肝胆之火，亦因之而起，火既用事，阴分愈烁，不特分利泄湿，不能却病，即育阴之剂，未见全功。足肿赤痛，口碎咽疼，知是阴虚之极，阴不藏阳，阳气炽于阴分之中，而浮越于外。随进金匮肾气以导火归原，散越之火，应手而伏，两足赤痛顿定，肿大如瓜之状，什消五六，可谓冒险逢生。理宜渐渐和平，徐徐图复。岂期散越之火，一扫而尽，而咽中之痛，稍缓复盛。脉数右寸关较大，而不耐重按。窃思少阴肾脏，是藏精之地，为乙癸之源。考少阴之脉系舌本，循喉咙，诸经之火既收，何独咽痛不与偕退。良由肾液燥涸之甚，阴气不能下吸，则虚阳难以潜伏。诚恐糜腐大起，阴阳不相抱负，而致虚脱。兹与屐莓仁兄先生商用仲景猪肤汤，以救少阴之燥，合阿胶鸡子地黄汤，以救肝肾之阴。转变百出，而致于

此，得失之数，在此一举，若得应手，便是转危为安也。

真阿胶　生山药　熟地　鸡子黄　白粳米　麦冬　炒黄川贝　川石斛　猪肤　白蜜

复诊　诸火渐收，而少阴大亏，阴不下吸，虚阳依然上炎，已申明于前案中。夫阴不下吸，为水亏也，猪肤汤以救肾燥，胶地以滋水源。无如虚阳既从上炎，肺金受烁，肺为水之上源，源头不生，则滋育之品，自为杯水车薪，无从应手。遂以崔氏八味为之反佐，而口糜仍然不退，壮水而水不能壮，导火而火不能归，转觉口腻涎黏，胃中生浊，独何故欤？盖一饮一食，皆赖脾胃为之磨化，然后化津化气，足以养生。而脾胃之磨化，尤赖肾中之一点真阳蒸变，炉薪不熄，釜爨方成也。今虚阳尽从上越，则命火之蒸变，反属无权，脾胃之旋转失职，胃本无浊，而浊自生矣。此时虚阳挟得些微之浊，流露于外，则结糜尤易。若投化浊，则燥药更易伤阴。若叠壮水源，则胃中之浊，必拒而不受，即复能受，虚浊必愈堆愈满。若大队引导，则阴不下吸，导之必不能下。兹拟以极轻之品，益水之上源。金为水母，所谓虚则补其母也；劳以泄浊，以避燥也；复以纯阴之品，以制阳光。然否，正之。

炒黄北沙参　盐水炒竹茹　炒焦豆豉　炒黄枇杷叶　金钗石斛　盐水炒橘白　炒黄白粳米　炒麦冬　茯苓神　上濂珠　川贝母二味研极细，先调服，用白荷花露冲

目　疾

右　面发泡疮，目胞赤肿，身热，脉大而数。此风湿热壅于阳络，先为清泄。

荆芥　薄荷　连翘　黑玄参　大力子　丝瓜络　马勃　银花　青黛　夏枯草　荷叶梗　绿豆衣　鲜菊叶

郁左　左目红赤，目胞肿胀，泪下多眵，脉形浮滑。风热内郁，先为清解。

粉丹皮　荆芥　白蒺藜　连翘壳　甘菊花　淡黄芩　防风　晚蚕砂　石决明　黑山栀　夏枯草

陈左　小溲灼热，右目骤然失明。经云：五脏六腑之精气不能上注于目，与阴虚而木旺者有间也。

制半夏　广皮　赤白苓　白蒺藜　龙胆草　炒菊花　泽泻　车前子　晚蚕砂

某左　两目并不红赤，多眵模糊，视物少神，睛脉不清。素体湿痰，此非风火为恙。

左秦艽　煨天麻　白蒺藜　晚蚕砂　木防己　炒菊花　建泽泻　生薏仁　净钩钩　独活　香附　桂枝　陈皮

徐右　目为肝窍，为脏腑精气之所聚。目疾之后，眦痒多泪，脉数微弦。此风热未清，风为阳邪，其气通肝，所以风即为热。拟养血清肝熄风，俾不致伤精气为上。

制首乌四钱　蜜炙桑叶一钱　滁菊花一钱五分

炒地骨皮二钱　决明子四钱　晚蚕砂三钱　炒荆芥一钱　桔梗八分　黑豆衣四钱　赤芍一钱五分

二诊　脉症相安，但右目不赤不痛，不因见风亦时常流泪。是肝胆气弱，肾水不足，虽有风邪，不能自越。以丸药缓图之。

大熟地三两，川椒二钱，煎汤蒸制　上瑶桂一钱，去皮另研，和入　建泽泻一两五钱　蜜水炒川芎一两　粉丹皮一两五钱　熟附片一钱　萸肉炭一两　炒山药二两　茯苓二两

周左　五脏六腑之精气，皆上注于目，而为之睛。阴虚于下，痰湿上盛，精气不能贯注而上，浊火转从上蒸，气轮翳膜遮睛。拟化浊熄肝。

制半夏一钱五分　白蒺藜三钱，去刺　赤白芍各二钱　决明子三钱　木贼草三分　生薏仁三钱　广橘红一钱　晚蚕砂三钱　青葙子三钱　木猪苓二钱

二诊　化浊熄肝，脉症相安。前法出入，再望应手。

熟地炭三钱　盐水炒菟丝子三钱　白茯苓三钱　制半夏一钱五分　决明子三钱　煅磁石四钱　甘杞子三钱　潼沙苑三钱　黑豆衣三钱　酒蒸青葙子三钱

三诊　一阳来复，肝阳走入胃络。暂为清养，参以熄肝。

川石斛三钱　白蒺藜三钱　粉丹皮一钱五分　酒炒女贞子三钱　甘菊花一钱五分　石决明四钱　黑豆衣三钱　大麦冬三钱　钩钩三钱　鲜活水芦根六钱

四诊　羞明稍减，而偏左牙痛头痛。肝经之火，袭入少阳阳明之络。再为清养。

细生地四钱　大麦冬二钱　西洋参二钱　桑叶一钱五分　晚蚕砂三钱　大天冬二钱　川石斛四钱　粉丹皮二钱　黑山栀二钱　荷叶边三钱

程左　湿痹经久才愈，至今阴茎尚时碎痒，其湿热之盛，即此可知。乃于去冬旋觉眼目昏花，如蒙云雾。夫目者，五脏六腑之精也，土郁则木郁，精气不能上承，风湿热转从目系上注，将成内障之症。拟拨云退翳法。

蔓荆子五钱　滁菊花四钱　白蒺藜五钱　荆芥穗四钱　薄荷一钱五分　木贼草五钱，去节　川雅连三钱，酒炒　楮实子一钱五分　生甘草一钱五分　川芎三钱　蜀椒一钱三分　蛇蜕炙，一钱三分　密蒙花五钱　蝉蜕一钱五分　当归一两　研末为丸，每服三钱。

牙　痛

姚右　营分久虚，木失涵养，阳气上逆，乘于胃络，牙痛牵引颊际。宜养血而引导阳气下行。

白归身　白僵蚕　大麦冬　女贞子　炒地骨皮　上安桂　肥知母　川柏片　黑豆衣

二诊　前拟桂柏等方，原为引导虚阳而设。夫齿属于肾，龈属于胃，牙肉常肿，是阴气乘入胃络。特刚药可以制病，不能生水，改进和阳熄风法。

大天冬　煅决明　生牡蛎　大生地　女贞子　川石斛　旱莲草　广皮白　真二泉阿胶　蜜水炒香附

左　辛温以开寒饮，舌痛牙疼俱退。足见饮邪内阻，则气火上浮。再以重药镇之。

煅赭石　旋覆花　橘红　白蒺藜　炒苏子　海蛤粉　白茯苓　竹茹　制半夏　炒枳壳

金右　头晕耳窍失聪，牙龈作胀。肝阳上升，宜和肝胃之阴。

金石斛三钱　白蒺藜三钱　半夏曲一钱五分　钩钩三钱　橘白一钱　阿胶珠二钱　云茯苓三钱　滁菊花一钱五分　酒炒杭白芍二钱　石决明四钱

左　左脉虚弦，牙疼胸闷，肝阳走于胃络也。

金石斛四钱　大天冬三钱　白蒺藜去刺，炒，三钱　炒香玉竹二钱　西洋参二钱　石决明四钱　甘菊花一钱五分　净双钩钩三钱　滋肾丸二钱，淡盐汤下

右　产后而更经多，营血亏损。木失水涵，牙痛头疼舌痛。木叩金鸣，咳嗽不止。再拟清金平木，兼和营气。

北沙参　川贝母　甜杏仁　砂仁　枇杷叶　金石斛　青蛤散　石决明　钩钩　肺露

王左　左偏齿痛微肿，先觉脚冷，火升则其痛益剧，其为阴虚火痛无疑。脉滑而数，苔薄白。治宜养阴降火，略参清疏之法。

酒蒸女贞子三钱　米泔炒旱莲草三钱　盐水炒灵磁石四钱　大玄参三钱　白蒺藜三钱　法半夏一钱

五分　冬桑叶一钱五分，盐水炒　石决明生打，先煎，四钱　朱茯神三钱　丹皮炭一钱五分　夏枯草酒炒，五分　酒炒淡苦参一钱

江右　阴分素亏，虚阳上亢，牙缝出血，时觉浮动，脉弦带数。虚热走于胃络，此谓齿衄，又谓牙宣。当育阴以制其阳。

炙甘草　泽泻　杭白芍　炒麦冬　盐水炒骨碎补　牛膝炭　茯神　黑大豆　炒丹皮

李右　牙龈肿胀，牙缝出脓，畏风，肢体疲软。脉象细涩，关部独弦。厥阳走于胃络。拟清胃泄肝。

川石斛四钱　炒白归身一钱五分　川楝子一钱五分　海蛤粉三钱，包　川雅连三分，鸡子黄拌，炒　朱茯神三钱　炒杭白芍一钱五分　蛤粉拌炒真阿胶一钱五分　半夏曲二钱　潼白蒺藜盐水炒，各二钱

耳　病

沈左　下则遗精，上则眩晕，甚致呕吐欲仆，耳鸣失聪，脉弦尺虚。此肾本空虚，木失涵养，致阳气化风，尽从上越。拟滋水潜阳法。

炙龟版六钱　大生地四钱　酒炒杭白芍一钱五分　滁菊花二钱　生牡蛎六钱　黑豆衣三钱　粉丹皮二钱　盐水炒潼沙苑三钱　磁朱丸二钱，先服

二诊　遗精眩晕，耳鸣渐聋，右目翳障。脉弦尺涩且数。阴虚火盛，拟滋水清肝。

生龟版四钱，先煎　羚羊片一钱五分　石决明六钱　甘菊花二钱　大生地三钱　野黑豆三钱　黑山栀三钱　粉丹皮二钱　蛇蜕七分　白金丸五分，药后服

三诊　左耳稍聪，右耳仍闭，头胀眩晕，目翳障不化。水亏木旺，前法出入。

炙熟地四钱　粉丹皮二钱　建泽泻一钱五分　酒蒸青葙子三钱　野黑豆三钱　密蒙花二钱　炒萸肉一钱五分　山药三钱　蛇蜕七分　石决明五钱

四诊　耳鸣窍闭，头胀眩晕，滋肾养肝。脉弦且带滑数。稠痰灰黑，目翳障不化。肾水不足，木火上腾，炼液成痰，痰随火生，清空之地，遂为痰火所占。急则治标，缓则治本，经训如此。

黑山栀三钱　桑叶一钱五分　川雅连三分　广橘红一钱　粉丹皮二钱　淡黄芩一钱五分　制半夏二钱　陈胆星一钱二分　晚蚕砂四钱　煨明天麻一钱五分　白蒺藜去刺，炒，三钱　竹沥一两，滴入姜汁少许

五诊　清火豁痰，脉弦滑转为细弱，浊火已退三舍，而眩晕呕吐，咽燥口干。经谓头痛巅疾，下虚上实。再填实其下，以治其本。

炙龟版一两　生牡蛎八钱　黑豆衣三钱　酒炒杭白芍一钱五分　大熟地五钱　粉丹皮二钱　甘杞子三钱　白茯苓三钱　磁朱丸包，入煎，三钱

六诊　目障翳稍退，光明较开，耳鸣略定，然眩晕仍然不止。阴腻之药，并不碍胃，其下虚可以概见。效方扩充之。

炙龟版一两二钱　甘杞子三钱　杭白芍三钱　酒蒸女贞子三钱　大熟地五钱　肥玉竹三钱　生牡蛎八钱　玄参三钱　黑豆衣三钱　磁朱丸三钱　炒萸肉二钱　陈关蜇一两，煎汤代水

七诊　滋水填阴，眩晕大退，耳鸣亦减。药既应手，再为扩充。

炙龟版一两　炙熟地五钱　生牡蛎五钱　炙鳖甲六钱　甘杞子三钱　炒萸肉一钱五分　盐水炒潼沙苑三钱　酒炒杭白芍一钱五分　酒炒青葙子三钱　密蒙花二钱　玄参三钱

洪左　耳鸣不止，耳窍闭塞，脉象弦滑。此肝风挟痰上逆，致浊邪阻塞清窍。病已经年，恐草木不能遽然奏效。

桑叶一钱五分　丹皮二钱　山栀三钱　郁金一钱五分　枳壳一钱　制半夏三钱　胆星五分　橘红一钱　白蒺藜三钱　茯苓三钱　僵蚕一钱五分　礞石滚痰丸三钱

左　耳后牙床牵引头痛。此由脘痛之后，风阳窜入少阳阳明之络。

粉丹皮　香橼皮　代赭石　钩钩　桑叶　旋覆花　淡黄芩　滁菊花　枳壳　炒竹茹

右　眩晕递减，而步履有时欹斜。上实下虚。再凉肝熄风。

黑山栀三钱　滁菊花二钱　炒牛膝三钱　石决明八钱　野黑豆三钱　朱茯神三钱　煅龙齿三钱　粉丹

皮二钱　净双钩四钱　甘杞子三钱　酒炒女贞子三钱

沈右　产后营血不足，血不养肝，阳气不和。多梦少寐，头晕耳鸣，冲气不和，胸中窒闷。宜养血熄肝宁神。

阿胶珠二钱　白归身二钱，酒炒　茯神三钱　煅龙齿三钱　黑豆衣三钱　大生地四钱　酒炒白芍一钱五分　炒枣仁三钱　生牡蛎四钱　干枇杷叶三钱

鼻　渊

范左　肝火熏蒸，上逼于脑，致鼻渊久漏不止，气味臭秽。脉细弦，左尺小涩。深恐脂液枯槁，而致难支。

煨石膏　生薏仁　山栀仁　北沙参　炙升麻二分　西洋参　肥知母　赤白苓　藿胆丸以藿香末和胆汁为丸

张左　痰多脘痞，甚则呕吐，浊涕从脑而下。此脾胃气虚，生痰酿浊，难杜根株。

制半夏　苍耳子　海蛤粉　干姜　川桂枝　旋覆花　煨石膏　云茯苓　葛花　松萝茶　炒竹茹　广皮

杨左　浊涕从脑而下，脉象细弦。此阳明湿热，熏蒸于肺。姑导湿下行。

苍耳子一钱五分　马兜铃二钱　苦桔梗一钱　松萝茶一钱五分　生米仁四钱　煨石膏三钱　冬瓜子四

钱　辛夷三钱　升麻三分　碧玉散三钱

左　头胀作痛，浊涕自下，风邪湿热上攻也。

川芎一钱　防风一钱　苍耳子一钱五分　辛夷三钱　炒菊花一钱五分　荆芥一钱　白芷一钱　白僵蚕一钱五分　钩钩二钱　松萝茶叶一钱五分

郑左　向有嘈杂脘痛，兹则浊涕自下，气带臭秽。此肝火湿热，上蒸于脑。驾轻就熟，难杜根株。

苍耳子　赤猪苓　制半夏　辛夷　生薏仁　建泽泻　松萝茶　上广皮　水炒竹二青　枇杷叶　山栀仁姜汁炒，以脘痛故也

左　鼻窍窒塞，而咳嗽却不甚盛，脉形滑大。此肺热内郁，浊火上蒸也。

黑山栀　桔梗　香豆豉　郁金　嫩苏梗　光杏仁　枳壳　粉前胡　荆芥　葱白头

卢左　火风已解，而平素动辄鼻塞，脉气口独大。此浊火上蒸于肺，宜清宜泄。

赤白苓　郁金　生薏仁　桔梗　枇杷叶　碧玉散　盐水炒橘红　泽泻　冬瓜子

金左　浊涕结聚，鼻窍不通。肺胃湿热熏蒸，浊气闭塞清窍，名曰鼻鼽，久必至衄。

炒黑山栀仁三钱　桔梗一钱　马兜铃一钱五分　酒炒淡芩一钱五分　冬瓜子三钱　广郁金一钱五分　生薏仁四钱　茯苓三钱　泽泻二钱　干枇杷叶三片

二诊　浊涕稍减，鼻窍仍然窒塞。湿热熏蒸于上，上病而下取之。

炒黑山栀仁三钱　冬瓜子三钱　生熟薏仁各二钱　煨石膏四钱　马兜铃一钱五分　桔梗七分　木猪苓二钱　炙升麻三分　礞石滚痰丸三钱，开水先送下

三诊　湿热上攻，不克下达。再清泄其上。

炒山栀仁三钱　苍耳子一钱五分　白茯苓三钱　淡黄芩一钱五分　冬瓜子四钱　生薏仁四钱　玄参肉三钱　苦桔梗一钱　干枇杷叶三钱　藿胆丸每日卧服八分，开水先送下

龙井茶炭八分，橄榄核炭二钱，二味研细代鼻烟。

陈左　鼻衄年余，时作时止。浊火上占清位也。

山栀仁　桔梗　苍耳子　北沙参　枇杷叶　冬瓜子　云苓　白蒺藜　盐水炒竹茹

卷十六

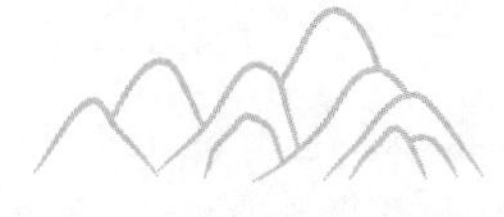

肩臂背痛

右　阳明脉络空虚，风阳窜络，背痛不止，偏右头痛。去年咯吐见红，亦属木火亢甚。平肝泄热，勿望一蹴而几也。

粉丹皮　黑山栀　白蒺藜　甘菊花　炒香玉竹　细子芩　乌贼骨　当归炭　地榆炭

右　脘痛已止，腰背不舒。

旋覆花汤加橘皮络　郁金　丝瓜络　香附　炒枳壳　白蒺藜　缩砂仁　土炒白芍　川断肉　厚杜仲

二诊　腰背作痛，其为痰湿热入络，确然可见。

制半夏　赤白苓　炒枳实　川萆薢　建泽泻　上广皮　生熟薏仁　水炒竹茹　酒炒桑枝　丝瓜络

胡左　背脊作痛，牵引腰膂不舒，不时寒热。此肝肾不足，络隧失和。

川桂枝　炙绵芪　生於术　酒炒桑枝　左秦艽　木防己　全当归　泽泻

孔左　背腧牵掣不舒，不时眩晕。脉象细弦，舌红苔白而渴。阳明络虚，风阳上僭。宜通补阳明，参以熄肝。

炙绵芪二钱　酒炒当归一钱五分　白蒺藜三钱

滁菊花一钱五分　石决明四钱　川石斛四钱　生甘草五分　酒炒女贞子三钱　钩钩三钱　黑豆衣三钱

王左　膺肋作痛已止，然肩臂又复痛楚，络隧尚未宣和。再拟宣通，参以和络。

川桂枝　秦艽　旋覆花　桑寄生　酒炒桑枝　川萆薢　独活　真猩绛　丝瓜络　青葱管

恽左　肝气偏旺，湿痰复盛，以致肝气挟痰入络，左肩臂酸痛。脉象弦滑。宜化痰以宣络隧。

制半夏二钱　川桂枝三分　白僵蚕一钱五分　左秦艽一钱五分　白蒺藜三钱　橘红络各一钱　茯苓三钱　酒炒木防己一钱五分　指迷茯苓丸五钱，分二次服

二诊　宣通络隧，搜逐湿痰，浊气下行，大便畅解，右肩臂酸痛大退。脉弦稍柔。药既应手，宜再扩充。

炒於术二钱　海风藤三钱　白茯苓三钱　川独活一钱　秦艽一钱五分　橘红络各一钱　制半夏一钱五分　木防己一钱五分　白僵蚕一钱五分　片姜黄四分，酒炒　指迷茯苓丸五钱，分二次服

三诊　肩臂作痛渐定，而湿痰不能悉化，肺气为痰所阻，行动气觉短促。脉象沉弦。痰饮内盛，不流于彼，即聚于此，其病虽殊，其源则一。

制半夏一钱五分　川桂枝五分　煨石膏二钱　炒於潜术一钱五分　广橘红一钱　白茯苓三钱　甜葶苈四分　淡干姜四分　桑寄生三钱　指迷茯苓丸三钱，先服

四诊　辛温寒以开饮降肺，肺肾之气，已得交通，肩臂作痛亦觉稍退。然肌肉有时跳动，《内经》谓风胜则动；河间谓曲直动摇，风之象也；丹溪谓治风先治血，血行风自灭。血本流行，所以不行者，痰阻之也。故治风必当治血，治血仍当化痰。

制半夏二钱　广橘红一钱　桑寄生三钱　白茯苓三钱　炒於术二钱　白僵蚕一钱五分　左秦艽一钱五分　川桂枝三分　酒炒桑枝四钱　指迷茯苓丸三钱，先服

程左　摄纳其下，行动仍然气逆痰多，左肩臂痛。肾水空虚于下，肾阴不收，痰气凭凌于上，流窜经络。摄下之中，参以化痰。

制半夏　归身　茯苓　淮牛膝　都气丸　大生地　橘红　苏子　车前子

二诊　肾脏封固失职，冬令收藏，气不收摄，遂至痰饮凭凌于上，肾气不收于下，络隧为痰所阻，肩臂为之作痛。再标本并顾。

制半夏一钱五分　苏子三钱　海蛤粉三钱　盐水炒车前子三钱　橘红一钱　茯苓三钱　猩绛五分　盐水炒牛膝三钱　旋覆花三钱　青葱管三茎　都气丸四钱，分二次服

三诊　气逆咳嗽，尚属和平，左肩臂作痛未止。下虚上实，痰饮流入络中。仍标本并治。

竹沥半夏一钱五分　白茯苓三钱　紫蛤壳五钱　炒萸肉一钱五分　盐水炒橘红一钱　炒苏子三钱　酒炒牛膝三钱　巴戟肉三钱　盐水炒车前子二钱　都气

丸三钱，空心服　指迷茯苓丸三钱，下午服

四诊　向有肠红，此次兼肛门热痛。历投和阴泄热，肠红肛痛虽止，而天气骤寒，封藏不固，气不收藏，咳嗽气喘复发。肾阴不足于下，而痰气则有余于上，左肩臂作痛。上实下虚，宜虚实兼顾。

奎党参三两　制半夏一两　炙生地十两　酒炒桑寄生一两五钱　於术二两，炒　紫蛤壳五两　炙甘草四钱　牛膝盐水炒，三两　白茯苓二两　厚杜仲三两　萸肉三两，炒　全当归酒炒，一两　制首乌四两　甘杞子三两　川贝母一两　东白芍酒炒，二两　生山药三两　苏子二两，炒　海风藤二两　丝瓜络酒炒，七钱　车前子盐水炒，二两　橘红八钱　杏仁泥一两五钱　玉竹一两五钱　缩砂仁七钱，另煎汤，收膏时冲入

加阿胶三两，龟版胶二两，鹿角胶二两，收膏。

腿膝痛

杨左　平素每易呕痰，兹则腿股作痛牵掣，腰膂亦觉不舒。两关脉滑。此痰湿流入经络。

制半夏　川桂枝　制南星　橘红　白僵蚕　炒枳实　威灵仙　煨天麻　云茯苓　指迷茯苓丸

倪右　不时内热，热在腿股为甚，形神并不消瘦。此肝火挟湿，郁陷于下也。

粉归身　泽泻　杭白芍　青防风　制香附　羌活　赤白苓　二妙丸

孙左　热势递减，头痛仿佛止住。然右足作痛异常，色带赤肿。脉数细弦。肝火湿热袭入足三阳经，脚气情形，况从湿温传变而来，恐有冲心等患。

川萆薢　粉丹皮　汉防己　宣木瓜　生薏仁　当归身　丝瓜络　赤白茯苓　盐水炒川柏　龟甲心炙，先服

左　肝火郁于足三阴经，足心作痛，按之愈甚。

广郁金　杭白芍　阿胶　黑山栀　小青皮　龟甲心

左　膝肿且痛，恐成鹤膝。

左秦艽　生薏仁　独活　酒炒红花　汉防己　川桂枝　萆薢　建泽泻　威灵仙　赤白苓　当归　二妙丸

荣左　左足膝仍然作痛，脉数滑，苔白质腻。风湿热袭入足三阳之络，为势尚盛。

苍术　酒炒防己　萆薢　威灵仙　赤白茯苓　独活　姜汁炒黄柏　秦艽　上广皮　木瓜　泽泻　制半夏　桂枝

改方加桑寄生、当归，活络丸一粒，陈酒化服。

赵左　大便已实，咳嗽胸痛亦止。惟膝膑酸楚，足心刺痛，皆肾虚见象。

生地炭四钱　白茯苓三钱　炒山药三钱　怀牛膝三钱　泽泻二钱　粉丹皮一钱五分　扁豆衣三钱，炒　川贝母二钱　海蛤粉三钱　虎潜丸三钱，分二次服

邵左　上春两膝作痛，几成鹤膝。今则外寒束缚

里热，致风湿热袭入络隧，腿前廉两肩臂作痛，不能举动，痛后经络烙热，《内经》所谓脉痹，即热痹也。拟辛温寒以通络泄热。

川桂枝五分　光杏仁三钱　左秦艽一钱五分　射干五分　生甘草五分　煨石膏五钱　木防己三钱　酒炒丝瓜络二钱　桔梗一钱

梁左　足心烙热，每至睡醒，辄腰府作痛，运动即定，两太阳亦时作痛。皆湿痰内阻，络隧不宣，甲木从而少降。宜化痰宣络。

制半夏二钱　陈胆星六分　制香附二钱　上广皮一钱　茯苓三钱　川萆薢一钱　炒枳壳八分　白僵蚕二钱　丝瓜络二钱，酒炒　清气化痰丸三钱，另服

毛右　左半腰腿仍痛，痛处自觉火热。风湿热乘虚入络。病在产后，势难急切从事。

川桂枝五分　炙乳没各三分　秦艽　当归　桑寄生　羚羊片八分　川芎　桑枝　丝瓜络

脚　气

左　两足肿胀，按之坚硬，肌肤麻木不仁，肢体头面亦觉微肿，脉弦微滑。此风与湿袭入脾脏，急宜疏泄。

苍术　大腹皮　广皮　香附　五加皮　猪苓　连皮苓　生熟薏仁　泽泻　汉防己

另煅牡蛎七钱，葶苈五钱，商陆根七钱，蜀漆四

钱，海藻五钱，泽泻五钱，瓜蒌根五钱，七味研为细末，每晨开水下三钱。即牡蛎泽泻散

钱左　两足肿胀，肌肤不红，脾虚而湿热下注。不能急切从事。

汉防己　炙绵芪　连皮苓　白术　生熟薏仁　五加皮　木猪苓　建泽泻　苍术　炒冬瓜子　上官桂后入

左　脚气肿痛。

汉防己　生薏仁　川萆薢　全当归　泽泻　木瓜　茯苓　虎潜丸五钱，分二次服

风疹

邵左　遍体风疹，营中郁热也。

粉丹皮二钱　豨莶草二钱　当归二钱，酒炒　白僵蚕三钱，炒，打　地骨皮二钱　海桐皮二钱，炒　杭菊花一钱五分，炒　夏枯草三钱　白茅根去心，打，七钱

左　风疹时发时止者数月，节骱作痛。肝火游行于肌肉，而化风入络也。

全当归二钱　粉丹皮二钱　干菊花一钱五分　炒赤芍一钱五分　白僵蚕二钱，炒，打　黑山栀三钱　秦艽一钱五分　独活一钱　羚羊片一钱，先煎　地骨皮二钱　白茅根去心，打，七钱　三角胡麻三钱

右　体发赤疹，肿痒难忍。此由风热袭入血分，宜凉营养血祛风。

白僵蚕　地骨皮　粉丹皮　香白芷　川郁金　全当归　淡黄芩　菊花叶一钱五分　白茅根一两

岚　瘴

荣左　久处海隅，感受岚瘴。治患未形，明哲者所以保身也。拟方如下，五日一服，作弭患之谋可耳。

制半夏　赤白苓　广陈皮　猪苓　焦苍术　生熟薏仁　泽泻　白芷　大腹皮　姜枣

虫

左　腹痛甚剧，大便解出长虫，此湿热蕴结而蛔蚀也。

雷丸一钱五分　芜荑三钱　使君子肉三钱　炒川椒三分　鹤虱二钱　乌梅肉三分　槟榔一钱　淡芩一钱五分，酒炒　乌梅丸一钱五分，开水晨服

二诊　腹痛稍减，再苦辛酸合方。

使君子三钱　乌梅肉三分，炙　炒川椒三分　芜荑二钱　淡干姜三分　花槟榔一钱　苦楝根三钱，炙　川雅连三分　鹤虱一钱五分　乌梅丸一钱五分，开水送下

江女　蛲虫自从肛出，大便坚燥不畅。此由湿热蕴遏，宜苦辛酸法。

川雅连五分　鹤虱一钱五分　使君子二钱　金银花二钱　云苓三钱　淡干姜三分　泽泻一钱五分　乌

梅肉三分　炒川椒七粒

幼　面色青黄，唇口白点，腹痛时止时来，曾经便解长虫。此湿寒蕴于胃中，虫遂以生。拟汤丸并进。

公丁香　川楝子　淡吴萸　芜荑　生薏仁　使君子　花槟榔　制半夏　鹤虱　乌梅丸

某　腹痛甚剧，时痛时止。脉关弦，右部带滑。此由湿热内郁，肝木不克疏泄，蛔动情形也。

川雅连四分　香附二钱　使君子一钱五分　槟榔一钱　乌梅肉三分　淡干姜四分　桂枝四分　川楝子一钱五分　鹤虱一钱

童　损

巫左　先后并亏，任督俱损，胸凸背耸，童损情形也。

生地炭四钱　厚杜仲三钱　茯苓神各二钱　川桂枝三分　橘红一钱　炙绵芪二钱　川断肉三钱　制半夏一钱五分　生熟谷芽各一钱五分

二诊　脉象虚软，气口及左关俱带浮弦，其为气血亏损，风邪乘虚而入，略见一斑。前法参以祛风。

川桂枝五分　炙绵芪二钱　川独活一钱　厚杜仲三钱　西党参二钱　香白芷一钱　川断肉三钱　白归身二钱　防风二钱　生熟谷芽各一钱五分

内　痈

某　少腹作痛有形，腿股屈伸不利。湿郁气滞，恐成内痈。

制香附二钱　锦纹大黄酒炒，后入，三钱　生薏仁四钱　台乌药一钱五分　败酱草三钱　南楂炭三钱　丹皮一钱五分　蓬术一钱，炒

梅　毒

梁左　湿热流入筋骨，遍身作痛。脉象弦紧。宜祛风理湿。

白鲜皮三钱　皂荚子二钱　生薏仁四钱　左秦艽一钱五分　土茯苓一两　生甘草五分　白僵蚕三钱　防风一钱　绿豆衣五钱　银花五钱。二味煎汤代水

二诊　脉弦紧稍柔，肩胛腿膝酸楚，步履疲软。湿热未楚，肝肾已虚。再从厥少二阴主治。

淡苁蓉　潼沙苑　淮牛膝　金毛脊　甘杞子　云茯苓　川萆薢　虎潜丸

三诊　培补肝肾，兼清湿热，脉证相安，然两手腿股广痘未消。前法仍参清化。

海风藤　苁蓉　白鲜皮　生甘草　左秦艽　桑寄生　杞子　土茯苓　川萆薢　虎潜丸　银花五钱　绿豆衣五钱。二味煎汤代水

四诊　腰腿仍然酸软，四肢广痘未化。湿热未

清，而肝肾已经亏损。再补泻并行。

干苁蓉三钱　菟丝子盐水炒，三钱　桑寄生三钱，酒炒　怀牛膝三钱，酒炒　甘杞子三钱　秦艽一钱五分　生甘草五分　绿豆衣五钱　仙灵脾三钱　厚杜仲三钱　金银花五钱　鲜土茯苓用木器打汁，一两

五诊　广痘渐化，腰足酸软。仍益肝肾。

干苁蓉三钱　於术一钱五分　当归二钱　厚杜仲三钱　仙灵脾三钱　甘杞子三钱　菟丝子三钱　牛膝三钱　生甘草三分　桑寄生三钱　金毛脊四钱　绿豆衣三钱

六诊　肝肾虚而湿热未清。腰足酸软，小溲不爽，广痘渐化渐发。再清湿热，兼益肝肾。

白鲜皮三钱　金银花三钱　川萆薢二钱　怀牛膝三钱，酒炒　茯苓三钱　甘草梢五分　绿豆衣三钱　生薏仁三钱　虎潜丸三钱，先服

左　湿毒不化，龙相上凌，神烦不寐，玉茎破碎。化毒泄热，亦定理也。

盐水炒黄柏二钱　川萆薢二钱　夜交藤二钱　建泽泻一钱五分　醋煅真珠母四钱　炒知母二钱　云茯神三钱　煅龙齿三钱　酸枣仁二钱，川连三分，煎汁炒　盐水炒灯心三尺

余左　脉细弱，重按微滑。下疳虽愈，而阴茎短缩，近根带肿，溺有余沥。此湿热袭入肝肾，易入难出，不易图治，拟以丸药入下。

虎潜丸五钱，每日服二次　嘱服半月定方。

陈左　湿毒深伏于肾，曾经淋浊，横痃下疳。虽经治愈，而喉间糜碎，经久不除，舌下肿胀。脉细而左尺坚硬鼓指。以少阴之脉系舌本，循喉咙，此响而彼应也。拟方请专门名家采择。

上濂珠　上犀黄　西血珀　人中黄四味研细吹喉
滋肾丸三钱，淡盐汤下

祝左　下疳之后，湿毒未清，遍身痞瘰密布。疠风重证，须请专门名家诊视。

秦艽　桑寄生　防风　僵蚕　萆薢　生薏仁　防己　土茯苓　泽泻　三角胡麻

程　湿热流入筋骨，不时身痛，左膝破碎。病深在下，极难清澈。

白鲜皮一钱五分　陈松节五钱　海蛤粉三钱，包　川贝母二钱　左秦艽一钱五分　川萆薢二钱　赤白苓各二钱　瓜蒌皮三钱　建泽泻一钱五分　车前子二钱　甘草节四分　丹皮二钱

二诊　筋骨不时作痛，左膝破碎虽敛，而眼目昏花。良以湿毒流入筋骨，肝热生风。轻剂育阴，以觇动静。

龟甲心五钱，先煎　玄参肉三钱　炒当归二钱　酒炒白芍一钱五分　池菊花一钱五分　白蒺藜三钱　炙甘草三分　陈松节五钱，劈　绿豆衣三钱　金银花二钱

黄　喉痹染毒。前服药方进百帖甚效，原意治之。

细生地三钱　银花二钱　牛膝一钱　人中白一钱　川连三分　鲜贯仲三钱　黄柏一钱　甘草四分

左　湿火深伏于肾，少阴之脉上循喉咙，以致咽辄哽痛，背脊轰热，直至头巅。脉象细弦。极难奏效，以病久而且深也。

甘中黄五分　知母一钱五分　玄参三钱　茯苓三钱　黄柏一钱五分，盐水炒　细生地四钱　贝母一钱五分　绿豆衣三钱　金银花三钱　竹茹一钱五分

左　横痃虽经消散，而湿毒未清，营卫因而闭阻。寒热往来，舌心灰霉，胃呆少纳。湿毒之气中人，最难图治之证也。

制半夏一钱五分　香青蒿一钱五分　绵茵陈二钱　泽泻一钱五分　淡黄芩一钱五分　广郁金一钱五分　川萆薢二钱　车前子三钱　川雅连三分　杏仁三钱　滑石三钱　银花三钱　绿豆衣三钱

瘰　疬

唐左　气血两亏，肝火挟痰，窜入少阳阳明之络，颈项结核坚硬，按之不移。脉虚弦滑。恐虚痰不化，而延入损途。

桑叶　海藻　制半夏　川贝母　郁金　茯苓　丹皮　桔梗　生香附　炒枳壳　雪羹汤煎。

二诊　痰核软，加生於术。

某　颈有疬痰，眩晕心悸，身体似觉震动。此浊痰内蕴，痰热化风上旋也。

甘菊花　云茯苓　海蛤粉　白僵蚕　石决明

净双钩　制半夏　煨天麻　白蒺藜　橘红　燥渴者雪羹汤。

张左　盘颈疬痰已久，兹则内热连绵，时见咯血，胸膺酸痛，日来腹痛便泄。脉细弦而数。阴虚木旺，虚火上炎，木乘土位。虚损情形，何易言治。

金石斛四钱　黑豆衣三钱　淡秋石一钱　炒木瓜皮一钱五分　女贞子三钱　炙黑草五分　侧柏炭二钱　炒白芍一钱五分　大天冬二钱　海蛤粉三钱

二诊　酸甘制木，以养脾阴，腹痛便泄已止。然虚火上炎，血虽未来，而咽痛音闪。脉数细弦。脏阴皆损，何易言治。

大生地三钱　大天冬二钱　生熟草各二分　杭白芍一钱五分，酒炒　大熟地二钱　大麦冬一钱　女贞子三钱，酒炒　海蛤粉三钱，包　川贝母二钱　毛燕汤代水煎。

三诊　音声已开，咽痛亦止，而中脘犹复作痛。脉象细弦，舌质纹裂。疬痰既久，气血并亏，不能制伏肝木，致强肝克土乘脾则腹痛便泄，犯胃则脘痛呕吐。急者先治之。

香附二钱　川楝子一钱五分　半夏曲一钱五分，盐水炒　茯苓三钱　白芍二钱，土炒　白蒺藜三钱　橘白盐水炒，一钱　盐水炒竹茹一钱　左金丸五分，先服

四诊　痛泄已止，脘痛亦减，而右胁犹复作痛。肝木克土之余，肝风入络。再标本兼顾。

阿胶珠二钱　醋炒香附二钱　柏子霜三钱　炒

木瓜皮一钱　生草三分　白茯苓三钱　橘叶一钱五分　川楝子一钱五分　酒炒白芍一钱五分

五诊　便泄既止，脘痛亦定，而右胸膺常觉作痛，舌苔纹裂。痰疬既久，阴伤则肝风入络。还恐损而难复。

阿胶珠二钱　白茯苓三钱　川贝母二钱　真猩绛五分　海蛤粉三钱　柏子霜三钱　旋覆花三钱　酒炒白芍一钱五分　青葱管三茎

六诊　脘痛便泄，原属肝阳克犯脾胃。红炉泼水，则烈焰飞腾，所以两进柔药，火冲咽痛，随药而来。然火之有余，阴之不足也。再参辛燥之品，以反佐之。

阿胶珠二钱　粉丹皮二钱　海蛤皮三钱　柏子霜三钱　白茯苓三钱　女贞子三钱，酒炒　白芍一钱五分，酒炒　制半夏一钱五分　大天冬一钱五分

七诊　胸膺作痛稍轻，不自觉热，而脉形带数，阴伤火炽。然痰核随处结聚，恐其流窜。再熄少阳木火，参以化痰而和脏络。

炙生地四钱　海蛤粉三钱　桑叶一钱　炒白薇一钱五分　白茯苓三钱　柏子霜三钱　丹皮二钱　女贞子三钱　川贝母三钱

八诊　脉象稍缓，舌红苔腻。左胸膺作痛，牵引背肋，络隧不和。再宣通化痰和中。

川贝母二钱　当归一钱五分，酒炒　白茯苓三钱　粉丹皮二钱　桑叶一钱　海蛤粉三钱　制香附一钱五分　川断肉三钱　盐水炙橘红一钱　生熟谷芽各一钱

某　少阳木火，挟痰流窜经络，肝木从而不和，少

腹时有气聚。前法参以调气平木。

香附一钱五分　川贝二钱　海蛤粉三钱　粉丹皮一钱五分　郁金一钱五分　橘叶一钱五分　桑叶一钱　川石斛三钱　川楝子一钱五分　白芍一钱五分，酒炒

二诊　脉数转缓，内热已退，而滑泄频来，环口常发疹瘖。阴虚挟湿，混淆精窍。前法参以分清。

桑叶一钱　川贝母二钱　干橘叶一钱五分　生薏仁三钱　川萆薢二钱　香附二钱　丹皮一钱五分　猪茯苓各二钱　大淡菜二只

三诊　分清精水，滑泄未来，而右半体仍觉牵掣。良由痰阻络中，脉络从而不和。拟化痰宣络。

川贝母二钱　制香附一钱五分　生薏仁四钱　真猩绛五分　丹皮二钱　云茯苓三钱　橘红络各一钱　炒玉竹三钱　旋覆花一钱五分，绢包　桑叶一钱

四诊　神情稍振，遗泄未来。再拟化痰以宣络隧。

川贝一钱　香附一钱五分　黑豆衣三钱　郁金一钱五分　橘红络各一钱　枳壳八分　海藻一钱五分　白蒺藜二钱　白茯苓三钱　浮小麦一两　红枣二枚

五诊　舌纹裂渐满，红色较淡。而腿股作酸，即发遗精，腹中漉漉。湿热下行，精窍遂为混淆。再化痰而分清精水。

制半夏一钱五分　茯苓三钱　橘红一钱　海藻一钱五分　浮小麦一两　川贝母一钱五分　萆薢一钱　薏仁三钱　猪苓二钱　大淡菜二只

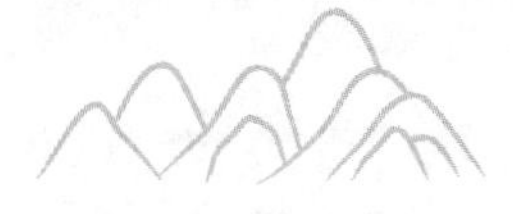

卷十七

调　经

王右　屡次滑胎，兹则经事先期，色紫不泽，临行痛楚。姑宣畅营卫。

全当归酒炒，二钱　白蒺藜三钱　紫丹参二钱　杭白芍酒炒，一钱五分　橘络红花汤炒，一钱　蕲艾炭四分　炒川断三钱　菟丝子盐水炒，三钱　炒牛膝三钱　制香附二钱

二诊　气血不固，屡屡滑胎。治法惟有调气养营，作日就月将之计。

大熟地砂仁拌，炙成炭　泽泻一钱五分　细子芩酒炒，一钱五分　橘皮一钱　白芍酒炒，一钱五分　萸肉炭一钱五分　茯苓神各四钱　炒山药三钱　生熟谷芽三钱　粉丹皮二钱　制香附二钱

谢右　中脘作痛，腹中不舒，经事一月再至，腰酸带下。气血不固，肝胃失和。先调气和胃，再商培补。

川楝子一钱五分　香附一钱五分　砂仁五分　炒白芍一钱五分　佛手一钱　乌贼骨三钱，炙　茯苓三钱　当归炭二钱　八珍丸绢包，入煎，四钱　广皮一钱

陈右　久痛久呕，中脘板硬，月事两月不来。此必有形之滞，郁阻胃中。拟宣通气血。

延胡索酒炒，一钱五分　瓦楞子四钱，煅　炒赤芍一

钱　台乌药一钱五分　楂肉二钱　土鳖虫去头足，炙，三枚　单桃仁去皮尖，打，三钱　归须酒炒，二钱　降香片五分

二诊　宣通营卫，大便解出凝而色红，脘痛势减，板硬较软，呕吐未发。再为宣通。

五灵脂酒炒，三钱　制香附二钱　炒枳壳一钱　焦麦芽三钱　陈皮一钱　薤白头二钱　延胡索酒炒，一钱五分　砂仁末五分　土鳖虫去头足，二枚　广郁金一钱五分

三诊　宣通营滞，大解带黑，脘痛呕吐俱减。然咽中常觉哽阻，中脘仍然坚硬。脉象弦紧。效方扩充，再望应手。

上桂心五分　炒桃仁三钱　薤白头二钱　干漆炒烟尽，三分　橘红一钱　土鳖虫三枚　延胡索酒炒，一钱五分　制半夏一钱五分　湘军酒炒，八分

龚右　每至将寐，辄觉震痉，头昏作胀，时易汗出，中脘胀满。肝风鸱张，木强土弱。拟养血熄肝，参以凉营，盖经愈前则血愈虚也。

阿胶三钱　丹皮二钱　大生地四钱　黄芩酒炒，一钱五分　女贞子酒炒，三钱　朱茯神三钱　白芍酒炒，一钱五分　香附二钱　川楝子一钱五分　橘叶二钱　黑豆衣三钱　生决明六钱

二诊　咽中如阻，中脘不舒，筋脉跳动，甚至欲厥，经一月再行。营血久亏，风阳震动。再育阴以涵肝木。

阿胶珠三钱　天冬三钱　豆蔻花四分　潼沙苑盐水炒，三钱　丹皮二钱　大生地四钱　干橘叶一钱五分　炒白芍一钱五分　煅牡蛎三钱　生山药三钱　茯苓神各二钱　淮小麦五钱

三诊　每至气冲，中脘胀满，按之作痛，甚则汗出。冲气逆上，拟镇坠滋养柔和。

代赭石四钱，煅　炙鳖甲四钱　生熟草各二分　川楝子一钱五分　火麻仁三钱　煅牡蛎五钱　淮小麦五钱　橘皮一钱　糯稻根四钱　白芍酒炒，一钱五分　大南枣四枚

四诊　火从上升，则溱溱汗出，头面为甚，足心烙热，经不及期，左肩臂酸痛。冲阳逆上，皆由阴虚木失滋涵。

阿胶珠三钱　柏子霜三钱　炙甘草四分　地骨皮二钱　旱莲草三钱　煅牡蛎五钱　生白芍一钱五分　乌贼骨三钱　淮小麦五钱　南枣三枚　女贞子酒炒，三钱　糯稻根五钱

五诊　经事一月再期。肝阴愈虚，肝气愈旺，肝阳愈盛，头昏作胀，寐则头汗溱溱，心中震痓，胸膺作胀，咽中如阻，肩臂作酸。宜滋肾养肝，参以凉营。

大生地十两　粉丹皮二两　生牡蛎八两　大天冬三两　黑豆衣三两　朱茯神三两　奎党参四两　白归身二两　旱莲草三两　炙鳖甲十两　炒枣仁二两　肥玉竹三两　炒木瓜二两　制首乌五两　炒萸肉二两　火麻仁三两　柏子霜三两　甘杞子二两　干橘叶二两

香附醋炒，二两　杭白芍酒炒，三两　生熟草各三钱　淡黄芩一两五钱　女贞子酒炒，三两

加阿胶四两，龟版胶三两，鹿角胶一两，溶化收膏。每晨服一调羹。

陈右　结块坚硬稍软，咽中哽阻略舒。然仍气时上冲，冲则头胀。木郁土中，气阻营滞。再调气化痰，以宣营滞。

制半夏一钱五分　橘皮一钱　薤白头三钱　缩砂仁五分　瓦楞子四钱　香附二钱　茯苓三钱　焦麦芽四钱　鳖甲煎丸另服，一钱五分

董右　少腹作痛，经事不行，脉形不爽，面部丹赤成片，不时发露。营气不宣，宜为宣通。

全当归酒炒，二钱　台乌药一钱五分　延胡索酒炒，一钱五分　制香附二钱　杭白芍酒炒，一钱　茺蔚子三钱　炒桃仁去皮尖，打，三钱　降香片七分　楂炭三钱

二诊　经停少腹作痛，营气滞而不宣，当通和奇脉。

川桂枝四分　当归酒炒，二钱　制香附二钱　乌药一钱五分　茺蔚子三钱　泽兰二钱　延胡索酒炒，一钱五分　川芎一钱　炒赤芍一钱五分　楂炭三钱

三诊　宣通营滞，而理气机，腹仍作痛。血中气滞，气行则血行，故曰调经以理气为先也。

制香附三钱　紫丹参二钱　台乌药一钱五分　川芎一钱　炒枳壳一钱　全当归酒炒，三钱　延胡索酒炒，一钱五分　鸡血藤膏一钱五分　桂枝四分　白芍一钱五

分，酒炒　红花酒炒，七分

四诊　血虚气滞，经阻不行，面发痦瘰，腹中疠痛。宜通气滞，以望经行，再商调理。

当归酒炒，二钱　牛膝三钱　卷柏二钱　丹参二钱　苏梗三钱　红花酒炒，一钱　川芎一钱　炒川断三钱　泽兰二钱　香附二钱　鸡血藤膏一钱五分　杏仁三钱

王右　木旺脾虚，肝木克土，土不运旋，以致腹笥板硬，时为痛泄，月事不来，胸次痞闷。脉象弦硬。气血郁滞，拟宣畅气血，必得月事通行，方为稳妥也。用严氏抑气散合逍遥法。

制香附二钱　花槟榔八分　广皮一钱　川断三钱　砂仁五分　卷柏三钱　生牛膝三钱　炒枳壳一钱　紫丹参二钱　逍遥散先服，三钱

张右　每至经行，辄先少腹作胀，初来色淡，渐次转红。气滞不宣，则营血从而失和。宜调气和营。

制香附二钱　苏梗二钱　丹参三钱　乌药一钱五分　川芎一钱　楂炭二钱　全当归二钱　川断一钱五分　藿香正气丸先服，三钱

沈右　阴虚气弱，脾不运旋，封藏不固。每至冬令，辄易感风，大便或结或溏，经事愆期，不时带下。脉濡细，苔薄白。拟气阴并调。

党参三钱　茯苓三钱　炒山药三钱　白芍酒炒，一钱五分　炒扁豆三钱，研　潼沙苑盐水炒，三钱　於术一钱　炒木瓜皮二钱　菟丝子盐水炒，三钱　杞子三钱

六味地黄丸晨服，一钱五分

二诊　脾虚则大便或结或溏，肾虚则封藏不固。收藏之令，辄易感冒咳嗽，经不应期，时为带下。脉象濡细。气阴并调，从前法扩充。

炒萸肉一钱五分　大熟地砂仁炙，四钱　杭白芍酒炒，一钱五分　橘白一钱　奎党参三钱　炒於术二钱　生山药三钱　炙甘草三分　茯苓三钱　潼沙苑盐水炒，三钱

三诊　脾虚则不运，肾虚则不藏。脾不运则大便时溏，肾不藏则封固不密。每至冬令，易召外感而为喘咳，经事遂不应期，带脉从而不固。宜从脾肾并调。

炙绵芪三两　炒萸肉一两　炒山药二两　奎党参四两　远志肉五钱　炒扁豆二两　川断肉二两　炒於术二两　白茯苓三两　炙黑草五钱　制首乌四两　菟丝子二两　破故纸二两　巴戟肉二两　甘杞子二两　制香附一两五钱　潼沙苑盐水炒，三两　广皮一两　大熟地砂仁炙，四两　制半夏一两五钱　粉归身酒炒，一两五钱　杜仲三两　杭白芍酒炒，一两五钱　紫丹参一两五钱　泽泻一两　大生地姜汁炙，四两　炒枣仁一两，研

清阿胶三两，鹿角胶二两，龟版胶二两，以上三胶溶化收膏，晨服七八钱。

胡右　十二经之血，注于冲脉，从冲脉而下者，谓之月经。冲为肝之隶脉，情怀抑郁，木土失和，中脘作痛。冲脉之气，因而阻滞，经事数月方行，面色浮黄。唇白舌淡无华，脉象细涩。气血皆滞，当为宣通。

川桂枝五分　制香附二钱　炒枳壳一钱　紫丹参二钱　单桃仁二钱　白芍酒炒，一钱五分　全当归酒炒，二钱　砂仁末五分　茺蔚子三钱　香橼皮一钱

二诊　宣通营滞，脉细稍起，经事未来，脘腹作痛。久病营血必滞，仍为宣通。

川桂枝五分　单桃仁二钱　制香附二钱　紫丹参二钱　川断肉三钱　延胡索酒炒，一钱五分　台乌药一钱五分　炒赤芍一钱五分　茺蔚子三钱　归身二钱　川芎一钱

陈右　火从上升，升则头晕且痛，目涩肌热，经事一月数至。皆由木郁生火，姑清以泄之。

龟甲心　粉丹皮　黑豆衣　女贞子　石决明　白归身　杭白芍　乌贼骨　左牡蛎盐水炒　炒白薇

席右　经事一月数至，至则如涌。营热之甚，恐致血崩。

大生地　当归炭　制香附　丹皮炭　细子芩　乌贼骨　老苏梗　玄参　鲜藕煎汤代水

二诊　经不及期，色鲜甚多，头胀作痛。风热袭入营分也。

细子芩　炒防风　当归炭　丹皮炭　茯神　制香附　生地炭　旱莲草　炙乌贼骨

姚右　肝肾素亏，风阳上升，时为头痛。经事迟行，将至之前，足酸腹胀，既至之后，淋沥不止。此皆营气不主宣畅，所谓气滞则血亦滞也。故调血以理气为先。

粉全归　砂仁　制香附　川断肉　老苏梗　降香　丹参　川芎　广皮

某右　经来淋沥，少腹作痛，腿股牵引不舒。冲瘀未清，则冲脉转难固摄，恐蓰极而致崩败。

淡吴萸三分　炒当归　苏梗　延胡索　降香　生熟蒲黄各四分　南楂炭　香附　炒赤芍

张右　经来淋沥，脘痛，少腹滞坠，辄成块作片而下。气乱则血亦乱，不能循行经络。

制香附　生熟蒲黄　白芷　川朴　大腹皮　茜草炭　藿香　乌贼骨　茯苓　广皮　苏梗　半夏曲

朱右　经来淋沥，少腹作痛。脉弦尺涩。冲气不调，则冲脉不固矣。

制香附　生熟蒲黄各四分　砂仁　当归炭　茯神　乌贼骨　茜草炭　磨苏梗　广皮　台乌药

二诊　调气和营，未尝止血而止痛也。然淋沥已定，腹痛亦止。可见血为气之配，气和则妄行者循经而不乱矣。前法再参养营。

磨苏梗　杭白芍　首乌　当归　广皮　香附　炒枣仁　砂仁　茯神

姚右　气为血之帅，经前胀满，经至淋沥，皆气滞不宣。调经以理气为先，旨哉斯言也。

全归　白芍　制半夏　上广皮　川断　香附　紫丹参　老苏梗　藿香正气丸

谈右　每至经行，辄块攻痛胀，甚则呕吐。气瘀交阻。姑为宣通。

当归　川芎　延胡索　蓬术　乌药　橘络红花汤炒　楂炭　桂枝　香附　青皮　猩绛炒赤芍

陈右　经事临期，腹痛难忍。血之下也，未来则胀，将来则痛，既来则痛渐定。血虚气滞，宜补血之不足，疏气之有余。

炙熟地　炒杞子　香附　全归　乌药　砂仁　川断肉　白芍　楂炭

陈右　气上迫肺，心气不能下通，月事不来，所以起居如常，腹无痛胀之苦。用武叔卿加味导痰之法。

中朴一两　云苓三两　制半夏二两　枳实一两　川芎一两二钱　雅连三钱　广皮一两二钱

研细末，以姜汤泛丸如绿豆大。每晨服三钱。

某右　经停十五月之久，而起居如常，脉缓，苔薄白。此名为歇，不治自愈，但须徐以待之耳。

全当归　橘白　土炒白芍　白蒺藜　制香附　半夏曲　茯苓　生熟谷芽　甜杏仁炒香

林右　诸经之血会于冲脉，从冲脉而下者，谓之月经。冲气不调，经来血聚，冲气不通，所以胀势每甚。仿《金匮》温经法。

人参须一钱　泽泻一钱五分　炙黑草三分　粉丹皮二钱　炒麦冬三钱　粉归身二钱　炮姜四分　真阿胶一钱五分　上瑶桂二分，研末，饭丸，烘干，先服

右　每至经行辄腰腹作痛。迩来中脘不舒，食入泛漾，头痛眩晕，凛热无时。此气滞血虚，肝胃失协。先从肝胃两和。

制半夏　朱茯神　制香附　白蒺藜　香橼皮　滁菊花　广皮　杜仲　桑叶　丹皮　干荷叶边　盐水炒竹茹

奚右　由脘痛而致腹中胀满，得泄则松。肝脾不和，气湿不运。气为血帅，月事因而不行。以调气为先。

制香附二钱　砂仁五分　丹参二钱　苏木一钱五分　枳壳一钱　茯苓三钱　鲜佛手一钱　上广皮一钱　木香三分　降香五分

二诊　腹满较舒，中脘窒痛。再从肝脾胃主治。月事不来，且勿过问。

制香附二钱　陈皮一钱　川楝子切，一钱五分　前胡一钱　鲜佛手一钱　缩砂仁五分　延胡索酒炒，一钱五分　光杏仁三钱，打　紫丹参二钱　苏梗二钱

钱右　经事愆期，腹痛脐下滞坠，按之尤痛。冲脉气滞，姑为宣通。

熟地炭三钱　赤白芍酒炒，各一钱　制香附二钱，打　台乌药一钱五分　南楂炭三钱　全当归二钱　川芎一钱　降香片七分　上瑶桂四分，饭丸

二诊　少腹作痛未止，经事未行。再宣通气血。

制香附二钱　乌药一钱五分　川桂木五分　茺蔚子三钱　小茴香五分　延胡索酒炒，一钱五分　缩砂仁五分　泽兰叶二钱　降香片七分　楂炭三钱

三诊　经来而仍未畅，少腹仍然作痛。营气阻滞，再为宣通。

全当归酒炒，二钱　乌药一钱五分　炒小茴香五分　炮姜五分　川芎一钱　川桂枝三分　香附二钱　紫丹参二钱　茺蔚子三钱　益母草六钱

解右　产后血虚气滞，腹时胀满，每至经来，血行甚多。气为血帅，宜调其气。

当归二钱　炒枣仁二钱　黑豆衣三钱　厚杜仲三钱　茜草炭一钱五分　潼沙苑三钱　池菊花一钱五分　乌贼骨三钱　藿香正气丸先服，三钱　茯神三钱

二诊　此次经来未至过多，然腹中尚觉胀满，有时气冲至脘。还是冲气未平，缓商调补。

制香附三钱　土炒白芍一钱五分　炒枳壳一钱　广皮一钱　茯神三钱　炒枣仁三钱　川楝子三钱　砂仁壳五分　四制香附丸清晨服，二钱　木瓜皮一钱，炒

三诊　一阳将复，肝阳不平，腹满，中脘作痛，头昏眩晕，平日经事过多。皆肝经气火有余，再熄肝木。

川楝子一钱五分　土炒白芍一钱五分　黑豆衣三钱　黑山栀一钱五分　制香附二钱　菊花一钱五分　橘皮一钱　炒枳壳一钱　干荷叶边三钱　女贞子三钱

朱右　经前腹胀，带下腰酸，悸眩少寐，心中作痛。气滞血少，血不养肝。奇经之脉，隶于肝木，木旺则阳气升浮于上，带脉不固于下。拟补血之不足，疏气之有余。

奎党参五两　黑豆衣二两　炙生地三两　大天冬二两　新会皮一两　全当归三两　炙黑草七钱　川石斛三两　池菊花一两　川断肉三两　炒山药三两

潼沙苑三两　厚杜仲三两　川芎片一两　云茯神三两　大熟地砂仁炒，五两　菟丝子盐水炒，三两　野於术二两，木香五钱，煎汁炒　炒萸肉一两五钱　鸡头子一两五钱　杭白芍一两五钱　干苁蓉一两五钱　制香附三两，另煎，冲入　泽泻片一两　炒枣仁一两，研　甘杞子三两　砂仁末七钱，研细，收膏时和入　鹿角胶一两　龟版胶三两　真阿胶三两

上药煎净浓汁，加三胶溶化收成老膏。每晨服一调羹。

周右　经来甚畅，瘀露得以通化，少腹痛坠已止。然积瘀虽通，而新血与之并下，自不免于玉石俱焚，所以风阳上升，耳鸣头晕。莨莠既去，当植嘉禾。

白归身二钱　乌贼骨三钱　川断肉三钱　女贞子三钱　旱莲草三钱　黑豆衣三钱　阿胶珠二钱　潼沙苑盐水炒，三钱　茯神三钱　苏梗二钱　蒲黄炭五分　生於术二钱

王右　经事愆期，腰酸带下，形体恶寒，血色淡白不泽。气血不足，宜养血温经。

全当归二钱　川断肉三钱　煅牡蛎四钱　紫丹参二钱　白芍一钱五分　厚杜仲三钱　炒山药三钱　川芎一钱　十全大补丸三钱，开水分二服

右　经事先期，至则淋漓。冲任不固，不能急切从事。

生地炭四钱　当归炭二钱　茯神三钱　远志肉五分　乌贼骨三钱，炙　西潞党元米炒，三钱　炒冬术二钱

炒枣仁二钱　龙眼肉四粒　老姜二片　补中益气丸三钱，晨服

右　经事先期，寒凛火升，嗳噫眩晕。苔黄，脉弦尺涩。此肝阴不足，胆胃之气少降。拟通降阳明，参泄肝木。

制半夏　云茯神　煅决明　生山栀　炙鳖甲　钩钩　丹皮　广皮　盐水炒竹茹

丁右　经事愆期，虚寒为多。然虚则肢体必形软弱，或微微身热。寒则腹中痛，脉必沉细。今经来日迟，诸如平人，惟四肢作酸。脉象濡滑。此痰湿占于血海，营卫之气不得宣通。宜理气化痰驱湿，不治血而治其所以病血者。

粉全归　秦艽　制半夏　独活　川断肉　白蒺藜　泽泻　制香附　茯苓　川芎

朱右　天癸当至而不至，适当久热，营血干涩，以致内热火升，肌肉羸瘦，为干血劳重证也。

炒全当归二钱　银柴胡五分　炒赤芍一钱五分　炙鳖甲四钱　桑叶一钱　紫丹参一钱五分　延胡索一钱五分　炒白薇一钱五分　粉丹皮一钱五分

朱右　经来淋沥不止，少腹酸痛，偏右痞块攻筑，血色紫殷。冲脉气滞，宜调冲任而宣气滞。

阿胶珠三钱　川芎一钱五分　炙艾叶七分　制香附二钱　川断肉三钱　生地炭三钱　酒炒白芍一钱五分　干橘叶一钱五分　酒炒当归二钱　公丁香三分

二诊　淋沥仍然不止，中脘痞闷，少腹酸坠。冲

气不和，冲脉不固。拟和营平木。

乌贼骨三钱　鸡血藤膏三钱，冲　阿胶珠二钱　土炒白芍一钱五分　橘皮一钱　茜草炭一钱五分　干橘叶一钱五分　半夏曲一钱五分，盐水炒　制香附二钱　左金丸二次服，五分

带　下

江右　曾经血崩，营血亏损，不能养肝，肝木克土，不时便泄，脐下气聚不舒，四肢节骱痰核结聚，咽中如阻，心悸带下。脉虚弦，舌心光剥。水亏木旺，土弱肝强。养血柔肝为治本之道。

阿胶珠二钱　土炒白芍一钱五分　炒黄川贝一钱五分　生山药三钱　炒木瓜皮一钱　海蛤粉三钱　炙甘草三分　生牡蛎五钱　杜仲三钱　潼沙苑盐水炒，三钱　盐水炒竹茹一钱

梁右　带下腰酸，小便不禁，心悸火升。带脉不固，肝肾空虚，阳气上逆也。

奎党参三钱　生山药三钱　潼沙苑盐水炒，三钱　菟丝子盐水炒，三钱　阿胶珠二钱　生牡蛎五钱　桑螵蛸二钱，炙　杜仲三钱　杞子三钱　芡实三钱

二诊　带下大减，小便亦能约束，心悸火升，的是阳升而奇脉不固。效方进退。

阿胶珠三钱　潼沙苑盐水炒，三钱　甘杞子盐水炒，三钱　煅牡蛎五钱　厚杜仲三钱　桑螵蛸三钱，炙　莲

须八分　菟丝子三钱　於术一钱五分　肥玉竹三钱

三诊　带脉渐能约束，火升亦定。然寐醒舌干口燥，阴液耗损不复。前法参入甘凉。

石斛四钱　牡蛎五钱　天冬二钱　山药三钱　莲须八分　炒阿胶二钱　沙苑三钱　杞子三钱　桑螵蛸炙，一钱五分　菟丝子盐水炒，三钱　杜仲三钱

莫右　从少腹作痛，以致带下腰痛。冲气不和，带脉因而不固矣。

公丁香三分　炙艾叶七分　潼沙苑盐水炒，三钱　酒炒白芍一钱五分　香附盐水炒，二钱　菟丝子盐水炒，三钱　炒小茴香五分　炒山药三钱　杜仲三钱　干橘叶一钱五分

王右　淋带不止，气撑腹痛，里急而欲解不解。冲任损伤，不能固摄，图治不易也。

白芍一钱五分　乌贼骨四钱　阿胶珠二钱　川断肉三钱　当归炭二钱　生地四钱　茯苓三钱　艾炭五分　丁香三分　砂仁五分

二诊　带下不止，气撑而下坠则痛，大便闭阻。再温润大腑，疏泄肝木，略参固涩法。

乌贼骨四钱　川楝子一钱五分　当归炭二钱　香附三钱　光杏仁三钱　炒椿皮一钱五分　鲜苁蓉六钱，洗　瓜蒌仁四钱，打　磨沉香五分　砂仁五分

顾右　赤带绵下，遍体作痛，小便烙热，甚则微痛，头空昏晕。脉象带数。肝火湿热沦陷于下，带脉从而不固矣。

吉林参五分，研末，麦冬汤下　白茯苓三钱　川雅连三分　池菊花一钱五分　生於术二钱　车前子盐水炒，二钱　黑豆衣三钱　酒炒白芍一钱五分　愈带丸二次服，三钱

刘右　带下色黄，恶心欲呕。脾胃湿热沦陷，拟和中而化痰湿。

制半夏一钱五分　广皮一钱　赤白芍各二钱　萆薢一钱五分　竹茹一钱　炙艾叶五分　公丁香三分　白蔻仁七分

汪右　带下如注，腹满不舒。脾胃湿热，尽行下流。深恐元气难支。

制半夏　川楝子　海蛤粉　赤白苓　炒椿皮　广皮　泽泻　萆薢　生薏仁　伏龙肝一两，煎汤代水　愈带丸

二诊　和中分利湿热，带下仍然不减，遍体作痛。虚肝纵横，脾胃亏损，不能收摄。勉拟柔和肝木，双培脾肾。

当归　川断肉盐水炒　菟丝子　芡实　醋炒青皮　白芍　潼沙苑盐水炒　破故纸　莲子　伏龙肝

三诊　带下稍减，而肝气纵横胀满，右乳作痛。再益脾肾而疏肝木。

香附　破故纸　白芍　菟丝子盐水炒　潼沙苑盐水炒　枳壳　川断肉　木香　川楝子　杜仲　伏龙肝八钱，煎汤代水

张右　肝火时升时降，头胀目涩，带下赤白相兼。

再清化湿热，兼泄肝火。

玄参　川雅连吴萸二分，煎汁炒　香附　白芍　柴胡盐水炒　丹参　龟甲心先煎　椿根皮炒黑　青皮泽泻　牡蛎盐水炒

严右　肝脾肾并亏，摄纳无权，经淋带下，血虚阳升，腰酸悸眩。湿热尽从下溜，不能急切图功。

西潞党元米炒　茯苓神　炒椿皮　厚杜仲　香附醋炒　菟丝子盐水炒　女贞子　金毛脊　於术炭　愈带丸

右　久带不止，腰府酸楚，脉形滑大。此肝火湿热沦下，恐损而难复。

法半夏二钱　川石斛四钱　海蛤粉四钱，包　女贞子三钱　橘白一钱　茯苓神各二钱　潼沙苑盐水炒，三钱　椿根皮三钱，炒　穞豆衣三钱　愈带丸先服，三钱

右　久带液虚，头晕心悸腰楚。惟有暂时调理而已。

炒於术二钱　潼沙苑盐水炒，三钱　椿白皮炒黑，二钱　炒菊花一钱五分　炒枣仁二钱，研　钩钩后下，三钱朱茯神三钱　煨天麻一钱五分　厚杜仲三钱

汤右　带下腰楚，中脘作痛，脉象濡软。八脉不固，湿热沦下也。

海蛤壳四钱　川萆薢二钱　泽泻一钱五分　厚杜仲三钱　煅决明四钱　茯苓神各二钱　炒菊花一钱五分钩钩后下。二钱　椿根皮炒黑，三钱　伏龙肝一两，煎汤代水

右　淋带不止，小溲作痒，肝火湿热内郁也。

龙胆草　泽泻　细生地炭　川萆薢　当归炭　车前子　黑山栀　甘草梢　赤白苓

右　带下稍减。血不热，何至淋沥，而且先期。木无火，何至生风。凉营熄肝为法。

桑叶一钱　炒白薇二钱　樗白皮炒黑，二钱　煅决明四钱　黑豆衣四钱　川楝子一钱五分　女贞子酒炒，三钱　炒菊花一钱五分　炒地骨皮二钱　丹皮二钱　愈带丸三钱

右　不时气喘，喘则欲厥，偏右头痛，带浊绵下。脉象弦滑。此饮阻肺下，痰水之气上则逆射于肺，下则沦陷于脾。用丹溪法。

於术炭　枳实　柴胡　焦苍术　制半夏　炙升麻　猪苓　广陈皮

右　半产之后，继以血崩，崩则八脉损伤，带脉不固，带下连绵。按月经来甚多，维护皆失其职，不能急切从事也。

西党参　乌贼骨炙　破故纸盐水炒　茯苓神　莲子　阿胶珠　菟丝子盐水炒　潼沙苑盐水炒　巴戟肉

右　肝经之脉环阴器。所见之象，形非枣核，似未可作阴茄论，仍是阴肿痛而已。按方书皆外治之法居多，至于内服之方，未必大备。今臆拟逍遥散法以舒木郁，略参宣畅气血之品，以备商榷。

柴胡五分　炒赤芍一钱五分　没药五分，去油　枳壳一钱　当归二钱　茯苓二钱　橘皮一钱

阴肿一门，目录未列，姑附录于此。

崩漏

袁右　经来淋沥，满腹痛胀，甚则四肢肩背攻注作痛。厥气纵横，气行入络。当正其气。

橘皮一钱　砂仁五分　香橼皮一钱　川朴一钱　大腹皮二钱　枳壳一钱　香附二钱　藿香三钱　苏梗三钱

金右　淋带漏下，少腹自觉冷气结聚，气分攻撑。此冲气不和，冲脉不固，为崩败之先声也。

党参　阿胶　吴萸　炮姜　炙草　茯神　当归　白芍　香附

某右　崩下之势，尚算和平，而呕吐恶心，滴水不能容纳。脉细弦，苔浊质腻。此由血去过多，木失涵养，致厥阳冲侮胃土，胃中之浊阻而不降，恐致痉厥。

台参须　炒竹茹　茯苓神　干姜　川连连姜同炒　血余炭包　陈皮　制半夏　旱莲草　茜草炭　炙乌贼骨　炒黑蒲黄一钱五分　藕节

徐右　崩带日久，脉形濡大。年近花甲，中气虚而不摄，恐难以草木奏功。

党参　黄芪　冬术　生地炭　茯神　当归炭　阿胶　炙枣仁　炙椿皮　蕲艾炭三分　公丁香三分

严右　久咳痰多气逆，脉象沉弦，苔白黏腻。此饮邪阻肺，而天癸当止反多，恐有崩坏之虞。

党参　茯苓神　炙乌贼骨　土炒於术　炙黄芪　西草炭　蒲黄炭　当归炭　远志肉　炒苏子　枣仁　藕节

某右　经至如崩，腹胀已舒，心悸头晕。统藏失职，再益心脾。

炙黄芪二钱　野於术一钱五分　血余炭一钱　阿胶珠三钱　党参三钱　炒枣仁三钱　乌贼骨三钱　蒲黄炭八分　朱茯神三钱　龙眼肉三枚

某右　崩淋不止，腰府作酸，其血即下。奇脉暗损，再参固摄。

生地炭四钱　乌贼骨四钱　茜草炭一钱　厚杜仲三钱　旱莲草三钱　地榆炭二钱　丹皮炭二钱　血余炭一钱　百草霜一钱，与血余炭同包　藕二两，煎汤代水

刘右　经积九月而崩，崩后又停年余，腹满不和，脐下气坠，胸脘灼热，脉形沉滞。此血因气滞，冲脉阻闭。若壅极而决，必至复崩，不可不慎。

延胡索　粉全归　茺蔚子　炒赤芍　粉丹皮　制香附　降香片　丹参　川芎　郁金

右　半产之后，淋漓不止，去冬竟至崩败，崩止而漏下咳频。冲任俱损，兼感风邪，宜为兼顾。

当归炭二钱　炙乌贼骨四钱　前胡一钱　沙苑子三钱　震灵丹二钱　象贝母二钱　川断肉一钱五分　杜仲三钱　杏仁泥三钱

右　屡次血崩，由崩成漏，少腹作痛。冲任奇经失束，恐复崩致厥。

蕲艾炭　真阿胶　制香附　厚杜仲　公丁香　乌贼骨　沙苑子　菟丝子　川断肉　震灵丹二钱

范右　崩漏数日不止，始则少腹作痛，今则痛止而觉作酸，间数日辄成块作片而下，头晕耳鸣，面色浮黄，饮食少思，中脘不舒。脉数濡软，舌苔浮白无华。此久崩之下，肝脾并亏，统藏失职，恐血复下而致晕厥。

台参须另煎，冲，七分　远志肉甘草汤拌炒，五分　朱茯神三钱　炮姜四分　炒山药三钱　血余炭一钱　熟附片三分　野於术一钱五分　木香四分　当归炒透，一钱五分　潼沙苑盐水炒，三钱　川断肉三钱　震灵丹莲子汤送下

张右　漏经不止，成块作片而下。迩则胸脘不舒，涎涌作恶，气撑腹满。脉细，关部弦劲。此由阴血失营，致厥气冲侮胃土。恐虚中生变，不可不慎。

广皮　制半夏　茯苓　旋覆花　煅赭石　川楝子　金石斛　砂仁　盐水炒竹茹　左金丸

又　调气镇逆而和肝胃之阴，作恶较定，复下血块，气撑胸满由此而松。良以冲为血海，其脉从气街夹脐上行，而散于胸中，冲瘀既行，则胸中之气自展。特口中粘腻，津液悉成涎沫，不能下咽，频吐之余，喉舌转燥，舌边白糜星布。脉虚左大，右关无情。胃阴耗残之甚，恐虚火挟浊上蒸，而糜腐大布，所谓虚中生变者，即此而是。

西洋参　麦冬　赤苓神　制半夏　橘皮　乌贼

骨　茜草炭　赭石　竹茹　枇杷叶

又　昨进降胃之逆，和胃之阴，口腻恶心顿减。其为胃阴耗残，略见一斑。脉象较敛，舌糜已化。药既应手，宜再扩充。

前方去赭石，加细子芩、北沙参、金石斛。

胎　前

石右　腹中胀满，嘈杂欲呕，脉象弦滑。经停二月有余，恶阻而兼肝气不和之象也。

豆蔻花四分　广皮一钱　炒白芍一钱五分　半夏曲一钱五分　茯苓三钱　佛手花七分　檀香片一钱　炒竹茹一钱　老苏梗磨，冲，四分

陆右　感风咳嗽，脉象弦滑而浮。怀孕在身，勿犯其下。

前胡一钱　大腹皮二钱　磨苏梗五分　茯苓三钱砂仁五分　木香三分　桑叶一钱五分　光杏仁三钱　甘菊花一钱五分

某右　孕及半期，小溲淋痛，日来少腹胀满，而且滴沥不通。气闭火郁，恐成癃闭。

川楝子　制半夏　缩砂仁　赤白苓　磨沉香　泽泻　益元散包　滋肾丸淡盐汤下

焦右　怀孕七月，时淋时止。太阴肺经司胎，肺气不能下输膀胱。下病却宜上取。

淡芩　紫菀　白芍　泽泻　当归　郁金　光杏仁

此人七年八胎，自云每至七月辄淋，求止胎之法。闻之师曰：有一善法，候产后，木耳炙末服，然亦不能尽效。清儒附志

金右　怀孕八月，腹痛异常，呕吐不止，腰府酸痛如折。胎从下注，有坠脱情形。

川断　杜仲　党参　白术　归身　白芍

呕而不受，即用黄连汤，宗仲景法。通降胃腑，呕吐即止，胎坠身安。清儒附志

右　胎息稍固，前此滑胎之期，已过月余。还须培补气血，参以理气，盖安胎以理气为先也。

西潞党　野於术　炒白芍　细子芩　蕲艾叶　制香附　炙熟地　阿胶珠　茯苓神　砂仁　木香

右　怀孕两月有余，劳勚损动胎元，淋沥见红，有胎坠之虞。

炙黄芪　茯神　细子芩　野苎根　上党参　菟丝子　於术　白芍　阿胶　乌贼骨　蒲黄炭　藕节

某右　经停三月，每月淋沥，色正赤且鲜，气攻漉漉，脉弦而滑。此气分不和，致血紊乱，胎漏之象也。

熟地黄四钱　炒萸肉二钱　粉丹皮二钱　炒山药三钱　细子芩二钱　香附二钱　茯苓神各二钱　砂仁七分　泽泻一钱五分

某右　大腹胀大，脐下动筑。气滞不宣，先调气以觇其后。

砂仁　广皮　苏梗　细子芩　土炒白芍　茯苓　香附

按此症已五六年，师云有七八年者，六味地黄丸。清儒附志

盛右　月前曾下黄水，胎元不能固摄，才有渗漏之事。适又劳动，胎系震损，今晨又复见红，腰酸腹满。脉缓急不调。急为安固，参以理气，盖安胎以理气为先也。

台参须另煎，冲，七分　阿胶一钱五分　於术一钱五分　木香五分　砂仁五分　磨苏梗七分　淡子芩一钱五分　乌贼骨三钱　杜仲三钱　川断肉三钱　杭白芍二钱　荷蒂四枚

穆右　经停五月有余，不时漏下，饮食起居，悉如平人，脉缓微滑，胎漏见象。宜和阴泄热，参以调气。

阿胶珠二钱　粉丹皮二钱　地榆炭二钱　广木香三分　当归炭二钱　炒於术一钱五分　杭白芍酒炒，一钱五分　细子芩一钱五分　鲜荷蒂三枚

二诊　漏下已止，脉缓微滑，起居如平人。良由血热不固，仍从胎漏主治。

细子芩一钱五分　老苏梗一钱五分　缩砂仁后下，五分　川贝母一钱五分　阿胶珠二钱　粉丹皮二两　细生地四钱　地榆炭二钱　鲜荷蒂三枚　杭白芍酒炒，一钱五分

右　肝气纵横，食入不舒者已经多月。至昨偶食瓜水，寒气不运，脘腹胀满异常，流行皆阻，水气更郁，致面色清淡，卫气阻窒，肌表凛凛恶寒，脉细沉弦，而呼吸仅得四至，舌色淡白。此气分寒滞，气机闭塞，正

当心胆脉养之际，深恐损动胎元，致生意外之变。

淡吴萸　老苏梗　广皮　连皮苓　广木香　佛手　砂仁　老姜衣　公丁香　白蔻仁二味同研细，调服

右　向有痰饮，咳嗽痰多，习为常事。兹则怀孕七月，肺经养胎之际，咳嗽增盛，渐至遍体浮肿，气升不能着卧，转侧向左，气冲更甚，大便溏行，凛凛恶寒，头胀目昏。脉象沉弦，舌苔白腻。病从烦恼而来，肝气挟痰饮上逆，肺气不能下降，则脾土失其运旋，遂致水气泛溢于肌肤分肉之间，名曰子肿。恐肿甚生变，拟越婢汤发越脾土之湿邪，参以化痰降气。

蜜炙麻黄四分　生甘草三分　制半夏一钱五分　茯苓皮三钱　煨石膏二钱　橘红一钱　炒苏子三钱　大腹皮二钱　老生姜三片

沈右　妊娠素体阴亏，泄泻久延，脾阳损伤，而复汗多亡阳，肝肾之阴，愈加耗损。经崇山先生叠投温摄，泄泻顿止。然阴分既耗，何能遽复。遂致木失涵养，风阳大动，每至欲寐，辄梦魇纷纭，唇燥口噤，四肢牵强，不能举动，忽笑忽哭，所谓风善行而数变也。虚火风上浮，津液为之蒸炼，则凝滞为痰。痰阻肺胃之间，甲木更难下降，是直两木同升，所以吐出凝痰，则诸恙稍减。胎系于脾，而养胎者血也。今病久而致血虚风动，腰酸胎坠，亦所必至。脉象虚弦，舌绛无苔。若不期而产，虚之再虚，定有不堪之境。为今之计，惟有养阴以潜伏阳气，补气以固胎息，而以镇护化痰参之。能否应手，留候崇山先生商定。

生龟版　生牡蛎　杭白芍　朱茯神　阿胶珠　生鳖甲　台参须　杜仲　酸枣仁川连二分，同炒　女贞子　上濂珠　川贝母二味研细，先服

产　后

右　产后数载，经事不行。然于当至之期，辄腰腹作痛，有欲行不行之势。此冲气不和，冲脉不利，理宜宣通营卫。兹以喉证之后，余毒未清，不得不为兼顾也。

磨郁金五分　光杏仁三钱　生牛膝三钱　炒川断肉三钱　射干四分　蜜炙香附二钱　大贝母二钱　卷柏一钱五分　延胡索一钱　桃仁二钱　橘络二钱，红花汤拌炒

右　胎前痛痢，因病而产。产后痢仍不止，里急后重，黏腻色赤而黑。气瘀交阻，极重之证。备方以冀造化。

延胡索一钱五分　砂仁后入，七分　茯苓四钱　楂炭三钱　乌药一钱五分　煨木香五分　广皮一钱　赤砂糖五钱。上三味同炒枯，研末，绢包入煎　泽兰二钱　伏龙肝一两，煎汤代水

另用楂炭三钱，赤砂糖六钱，二味同炒枯，研末，米饮为丸如桐子大。每服三钱，药汁送下。

复诊　痛坠已退，腹满亦减，然痢数仍在十次以外。气瘀未化，而脾虚气弱，不克分清。虽见转机，尚

不足恃。

於术土炒，二钱 煨木香五分 延胡索酒炒，一钱五分 土炒陈皮一钱 泽泻一钱五分 茯苓四钱 桂枝五分 赤芍土炒，一钱五分 泽兰叶二钱 伏龙肝一两五钱，煎汤代水 仍用前法楂炭砂糖丸。

三诊 恶露稍鬯，痛痢渐止。出险履夷，殆所谓天授，非人力也。

土炒於术二钱 酒炒延胡索一钱五分 楂炭三钱 炮姜五分 砂仁七分 泽兰叶二钱 茯苓三钱 丹参二钱 降香一钱五分 桂枝五分

右 产后不慎，营卫气血不宣。势入损途，有鞭长莫及之虞。

延胡索二钱 蒲黄二钱 桃仁二钱 酒炒红花一钱五分 炒赤芍二钱 泽兰叶二钱 瑶桂一钱 川芎一钱

上药醋浸一宿煎。另用西血珀二分，空心先服。

右 产后不时发热，腹中作痛。营虚挟滞未清，久恐延损。

延胡索 广郁金 乌药 楂炭 降香 砂仁 炒青蒿 西血珀 制香附

刘右 产后两月，下痢不止，色黄而腻，身热脉濡。气湿不宣，恐成休息。

广皮 煨木香 泽泻 南楂炭赤砂糖三钱同炒枯，研末，绢包入煎 茯苓 炒枳实 乌药 生薏仁 赤芍甘草三分，煎汤收入 砂仁

右　产后恶露未清，营气阻滞，营失流畅，气聚成形，腹中痛胀，寒热往来，脉数而弦。恐从实变虚，而至难复。

醋炒柴胡　延胡索　川楝子　台乌药　焦麦芽　当归炭　炒赤芍　川郁金　南楂炭　震灵丹

马右　新产之后，气逆如喘，痰多白腻，不能着卧，心悸汗出，耳鸣头晕，悉与气逆之轻重而为出入。夫产后发喘，历代名贤咸以为阴虚，虚火克金，肺气欲绝，最为危险之候。救援之法，则有生脉。阅前方按法施治，应验不验。详询起居，知胎前与初产之时，曾以湿巾揩身，窍毫疏泄，百脉弛张之际，其水寒之气袭于外则应于内。《内经》谓形寒饮冷则伤肺，以其两寒相感，中外皆伤，故气逆而上行。经文如此，与病大致相符。今诊六脉虚微，右寸关沉弦。半身以上，疹瘖密布。外无感触，安得有此？云翁先生所见独精，药归平淡，转比生脉等方稍有起色。兹从其意，略再扩充，作背城之一。但病在危急，平反前方，济与不济，非所计也。方草商之。

旋覆花二钱　光杏仁三钱　川桂枝五分　地骨皮一钱五分，与川桂枝同炒　紫丹参二钱　僵蚕一钱五分　茯苓四钱　橘红一钱

王右　产后旬日，外感风邪，头痛发热，得汗不解。两日来恶露涩少，少腹作痛，按之微硬，牵引腰尻，动辄作痛。脉数浮大，左部沉迟。风邪袭于外，气瘀阻于内，恐成时证。姑疏风而宣通营卫。

全当归　酒炒荆芥　川芎　五灵脂　蓬莪术　台乌药　延胡索　紫丹参　泽泻　楂肉炭　乳香　没药　益母草煎汤代水

某右　产后腹痛有形，临圊更甚，自汗便秘。此恶露未清，营郁气滞也。

延胡索　川楝子　焦楂炭　炒赤芍　火麻仁　乌药　香附　归尾　香橼皮　上瑶桂饭丸

凡产后瘀行之期，男胎约半月，女胎须一月，恶露方清。稍稍自汗，不妨。汗即血之所化，自汗而并无烦扰之象者，不必治其汗也。清儒附志

韦右　小产之后，气血两亏，胃呆少纳，头痛眩晕心悸，腰酸带下。拟补气和营熄肝。

奎党参三钱　炒木瓜皮一钱五分　杭白芍酒炒，一钱五分　厚杜仲三钱　炙甘草三分　酒炒当归二钱　茯苓神各二钱　生熟谷芽各二钱　黑豆衣三钱　玫瑰花二朵

二诊　甘以益胃，酸以制木，胃纳稍起，心悸眩晕亦减，然带下不止。前法再参固摄。

奎党参三钱　生山药三钱　黑豆衣三钱　炙黑草三分　厚杜仲三钱　炒木瓜皮一钱五分　煅牡蛎五钱　潼沙苑盐水炒，三钱　池菊一钱五分　茯神三钱

三诊　心悸已定，胃纳不馨，带下眩晕。再和中健脾，以退为进。

制半夏一钱五分　范志曲炒，一钱五分　陈皮一钱　砂仁五分　莲须一钱　炒山药三钱　炒於术二钱　潼

沙苑盐水炒，三钱　资生丸四钱，二次服　煅牡蛎四钱

王右　怀孕七月，忽然头痛发痉，神昏不语，名曰子痫。都缘胎热有余，火风鸱张，胎受热迫，竟至胎坠。乃小产之后，恶露不行，神糊妄语。脉象弦紧。此由败血上冲，极为危险。拟方请商。

丹参二钱　酒炒荆芥一钱五分　五灵脂酒炒，三钱　全归三钱　泽兰三钱　川芎一钱　延胡索酒炒，一钱五分　赤苓三钱　西血珀末蜜调，冲，六分　生蒲黄一钱五分　热童便半杯，冲　益母草煎汤代水

周右　产后恶露未行，气血凝滞，腹中有形作痛，临圊更甚，脉细关弦，气升汗出不止。此营滞阻气，气滞为液，液泄为汗。宜宣通和化，所谓通则不痛也。

延胡索　川楝子　焦楂炭　炒赤芍　火麻仁　乌药　香附　归尾　香橼皮　上瑶桂饭丸

汗为血之液。夺血者无汗，此指脱血者言也。产后瘀露，乃有余之血，非脱血可比。初产百脉沸腾，阴虚阳亢，啜热汤饮而津津汗出者，此卫气流通，阳从汗泄，身体自觉舒和。《金匮》云：亡阴血虚，阳气独盛，故当汗出，阴阳乃复，此之谓也。若绝无汗，则卫气闭塞，必将有发热之症矣。所以产妇宜微汗而不宜无汗，宜有汗而不宜多汗。案中荣滞阻气数语，得古圣之精髓而融化之，言言金玉，字字珠玑，直足与《金匮》相颉颃矣。文涵志

二诊　上逆之气稍平，而临圊仍然腹痛，大便艰涩，血燥气滞。前法参入子和玉烛散出入。

炙生地　酒炒归身　制香附　川楝子　延胡索　川朴　缩砂仁　炒赤芍　酒炒上湘军后入，二钱　瑶桂饭丸

三诊　脉弦稍收，便稍转润，临圊作痛亦减。足见血燥气滞，腑浊因而不泄。前法再参破浊。

川楝子　九节菖蒲　川朴　郁金　藿香　延胡索　磨沉香　炒赤芍　香附　砂仁　火麻仁

四诊　痛势已定，惟临圊尚觉不爽。的是血凝气滞，不能上交少阳，而反下陷于太阴也。前法再进一筹。

醋炒柴胡五分　川楝子一钱五分　楂炭三钱　香附二钱　杭白芍三钱　醋炒青皮一钱　当归二钱　砂仁五分　乌药一钱五分

卢右　胃痛日久不止，经来淋沥，少腹坠痛，两足酸楚，不能步履。营血不足，营滞未楚，调治不易。

生熟蒲黄　延胡索　茜草炭　乌贼骨　制香附　白蒺藜　全当归　川断肉　川芎　乌药　降香

服此方后，下血球形如长芋，坠痛乃减，盖小产也。小产亦宜服苦草汤。正蒙附志

二诊　热势渐退，少腹痛坠亦定。再和营而除陈布新。

当归　川芎　桑寄生　酒炒荆芥　白蒺藜　秦艽　丹参　炒川断　茯神　泽兰

三诊　少腹坠痛渐定，营卫渐通，手足酸痛大退。再除陈布新，宣通络坠。

怀牛膝　酒炒荆芥　当归　秦艽　川芎　桑寄生　酒炒红花　川断　丹参　泽兰

四诊　小产仅二旬耳，当风纳凉，视同儿戏。言者谆谆，听者藐藐，岂值头疼身热而已哉。姑以轻剂疏之。

川芎　当归　秦艽　续断　丹参　桑寄生　牛膝　僵蚕　玉竹　苏子　酒炒荆芥

李右　胎前感风，产后不彻，咳嗽三月有余，痰多口腻，凛寒内热，汗出不能左卧，脉象细数微滑。久咳损肺，阴阳之二气有偏，气即为火，液即为痰。证入损门，非才疏者所能言治也。

南沙参三钱　光杏仁三钱　煅蛤粉三钱　炒苏子三钱　炙紫菀一钱　川贝母一钱五分　旋覆花二钱　白茯苓三钱　盐水炒橘红一钱

二诊　咳嗽虽减，然仍不能左卧，大便旬日方行，心悸目昏，凛热汗出。皆属损象，不敢言治。

北沙参四钱　川贝母二钱　光杏仁三钱　炒枣仁三钱　生山药三钱　大天冬三钱　生白芍一钱五分　当归炭一钱五分　炒怀牛膝三钱　炙款冬二钱　茯神三钱　都气丸三钱，开水先送下

朱右　产后匝月，少腹坠痛，腿股腰尻作酸，带下阵阵，向来并有结块同下，腹满不舒，胃钝少纳，脉象弦紧。此由旬日之间恶露停留，旋虽复至，而脉络已滞，遂令瘀浊化带，恐其崩败。

全当归酒炒，二钱　川断肉三钱　茜草炭一钱　白

蒺藜三钱　茯神三钱　川贝一钱　乌贼骨三钱　紫丹参二钱　泽兰叶一钱五分　南枣三枚

改方加炒熟地四钱，乌药一钱五分，香附二钱。

二诊　带下稍减，少腹仍痛，还是瘀浊未清。

全当归二钱　白蒺藜三钱　制香附二钱　乌贼骨三钱　川断肉三钱　紫丹参二钱　台乌药一钱五分　茜草炭一钱五分　生熟谷芽各一钱　鲍鱼片酒洗，二钱

三诊　稍下紫瘀，少腹坠痛已定，带下亦减。然胃仍少纳，头巅作痛。再参和中泄木。

白蒺藜三钱　乌贼骨三钱　全当归酒炒，二钱　川芎一钱　黑豆衣三钱　茜草炭一钱五分　佩兰叶一钱五分　池菊一钱五分　生熟谷芽各一钱　鲍鱼酒洗，二钱

四诊　瘀露通行，带下已止，而外感风邪，咳嗽痰多音塞。肝气郁发，胸脘作痛。再平肝调气，参以疏风。

粉前胡一钱　象贝二钱　乌贼骨二钱　冬桑叶一钱　陈香橼皮一钱　炒杏仁三钱　橘红一钱　牛蒡子三钱　制香附二钱　砂仁壳五分

郑右　因痢而产，产后痢仍不止，腹痛，里急后重，恶露不行，少腹按之硬痛，所下之色夹杂瘀黑，杳不思纳，胸脘不舒，脉滞而硬。此暑湿热三气郁阻肠中，瘀露不行，腑气更加郁结。胎前下痢，产后不止之条，古人言之郑重，非虚语也。勉拟通化一法，以希天佑。

木香七分　乌药一钱五分　泽兰二钱　土炒白芍二

钱　五灵脂酒炒，二钱　生蒲黄五分　乳香去油，六分　延胡索二钱　山楂四钱，赤砂糖七钱拌炒，绢包　赤白苓各二钱　炮姜五分　伏龙肝一两五钱，煎汤代水

又　楂肉四钱　赤砂糖七钱。二味拌，炒枯，研细为丸，每服三钱

二诊　投剂之后，屡下紫黑瘀块，少腹亦舒，圊数顿减其半。然临圊犹然后重，气坠不爽，全不思纳，胸中似乎有物哽塞，由此而饮食更觉妨碍。脉虚无力，苔白少华。恶露既通，腑中之阻滞稍宣，而中阳结痹。虽得转机，尚不足恃也。

台参须六分　乌药一钱五分　广皮一钱　苏木五分　酒炒延胡索一钱五分　赤砂糖五钱　楂炭二钱，与砂糖同炒，包煎　熟附片五分　公丁香二分　茯苓二钱　乳香五分　粳米一两，包煎　伏龙肝一两，煎汤代水

改方　服方哽塞处觉灼热微痛，去参须、丁香。

三诊　头面遍身发出赤瘖，口渴较前稍定。暑热之气，藉得外越。无如少腹结块虽消，而按之尚觉作痛；下痢虽大减疏，然昼夜犹然在二十次左右。少腹之痛松，则胸中之痛甚，上下互相联络。良以冲瘀未清，则冲气逆上。盖冲脉起于气街，而布散于胸中，所以此响而彼应也。鼓棹迎风，茫茫涯岸。再为宣瘀，以冀冲脉得通，胸中得旷，若能安谷则昌。

细生地姜汁炒炭，四钱　酒炒归尾二钱　生牛膝三钱　五灵脂酒炒，三钱　炙乳香五分　单桃仁去皮尖，打，三钱　台乌药一钱五分　延胡索一钱五分　生蒲黄

七分　赤白苓各二钱　生米仁四钱　生熟木香各三分　人参回生丹一丸，分二次化服

改方去回生丹，加橘白一钱，香稻根须五钱，玫瑰花二朵，得效。正蒙附志

陶右　产后血虚气坠，肛前结痔，大便妨碍。宜育阴润肠。

炙龟甲　丹皮炭　白蒺藜　火麻仁　紫丹参　光杏仁　当归　秦艽　泽泻　白芍

吴右　半产之后，恰经二月，即食瓜果，脾阳损伤，致健运无权，大便泄泻，泻则脘腹稍舒。寒湿伤阳，治宜温化。

焦白术一钱五分　川朴一钱　草果仁四分　连皮苓四钱　泽泻一钱五分　熟附片三分　广皮一钱　炮姜五分　猪苓二钱　煨木香五分

某右　温通气机，运旋脾土，胀势仍然不退，少腹滞坠不舒，小溲不利。脾虚不运，营血虚微，水中之火不能生土。产后当此，图治为难。

云茯苓　丹参　猪苓　泽泻　泽兰　上广皮　砂仁六粒　金匮肾气丸六钱，分二次服

某右　产后旬余，偏左头痛，恶露通行，频有带下，脉形弦细。此血虚生风，而阳气上升。姑养血熄肝。

白蒺藜　阿胶珠　赤芍　丹皮　蜜水炒　川芎　全当归　石决明　菊花　川断　益母草煎汤代水

某右　新产九朝，甫产之后，血从上冒，幸半时之

久即得安定。而肝阳由此上逆，冲胃则为呕吐，乘脾则为泄泻，扰神则为不寐。今胃逆之极，甚而作呃。脉左倍于右，按之鼓指。深恐阳升太过而致发厥，急为镇逆，参以宁神。

半夏曲二钱　旋覆花一钱五分　炒枣仁二钱　丹参二钱　上广皮一钱　煅赭石三钱　朱茯神三钱　磨刀豆子四分　泽兰二钱　煅龙齿四钱　煨生姜二片　姜汁炒竹茹一钱　益母草煎汤代水

改方　呃止，加砂仁四分。

储右　产后恶露淋沥，偏右肢体络隧不舒。人身左半主血，右半主气。右半不舒，似属气病。殊不知左半虽血为主，非气以统之则不流；右半虽气为主，非血以丽之则易散。今脉象坚细，重取带弦，系陈者不除，新者不布之象。拟和营调气，俟淋沥止后再商。

当归炭二钱　炙乌贼骨四钱　生熟蒲黄各四分　茯苓神各二钱　橘络红花汤拌炒，一钱　郁金一钱五分　左秦艽一钱五分　炒赤芍一钱五分　紫丹参二钱　制香附炒黑成炭，研，二钱　降香二钱

右　新产之后恣食冷物，以致恶露不行，腹中结块作痛。姑拟宣通，以觇造化。

延胡索酒炒，一钱五分　当归须二钱　五灵脂酒炒，三钱　炒赤芍一钱五分　干漆炒令烟尽，一钱五分　炒蓬莪术一钱五分　南楂炭三钱　乌药一钱五分　山甲片一钱五分

又　结块已化，腿足作痛，是必瘀流络隧，寒热交

作，阴阳争战。再为宣通。

延胡索一钱五分　制半夏二钱　郁金一钱五分　青蒿二钱　南楂炭三钱　大豆卷三钱　酒炒当归二钱　乌药一钱五分　红花汤炒橘络一钱

徐右　小溲畅利，腹胀满不舒，心背掣痛。阳气不能流畅，致阴气凝聚，内藏外腧皆阻。产后当此，险如朝露也。

大熟地四钱　老生姜二钱，与熟地同炒　制川乌四分　延胡索酒炒，二钱　炒蜀椒二分　川郁金一钱五分　全当归酒炒，二钱　单桃仁去皮尖，打，三钱　熟附片四分　制香附二钱，研　人参回生丹一丸，分二次服

二诊　心胸作痛已止，恶露亦得稍通，是分娩至今未有之事也。但腹胀如前，虽得稍稍宣通，还是车薪杯水，尚难恃为稳当。

炮乌头四分　酒炒蜀椒三分　大熟地四钱　老生姜二钱，与熟地同炒　炒全归二钱　川郁金三钱　熟附片四分　延胡索酒炒，二钱　川芎一钱　五灵脂酒炒，四钱　泽兰叶三钱　炒茺蔚子四钱　人参回生丹半丸，药汁送下

黄右　向有肝阳，营阴虚亏，而以多食桂圆，辛甘温热，血热内迫，胎息不固，遂致四月而坠。胎下之前与胎下之后，血来如涌，营血暴亏，风阳上逆，一时头晕耳鸣，神识昏乱，幸即平定。然神情倦怠，言语有时错乱，目从上窜，手足搐动，频渴引饮，二便皆热，阴户碎痛。脉象虚弦，舌苔浮糙。皆由血虚之极，不能荣

养肝木，木燥生风，有厥脱之虞，不可泛视也。拟滋肾养肝。

大生地六钱　生牡蛎一两　大麦冬三钱　块辰砂三钱　鳖甲五钱　清阿胶四钱　炒白薇三钱　丹参二钱　茯神三钱　炙龟版五钱　杭白芍一钱五分　淡菜一只　热童便半茶杯

乳　症

邵右　腹满不舒，中脘痞胀，肝气郁于胃中也。乳尖属肝，乳房属胃，气滞胃络，乳中结核。气郁生火，内热连绵，咽中时痛，膝膑起块，无非气火之有余，或炎于上，或窜于络耳。脉弦而数，亦属木旺之征。病绪繁多，而图治必从要处着手。《内经》谓气有余便是火。宜从肝胃两和，能使气机宣通，郁热自退三舍也。

川楝子　冬桑叶　制香附　粉丹皮　姜汁炒栀子　白蒺藜　砂仁　枳壳　炒白芍　醋炒青皮　逍遥丸

右　乳房痛胀稍减，的是厥气火郁于胃络。

胡黄连三分，吴萸二分拌炒　白芍一钱五分　郁金一钱五分　川楝子一钱五分　丹皮二钱　香附二钱　山栀姜汁炒，三钱　降香一钱五分　柴胡醋炒，四分　川芎一钱

施右　乳房痛胀，咽燥恶心，舌光无苔。此肝气

郁于胃络，而阴气暗耗也。

制半夏一钱五分　白蒺藜三钱　胡黄连三分，吴萸二分拌炒　金石斛三钱　炒枣仁二钱，研　茯苓神辰砂拌，各四钱　上广皮盐水炒，一钱　煅决明四钱　炒椿根皮二钱　炒竹茹一钱

右　乳房结核痛胀，当疏肝木而和气机。

青皮　郁金　香附　枳壳　砂仁　蒲公英　川芎

附方　用活鲫鱼同山药打烂，稍入麝香，和敷，七日一易。

右　乳房痛胀，推之即移。此厥气挟痰，凝滞胃络。

青皮一钱　郁金一钱五分　蒲公英二钱　香橼皮一钱五分　制香附二钱　川芎一钱　枳壳一钱　白芷一钱　制半夏一钱五分

右　结核不化，肝藏之气挟痰阻滞胃络。再从肝胃疏和。

制香附　炒枳壳　黑山栀　沉香曲　香白芷　白茯苓　砂仁　川芎　炒黑当归

张右　肝木纵横不平，胸脘牵及乳房胀痛难忍。病在肝胃，再为疏通。

川楝子　延胡索　薤白头　沉香片　上湘军　香附　枳壳　青皮　郁金　皂荚子去弦，蜜炙，打

杨右　足胫作肿已退，乳房结核稍松，其气郁不行，显然可见。但气为血帅，恐血因气滞，致酿痈脓。

制香附二钱　蒲公英一钱　炒竹茹一钱　全当归

二钱　小青皮一钱　川芎一钱　枳壳一钱　广郁金一钱五分　紫丹参二钱

王右　乳房结核，按之坚硬而推之不移。此痰气郁于肝胃之络。

制半夏　白蒺藜　青皮　香附　枳壳　云茯苓　川贝母　香橼皮　郁金　砂仁

钱右　脉证相安。两乳房结核，时作微胀，经迟涩少。此气郁而营分失和，再调气和营。

紫丹参　杭白芍　小青皮　当归炭　川断肉　炒枳壳　白蒺藜　川芎　香附　郁金

卷十八

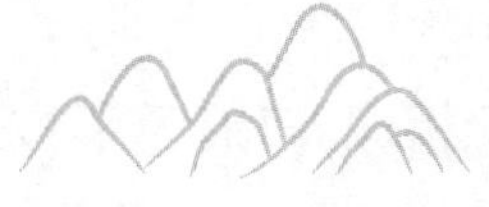

论　著

质疑篇

庚寅之岁，时疫流行。夏秋之交，霍乱大作，死亡甚多。至秋分以后，四境稍安，而又起咳嗽发热之症。夫咳嗽发热，其病在肺，肺主皮毛，其邪甚浅，似无丧生之理，然往往由此而气喘痰鸣，卒至不起。

门人问曰：伤寒温病之异，近贤叶氏唱之，薛氏和之，可了然于心目矣。风温为温病之一，前人谓必身热咳嗽烦渴，则是风温无不烦、无不渴者。若劫液后变现之症，则神昏耳聋，鼻鼾发痉。然则未至神昏发痉，断无遽尔危亡之理。而今岁时气流行，秋分以后，咸病咳热，或渴或不渴，其变险也，必气喘痰鸣，痰厚而稠，多至盈碗，毙者甚多，论者皆目之为风温。夫风温之症，多起于冬季，今不在冬季，而发在秋分以后。其始也，无风温必有之见症，其毙也，又不在发痉神昏，而在痰鸣气喘。薛氏《风温条例》中，未见痰喘之例足以毙人之症。生窃有疑，敢以相质。曰：此燥症也。知其为燥症，而曰风温者，习俗也。当今之世，病者既属聋盲，医者亦类多粗鄙。风温之说，时有见闻；秋燥之症，转难入耳。谁登喻氏之堂，入喻氏之室者，必曰是燥症，非风温也耶。夫风为阳邪，盛则生火，火则生风，风火相煽，津液无不被劫，神明无不扰乱，故多眠鼻鼾，发痉神昏，是风温变险必有之症。惟今岁风木在泉，而秋令久燥，燥金克盛木，盛木生化，甚于寻常，故木生火而火气来复。其克金也，势若燎原，壮火食气，则肺之气伤，火烁阴津，则肺之阴伤，能不喘乎？火炼津液，而成胶腻，是以痰多稠黏。火激其痰而上升，故喉间霍霍有声。痰之声，即火之声也。火即无形之痰，痰即有形之火。曰：燥火为患，已知之矣。然所起之症，类吐黄痰，考黄痰为湿痰，岂其既燥而复湿乎？曰：金病克木，而木生火，火即燥之复气也；土为金母，湿即燥之化气也。故鞠通吴氏谓复气为火，化气为湿，复而且化，故痰兼湿黄。化少复多，故湿不能济其燥也。若风温则风火内旋，此则燥热伤肺，故彼之变险，则发痉神昏，此之变险，则痰鸣气喘。治而愈者，类进甘寒清气，润燥清金。盖金受天气之燥而克盛木，复气伤肺，由内而起之枯燥，与清凉未寒，天气爽燥之燥，判若霄渊。有脉可凭，有舌可验，有象可征，临症推求，深有望于明敏者。

左肝右肺说

《刺禁论》曰：肝生于左，肺藏于右，心部于表，肾治于里，脾为之使，胃为之市，鬲肓之上，中有父母，七节之旁，中有小心。是确然肝左肺右，百世以来，孰敢非之者。迨西人入华，剐心剖腹，实见夫肺在左而肝在右，于是共议轩岐垂训之误。夫轩岐既误，则后之作者，自仲景以下皆误矣。夫左肺右肝之说，似乎创自西人，然国朝张格尔谋叛伏法时，并剖其腹，王玉田贿刽子检视其肺腑，遂著《医林改错》，极言左肝右肺之误，则是议前皇之错者，西人之先有人矣。物必无据，然后可以力争。今左肺右肝，佐证确凿，何从置辨。且西人检视明确，万不能议其非，而前皇垂训之文，又安得而议其舛。夫日起于东，而光照于西，日沉于西，而光返于东。光者，日之用也。于以知肝不必不在右，而其用终在于左；肺不必不在左，而其用终在于右。如肝生于左之生字，作生成之生读则误矣。春生而升，明明生升之生也，生升在左，肝之用也。肺藏于右，明明肺藏之气其用在右也，藏字读作去声则可，读作平声为安藏之藏，则误矣。议前皇之错者，实将经文生字藏字死读，而未之深解耳。或曰，秦火之后，上古之书，或经后人补述，而致谬误，亦未可知。不知此篇经文，呵成一气，且系衍说内景，岂后人所能伪托。曰肝右而生升之用在左，肺左而藏气之用在右，譬诸日之体在东，而日之用转在西也。然斯理渺茫，仍难取信。今即以浅近之理言之，并即西人之事言之。譬如电灯，机房不明也，而光发于外；炮位于南，而命中在北，此即肝在右而其用在左，肺在左而其用在右之明证矣。肺气不化于上，则小便不通于下；肾气不纳于下，则痰气冲逆于上。他经皆然，何独肺肝如是。谓西人之误不可也，谓前皇之误更不可也。

历来治验，左甚之病，肝药多效；右甚之病，肺药多效。如其不然，则与治验不符矣。并志

费若卿都督病源问答

或问曰:《内经》云:目受血而能视,掌受血而能握,指受血而能摄。又云:目者,五脏六腑之精也。由此观之,人必精气内充,而后能神采流露。何子治若卿费都督之疾,而以风药主之,曾亦思夫风药皆燥哉。答曰:子但知夫归地杞菊之可以补水养血而明目乎,岂知都督身列戎行,风霜雨露之所感,浸淫其外,蓄伏其中,数年之前曾患鹤膝风症。鹤膝者,风寒湿之痹于膝者也。嗣虽目赤多泪羞明,发则眉骨作痛,谓之为水亏木旺,虚火肝阳上旋,固近似矣。不知人身一腑一脏,各相配合,脏阴腑阳,阳升阴降。所以阳本升而必使之降,不降则有散越之忧;阴本降而必使之升,不升则有沦陷之虑。故脾为阴土,其气上行,所以升其清;胃为阳土,其气下行,所以降其浊。故肝脏之气,合脾脏之气上升,而心血以生;胆腑之气,合胃腑之气下降,而命火以化。都督每发目疾,辄脉细濡而模糊,舌厚腻而色白。合诸前番鹤膝等症,吾知其胃有湿寒,阳明不降,胆经之气不能依附胃气下行,肝木犹然上升,胆木忽失下降。至但有肝升而无胆降,则肝之升也,不足以为化生心血之源,适足以成掀越鼓旋之害。目为肝窍,故欲愈其目,必熄其肝,欲熄其肝,必降其胆,欲降其胆,必降其胃。胃何以不降?湿阻之也。风药所以胜湿,而能疏其鼓旋掀越之势,所以经验屡屡也。又问曰:病发之时,全无痞满呕逆之类,何以为胃病,而了无所疑乎？曰：大便必阻。所谓九窍不和，皆胃病也。况病至则苔腻而浊，病退则浊苔全化，此见之于外者，为可据也。阴虚者曾若是乎？又问曰：药既中病矣，何其频发而不获断绝其根蒂耶？曰：胃病传胆，胆病传肝，本非肝脏之自病。而其始发数次，医以凉药折之，滋药补之，致鼓旋掀越之邪深匿于络，所以根蒂难除，一经外风而亦发者，即此意耳。又曰：曾闻风药不应，以柴胡愈之，何耶？曰：风药只能疏其掀越之势，不能泄热。迨鼓旋于上，郁而生热，柴胡散胆经之专药，既能散其郁勃之气，复能解其郁结之热。郁中有热，故风药不能治，而柴胡能治之也。又问曰：尝闻目疾之外，曾发胃痛，子以何法止之乎？曰：未之止也。初发时理其气不应，温通不应，因忆五饮中之悬饮能作痛，投以星半劫之，大便畅行，而其痛自止，此又胃病之一证矣。又问曰：曾闻胃痛之外，大发眩晕，岂能凡有疾苦，俱得谓之痰湿乎？曰：无痰不成眩。吾以导痰汤下白金丸，如鼓应桴，非痰湿而何？或曰：吾喻之矣。子以目疾之发，非为肝虚，实因胃有湿痰，阻其胆降，而肝升之太过也。胃痛者，胃为湿痰阻其气之通降也。眩晕者，即所谓胃痰聚而胆逆也。其病虽殊，而其源则一。吾喻之矣。

述都督夫人病原

或又曰：若卿都督之病，予略闻之矣。而其夫人就医远地，常从事于药饵，询其状则曰胸胁痛也，气升也，寒热也，精神疲惫，气力衰微。丹溪云：上升之气，多从肝出。且两胁隶于肝，胆附于肝叶之中，而为开合之枢纽。吾意木郁则痛，亢极则气升，肝病胆亦病，枢纽不灵，开合失常，则为寒为热，此即俗所称之肝气是也。及至病退而精神气力衰微，元气已为病魔所伤。此时顾虑元气，窃恐气得补而愈滞，转触动其肝邪。疏泄肝邪，窃恐气已破而愈虚，更戕贼其根本。而子漫以橘、半、星、枳、杏、郁、藿、朴投之，所效亦幸耳。答曰：子所言是也，而实非也。子所论者，木郁气滞也。余所诊者，饮蓄肺胃也。初诊之时，见其脉弦，亦以为木郁致之，而投药罔效。嗣察弦脉，沉候愈搏，因思沉弦为饮，则知此症实因饮阻肺胃之分，气不得通，故胸胁作痛。肺右旋而下降，饮阻其下降之令，故发为气升。饮阻则营卫循环失度，故为寒为热。精神气力衰微，由病而致，能却其病，则精神气力不补而自复矣。所以导痰、温胆、四七、二陈、越曲、大和中饮、正气散等汤专主疏利痰气，痰气化而胸阳以通，故痛止。痰去则肺气得降，故喘宁。营卫无所窒碍，故寒热愈也。精力不补自复者，譬如人身负物，则手足沉重，一旦释其重负，岂不手足轻便，快然自如哉。所以昔常偃卧，而今俨如平人。虽经一月或数十日，必倦怠嗜卧，而肌肤凛凛然，似寒非寒，吾知其饮食又酿湿痰于内，脾阳受困，阳气不通，不能敷布，所以仍如前治，辄应手效验也。或又曰：然则通阳而独不投附桂，何也？曰：阳虚不布者，当用附桂人参之属以助其阳。此则阳气无损，不过为湿痰所遏，不能敷布，非真正阳虚之比，所以化其痰、和其中、理其气，阳气一通，便爽适矣。或曰：谚有云千方易得，一效难求。子治此疾，吾窃非之，而历数年来投药辄效者，究非无故也。医可忽乎哉。

覆夏楫甫贰尹示《救时要略》

承示《救时要略》一书，久欲奉还，以便刊布，然有难焉者。方至刊布，人必深信，设有差池，则辗转贻误。必得于寒热两症，一见即可人人了然，然后可以活人而全生命。即如《救时要略》一书，其方法审症，悉遵王孟英《霍乱论》原文，删繁就简，并未窜改。《霍乱论》云：热症多，寒症少，若寒症不过十中之一二耳。孟英原有一定之据，如热症则于未病前数日，先有目中流火、肛门灼热等象预先知觉，则既病之后，更无论矣。然溯同治元二三四年间，修在常熟之梅里镇，后又迁于荡口镇。此处人烟幅集，四月至八九月，霍乱之症，沿门阖境，每日多则治二三十人，少则十数人。历见发作之时，一吐一泻，无不四肢厥冷，冷汗黏指，脉伏不起，大烦大渴，罗纹绉陷，甚则目陷失音。虽投白虎得生之热症，未必于未病之前先显火象，既病后亦未必皆目中流火、肛门灼热也。投理中、四逆得生之寒症，未必不烦不渴，神情未必安静，与热症亦相近似。孟英辨寒热二证，笔之于书，深觉其简明之极矣。然竟有村医见肢冷脉伏，不问其口渴如何，舌色如何，乱投四逆而霍乱向愈者；亦有肢冷脉伏，大烦大渴，渴而能饮，一派火热之状，投白虎及地浆而竟毙者。三十年亲经阅历，则知热痧于未病之前，先见有火象之说，殊难为信。惟一经芳开，热象发现，然后按热痧用药，此言最确。特热象未必门门见到，有数项即足为据耳。盖热症必有湿邪外遏，寒症本属阴寒闭塞阳气，如行军散、红灵丹、苏合丸、紫雪、玉枢丹等芳开之品，一遇病起即脉伏肢冷，或汗出淋淋，即急选用。虽有清开温开之异，设逢热症，投以苏合之温开，亦能见效。夫以温治热，固属抱薪救火，然能开发其抑遏，则火热可以透露，故以热治热，亦可回生。寒症而投以清开，则阴邪凝涩，便使开药不能应手，大能为祸也。大抵初起之时，不问寒热，概用芳开，芳开之后，随所见之象治之，是当生者能使起矣。施送药饵，似宜备以上所列温开之药，使火热之气，透于湿外，阴凝之气，宣畅运行。然后给以病情单一纸，单上开明服开药之后，若见书中所载诸热象，是为热痧，轻则以地浆水调六一散不时服，重则以理中白虎汤，或白虎汤，或竹叶石膏汤进之，方药即载于病情之后。若见书中所载诸寒象，则以理中汤，或附子理中汤、吴茱萸汤、四逆汤进之，方药亦载于病情之后。或即以病情单作包纸，与开药相附送人亦可。最可恶者，随便呼名，如绞肠痧、烂喉痧、吊脚痧、瘪螺痧之类。霍乱之甚者，罗纹无有不瘪。经云：卫气者，所以温分肉，充皮肤，肥腠理，司开合者也。既经霍乱，则卫气闭塞，自致分肉不温而肢冷，皮肤不充而罗纹瘪陷，开合失司而汗出淋淋，万病一律。譬如以手入水浸多时，湿气抑遏，则卫气闭阻，罗纹即瘪矣。而妄立瘪螺、吊脚等名目，苟司命者识见不定，即为所惑，临症而无所折衷，以为一年有一年之时症。殊不知霍乱二字，统概一切。凡医能究心于此，辨认无差，自可十全为上。臆见如下，不揣愚昧，敬以缕陈。

阴阳离决精气乃绝论改侄梅生稿

盖闻阳为阴逼，不走即飞。阴遇阳消，非枯即槁。是以阴不交阳，阳不交阴，上下几如两截，枢机失政，精岂能独居乎？然而阴不孤生，阳不独长。阳气闭密于外，则阴精完固于内。阳根于阴，阳欲脱而阴从下吸，阴根于阳，阴欲走而阳从上嘘。上下环抱，阴阳何自而脱？故精者神之本，气者神之用，形者神之宅。形之有生者，以其有神也；神之有托者，以其有气也。是以神太用则歇，精太摇则竭，气太劳则绝。比之于薪，薪尽则星火不传；方之于崖，崖溃则洪水不治，是即阴阳离决之比矣。然则阴阳离决之见证奈何？仲圣云：寸脉下不至关为阳绝，尺脉上不至关为阴绝。此阴阳离决之脉也。《难经》云：阴脱者目盲，阳脱者见鬼，此即阴阳离决之证也。《内经》又曰：精脱者耳聋，气脱者目不明。此精气两绝之明证也。扁鹊治虢太子尸厥之病，曰：上有绝阳之络，下有破阴之纽。此非常之变之起于仓猝者。善摄生者，胡可不审夫阴平阳秘之道欤。

人身脏腑布置饮食溲便呼吸说改子念恃稿

语云：天为一大天，人为一小天。四时行焉，百物生焉。天有不可测度者，即人身脏腑运动变化，亦有不可悬想者。然细究之，则脏腑自有布置，饮食溲便呼吸，亦自有至理。夫脏有五，心肝脾肺肾也。腑有六，胆胃大肠小肠膀胱三焦也。饮食入口，由咽至胃，脾附于胃，横掩太仓，闻声则动，故胃司受纳，脾主转运。小肠在胃之下口，物之出于胃者，则小肠之上口仰承之。大肠在小肠之下口，皆相接者也。经云：小肠者，受盛之官，化物出焉。大肠者，传道之官，变化出焉。于以知小肠之化物，化其完谷而已。迨入传道之地，则变化物质而为糟粕。肠胃接壤之区，谓之阑门，化食为便，由此而趋后阴；化饮为溲，由此而入膀胱。其糟粕水液之毫无混淆者，特以膀胱但有下口，上无孔窍，只有微丝管通于三焦膜网之中，故糟粕欲入而无从也。同入异出，可略见矣。曰：心肝脾肺肾胆与三焦如何？曰：五脏中惟心肺之位最高，肺为华盖，心居盖下，心胞络如宫城以护君主。肾则当脊之十四椎，为藏精之所。肝隶于左胁之下，胆附于肝叶之中。肝属风木，性动而急，其气虽强，非胆不断，故肝为将军之官，胆有决断之职。三焦有上中下之分，形如脂膜，包乎脏腑之外，其所谓腔壳者类是。然则呼吸之义若何？《难经》曰：呼出心与肺，吸入肾与肝。盖呼主出气，心肺浮而在上，浮者主出也；吸主入气，肝肾沉而在下，沉者主入也。经云：上焦开发，宣五谷味，熏肤充身泽毛，若雾露之溉，是谓气。又云：谷入气满。由此观之，呼吸之气，非饮食不能生。况肺主气,为五脏六腑之盖,胃为水谷之海,五味入口,藏于胃,其清气上注于肺,以成呼吸,即脏腑亦无不受其灌溉之功。人以水谷为本,岂不然哉。

阳气发泄,民病温者为温病,夹湿者为湿温。温热湿温,何者为分别,何者为证据,试详其说改侄桂生稿

凡人之病,有同类相应者,有似是实非者。今举温病与湿温而言,温即热之渐,湿乃阴之类。由温化热,治之者自当以水制火。而湿生于脾,脾为阴土,温而夹湿,固明明湿而热,不若湿而寒者矣。然投以甘寒,甘即动湿。是必明乎温乃阳气发泄而成,一起即热,或表里有所缚,亦不过初起时凛凛微寒,一二日后便觉但热,表里一辙者是也。其烦也,如天暑之极,而不可忍。其渴也,如天暑之极,饮凉辄尽。其神昏也,神乱语错,或至狂越。其溲也赤而短,其便也结而硬,其溏也迫而泄,其舌也绛而刺,其燥也焦而裂,其舌黑也干而枯,其脉也洪而大。迥不若湿病于多日之后,依然凛寒,湿之郁遏,里热而表不甚热。其烦也,闷甚而非热甚。热则伤津,亦必索饮。而中究多湿,每饮不过沾唇。湿性善凝,特喜热饮以开凝结。其神昏也梦寐迷沉,其溲也赤而浊,其便也泄而不注,其秘也结而不燥。间亦有燥者,脾湿不能鼓舞运旋。其舌绛也只在边尖,其燥也质多润,其枯黑也底质多有白苔,或无底苔,舌必淡萎,甚至干枯如镜。其脉也数而细,或滑而混。盖温病自有灼烁伤阴,燎原莫扑之见端。夹湿自有郁阻气机,弥漫熏蒸之的

据。执此而分温病湿温之名目，随证立法，虽曰未中，亦不远矣。

其二改门人过子春稿

外感不外六淫，民病当分四气，若不辨其源流，安能分其名目。如阳春发泄，民病多温，是温即热之渐，热即火之本，以寒治热，千古常经。独是火必为烦，而又有阴极发躁之类乎烦者，而烦不能凭；热必致燥，而又有氤氲抑遏，津不上供之类乎燥者，而燥不足据。热必逼乱神明，神识昏昧，而又有熏蒸蒙蔽之昏昧，有类乎逼乱神明者，而昏昧不堪信。殊不知阴极之燥，必足冷戴阳；抑遏而津不上供之燥，必渴而不能饮。蒙蔽之昏昧，必有一种迷沉之状。惟是其烦也壮热，其渴也能饮，苔黄或焦或红，以致神昏发痉，其昏痉之至，皆如前状，由渐而来，是非连翘、犀角、羚羊、玄参、菖蒲、至宝之类不为功。或曰：温热之状，固已知其大概矣。湿之与温，本不相类，独是化热化火化燥之后，便与温病无异，不有确证，何以诊断？曰：湿性蒸腾，多汗出而热不解。湿每阻气，烦则必兼胸闷恶心。热耗清津，而脾胃仍苦湿渍，必渴而不能任饮，舌燥干霉，必饮仍喜暖，或不索饮。其神昏也，必类迷沉。夫以有汗不解辨其热，以胸闷辨其烦，以不能饮辨其渴，以喜暖或不索饮辨其燥，以沉迷辨其昏乱，按此审察，又何虑临症而眩惑哉！况乎同一齿垢也，温邪之齿垢，自有唇朱舌绛便秘之相兼；湿温之齿垢，绝无数症之毕现，虽有舌绛，而近根或两边必有一种垢滞之形，如坑砂之牵固牢结，习俗相沿，谓之揹苔。盖一由水涸于火，火极而似水；一由湿裹其热，熏蒸而浊结，浊结成瓣，齿亦垢矣。同一舌燥也，温邪则欲求救于饮，湿温则无藉乎饮。同一汗出也，温邪则汗出而热解，或汗出而大渴大热；湿温则汗出而热蒸蒸。有一定之见象，自有一定之主名，有一定之主名，自有一定之治法耳。

按本篇揹当作牵，牢固之意。前原案中沿抄已久，悉仍其旧。补录于此，以备参考。文涵志

痉论改门人包镜澄稿

痉者，强直反张之象也。《内经》云："诸痉项强，皆属于湿。"《金匮》曰：太阳病发热无汗，反恶寒者，曰刚痉。太阳病发热汗出而不恶寒者，曰柔痉。此明言痉之初起，必由太阳而发。以太阳主一身之表，其脉起于目内眦，从头下后项，连风府，行身之背，并循督脉而行，故痉之见证，必有颈项强急，口噤背反。其所病之位，皆经脉所过之处。刚痉无汗，以表实也；柔痉有汗，以表虚也。表实者邪不能出，表虚者邪即能入，此得之于外而有余者也。又曰：太阳病发汗太多，因致痉。盖太阳为肾之外府，若太阳之邪，过于发汗，以致津液外脱，则少阴水亏，木少敷和，遂燥而生风，风生则伤筋，筋失血养，而亦成痉。此戕伐于内而不足者也。又曰：风病下之则痉。盖太阳之接壤，即是阳明，若太阳之邪，误于攻下，以致阴亡阳亢，则阳明土燥，土失培化而变热，热盛则灼筋而亦成痉，此又涸

竭其内而不足者也。既言风寒在表之有余，复言汗下伤阴之不足，仲景于此，可谓反复推详，补泻之法，流露言外。然与《内经》皆属于湿之旨意似相悬异，何欤？吾见夫湿伤寒水，而痉起于湿寒；湿郁生热，风淫火炽，而痉起于湿热。寒热悬异，而其湿则一，非所谓皆属者欤。夫至湿郁生热，火炽风淫，其脱液伤津，亦在所必至，则是《内经》不言燥而言湿，言湿而燥已囊括乎其中。若能推广其义，则是产后之去血过多，孤阳无依，大伤冲任督奇经之脉，以致反张强直，口噤拳挛。小儿之体禀纯阳，阴分未充，重感外邪，以成急慢惊风，噤口不语诸症，无不在范围之内矣。

冬伤于寒，春必病温，何以伤于寒者而病？又何以冬所伤者而春必病？ 评改门人江菊人稿

冬令闭塞，其用为藏。春令宣发，其用为动。盖伤于寒而不即病者，以其令闭塞，而彼亦闭塞于内。既伤于寒而春必病者，以其令宣发，而彼亦宣发于外。得之于寒而反病温者，非寒极生热之谓乎。且夫水之无声，风荡之鸣。五行之中，冬，寒水也；春，风木也。冬伤于寒，犹安然无事者，以阳气未动耳。殆至春气发越，阳气微上而刚强，阴气微下而柔弱，俨然有阳刚阴柔之气象，而风得阳气，发于外而荡于中，昔之所伤于寒，皆为之吹嘘而出，至此而所谓寒者，宜变而为温矣。或有冬不藏精而病温者。夫不藏精则肾气内亏，一触春令时气，即易内染。凡春病温者，谓由于少阴之伏寒可，谓冬伤寒水之脏，至春易染时气，而不尽由

于冬时之伏寒也亦可。彼拘于一说，谓春之温病，必由于冬之伏寒，因而执伤寒法以治之者，其失在于泥古。至叶香岩氏有病温始于上焦之论，一以轻清辛凉，为治时感温病之法。然伏气之说，叶氏《幼科要略》亦常言之。陈平伯、吴鞠通辈，立论专主时感，而于伏气之理，泯然罔知，殆庸陋疏谬之甚者矣。

时邪便泄，有热泄，有湿陷而泄，有气不化积滞而泄，有热结旁流而泄，何以明辨，各详其说评改门人吴玉纯稿

伤寒下利为病深，温邪下利为病浅。盖伤寒寒伤于外，利则外者陷里，有结胸痞硬之变；温邪热蒸于内，不得外解，必从下泄，泄则热有出路，而不能为大患。特是泄利之中，有但热者，有热而挟湿者，有热而挟积者，有热结而水旁流者，苟非辨之于先，何以当机立断。大抵泄之由于热者，必溏薄鲜黄，肛门灼热，直注难忍，经所谓暴注下迫，皆属于热也；泄之由于湿陷者，则必浑浊如黑豆之汁，如酱之色，迥不若热之出黄如糜也；其气不化积者，则频转矢气，或腹胀作痛，或欲解不爽，不似热泄之暴下如注，湿泄之肠鸣贲响也；至热结旁流而泄者，则纯利稀水，并无粪杂，或兼热炽，或兼拒按，更不似热之稠黄，湿之黏腻，更不似气不化积之欲解不畅也。其病之主于脏腑奈何？曰：热泄属肺，肺热遗于大肠也。湿热属脾，脾湿下溜也。气不化积，热结旁流者，皆属肠胃，肠胃之燥粪郁塞，而邪热胶固也。若夫邪入少阴而自利清水，色纯青，

咽干口燥，胸满心烦，咳呕不眠诸症，义蕴精深，尚有未易缕析者。

吞酸一症，河间持论为火，景岳持论为寒，孰是孰非，各详其说评门人吴玉纯稿

医学代有名贤，而著述每相排讦，故诸论有似是而实非者，有似非而实是者。考吞酸一症，刘河间之言曰：酸者，肝木之味也，由火盛制金，不能平木，则肝木自盛而为酸也。夫稼穑作甘，本属于土，木反乘之，挟浊上升，遂冲于咽而为酸。以吞酸为肝病，河间之识，可谓卓卓千古矣。而必以火盛为训，则以河间详于论火，其见不无稍偏，宜景岳深以为非，必持东垣属寒之论以相质耳。景岳之言曰：人之胃阳旺而健运如常，何酸之有？惟火力微则健运迟，必停积不行而为酸为腐。景岳宗尚东垣，以虚寒立说，其见诚有是无非也。而独不及于肝者，毋亦过非河间，并其肝木自胜之说而弃之乎。夫人饮食入胃，清津上升，浊液下降，非有湿寒停聚，不能为吞也。然即湿寒停聚，而肝木不郁于土中，不过涎沫上泛，沃出清水，不能为吞酸也。惟是脾胃之所恶者湿，病吞酸者，必先有湿浊停于胃中，遏抑肝木之性，而无以上达，则清津不升。清津不升，则浊液反从上逆，胃中之物，不从命阳之蒸变而化为精微，尽从肝木之郁结而酿成酸味。故河间肝木自盛之说，诚足垂法于后世；而景岳脾阳虚寒、积停气闷之言，尤足以补河间之阙略，而发明东垣之奥义也。况乎肝性宜凉，河间寒泻之治，例所当用。土旺

而金生，金生而木有所制，不能乘土，则景岳温脾运胃之治，理所应投。读薛立斋之言，而知夫《内经》以为火者，指其病形而言也；东垣以为胃寒者，指病本而言也。综二子之说而互通之，知古人之论，要各有精意存乎其间，既不容妄指古人为非，亦不可阿谀古人为是，而不深求其所以是也。

陷胸泻心二方合论 评门人吴玉纯稿

结胸及痞二症，前贤以结胸为实，痞为虚，注释分明，可无疑矣。而于义尚有未尽者，则以陷胸之方，峻于承气，而方名泻心，亦必别有取意，不可不深思而详辨之也。考陷胸之症曰心下硬痛，曰从心下至少腹，硬满而痛不可近。小结胸症曰正在心下，按之痛。痞则曰心下痞，曰心下痞硬。故究其地位，实在膈膜之中，察其病源，实系痰饮与热互结不解。痰饮者，水类也；热者，火象也。水之与火，相结于膈膜之中，其气深，其道远，其病根牢固。且痰饮之质牵腻异常，凡汤药之轻者，非惟不能荡涤，且反与其质黏合为患。故大陷胸汤用承气之硝黄，易枳朴以甘遂，峻烈猛厉，可以直捣水饮之巢而无抵拒。至小陷胸症，其水饮之停结较轻，然水饮为热所蒸，化而成痰。故用黄连为君，以治热盛蒸湿之源，半夏消痰为臣，瓜蒌导痰热下行，为之佐使。若夫痞症，虽属无形之气，然亦必有或湿或热，或湿热二者交阻于膈中。故泻心汤以芩连为主，心属离火，泻心者，泻火之谓也。离卦中虚，外阳而内阴，火中有水，热能蒸湿，且既在膈膜，固非芩连之苦寒而燥，不足以直达病所。其痰湿盛者，必佐姜半；阳气虚者，主以附子；中气弱者，助以参甘，方法可谓备矣。然则陷胸、泻心皆治膈病，而长沙不以治膈名者，何也？曰：膈内拒痛，客气动膈，长沙亦已言之。只以膈膜之义，《内》《难》二经尚少发明，且膈者所以遮护心肺，不使浊气上熏者也。今膈膜有病，而上焦空旷之区，悉为水饮痰热之所占踞，非急与扫荡廓清，则君主宫城，岌岌乎有震动之险。譬如剿寇之道，必先除其暴，然后可以安其良也。推此而寒实结胸之用三物白散，脏结之不可治，按之自濡为气痞，不在泻心例者，均可条分缕晰。其外胸痹痞气宜用瓜蒌薤白，湿温胸痞宜用杏朴橘半等，临症分辨，均在读书者之会通耳。

赤白痢腹痛后重，在气在血，属寒属热解评门人吴玉纯稿

痢之见证不一，有但赤者，有但白者，有赤白兼见者，而不外乎腹痛后重。其受病之始，必由于寒。当夏日酷暑熏蒸，贪凉食冷，寒气入于肠胃，至秋阳气内入，与之相争，腹痛后重，气之病也。由气病而致血病，理之常也。寒则伤气，热则伤血，气血俱伤，寒热错杂，则赤白互下。此折衷之论，亦模棱之论也。河间专主湿热，丹溪以大小肠分主气血。然湿之与热，本是对举，未可言热而忘湿。且气壮而伤于天者，郁热居多；气弱而伤于人者，阴寒为甚。石顽张氏谓血色鲜紫者，信乎属热。若瘀晦稀淡，或如鱼脑，如紫草

汁，或如玛瑙色者，为阳虚不能制阴。此外脉症之间，辨别多端，未遑枚举。诚因当世多以痢属于热，峻用苦寒，故不惮反覆详论也。继之曰：非温理其气，则血不清。理气如炉冶分金，最为捷法。明乎气为阳，血为阴，阳可以统阴，阴不可以兼阳，气可以统血，血不可以包气。故痢之始起，白多赤少，调气为主，误用血药，必致引邪入于血分。其后赤多白少者，虽宜活血养血，仍宜兼理其气，以和其血。此外噤口五色诸痢，及妇人妊娠下痢，皆当以调气之法，操纵而进退之。惟实系气壮而伤于天者，其热毒直入营分，肠胃如焚，喻氏有大黄黄连甘草法，苦寒直清其阴，不可再用芳香之品，以动其火也。学者诚能于气血之孰轻孰重，寒热之为真为假，详晰而明辨之，不但可以治痢，其于诸病之治法，可一以贯之矣。

白喉养阴忌表论评门人吴玉纯稿

或问白喉一书，养阴忌表，专以大剂甘凉镇润，然则治喉之法，果尽于此，而从前表散之方，皆可废弃乎？曰：治病之要，在乎辨症，辨症之道，求其精确。凡喉症之宜暂表者，必头疼板痛，鼻塞流涕，音声重浊，此为外寒包热，实喉症之轻浅者，辛凉散之即愈。近人以其辛散有效，于喉症之重者，亦必用之。用而不效，以为辛凉尚轻，继以辛温。口耳相传，并无他法。考之于古，无是理也。医书之中，《伤寒》、《金匮》，最为近古。其论咽痛，独详于少阴之经。以少阴之脉，上循喉咙，为津液往还之道路也。首条症见胸满心烦，用猪肤白蜜，清润甘养之意，毕露于此。其但咽痛而无烦满者，少阴之热不盛，则甘草汤平调之。挟有外感不差者，加桔梗为桔梗汤。必不差而始加，其慎表之意若此也。其非少阴炽热，而由寒热杂沓为疮者，方书所谓乳蛾之类，苦酒汤主之。其寒犯肾中之痛，则又有半夏散及汤之方。后贤详其证状，谓猝然而起，不红不肿，但觉大痛异常，暴喑无音，脉多弦紧，或数疾无伦，此大寒犯肾也，用麻附细辛汤。然此症百不得一，姑备其法而已。惟是猪肤汤一方，实与白喉书中养阴清肺汤后先相望。诚以白喉一症，火热自内而发，燔灼于少阴经中，少阳之风，亦因之而动，火乘风势，风助火威，少阴天一之源，几乎有涸绝之势。求其属以济之，非壮水之主，不足以制阳光，养阴清肺者，求其属以济之也。是故其初起也，咽中干涩，咽物窒碍而痛，心中烦热，口鼻面上，皆觉烘热，绝无表寒之症象。然病犹在少阴本经，火未得风，势未炽也。至盛极而动少阳之风，则目眩昏花，胸胁不和，经络焦灼，或作掣引之状，而风与火相合而暴煽矣。煽及阳明，则蒸灼胃中之浊为腐，煽及肺金，则熬炼阴中之液，尽化为痰。肺胃清旷之区，已成燎原之势。肺败而鼻塞音喑，喘逆痰升矣。胃败而衄流臭腐，神明糊乱矣。病至此，虽有智者，不能与谋。曰：不然。白喉之重者，其初起往往骨节疼痛，大寒大热，状类伤寒，苟不挟外感，何以若是？曰：白喉之外感者，感冬春温热之邪，郁伏少阴而成温毒，非风寒也。即病起之时，或触微邪，只足以鼓动少阳之风，少阳者，人身内生之风也，内风动而外风已不知何往，而少阴之火，乃因之愈炽矣。故伤寒之寒热，必先凄清怯冷，肢节疲倦，由寒而生热；白喉之寒热，必先肢肤焦燥，肢节烦疼，热极而生寒。曰：热极生寒，经训有之，然其理尚惝恍而无凭也。曰：阴阳之亢战，观于天地之风雷而知之矣。譬如盛夏之令，炎熇燔热，郁蒸不解，而后日月为之晦冥，万窍为之怒号，雷电为之大作。人身亦犹是也，阳亢之极，一线之阴气，欲承而不得承，乃作寒热交战之象，安得与伤寒之寒热相提并论乎！然则喉痹、缠喉二症，果有异于此乎？曰：喉痹红肿为实火，厥阴之火也；缠喉肿闭为痰火，阳明之火也；白喉色带淡白，初起不甚肿痛为虚火，少阴之火也。本书中猛将之类，神仙活命汤方，即可治厥阴阳明之火。此外又有烂喉丹痧一症，其痧未透时，必须表散，本书除瘟化毒汤中有葛根、薄荷，大可胜任。盖少阴伏邪，达于少阳，必须归于阳明，从肌肉而出。故《伤寒论》云：阳明者土也，万物所归。若与麻、桂、羌、防等类，必至毒热四窜，奔腾莫制。况葛根、薄荷辛凉甘润，与辛温燥烈之品自有分别。《伤寒论》少阴篇中，先猪肤而次桔梗。此书首生地而殿葛根，三方鼎峙，直追南阳心法，未可仅以乩谶之语观之也。苟凡有医书，皆能如是之规绳划一，禁忌分明，庶几一病有一定之方，而无杂药妄投之虑矣。

条分缕析，推阐靡遗，是熟精南阳书而神于变化者，不独为白喉一症作功臣也。《玉机微义》论喉痹谓：一言可了者，火是也。又谓：君火者，犹人火也；相火者，犹龙火也。人火焚木其势缓，龙火焚木其势速。其急于治火，同也

卷十九

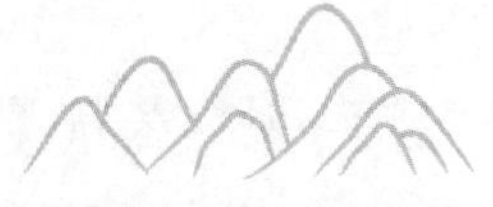

丸　方

李左　脾虚则生湿，气弱则生痰。然中气空虚，何至胆阳上逆而为眩晕。脉滑，重取濡软。良以脾虚胃实，脾虚则液滞为痰，胃实则胆逆为晕。拟《外台》茯苓法出入。

人参须一两，另研，和入　广陈皮一两五钱　苦杏仁霜三两　白僵蚕一两　海蛤粉二两，水飞　炒野於术二两　煨天麻一两五钱　云茯苓五两　焦枳实一两二钱　白蒺藜炒，去刺，二两　猪苓一两　制半夏三两　建泽泻一两五钱　姜汁炒鲜竹二青一两

上药研为细末，用生姜五两，煎汤泛丸如小桐子大，每晨服三钱，下午服一钱，橘红汤送下。

林左　经云：卫气者，所以温分肉，充皮肤，肥腠理，司开合。足见阳气流行，断不容有所留阻。气虚生痰，痰湿内伏，流行被阻，卫气不能敷布，四肢每欠温和，神情难于振卓，而脉形沉弦带滑。有似阳衰，其实阳气不能从中用事耳。拟补气化痰，宣畅阳气。

人参须一两，另研，和入　野於术二两　制半夏三两　川断肉炒，一两五钱　川桂枝六钱　白蔻仁三钱，另研，和入　白蒺藜一两五钱，炒，去刺　枳实七钱　厚杜仲一两五钱　炒杞子一两五钱　广藿香一两　猪苓一两

泽泻一两　云茯苓三两　橘红一两　苦桔梗八钱

上药如法研为细末，水泛为丸。

秦左　大凡伏暑之症，必兼湿邪，以热蒸则湿动也。热盛而投以瓜水，热恋而投以甘寒，致脾困于湿，胃失通降。脾受困则四肢懈惰，胃失降则纳少微眩，面油目赤，正与大实似虚之旨恰合。故得以橘半而夺参芪之效，苓术而掩胶地之长。稂莠既除，嘉禾自植，调理之策，于此推求可耳。

炙绵芪三两　远志肉五钱　陈广皮三两　炒杞子二两　广木香五钱　当归炭一两五钱　炒野於术二两　炒酸枣仁一两　沉香曲一两五钱　白蒺藜炒，去刺，二两　枳实一两三钱　云茯苓四两　整砂仁七钱，另研，和入　制半夏四两　泽泻一两五钱　人参须一两三钱，另研，和入

上药研末，水泛为丸如桐子大。橘皮、薏米汤送下。

薛左　脘胁肋攻撑，甚则作痛，脉象沉弦。为饮气内伏。曾用控逐之法，泻水甚多，然气分仍难舒展。夫中脘属胃，两胁属肝，胃喜通降，肝喜条达。脾胃失于健运，则胃中之水湿停留，中土气滞，木难疏泄，以致厥气郁滞，与土相仇，攻撑痛满之类纷至矣。从肝胃疏和。

淡吴萸四钱　郁金五钱　范志曲一两五钱，炒　制香附二两　茯苓二两　公丁香五钱　白蒺藜一两五钱　麸炒枳壳一两　东白芍一两五钱，炒　小青皮八钱　制

半夏二两　抚川芎七钱　炙甘草五钱　广陈皮八钱　茅山苍术一两三钱，米泔浸，同芝麻炒，去芝麻　白蔻仁六钱

上研细末，水泛为丸如绿豆大。每晨服二钱，下午服一钱五分，砂仁汤送下。

某　尾闾为督脉所过之处，为二阴关键之区。淋浊止涩，湿热内留，遂致尾闾作酸。诸药罔效，日久不瘳，甚至投以参茸，犹未能却病。湿压气坠，少腹似胀似痛，湿胜而脾运不及，大便既溏，而且带泄。及至利气调中，苦温合化，如鼓应桴，诸恙若失。刻当初愈，似须补其真阴，调其督脉。殊不知补阴之药，性多呆滞，若漫行尝试，湿热复壅，所得不偿所失也。兹拟于调中利气，苦温合化之中参以补而不滞之品。当否正之。

人参须一两五钱，另研，和入　云茯苓三两　制半夏三两　川断肉一两五钱　野於术二两五钱　广陈皮一两五钱　炒川黄柏三两　厚杜仲一两五钱　泽泻一两　茅山苍术二两，米泔浸，同芝麻炒，去芝麻　枳实七钱　炒枣仁一两　蜜炒香附一两五钱　炒牛膝一两五钱　广郁金七钱　焦秫米八钱

上为细末，水泛丸如绿豆大。每服三钱，开水送下。

过左　心痛彻背，本有成法可遵，无如宿有喉症，辛热之药，不能飞渡。所以攻逐痰水，以展其胸中之阳气；辛润滑利，以通其胸中之阳气；复以辛温大热

之品，匮以进之。喉无所苦，其为阴邪厥逆上干，可以显见。故喉痛一层，确是阴盛逼阳于上。若是阴虚火炎，断无一腔之内而相反若是者。进遵《金匮》成法，似不为过。

人参须五钱，另研，和入　野於术八钱　整砂仁五钱　制乌附片五钱　云茯苓二两　广木香四钱　炙黑草四钱　炒蜀椒四钱　赤石脂五钱　炒淡干姜五钱

上药研为细末，蜜丸如桐子大。每空心服二钱。

江右　肩背作痛，脊强腰折。夫腰为肾之府，背为阳明之腑，腰背皆痛，而脉浮弦，良由肾本素亏，风与湿郁，遂致太阳之经气不行。宜于养营和络之中，参以胜湿而宣畅气分。

杭白芍一两，淡吴萸三钱，同炒　炒西潞党二两　左秦艽一两　羌活七钱　青防风七钱　野於术一两三钱　蔓荆子五钱　台乌药一两　独活七钱　川断肉二两　白归身二两，酒炒　熟地炭三两　炒杞子二两　川芎七钱　川楝子一两五钱　制首乌三两　制香附一两五钱　藁本七钱

上为细末，水泛为丸，每服三钱。

沈云卿夫人　脉象常数，左部带弦。绕耳前后，痰疬重叠，遇劳即发，发则似痛似胀，幸按之不坚，根脚尚带浮动。四肢不时灼热，心悸不宁，气分攻撑，头旋眩晕，腰酸带下。夫耳之前后为少阳部分，肝主生发，若一遇怫郁，即不能遂其畅茂之性，气郁则生火，火郁则生痰，肝火挟痰上升，而胆经之气偏主下降，欲

升不能，欲降不得，于是横行漫溢，流入于少阳之经，凝而不散，所以垒垒然有形矣。木火既盛，则营阴被烁，以致阴分日见其亏，气分日见其旺，气撑肢热火升等象皆出于此。阳气震撼，故心神怔悸，而眩晕头旋。木郁不调，脾清沦陷，津液随之渗泄，故带下连绵，液耗肾虚，腰府酸楚矣。拟泄木养营，和阴凝神，参以消散痰疬。当否，即请云卿正之。

龟甲心五两，刮去白，酥炙　黑玄参三两　霜桑叶一两　酒蒸女贞子三两　粉丹皮二两　真阿胶三两，蛤粉炒松　川贝母三两，去心　白归身二两，酒炒　夏枯草二两　天花粉二两　海蛤粉三两，水飞　生熟香附各一两五钱　朱茯神二两　炒滁菊一两五钱　大贝三两　广郁金二两　小黑豆衣四两　杭白芍一两五钱，酒炒　炒香枣仁一两五钱

上药如法研极细末，用吉林参七钱微烘，另研，和入药内，竹沥泛丸如绿豆大，每晨服二钱，下午半饥时服二钱，开水送下。

李左　平时咯吐灰黑稠痰，渐致吐血。叠投清养上中，以平浮热；复入辛温，而血得止。今诸臻平适，黑痰亦不多见。脉象沉细，右寸关滑大。确系湿痰内盛，水寒之气，迫热上行，损于肺胃之络，不然安有血症而可投辛温之理，且投辛温而可奏效之理。药既应手于前，法当遵循于后。

生地炭三两　西潞党三两　云茯苓三两　炒山药三两　炒於术一两　牛膝炭二两　川贝母一两　茜草

炭一两　甜杏霜二两　苏子霜二两　海蛤粉三两，水飞　炮姜六钱　橘红一两　旱莲草一两五钱　蜜炙紫菀一两　上沉香三钱，勿见火，另研，和入

上为细末，藕汤泛丸。

潘左　痰多稠粘，甚至带出粉红，咽中作痛。叠投清化，痰渐转稀，粉红亦退。夫痰为胶浊，惟湿盛液滞者才得有此。继进育阴之剂，食饮如常。足见湿化然后痰消，气行然后湿化，阴虚不能化气，气不运湿，而痰自内生。张介宾先生谓熟地为化痰之圣药，即此之谓矣。不然，清化之下，继以育阴，二者必有一失矣。今既和平，宜守育阴化气为法。

制洋参一两五钱，炒　海蛤粉一两五钱，水飞　桔梗五钱　海浮石一两五钱　炒黄川贝一两二钱　冬瓜子二两　广郁金一两　盐水炒橘红一两　生薏米二两　甜杏仁泥二两　生地炭三两　百合心二两　山药三两　云茯苓三两　法半夏一两五钱　福泽泻一两五钱

上药如法研为细末，用二泉胶一两五钱，溶化打糊为丸。每服二钱，渐增至三钱。

窦左　少阴之脉系舌本，循喉咙。喉有石鹅，不时身热。夫手少阴心，火也；足少阴肾，水也。惟火旺斯水愈亏，惟水亏则火愈旺，两者相因也。童真未足，所见症象如前，其为阳有余阴不足何疑。补其不足，泻其有余，不易之定理也。

大生地二两，炙　大有芪炙，二两　杭白芍炒，一两五钱　炙鳖甲三两　大熟地二两，炙　川黄柏盐水炒，七

钱 西潞党参一两五钱，元米炒 龟甲心四两，炙 生山药一两五钱 大麦冬一两，炒 制首乌二两，切 粉丹皮一两 小黑豆衣一两五钱 制洋参炒，一两五钱 福泽泻一两 茯神一两 女贞子一两五钱，酒炒 煅龙骨一两，飞

研细蜜丸，淡盐汤送。

张左 胃痛日久，曾呕涎水凝瘀。盖胃为阳明，阳明为多气多血之乡，停饮留阻，痛则不通，无形气滞之极，有形之血亦因而痹阻。凝积为瘀，壅极而决，决则通，通则不痛也。所虑者，胃腑虽通，而畴昔之凝滞于络中者，必然未尽，是即涓涓之流，星星之火也。兹以丸药温通胃阳而培脾土，冀其二土旋运，庶停留于络中者，潜消而默化耳。

人参须一两，另研，和入 高良姜四钱 上瑶桂二钱，去粗皮，另研，和入 白蔻仁三钱，另研，和入 野於术二两，炒 延胡索酒炒，一两 云茯苓三两 土炒白芍一两 制香附二两 瓦楞子四两，醋煅，水飞 甜杏仁霜二两 炙甘草四钱 新会皮一两 公丁香三钱 制半夏二两 猪苓一两五钱

上为细末，水泛为丸。每服二钱，米汤送下。

陈左 右脉微滑，左关脉独弦，弦为风木偏亢之征。据述别无他恙，惟有时冒眩。夫阴虚木旺，木燥生风，亦令眩晕。若系阴虚，安得于眩晕之外别无兼症。吾人脏阴而腑阳，脏升而腑降。体之阴者其用阳，是谓阴中有阳；体之阳者其用阴，是谓阳中有阴，

故离虚其中，坎满其中也。肝为乙木，胆为甲木，肝为脏而胆为腑，一脏一腑，表里相应，与脾脏胃腑相附而升，相附而降。故肝合脾升，而心血以生；胆合胃降，而命火以长。今右脉微滑，胃有湿痰而胃欠通降。胃降不及，则胆经之气安能独向下行。于是肝脾之升也有余，而胆胃之降也不及，有余不及，即是偏胜之肇端。阳偏于升，而为眩为晕，亦固其宜。若壮水以涵养肝木而潜其阳气，惟阴虚阳亢者，有阴以制阳之效。若胆胃少降者，得阴柔之品，则胃腑愈窒，胆愈难降，斯肝愈上升。欲平其肝，当降其胆；欲降其胆，当降其胃。管窥之见，未识有当否。

制半夏三两　广陈皮一两五钱　粉丹皮一两　枳实一两五钱　茯苓四两　滁菊花一两五钱　海蛤粉四两，飞　黑山栀一两五钱　稆豆衣三两　桑叶一两五钱

上药晒干勿见火，研为细末，用水竹茹四两煎汤泛丸。每晨服一钱五分，下午半饥时服二钱。

巫左　陡然发厥，厥后不时嘈杂，然得食又复痞满不舒，脉来弦滑。此由痰气内滞，甲木升浮，遂致一时之间阴阳闭塞，胃失通降之权，木邪从而摇撼。宜通补之中，参以化痰熄肝。

人参须八钱，烘，研细，和入　制半夏一两五钱　制南星五钱　新会皮一两　白僵蚕一两，炒，打　真野於术一两五钱　山栀七钱，姜汁炒黑　煨天麻一两　焦苍术八钱　枳实一两　上川朴五钱　云茯苓二两　沉香曲一两五钱　白蒺藜二两　整砂仁七钱　郁金七钱

上药研细末，水泛为丸。

孙右　胃痛呕吐者久，叠从肝胃主治，旋止旋发，数年已来，未得大效。脉象沉弦。夫肝虽横暴，无刚锐无穷之理；胃虽被犯，无终始不和之理。盖由胃有痰滞隐伏，虽曾攻逐一鼓而下，其胶稠凝聚者，依然内踞，特猛剂断非久病所宜。拟以胃苓法，寓猛于宽，以觇其后。

茅山苍术七钱，米泔浸一宿，取出，同芝麻炒，去芝麻　茯苓一两五钱　上川朴五钱　生熟於术各四钱　广陈皮七钱　猪苓一两　生熟甘草各二钱　官桂四钱　泽泻七钱　白蛳螺壳五钱，煅

研末为丸，每空心服五钱。

陈左　类中之后，诸恙渐复。然历投之剂，并非气血交补之方，其属风痰为患，已有明征。今大势已退，惟络隧不能流利，什一之病，断无即为更章之理，略参顾本可耳。

人参须一两　制半夏二两　白僵蚕一两　防风八钱　杭白芍一两五钱　东洋参五钱，炒　制南星六钱　左秦艽一两五钱　炒野於术二两三钱　木防己一两　煨天麻一两二钱　炙绵芪三两　广橘红八钱　独活一两　川桂枝四钱　云茯苓二两　桑寄生二两　蜜炙麻黄三钱

上研细末，用姜汁一分，竹沥九分泛丸。每晨服三钱，渐加至四钱，下午亦服二三钱。

丁右　经事愆期，虚寒为多。然虚则肢体必形软

弱，或微微身热，寒则腹中痛，脉必沉细。今经来日迟，诸若平人，惟四肢作酸，脉象濡滑。此痰湿占于血海，营卫之气不克宣通。宜理气化痰祛湿，不治血而治其所以病血者。

炒全当归二两　左秦艽一两五钱　制半夏三两　白蒺藜去刺，炒，一两　抚川芎一两三钱　云茯苓四两　川断肉一两五钱　杭白芍酒炒，一两五钱　制香附三两　蕲艾叶三钱　橘白一两五钱　独活一两　泽泻一两　焦苍术八钱　粉丹皮二两

上研细末，水泛为丸。上午半饥时服三钱，下午半饥时服二钱，橘皮汤送下。

李右　血得热则妄行，所以经事参前，多属于热。特热迫血行，何至腹痛。惟血虚则不固而气胜，气胜则滞，滞则为痛矣。气为血帅，宜正其气。

香白芷一两　生甘草五钱　全当归三两，酒炒　老苏梗三两　川朴一两　野於术炒，一两五钱　大腹皮二两　制香附三两　缩砂仁六钱，另研，和入　广陈皮一两　茯苓四两　川芎一两五钱　广藿香一两五钱　广木香五钱　半夏曲三钱，炒　桔梗一两

上研极细末，姜枣汤泛丸。每晨三钱，下午服一钱五分。

周右　经，常也，不失其时，其来有信，故谓之经。然必冲脉通流，心脾生化，源源相济，自无阻滞之虞。今月事每数月而来，临行并无痛胀涩少之类，惟于清晨阳旺之时，腹中微微而热。脉濡细，左关微弦。此

营血不足，虽至一月，冲脉未满，所以迟迟其来。拟调气以生血。煎方恐不耐性，而浅尝辄止，用以丸药缓调，丸药尽再觇动静投药。

西党参元米炒，三两　炒野於术一两五钱　云茯苓二两　川断肉二两　生熟甘草各三钱　杜红花七钱，酒炒　全当归二两，酒炒　紫丹参二两　抚川芎一两五钱　女贞子一两五钱　大熟地三两，砂仁拌，炙　制香附三两　大生地一两，姜炙　杭白芍一两五钱，酒炒　丹皮一两五钱　茺蔚子二两　小黑豆一两五钱

上研细末，水泛为丸。

宣右　经事愆期，腹并不痛，惟来反过多。脉小软左涩。良以气血不足，营卫流行迟钝，八脉拥护无权。拟补气益血，参以升清。

大熟地五两，炙　抚川芎八钱　人参须一两三钱，另研，和入　炙绵芪三两　全当归三两，炒　杭白芍一两七钱，酒炒　西潞党参三两　炙升麻七钱　广陈皮一两二钱　野於术二两

研为细末，水泛为丸如绿豆大。晨服三钱，下午服一钱五分。

孙右　气行则血行，气滞则血滞，气热则血热，气寒则血寒，故曰气为血帅，调经以理气为先也。平素经每预期，来辄过多，腹满气滞痛胀。良以气滞则壅，壅极则厥也。前人往往以正气散先正其气，兹仿此意。

上川朴七钱　苦桔梗七钱　香白芷七钱　广陈皮

八钱　川断肉二两　白茯苓二两三钱　大腹皮一两五钱，酒洗，炙　白蒺藜二两，鸡子黄拌炒，去刺　野於术二两三钱，枳实五钱，煎汤，收入　广藿香二两二钱　半夏曲炒，一两五钱　炒枣仁一两五钱　厚杜仲二两　老苏梗二两　生熟甘草各一钱五分　制香附三两　全当归三两，炒

上药研末，姜枣汤泛丸。

徐左　色白者多气虚，苍瘦者多血虚。至于体既丰伟，色复华泽，述其病则曰头晕而刺痛也，鼻塞也，鼻渊也，颔下结核也，飘飘乎其若虚也。何哉？盖人身之阴阳，如权衡之不可偏胜。由湿生痰，由痰生火，阳太旺矣。阳旺则升多而头痛作，痰阻清窍而鼻塞作，浊火熏蒸而鼻渊作，火袭经络而结核作。阳形其有余，故阴形其不足，非真有所不足也。惟有削其有余，以就其不足而已。不然，与色白色苍之说，岂非大谬乎哉。维知者能识之耳。

制半夏三两　山栀仁三两，炒黑　夏枯草一两五钱　白蒺藜去刺，炒，二两　瓜蒌仁压去油，四两　陈胆星八钱　淡黄芩一两五钱，酒炒　广橘红一两　桑叶一两五钱　泽泻二两　苦杏泥三两　煨天麻二两　甘菊花一两五钱　云茯苓三两　大有黄芪四两，重盐水浸透，炙　枳实二两　郁金一两五钱　炒白僵蚕二两

上药研为细末，用松萝茶三两，鲜枇杷叶四两，去毛，绢包，一同煎汤，去渣，将汤略略收浓，再用鲜首乌八两打绞汁，与前汤相合，拌药为丸如桐子大。每

食后隔时许用开水服二钱,晚上弗服。禁食动火生湿之物。

裘右　头痛起于新产。前人于头痛,都以眉骨之痛否辨外感之有无。今额作辛胀,而眉骨却不作痛,且脉见细软,其为血虚风壅阳络,略见一斑。仿竹林子玉露散法。

人参须一两,另研,和入　川芎二两　桔梗二两　生熟草各五钱　赤苓一两　全当归一两八钱,酒炒　香白芷二两　炒玉竹三两　赤芍一两五钱

上药如法研末为丸,每食后半饥时服二钱。

沈右　暴厥之名甚多,总不外乎阴阳逆乱,升降失常,气道闭塞而成。稚年无七情之感,阳气渐充,阴气不摄,风激痰升,故屡次发厥而不省人事也。

川黄柏一两五钱,盐水炒　白芥子三钱,炒　煨天麻一两　炒党参二两　淡干姜五钱　制南星五钱　白蒺藜一两五钱,炒,去刺　制半夏一两五钱　炒於术一两　茯苓一两五钱　白僵蚕一两五钱　枳实一两　木猪苓三两　煅磁石七钱,水飞　郁金一两　牡蛎粉一两五钱　广橘红一两

上药为末,陈关蜇煎汤泛丸,每晨服二钱。

程左　目糊不明,并不红赤肿胀。历投药饵,凡属阴滞之剂,即觉欠适,余则如化湿祛风豁痰之品,尚属和平。脉象沉细而糊。经云:五脏六腑之精气,皆上注于目而为之睛。又云:瞳子黑眼法于阴。故目疾由于阴精不足者多。然经文又云:阴阳合传而精明

也。足见阴虚而阳火离散，与气滞湿郁而真火无光，皆足为障碍之缘起。拟药如下，备质专门名家。

川椒二两，去目　川楝子二两　熟附片一两　白蒺藜三两　白茯苓四两　巴戟肉二两　左秦艽一两五钱　大茴香一两　制半夏一两五钱　广郁金一两五钱　泽泻一两五钱

上为细末，用干山药四两，酒煮打糊为丸。每服十六七丸，渐加至二十二三丸，盐汤下。

左　膈消之症，叠投清金益阴，制伏君火，大势已退，而口渴终不能痊愈，苔黄心糙。良以肺热来自少阴，而胃腑浊痰，郁即生热，胃脉通心，故令君火日动不已，则必移肺。兹拟开展气化，弗令胃中有所蕴郁，即是不治热而治热之法也。

炒香豆豉二两　炒半夏曲三两　南沙参四两　紫口蛤壳二两，水飞　广郁金一两五钱　天花粉二两　北沙参三两　炒黄川贝母二两　光杏仁三两　炒麦冬二两　粉丹皮一两　茯神二两

上药研细末，用枇杷叶膏打糊为丸。每服三四钱。

王左　失血往往盈盆而至，然屡经大吐，未几一切如常。若论阴亏，则火且由虚而起，何况血去之甚多乎。今诊右关脉滑大有力，两尺俱觉敛静。其血之上冲，由于胃之湿热蒸燔，迫而使涌，不言可喻。所以血去多而一切如常者，以阳明多气多血故也。刻下左胁时觉霍霍有声，盖胃热上蒸，则肺肝气逆。调理之

策，惟宜清降胃土而平肺肝，勿犯实实虚虚之戒。

广郁金二两　泽泻一两五钱　木猪苓一两五钱　川连炭四钱　枳实一两　川贝母一两五钱，去心　炒黑丹皮一两二钱　杏仁霜二两　苏子霜二两　钉赭石一两五钱，煅透，研，水飞　橘白盐水炒，七钱　生薏仁二两　茯苓三两　瓜蒌仁压去油，二两　降香屑四钱　牛膝炭三两　茜草炭一两五钱

上为细末，用水炒竹茹三两，煎浓汤，帚洒泛丸。每服二钱，每日二次。

虞左　曲直动摇，风之象也。因有是言，故世俗凡遇心中震荡之疾，莫不以为心血之亏，肝液之耗也。殊不知动摇虽系风象，而仲景痰饮门中则曰心下悸者，为有水气。足见悸荡之疾，有虚有实，全在临症辨认之耳。脉象沉弦，面色晦黄，全无阳气有余之象。而每遇操劳，或暮夜临卧之时，心中辄悸，平素多湿之人，正与《金匮》水停为悸之条符合。用药不宜呆补，温理脾胃，即是补中寓泻，泻中寓补之法也。

上党参元米炒，二两　广陈皮八钱　泽泻一两五钱　白蒺藜去刺，炒，二两　东洋参元米炒，三两　淡干姜五钱　藿香梗一两五钱　川断肉一两五钱　酒炒杭白芍一两五钱　野於术三两　制附子七钱　白蔻仁三钱，另研，和入　云茯苓四两　炙黑草四钱　生熟薏仁各八钱　炒沉香曲一两　制半夏一两五钱　炒牛膝一两五钱　厚杜仲二两　炒枣仁一两五钱　炒杞子一两五钱

上药为末，水泛为丸。

鲍右　经云：阳气者，所以温分肉，充皮肤，肥腠理，司开合者也。病后而四肢常欠温和，似属病伤阳气，阳虚则分肉不温，所以肢为之厥。经又云：阳气者若天与日，失其所则折寿而不彰。足见阳气一失其所，尚如此之可畏，何况实系阳虚，而至于四肢厥逆哉！细察脉情，濡而带滞，谓为病后湿郁，阳气不能敷布于四末则可；谓为阳气式微，不能充达于四肢则不可。盖一由于阳气之衰竭，一由于阳气之不治，不可不辨也。若执阳气温分肉之例为言，则与失其所折寿不彰之条刺谬矣。以意会之，自有至理存乎其中。拟补气运湿，以宣其阳气运行之道路。

西潞党元米炒，三两　煨天麻一两五钱　香白芷一两　光杏仁泥三两　川桂枝六钱　野於术二两，炒　白僵蚕二两，炒　生熟薏米各一两　郁金一两五钱　草果仁五钱，炒　云茯苓三两　新会皮一两　泽泻二两　白蔻仁七钱，另研，和入　中川朴六钱　制半夏二两　藁本八钱

上为细末，水泛为丸。

陈右　经闭之症，大旨为生化不及而营血日枯，或郁滞不宣而营血以痹。则是枯竭之候，形瘦羸弱，内热骨蒸；痹塞之症，寒热往来，咳逆腹痛。一症有一症之见端，断无闭阻数年，仍复起居如常之理。盖经漏淋沥之后，冲任内伤，血虚生热，热复耗血，生化与所耗相抵，故月信为之不行。有所耗亦有所生，故数载之久，起居尚能如旧。仿近贤补气益血，作日就月

将之计。

西党参四两　全当归二两五钱，酒炒　山茱萸去核，炒，一两　川断二两　生甘草五钱　大生地五两，炙　粉丹皮二两，炒　川芎一两二钱，蜜水炒　炙绵芪三两　泽泻一两五钱　炒松麦冬二两　酒炒杭白芍一两五钱　野於术一两五钱，炒　香附童便制，三两　炒青蒿一两五钱　生山药三两

上为细末，水泛为丸。

张建侯　大病之后，继以失血，失血之后，虚象毕集，或恶寒，或恶热，痰多喘促，痰至盈碗，而复火从上升，动辄不寐。前以痰喘之甚，进以小青龙去麻辛，顿退十七。辛温之药，并未动血，苟非饮阻肺降，安能若此。而痰喘甫轻，连宵不寐，此由脾胃之阳气薄弱，营液亦亏，致肝经之阳气转觉有余。治之之法，清之养之，必碍脾胃；温之化之，必碍营液。夫肝自左升，胆从右降，则木火自熄，然胆不能自降也，必胃降而胆木之气方得下行。计惟有补其脾土，降其胃土，化其浊痰，俾得肺肾交通，胆木不致漂拔，似为一以贯通之道。管窥之见，请质之明敏者，以为然否。

奎潞党三两　云茯苓四两　枳实一两五钱　白蒺藜去刺，炒，二两　炒玉竹三两　陈胆星八钱　炒於术二两　绵芪盐水炒，二两　陈广皮一两三钱　制半夏一两五钱

上为细末，水泛为丸。

尹右　中脘不时作痛，月事不调，白带绵下，甚则

头疼眩晕，遍身经脉抽掣，骨节作痛。肝为风木，必得真水涵濡木火，遂其生生之机，自不致有化火生风之弊。今带下频仍，脂液耗损，木失涵养，则厥气冲胃，胃脘作痛。抑则为气，升则为风，风主动摇，所以脉络抽掣，甚而作痛也。宜养血调气，兼益脾肾。至于孕育一层，苟得气血充和，自有造化天然之理。

奎党参三两　川断肉三两　厚杜仲三两　生山药二两　熟地炭三两　桑寄生二两，酒炒　绵芪一两五钱，盐水炙　生胡麻仁二两　川芎一两五钱　木防己一两，酒炒　炒香玉竹二两　制首乌五两，切　白归身三两，酒炒　炒粉丹皮一两五钱　川楝子切，一两五钱　野於术一两，枳实七钱，二味同炒　延胡索一两，酒炒　紫丹参二两　制香附三两　生熟草各三钱　白芍二两，酒炒　左秦艽一两　制半夏一两五钱　茯苓神各一两　炒杞子三两　潼沙苑盐水炒，三两　砂仁七钱，另研，和入

上药研为细末，用鸡血藤膏一两煎汤，和入白蜜，捣药为丸如桐子大。每晨服二钱，下午半饥时服二钱，俱用开水送下。照方合三分之二。

李左　阴阳者，万物之纲纪，变化之父母。左右者，阴阳之道路也。阴阳相贯，如环无端，故太过者病，不及者病，经旨如此。忆自初诊之时，腿股厥而欠温，继则每有重着之处，辄觉脉络不舒。如谓腿股欠温，阳气必虚，虚则不能旁达，理亦近是。岂知阳气衰微，必肌肤淡白而少华色，一经温补，必精神焕发，百病蠲除。而见症如前，容光华泽。补阴而至于血肉之

品，则龟甲为阴之极也；补阳而至于血肉之品，则鹿茸为阳之极也。乃服鹿茸在前，诸病杂出在后，脉象濡而带滑，因知阳气并无所损，而有似乎损者，阳气之有所不通也。补泻之关键，毫厘之千里，于此而分。所以并无补养之品，药辄应手，于以知阴阳相贯，则变化生生，自无太过不及之弊。今病象已得减轻，是善后之计，乃及今要务。夫阳气运行，本无所阻，所以阻者湿也。湿土之下，燥气乘之，所以湿郁之甚，而风即暗生，脉络不和，诸象皆由此致。及今之计，惟有运化浊痰，分消湿热。然分化太过，未免戕伐，因以补气之药参之，务期阴阳相生，道路交通，太过不及，各得其平，即是颐养天和之道。爰拟补气培脾养肝，以作调摄之资。而上则宣肺，中则和胃，下则分利膀胱，三焦流畅，湿痰自无容足之地，譬如一室氤氲，洞开前后，顷刻干洁。拙见所及，质之高明者，以为如何。

炙绵芪　土炒野於术　广藿香　郁金　制半夏　别直参另研，和入　苍术米泔浸，麻油炒黄　白蔻仁另研，和入　泽泻　川雅连　猪苓　制首乌炒，切　炒霞天曲　奎党参　云茯苓　生熟薏仁　白归身　陈广皮　苦杏仁去皮尖，炒　左秦艽　酒炒杭白芍　桑寄生　枳实　桔梗

上药如法研为细末，水泛为丸如绿豆大，丸粒稍大为妙。每晨服三钱，下午半饥时服一钱五分，开水送下。

祝左　膝膑后屈伸不利，病在阳明有余，阳明病

则不能束筋骨而利机关。无如嗣续尚虚，精滑不固，固其精气，必致湿热壅闭。然精欲其固，湿欲其泄，精之与水，本属两途。即从此意，用通涩并投之法。即请正之。

制半夏三两　炒於术二两　潼沙苑盐水炒，二两　覆盆子二两，酒浸，九蒸　广陈皮一两五钱　川萆薢二两　山萸肉一两，酒蒸　泽泻二两　芡实一两　川断肉一两　生米仁三两　白茄根一两五钱　甘杞子二两　莲须三钱　木猪苓二两　菟丝子二两，酒蒸

上药研为细末，用金樱子膏打糊为丸如桐子大。上下午半饥时各服二钱，淡盐汤送下。

某　脉右关独大，饮食起居如平人，而面色无华，口有秽气，时觉口渴。夫口臭者，胃热也。口秽且渴，胃热明矣。经云：心者，生之本，神之变也，其华在面。今面色无华，又似心经主病。良以心主血，营出中焦，今胃中常被热灼，胃液常不能自养，而欲求救于水，水谷之气，化血微少，血液不充，自不能上华其面。治之之法，清胃热即所以裕其生血之源，非无理蛮补所能塞责者。

西洋参三两　生甘草七钱　炒当归一两　炒杞子三两　大天冬二两　肥玉竹二两　奎党参三两　厚杜仲三两　大麦冬二两　炒山药三两　大生地四两　大熟地三两　泽泻一两五钱　粉丹皮二两　白茯苓三两　淡黄芩一两，酒炒　柏子仁二两，去油　生於术一两五钱　生扁豆衣二两　炒枣仁一两五钱　竹沥半夏一两五钱

橘红盐水炒，一两　生薏仁二两

上药研为细末，用川石斛五两煎浓汤，糊丸如绿豆大。每晨服三钱，开水送下。

荣左　右肩臂作痛，前言阳明络虚，风痰入络，化痰宣络，如鼓应桴。调理之计，似可执守成法，无俟更章矣。岂知有不然者。病有标本，标可从治，化痰宣络是也。病标既退，自当及本。即如气喘曾发数次，至今行动每苦气逆，如果因痰而喘，于痰邪之外，别无所因，则于喘过之后，平日必有咯出之痰，何能泯然无迹。吾人呼出之气，出于心肺，吸入之气，入于肝肾，所以肺在上主气之出，肾在下主气之纳。惟下虚斯肾虚，不能仰吸肺气下行，气至中途，即行返出，此其所以为喘也。所以发而止，止而不轻复发者，以下虽空乏，无所触引，尚堪收摄，惟行动触之，几不能摄耳。肝为肾子，水亏不能涵木，木燥生风，肌肉跳动，时而眩晕，皆风木亢盛之象，故曰病标既退，自当及本。拟益肾阴而不涉腻滞，助肾气而不涉刚燥，仍参蠲饮以治其上。

制首乌四两，炒　阿胶珠二两　大生地姜汁炙，四两　杭白芍一两五钱　炒杞子三两　云茯苓二两　厚杜仲二两　广橘红一两　生蒺藜二两　酒炒白归身一两五钱　小胡麻一两五钱　川断肉一两五钱　煨天麻一两　大有芪二两，防风三钱，煎汁炒　盐水炒潼沙苑二两　龟版胶二两，牡蛎粉炒　吉林小兼条参一两，另研，和入　生牡蛎二两，另研，和入　大天冬一两五钱　大麦冬一两

五钱　炒萸肉一两五钱　牛膝炭一两　滁菊花一两　桑寄生二两　炙黑草五钱　炒於术一两五钱　制西洋参二两

上为细末，用桑枝膏打糊为丸。每晨空心服三钱，下午半饥时服一钱五分，开水送下。

某　夙有哮喘，肺气不克下降，脾土不主运旋，始则生痰聚饮，继则气机凝滞，不能通泄，以致少腹疝瘕，脐下有形，小腹胀满，按之坚硬。少腹两旁属肝，居中为冲脉，经谓冲脉为病，男子内结七疝，女子带下瘕聚。良由冲气不调，则脉络皆阻，为积为聚，由是来矣。宜宣通脉络。勿谓冬季膏丸，须藉滋补以养生却病，邪之不去，正与何有？

全当归一两，酒炒　制香附一两　薄橘红八钱　泽泻七钱　炒小茴三钱　川芎蜜水炒，五钱　制半夏一两　炒薏仁一两五钱　柏子仁一两五钱，去油　吴萸盐水炒，三钱　楂炭一两五钱　白茯苓一两五钱　酒炒杭白芍七钱　甘杞子一两五钱　生熟草各一钱　台乌药八钱　酒炒延胡索八钱　上瑶桂一钱五分，另研，和入　川楝子一两　干苁蓉一两

上药研为细末，用青葱连根叶三十茎，打烂糊药为丸。如药末嫌干，可加浓米汤，每晨服二钱，下午半饥时服一钱，俱用开水送下。

钱左　卧则气逆，大便兼旬方解，四肢不时厥冷，甚则胸中热辣，似线上冲，得呕酸水则松，腿股筋掣，遗精频发，脉沉弦，苔白。此由痰饮内伏，上阻肺气则

气逆，下困脾运则脾约，阳气之流行为之不宣。胃土失降，胆木漂拔，精关为之混淆。徒事呆补无益也。拟补气蠲饮，分化泄浊法。

别直参一两五钱，另研，和入　炙绵芪三两　炒杞子二两　干苁蓉一两五钱　炒於术二两　炙黑草五钱　枳实八钱　霞天曲二两，炒　浙茯苓四两　干姜七钱，蜜炙　白蒺藜二两　厚杜仲二两　制半夏三两　川桂木七钱　川萆薢二两　泽泻一两五钱　煨天麻一两　木猪苓二两　左秦艽一两　广陈皮一两五钱

上药研为细末，水泛为丸。每日下午服二钱，晚间服二钱，俱用开水送下。如大便不通，每日空心服玉壶丹八分，亦用开水送下。服三四日后即停，不可常服。

葛右　通则不痛，痛则不通，理之常也。中脘作痛，显属肝木冲侮胃土，而头目昏晕，心下怔悸。仲圣云：心下悸者为有水气。则知胃少通降，浊邪攒聚，疏和肝胃，尤必以祛逐浊邪为主。

制半夏一两五钱　高良姜五钱　淡姜渣三钱　茯苓三两　炙黑草四钱　甜广皮一两五钱　公丁香四钱　藿香梗三两　吴萸三钱　广木香六钱　炒枳壳一两二钱　台乌药一两五钱　缩砂仁七钱，另研，和入　白蒺藜二两　炒枣仁二两　杭白芍一两　炒杞子三两　野於术八钱　东洋参二两　制香附三两

上药如法炮制，研为细末，用薤白头一两打烂，水煎取汁，打糊为丸如绿豆大，每半饥时服三钱。

俞左　疟后忽起遗泄，旋至多梦纷纭，体软力乏。夫心实则梦可惊可忧，心虚则纷纭多梦。今脉象浮滑，且进分清之剂，遗泄转减。此盖由脾湿有余，扰动精关，心胆气浮，故有似心虚见象也。

炒党参二两　制半夏二两　海蛤粉三两　白蒺藜二两　甜冬术三两　川萆薢一两五钱　茯苓三两　辰砂五分　泽泻一两五钱　粉丹皮一两五钱　生甘草四钱　远志肉六钱　生薏仁八钱　橘红一两　桑皮七钱　枳实一两　金箔三张

上药研细，用大淡菜三两，打糊为丸，如桐子大，每日早晚各服二钱。

卷二十

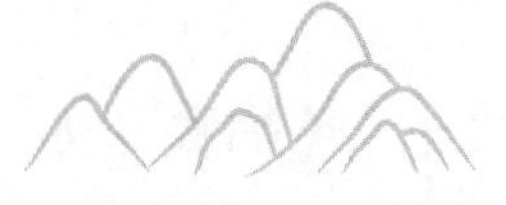

膏方

蒋右　形体苍瘦，阴虚多火之质。春升之令，忽然发厥，当时神情迷愦，顷之乃醒。前诊脉弦微滑。良以相火风木司年，又当仲春升泄之时，阴虚之人不耐升发，遂致肝藏之阳气，一时上冒，故卒然而厥也。调理之计，惟益其阴气，使之涵养肝木，参鳞介之属，以潜伏阳气。

炙熟地三两　西党参四两　小黑豆三两　煅龙骨三两　炒牛膝二两　炙生地三两　煅牡蛎三两　生鳖甲六两　煅决明四两　泽泻一两五钱　龟甲心刮去白，炙，八两　白归身二两，炒　杭白芍酒炒，一两五钱　粉丹皮一两五钱　女贞子三两，酒炒　炒於术一两五钱

上药如法共煎浓汁，滤出，渣入水再煎，去枯渣，独取浓汁，炭火收膏，藏磁器内。每晨服一匙，开水冲挑。

王左　劳伤中气，火载血行，血从上溢，失血成杯而至。治以清理胃气，和营降火，血得循止。然一涉劳勚，又复带红，此络未坚固，中气未复，故一经火动，血即随之。拟益其中气，清其肺脏，补其肾水，中气足则火莫能犯，肺气清则木不妄动，肾水足则火有所制矣。

炙绵芪二两　炙生地五两　茜草炭一两　赤白芍各八钱　泽泻二两　西潞党参三两　龟甲心刮去白，炙，五钱　川石斛四两　炒黑丹皮一两　制西洋参二两　炒牛膝三两　生山药四两　生扁豆衣四两　炒麦冬二两　川贝母二两　茯苓神各二两　真阿胶二两，溶化冲入

上药共煎浓汁收膏，每晨服一调匙。

毕右　咽中灼热者久，渐至头旋眩晕，甚则人事不省，片时乃复。脉细左弦。此由肝肾并亏，厥阳尽从上逆。宜育阴而熄肝镇肝。

生地炭四两　煅龙骨三两　穞豆衣三两　煅牡蛎三两　炒菊花一两　制首乌三两　女贞子二两　煅决明四两　远志肉五钱　煅磁石二两　白归身一两五钱，炒　粉丹皮一两五钱　炒枣仁一两五钱　朱茯神二两　炒麦冬一两五钱　川贝母一两五钱　沙苑子盐水炒，二两　炒杞子三两　炒白芍一两五钱　西党参元米炒，四两　龟甲心刮去白，炙，八钱　钩钩另煎，冲入，三两

上药共煎浓汁，用真阿胶溶化冲入收膏。每日服一调匙，开水冲挑。

张右　泄肝木，益肝阴，身热循退。夫肝为刚脏，必得血以濡之，血充则肤泽而发长。特素体湿盛，未便一味滋填耳。

真阿胶二两，溶化，冲入　大生地重姜汁拌，炙，四两　炒牛膝二两　广皮一两　西党参一两　炒杞子三两　制香附二两　沙苑子三两　炒菊花一两　川楝子一两五钱　川断肉三两，炒　茯苓神各一两五钱　厚杜仲三

两　白归身一两五钱　生於术一两五钱　炒白芍一两五钱　制半夏一两五钱　木香五钱

上药共煎浓汁，加白蜜少许收膏。

孙右　久带不止，液耗阳升，头旋眩晕，肝肾空乏，足膝作酸。带脉者，如带之围绕，为一身之约束。带脉有损，则脾胃之湿由此渗溢，脂液由此俱耗。宜补益中气，兼摄脾肾。

炙绵芪三两　炙熟地五两　菟丝子盐水炒，三两　破故纸盐水炒，二两　西党参四两　茯神二两　煅牡蛎四两　野於术二两，炒　厚杜仲三两　制首乌四两　潼沙苑盐水炒，三两　稆豆衣三两　炒山药二两　白归身酒炒，二两　酒炒杭白芍二两　金毛脊去毛，切，四两　炒杞子三两　法半夏二两　炒川断肉三两　土炒新会皮一两　炒菊花一两五钱

共煎浓汁，溶入真阿胶三两收膏。

鲍左　遗泄频来，数年不愈。每至遗后，饮食转增。若暂止之时，饮食转退。盖脾胃之运化，原藉命火之蒸变而为出入，肾水有亏，坎中之阳不能潜藏。拟以介类潜之。

生地炭三两　炒鸡头子二两　酒炒女贞子二两　元米炒西党参三两　熟地炭四两　旱莲草二两　炒山药二两　朱茯神三两　煅龙骨三两　牡蛎盐水煅，四两　潼沙苑二两　炒於术一两五钱　金色莲须六钱　龟甲心刮去白，炙，八两　柏子仁勿研，二两　远志肉七钱　大淡菜三两

上药煎汁收膏。

张右　凡属丸剂膏方，俗每以补益上品汇集成方。然此症关键，全在经事后期色淡一层，用药似宜专究于此。仿石顽先生法。

大熟地十两　上党参三两　升麻五钱　炒杞子二两　醋炙艾叶三钱　全当归三两　别直参一两，另煎，冲入　广陈皮一两　杭白芍酒炒，一两五钱　抚川芎一两二钱　野於术二两　潼沙苑盐水炒，二两　川断肉二两　炙绵芪二两　茯神二两　制香附二两，打

共煎浓汁，用白冰糖四两糁入收膏，每晨服三四钱。

秦左　阴亏不能制木，木旺化风，风壅阳络，头痛时作时止，风性鼓荡，心中怔悸。冲龄正在生发之秋，何至阴亏致疾？盖其阳气日充，禀先不足之躯，阴即不能配合阳气，相衡之下，不能相偶者，即形其相绌也。宜壮水之主，以配阳光。

大熟地三两　川芎一两　茯苓二两　酸枣仁炒，打，二两　石决明三两，打　大生地三两　炒杞子二两　泽泻一两五钱　龟版十两　生甘草三钱　炒香玉竹二两　酒炒杭白芍一两五钱　桑叶一两二钱，另煎，冲入　广皮一两　上党参三两　炙鳖甲七两　炒菊花一两　黑山栀二两　煅牡蛎三两　白归身二两　大有芪盐水炙，二两　粉丹皮二两　野於术一两五钱　盐水炒潼沙苑三两　黑大豆二两　龙眼肉二两

共煎浓汁，加真阿胶三两，溶化冲入收膏。

鲍左　自幼即有哮咳，都由风寒袭肺，痰滞于肺络之中，所以隐之而数年若瘳，发之而累年不愈。今则日以益剧，每于酣睡之中突然呛咳，由此而寤，寤而频咳，其咯吐之痰却不甚多。夫所谓袭肺之邪者，风与寒之类也。痰者，有质而胶粘之物也。累年而咳不止，若积痰为患，何以交睫而痰生，白昼之时，痰独何往哉？则知阳入于阴则卧，阴出之阳则寤，久咳损肺，病则不能生水，水亏不能含阳，致阳气欲收反逆，逆射太阴，实有损乎本元之地矣。拟育阴以配其阳，使肺金无所凌犯，冀其降令得行耳。

炒黄南沙参四两　炒松麦冬一两五钱　云茯苓四两　海蛤壳五两，打　川贝母去心，二两　款冬花蜜炙　蜜炙橘红一两　炒香玉竹三两　蜜炙紫菀肉二两　甜杏仁五两，去皮尖，水浸，打，绞汁冲入　代赭石四两，煅　川石斛三两　牛膝炭二两　杜苏子五两，水浸，打，绞汁冲入　百部蜜炙，二两

共煎浓汁，用雪梨汁二斤，白蜜二两，同入徐徐收膏。

徐左　任行于前，督行于后，又督脉者所督护气血经络者也。龟背高凸，先天禀赋有亏。两膝膑时作酸痛，肝肾之空乏已甚。神疲力少，时或凛热，亦固其宜矣。治宜大益肝肾，并补八脉。

大熟地姜汁炒，四两　炒杞子二两　茯苓二两　炒牛膝二两　炙草三钱　大生地姜汁炒，三两　大有芪三两　制半夏二两　金毛脊去毛，切，三两　白归身酒炒，

一两五钱　杭白芍酒炒，一两　东洋参二两，炒　川断肉二两　新会皮一两　干茯蓉一两　泽泻一两五钱　野於术二两　厚杜仲二两　熟附片三钱　粉丹皮一两　炒山药二两　山萸肉一两　制首乌三两　盐水炒菟丝子二两

上药煎浓汁，加龟版胶二两，真阿胶一两，鹿角胶三两收膏。

张右　高年气血两亏，营卫之气不得宣通，遍身脉络抽掣，四肢不遂。腹为至阴，脏阴亏损，则脏络不和，运动之机不能灵转，腹中常常拘急。下虚不摄，冲阳逆升，痰饮泛逆，气喘痰多，有时并发。营气不行，虚风自动。气可以补，血可以养，脉络可以宣，痰饮可以化，无如古稀之年，气血有亏无长，惟有循理按法，尽力之当尽而已。

大生地姜汁炒　刮白炙龟版八两　大玄参二两　粉丹皮一两　大天冬三两　炒杞子三两　生杜仲三两　奎潞党三两　薄橘红一两　虎胫骨二两，酥炙，研细末，和入　生蒺藜去刺，三两　杭白芍酒炒，一两五钱　炒萸肉一两五钱　酒炒怀牛膝三两　炒络石藤二两　制西洋参二两　煅磁石三两　酒炒丝瓜络一两五钱　酒炒全当归一两五钱　白茯苓三两　咸秋石六钱　炒宣木瓜一两五钱　海蛤粉包煎，四两　川贝母去心，二两　煨天麻一两五钱　制半夏一两五钱

上药宽水煎三次，滤去渣，再煎极浓，用陈阿胶三两，桑枝膏五两溶化冲入收膏。每晨服六七钱，开水

冲挑。

附常服煎方

二原地三钱　咸秋石五分　白茯苓三钱　络石藤三钱，炒　橘红一钱　炒萸肉一钱　龟版炙，先煎，四钱　制半夏一钱五分　宣木瓜一钱五分　煅磁石三钱　怀牛膝三钱，炒

王左　肾为阴，主藏精；肝为阳，主疏泄。故肾之阴虚，则精不藏；肝之阳强，则气不固。所谓阳强者，即肝脏所寄之相火强耳。乙木之阳不潜藏，甲木之阳乃漂拔，怵惕恐怖，甚至遗精。进以滋阴八味，病之大势遂定，以阴中伏热，由此而泄耳。然诸恙虽平，而遗精数日必发，发必有梦。皆由病盛之时，肝阳相火内吸，致肾阴虚而真水不能上承，心气虚而心阳辄从下坠。阳性本上，宜使之下；阴性本下，宜使之上。今阳下而阴不上，遂令阳不能收，阴不能固，遗精之来，大率为此。拟补气以收心阳，壮水以升肾阴。即请正之。

炙绵芪四两　炙熟地三两　鸡头子二两　煅龙骨三两　煅牡蛎四两　台参须一两三钱，另煎，冲入　炙生地四两　生山药三两　龟版胶三两，化入　奎党参三两　潼沙苑盐水炒，三两　桑螵蛸二两，炙　於潜术二两，炒　茯苓神各二两五钱　大天冬二两　萸肉炭一两五钱　柏子仁去油，二两　清阿胶三两，化入　甘杞子三两　生熟草各四钱　杭白芍酒炒，一两五钱　大麦冬去心，二两　酸枣仁二两　肥知母去毛，炒，二两　远志肉八

钱　益智仁一两　龙眼肉三两

上药共煎浓汁，入水再煎，连煎三次，去枯渣收膏。或加白冰糖三四两，熬至滴水成珠为度。每晨服一调羹，开水冲挑。

裴右　产育频多，营血亏损，木失涵养，阳气升浮。夏月阳气泄越之时，往往头胀眩晕胸闷。若系痧胀，无动辄即发之理。其所以屡发者，亦由阳气之逆上也。兹又当产后，营气更亏，少阳之木火勃升，胸闷头晕汗出，手足烙热，咽痛音暗。盖少阴之脉、少阳之脉皆循喉也。育阴以涵阳气，是一定不易之道。但泄少阳清气热之药，不能合入膏方，另以煎药参服为宜。

大生地四两　西洋参三两　大天冬二两　金石斛三两　远志肉七钱　山萸肉一两五钱　酸枣仁炒，研，二两　生熟草各五钱　女贞子酒蒸，三两　大熟地四两　黑豆衣三两　肥玉竹三两　制首乌五两　大麦冬二两　甘杞子三两　石决明八两，打　白归身酒炒，二两　潼沙苑盐水炒，三两　奎党参四两　制香附三两，打　生山药三两　生牡蛎八两　茯神三两　杭白芍酒炒，二两　新会皮一两五钱

上药如法共煎浓汁，去渣，用清阿胶三两，龟版胶二两溶化冲入收膏。或加白冰糖三四两亦可。每晨服一调羹，开水冲挑。

附煎方　如音暗之时服此方。

桑叶一钱　丹皮二钱　郁金一钱五分　川贝母二

钱　水炒竹茹一钱　瓜蒌皮三钱，炒　生甘草五分　桔梗八分　生鸡子白一枚，冲

刘左　肺为华盖，位在上而其气主降；肾主封藏，位在下而其水宜升。所以升降相因，肺肾交通，而呼吸以匀也。胃为中枢，为十二经之长，主束筋骨而利机关。脾弱湿困，胃为渊数，中州湿盛，则肺降被阻，此稍一感触辄发咳嗽之微理也。胃湿蕴聚，则胃气不和，胃病则机关脉络不和，时为身痛。湿不自生，脾失运化而始生；脾不自运，气机鼓舞而始运。然则致病者湿也，生湿者脾也，脾之不运而生湿者气也。吴仪洛云：脾健运则湿自除。又云：气旺则痰行水消。洵哉斯言也！拟补气运湿为主。但调摄之方，自当顾及肝肾，择其不滞者投之，方为妥善。

炙绵芪四两　制首乌四两，切　杭白芍酒炒，一两五钱　龟版胶一两二钱　别直参另煎，冲，二两　大生地姜汁炒成炭，四两　扁豆子二两　枳实一两　奎党参三两　炒杞子三两　炒山药二两　厚杜仲三两　云茯苓四两　於潜术三两，炒　生姜汁三钱，冲入　霞天曲二两，炒　鹿角胶一两五钱　川断肉三两　海蛤粉三两　炙黑草五钱　冬瓜子二两　木猪苓二两　生熟薏仁各二两　怀牛膝酒炒，三两　巴戟肉一两　左秦艽一两五钱　制半夏四两　泽泻一两五钱　潼沙苑一两五钱，盐水炒　桑寄生酒炒，三两　陈广皮二两

上药共煎浓汁，文火收膏。每晨服一调羹，开水冲挑。

魏右　经事无故，而不受孕，平日间亦无他恙，惟时为昏晕，或四肢烙热而酸楚，少腹时满，脉大有力。盖气郁则生热，热从内吸，则子宫枯燥，不能摄精；热盛则生风，风阳鼓旋，则头旋眩晕，脉络不和。养血益阴，固属要图，而泄热调气，尤为急务。非大剂补益便为良法也。

大熟地砂仁炙，五两　黑玄参三两　大连翘三两　白蒺藜炒，去刺，三两　大生地姜汁炙，五两　穞豆衣三两　黑山栀三两　四制香附四两，研　大麦冬二两五钱　制首乌五两，切　晚蚕砂包煎，三两　全当归二两五钱　制洋参三两　奎党参四两　炒杞子三两　粉丹皮二两　淡天冬二两　滁菊花二两　干荷边二两　缩砂仁另煎，冲，一两　杭白芍二两五钱　半夏曲二两五钱，盐水炒　松萝茶二两　桑寄生三两

上药共煎浓汁，用清阿胶三两，龟版胶二两，白冰糖三两溶化冲入收膏，以滴水成珠为度。每晨服一调羹，开水冲挑。

梁右　左脐旁瘕聚已久，发则攻筑，为痛为胀，偏右头疼，略一辛劳辄绵绵带下。良以木郁不条达，厥阴之气滞积成形，下为瘕聚，上为乳疬。木旺而阳气上升，是为头痛。冲气不和，则奇脉不固，以致脂液渗泄。木郁宜舒，而肝为刚脏，其体宜柔，从养血之中，参疏肝调气法。

大熟地五两　奎党参四两　清阿胶四两，溶化冲入　大生地六两　炒杞子三两　青皮一两五钱，蜜水炒　白

蒺藜炒,去刺,三两　全当归酒炒,二两五钱　黑豆衣三两　小茴香八钱,炒　制香附一两,研　杭白芍酒炒,二两　制首乌五两,切　麸炒枳壳一两　柏子仁去油,三两　川芎一两　川楝子一两,切　茯神三两　山栀姜汁炒,二两　滁菊花一两　厚杜仲三两　肥玉竹三两　炙甘草七钱　龙眼肉四两　淮小麦四两　酸枣仁炒,研,二两　大南枣五两

上药共煎浓汁,加白蜜三两冲入收膏。每晨服一调羹,开水冲挑。

黄左　痰热有余,甲木少降,乙木过升,致痰生热,热生风,为耳鸣,为重听。胃为中枢,凡风阳必过阳明而后上旋,阳明为十二经之总司,所以肩臂背肋不时注痛,所谓下虚而上实也。拟壮水育阴以涵肝木,而以清化痰热参之。

大生地八两　净柴胡七钱,另煎汤,收膏时冲入　白蒺藜三两　生山药二两　西洋参四两　龟版胶四两,溶化冲入　清阿胶二两,溶化冲入　炒杞子三两　橘红盐水炒,一两　竹沥五两,滴入姜汁三分,冲　茯苓神各一两　枳实一两　大麦冬四两　橄榄膏五两,冲入　上绵芪盐水炒,二两　半夏二两　穞豆衣三两　粉丹皮二两　奎党参四两　黑山栀二两　煅磁石四两　怀牛膝盐水炒,三两　杭白芍酒炒,三两　泽泻一两五钱　秦艽一两五钱

上药共煎浓汁,加白蜜三两冲入收膏。每晨服一调羹,开水冲挑。

薛　平素痰多，渐起眩晕。始清痰热，未能速效。继进育阴以潜阳气，眩晕才得退轻。盖脾为生痰之源，胃为贮痰之器。升降之机，肝合脾，主左升，胆合胃，主右降。惟胃有蕴聚之痰，斯胆失下行之路。于是甲木生火，火即化风，久之而水源亦耗，所以育阴之剂获效于后也。宜循经验之法调理。

炙生地五两　奎党参三两　粉丹皮二两　滁菊花一两　黑玄参二两　生於术一两　杭白芍酒炒，一两五钱　广橘红一两　竹沥半夏一两五钱　生甘草五钱　萸肉炭一两　川石斛三两　生牡蛎四两　茯苓块二两　南花粉一两五钱　川贝母去心，一两五钱　海蛤粉三两，包煎　大天冬二两　石决明四两，打　煨天麻一两五钱　肥玉竹二两　白蒺藜去刺，炒，三两　泽泻一两五钱

上药宽水煎三次，去渣，再煎极浓，用清阿胶、龟版胶溶化冲入收膏。每晨服一调羹，开水冲挑。

杨右　气滞则腹满，阳升则偏左头痛，而眩晕耳鸣。气何以滞？生升之性，不能遂其扶苏条达也。阳何以升？刚脏而失涵濡，所以在下则为气，在上则为阳矣。宜养其体之不足，而疏其用之有余。

大生地砂仁炙，四两　制首乌六两，切　制香附打，二两五钱　泽泻一两　大熟地砂仁炙，五两　奎党参四两　桑叶一钱五分，另煎，冲入　厚杜仲三两　白归身酒炒，二两　生於术一两五钱，木香五钱，煎汁收入　白蒺藜炒，去刺，三两　炒山药三两　粉丹皮二两　川断肉二两　黑豆衣二两　朱茯神三两　杭白芍酒炒，三两　川楝子

二两，切　川芎蜜水炒，一两　新会皮一两二钱　生熟甘草各三钱　滁菊花一两　酸枣仁炒，研，二两　麸炒枳壳一两　炒杞子三两

上药如法宽水煎三次，再煎极浓，用清阿胶三两溶化冲入，白冰糖二两，文火收膏。每晨服一调羹，开水冲挑。

盛左　脉象濡滑，左尺少力，右尺沉细。壮盛之年，虽不至疾痛缠绵，而审神情疲弱，时多迷睡。考伤寒六经，惟少阴篇有欲寐之文。良由命阳不振，阴浊弥漫，胸中阳气失旷。宜于调摄之中，仍寓扫荡阴霾之意，庶与少阴篇之章旨符合也。

炙绵芪四两　制半夏三两　别直参二两，另煎，冲入　菟丝子盐水炒，二两　炒杞子三两　厚杜仲三两　潼沙苑盐水炒，二两　大生地姜汁炒，三两　奎党参三两　熟附片七钱　杭白芍酒炒，一两五钱　破故纸盐水炒，三两　广橘红一两三钱　淡苁蓉一两五钱　制首乌六两，切　炒於术二两五钱　山萸肉一两五钱　淡干姜五钱　白茯苓三两　炙黑草六钱　枳实八钱　肥玉竹二两　泽泻一两五钱　霞天曲二两，炒　陈阿胶二两，溶化冲入　血鹿片三钱，另煎，冲。渣焙干，研末，和入

上药宽水煎三次，去渣再煎极浓，加白冰糖二两收膏。每晨服一调羹，开水冲挑。

林右　阴分久亏，木失涵养，肝强木燥，生火生风。阴血为热所迫，不能固藏，经水反多，甚至一月再至，营血由此更亏。阳气化风，上旋为头晕，撼扰神舍

为心悸，为火升轰热，诸虚象杂陈。脉形弦细，左部涩弱，且有数意。阴弱阳强，急宜养血益阴以配合阳气，庶不致因虚致损，因损不复耳。

大生地五两　西洋参三两　酸枣仁炒研，二两　厚杜仲三两　茯神二两　大熟地三两　奎党参四两　潼沙苑盐水炒，三两　樗白皮炒黑，一两五钱　制首乌三两　生於术二两　大天冬二两　川石斛四两　生山药三两　柏子仁去油，三两　乌贼骨四两，炙　当归炭一两五钱　粉丹皮一两五钱　炒萸肉二两　大麦冬二两　旱莲草二两　池菊花七钱　地骨皮二两　杭白芍酒炒，二两　细子芩一两五钱，防风七钱，煎汁收入　香附一两五钱，蜜水炒　黑豆衣三两　橘白七钱　女贞子酒蒸，三两　生熟草各四两

上药宽水煎三次，去渣再煎极浓，加清阿胶三两，龟版胶三两，溶化冲入收膏，以滴水成珠为度。每晨服一调羹，开水冲挑。

吴右　产育频多，木失涵养，风木上干胃土，中州不舒，胃纳因而日少，甚则涎沫上涌，有似湿从上泛之象。非湿也，正与厥阴篇中肝病吐涎沫之文相合。时辄不寐，所谓胃不和则卧不安也。然阳明之气不衰，风木虽从上干，胃气自能抵御，何至土为木乘乎？阳明以通为用，则是通补阳明，平肝和胃，为开手第一层要义。宜先用通补煎剂以治肝胃，俟胸宽纳谷渐增，再以膏剂养肝之体。煎方并附。

人参须另煎，冲入　制首乌　厚杜仲　阿胶珠

枳实　制半夏　白归身酒炒　川断肉　炙黑草　广陈皮　炒杞子　木瓜皮炒　左牡蛎　煅龙齿　生於术　酒炒杭白芍　白茯苓　白蒺藜炒，去刺　炒枣仁打　奎党参

上药宽水煎三次，滤去渣，加文冰三两收膏。每晨服一调羹，开水冲挑。

先服煎药方，俟胸膈舒畅，饮食渐增，然后服膏。拟煎方如下。此方不拘帖数，如得效，不妨多服数帖。

人参须七分，另煎，冲入　陈广皮一钱　川雅连三分　杭白芍酒炒，一钱五分　沉香曲二钱，炒　白茯苓三钱　淡干姜二分　制半夏一钱五分　枳实一钱　炒谷麦芽各二钱

吴左　向有遗精，有时气从上冲，则心悸惊怖，不由自主，甚则头晕，满面作麻，牵及四肢。叠投壮水潜阳，甚合病机，足见阴精内亏，坎中之阳不藏。少阳内寄相火，冲阳上逆，则胆木撼动，阳得化风上旋。宜以柔养镇静之品，俾水中之火，不致飞越，阴精自臻固摄耳。

大熟地六两　奎党参三两　湖莲肉二两　大生地四两　生於术二两　甘杞子三两　炒芡实二两　大麦冬二两　潼沙苑三两　煅龙骨二两　金石斛劈开，三两　粉丹皮一两五钱　女贞子酒蒸，二两　生熟草各三钱　山萸肉炒，一两五钱　柏子仁去油，一两五钱　生牡蛎八两　建泽泻一两　杭白芍酒炒，一两五钱　缩砂仁七钱，

另煎和入　生山药二两　淡秋石四钱

鱼鳔胶二两溶化冲入，加白冰糖三两收膏。每晨服一调羹。

沈右　肾水不足，厥阳有余，上冲胃土，则胃气不降，中脘痞满。历投苦辛通降及镇逆诸法，渐得舒畅。夫六腑以通为用，似不宜更进阴柔。然胃之不降，木犯之也，木之所以上犯，刚太过也。涵木者，水也。肾为起病之源，胃乃传病之所，所以胃既通降，即进柔养，其少寐易汗等症，次第而退也。服食调摄，宜踵此扩充。

大生地姜汁炒，五两　制首乌五两　炙熟地三两　白蒺藜盐水炒，一两　生於术一两五钱，用木香四钱，煎汤冲入　煅龙骨三两　潼沙苑盐水炒，一两　小兼条参另煎，冲，七钱　柏子仁去油，二两　缩砂仁六钱，另研，调入　川贝母一两五钱　光杏仁三两，打　酒炒归身二两　木瓜皮一两，炒　夜交藤三两　橘皮一两　酒炒白芍一两五钱　干枇杷叶去毛，包，三两　甘杞子三两　煅牡蛎四两　炒山药三两　茯神二两　干苁蓉一两五钱　姜半夏一两五钱　生熟草各三钱　炒枣仁二两，研　厚杜仲三两　炒枳壳八钱　泽泻一两五钱

上药煎三次，去渣，再煎极浓。用阿胶三两，龟版胶二两，鹿角胶八钱，溶化冲入，加白冰糖收膏。清晨服六七钱，渐渐加至一两，开水冲挑。

任左　上则眼目昏花，下则阳道不通，有时火升面热，稠厚之痰从喉中咯出。或谓真阳式微，阳道闭

塞，则眼目昏花，火升面热，又系阴虚阳升明证。如以阳道不通与火升目花分为两途，则欲养其阴，必制阳光，欲助阳光，必消阴翳，未利于此，先弊于彼矣。或者阴阳并虚，水火皆乏，庸有是理。然果水火皆乏，安能形气皆盛，起居无恙乎？细察阳道不通，断非阳衰不振，实缘肾水不足，虚阳尽越于上，阳不下降，所以阳道不通，与阳气衰乏者，判如霄壤也。脉象弦大，尤为阳气有余之征。拟每晨进育阴以潜伏阳气，每晚进咸化痰热。备方如下。

大生地六两　制首乌四两　生甘草七钱　大熟地四两　黑豆衣三两　大天冬二两　生牡蛎四两　煅磁石三两　大麦冬二两　海蛤粉四两　川石斛四两　奎党参四两　生山药三两　浙茯苓三两　川贝母二两　西洋参二两　甘杞子三两　大玄参三两　生於术二两　粉丹皮二两　女贞子酒蒸　石决明四两，打　池菊花一两五钱　橘红盐水炒，一两　酒炒白芍一两五钱　潼沙苑盐水炒，三两　牛膝盐水炒，三钱　泽泻一两五钱

上药煎三次，去渣，用清阿胶三两，龟版胶三两，鱼鳔胶二两，溶化冲入收膏。每晨服一调羹。

再另加陈关蜇三斤，洗极淡，用清水煎烊，渐渐收浓，加荸荠汁六两冲入，更加白冰糖二两收膏。每晚将卧时服半调羹。俱用开水冲挑。

董左　心火炎上，水从下吸，斯火不上腾，肾水就下，火从上挈，斯水不下沦，水之与火，两相交济者也。每至心事急迫，辄气从下注，有似阴精欲泄之象，皆由

心肾两虚，不能相济。时为眩晕，亦阴不足而阳上升也。拟交补心肾，参以熄肝。

人参须五钱，另煎浓汤，和入　大熟地七两　远志肉六钱，炒　柏子霜二两　奎党参五两　龟版十两，炙　潼沙苑盐水炒，三两　山萸肉一两五钱　生熟於术二两　煅龙骨三两　鸡头子三两，炒　杭白芍酒炒，一两五钱　黑豆衣三两　制首乌四两　炙绵芪三两　生牡蛎四两　池菊花一两　炒山药三两　炙黑草七钱　当归炭二两　甘杞子三两　白茯苓三两　炒枣仁研，一两五钱　泽泻盐水炒，一两

加阿胶三两，冰糖三两，收膏。

蒋右　心主灵明，胆主决断。灵明所至，虽虚幻之境，可以意构；惟有胆木决断乎其间，一举一动，方能合节。今诊脉象细弦，关部坚硬，人迎浮露，舌苔薄白。良以营分不足，木少滋濡，厥阳上升，甲木漂拔，失其决断之职，神情为之妄乱，目不交睫。刻下虽臻平定，而腹撑头晕，还是木旺见端。拟平肝宁神，交通水火。

大生地四两　制洋参二两　龟版三两　川楝子二两　白归身二两　煅龙齿二两　制香附四两　制半夏三两　缩砂仁八钱　白蒺藜二两　上党参三两　新会皮一两　小青皮一两　厚杜仲三两　炒牛膝二两　川断肉三两　沉香曲三两　远志肉五钱　石菖蒲四钱　朱茯神二两　杭白芍一两五钱　野於术一两二钱，枳实一两，二味同炒　辰砂拌麦冬一两五钱　菊花一两

上药如法共煎浓汁，连煎三次后去渣，将药汁徐收，再用真阿胶三两溶化冲入收膏。每日清晨冲服三钱。

附　录

张聿青先生传（萧蜕）

三吴古多良医，明、清之世，松江李中梓、常熟缪希雍、吴江徐大椿、吴县叶桂、元和陆懋修，闻望著述，后先辉映，虽所诣有纯驳，可谓卓然能树立者矣。其后乃有无锡张聿青先生，先生讳乃修，父工医，先生少承家学，益孟晋，醰思博稽，以仲景之书为宗，而斟酌刘、李、朱、薛诸家之说，论病处方，变化万端，非姝姝守一先生之言者。平生论述甚多，散佚不存，仅得其绪论一二。其论霍乱云：霍乱热多寒少，孟英固自言之，但其论寒热二证，有一定之据，如热病则于未病前数日，先有目中溜火、肛门灼热等象。然历见患病者，一吐一泻，无不肢冷黏汗，脉伏不起，大烦大渴，螺纹缩陷，甚则失音目陷，虽投白虎得生之热证，未必于未病之前如孟英所云也。而投理中四逆得生之寒证，未必不烦不渴，神情狂越，与热证相似也。村医每见肢冷脉伏，不问口渴，不验舌色，妄投四逆而霍然向愈。亦有肢冷脉伏，大烦大渴，渴而能饮，投白虎、地浆而竟毙者。余以三十年阅历，始知热证于未病前先见火象之说，殊难为信。惟一经芳开，热象发现,对病用药,方无误治。盖热证有湿邪外遏,寒证为阳气闭塞,芳开之法,亦分温清。然热证而投以温开,亦可透发;寒证而投以清开,则反凝涩,此大害也。尤可恶者,随意呼名,如绞肠、吊脚、瘪螺之类。霍乱之甚者,螺纹无不瘪。经云:卫气者,所以温分肉,充皮肤,肥腠理,司开合者也。霍乱则卫气闭塞,譬如纳手于水,湿气遏抑,卫气不行,亦致螺陷,即此意也。其论燥曰:秋分以后,或病咳热,或渴或否,其变险也,气喘痰鸣,痰厚而稠,毙者甚多。论者目为风温,此燥证也。秋令久燥,金乘所胜,所不胜来复,其克金也,势若燎原。壮火食气,则肺气伤;火烁津液,则肺阴伤。粘痰即被熬之津液也,然痰色多黄,则又挟湿。火为燥之复气,湿即燥之化气也。吴鞠通谓伏气为火,化气为湿,复而且化,故痰兼湿黄,化少复多,故湿不能济其燥。是知复气伤肺,由内而起之枯燥,与天气清冷之燥,判若霄渊,有舌可验,有脉可凭,有象可稽也。晚年居沪上,名益重,远方求治者踵相接。当是时,天下大医群萃上海,青浦陈莲舫、武进费绳甫尤著。其人善媚富贵,工趋避,夤缘冒进,借声势,或称御医以撼庸俗,饵高糈。然其术至劣,无虑内伤外感,虚实寒热,一切以不关病之药,羼沓成方,盖未尝知病有经络,方有奇偶,尝试唐突而已。先生初至,少知者。一日海关道林某喘作,人有言先生至,御医陈莲舫在焉,慢不为礼,视其方,皆玉蝴蝶、溷沌衣、厚朴花等一派似药非药者。

先生曰:下材浅薄,请有所问,厚朴花性味何等也?陈曰:《本草》详之耳。曰:本草多矣!若某某,若某某,吾皆诵习之,未见有此药也,敢问何出?陈语塞,久乃言曰:大约与厚朴相似耳。先生正色曰:愿君诫之。治病非儿戏,凡不录于经方及《本草》者,幸勿入方。陈唯唯不能答。先生遂定方,用熟地、肉桂等。陈与病家皆难之,先生毅然曰:如不信,啜二之一,夜半知,明日继进,失事抵吾命可也。如其言,尽剂而安。由是论者翕然,佥谓先生之学,实有本矣。今略述其他治案,以备观览。朱保三观察病脘痛吐涎水,脘中漉漉,得呕而快,西医治之不效。先生曰:此水饮伤胃也。乘其元气未虚,尚可攻逐。用半夏、黄连、干姜、腹皮、茯苓、枳实、竹茹、控涎丹,服后泻出冷水,呕即平复。用苓桂术甘加椒目数剂,脘舒溲行。尚有嘈杂,用芩、连、橘、半、桂、芍、蒺藜、杏仁,通降抑木而瘳。丁姓温邪大热大渴,烦躁神昏,红疹隐约,医用羚羊、牛黄等剂不应。先生视其目不瞑,知有痰浊,加远志、竺黄,病不减,再诊舌,绛中有薄白,时嗳气、肢冷,知为湿遏热伏,改用三仁去朴,加黄芩、知母、菖蒲,躁闷大退,红斑遍发,用化斑汤重用犀角、石膏而愈。龚氏妇咳嗽吐血,咽痛失音,内热口燥,诸医投养阴法无效,日羸削,先生询其病得之感寒,瞿然曰:此谚所谓寒包火。投麻、杏、甘、膏、蝉衣、象贝、桑叶、茯苓、黑栀、藕节,咳退音清,继进清咽宁肺而安。汇丰司帐劳某,不寐经年,某名医谓虚阳不敛，投养阴法及珠粉，屡服二十剂，胸闷胃钝，仍不得寐。先生曰：此痰火也。予温胆汤而瘳。杨子萱湿温三候，汗瘖不得畅，背脊恶寒，热势起伏，群医束手。先生曰：此宜坚壁清野法，勿犯谷气。以郁金、杏仁、桔梗、藿香、薏苡、通草、滑石、半夏等连服，使邪与湿分，气行汗畅而愈。粤商林不纳不饥，便闭四旬一行，医谓阳虚，进苁蓉、肉桂及半硫丸仍不效。先生曰：此胃阴虚也。投甘凉而痊。巨商丁剧饮后醉而不醒，搐搦痉厥，医谓挟阴伤寒。先生曰：此酒热引动肝阳耳。与咸降法，一剂知，二剂已。督学龙湛霖患不寐，他医初投温补，继以育阴，皆不验。先生曰：此痰热内阻，心肾不交也。用玳瑁、珠母、龙齿、羚羊、胆星、半夏、瓜蒌、竹茹，二剂病失。方维卿痢剧发呃，七日夜不止，将治木矣。先生诊其脉沉弦，审知有脘痛病，用泻心加黑白丑、丁香，一剂呃止。复用清六饮加二苓、薏、滑、香、砂、琥珀，痢亦止。长子念恃太阳穴发一小疮，忽自溃，血如泉涌，射数步外，气逆神脱。先生命以鲜猪肉一片贴之，血止而苏。有患血证者踵治，先生一诊，即挥之去，曰：死在顷刻矣。其人出，血潮涌，毙于门首。凡先生治验，就所知者止此，及门百人，或更有悉其详及神于此者。要其剖析豪铓，洞澈癥结，原本经论，超然神解，不外乎此。尝论中医气化之说，诚不如欧西血轮霉菌之学为明确可睹。然经历千载，循其道莫能废，通乎其微，则脏腑可语。盖精神之用，非机械之用也。宗教家之上帝，科学家之点，哲学家之真，虽似空言，皆由经验中考察而得者，医理犹是。然非精思博览，贯穿旁搜，经以阅历，纬以实验，曷克臻此。学术沦丧，医法尤颓，市井之流，杀人成业。或墨守拘墟，轇轕乖迕，虽云稽古，实乖当今，医难言哉！廷竽孤吹，南郭潜遁，滥服殊死，鲁遂一儒。不学之诮，宁医然耶！先生卒年六十余，至今称张氏医法。门下士常熟萧蜕撰。

萧蜕曰：予二十七岁时，负笈先生门，观其丰神清峻，音词朗㣪，辄心仪之，以为近世杰士隐于艺者，岂偶然也。医虽小道，非有高世拔俗之想，轻财重义之风，不可以言深造。先生治病，遇贫贱者不取一钱，皆随手效。昆季八九人皆早世，卵翼群从，各有名业。清光绪间诏征天下名医，诸贵人推轂，先生力却之。凡此皆人所难，即其志可以审其艺矣。

张聿青先生传（吴文涵）

先生姓张氏，讳乃修，字聿青，江苏常州郡人。父某夙工医，清中叶时，以戎守驻无锡，彬彬儒雅，邑人士争亲爱之，遂家焉。先生生有异禀，出就外傅，聪慧异常儿。博览经史，通晓大义，遭时之乱，承家学为医。会太平军帅济天义病，闻戎守名，令监军某强致之，先生亟尾追六七里，偕至军中，侍父察脉定方，从容而返，时先生年十有七云。同治某年，锡邑恢复，先是锡人之避寇者，多聚居梅里，好义者设粥厂以拯，至是将移于城，难民无赀可归，往往聚哭，先生恻然悯之。知县杨秋苑，办釐捐于梅里，先生商诸杨，筹资雇船，而己则只身护送。天大雪，踢处船梢，以被蒙面，被雪盈数寸，先生一无所苦，其见义勇为如此。难平后赴试江阴，号舍低湿，得末疾，归而屏制举业，锐志攻医，名其斋曰师竹，年余不窥园庭。以《金匮玉函》为宗，而别取刘李朱薛诸家论著，以资考证。尝谓读书宜知扼要，尤贵阙疑。临证慎思明辨，毋随众为疑。信于疑难症不可轻心掉之，宜别出心裁，以蕲其效。居锡数十年，医声翕然，门下士从游者日益众。平居好读《扁鹊仓公传》，叹谓及门曰：医之失其传也久矣！史公传仓扁，原诊用药，经纬井井，即后人摸索可识，而范书陈志之称华佗，乃猎取怪诞以神其说，技术晻昧，而史传之荒略因之，盖医之失其传也久矣。先生妙解经脉，治病必探其本，皆随手效。贫者或不持一钱。以故数百里间，造访者踵相接也。今夫人平居意气相矜许，辄自以为不轻然诺，藐千金如脱屣，一旦厚实当前，而义利之辨，遂若卒卒焉有所不暇顾者，是何其风俗之媮？而财货之夺人，至于若此也。有嘉善陈氏妇病咯血就诊，舟泊河干，间日一至，至则踌躇不竟去。使人问之，则曰妾夫习计然之术，在吴中十年，积有五千余金，不幸物故。膝下仅一弱女，妾又善病，无戚属可依。日来观君行止，知是长者，欲以弱息及微赀相托。先生婉却之，为其女择配于锡，即今王某妇也。又有古吴大姓妪，挟巨赀就君，欲以公子为义儿，先生亦峻绝之。即二事以观，先生之临财不苟，与少年时之见义勇为，其律身制行，超卓磊落。吾知百世之下，必当有闻风兴起者矣。晚年厌嚣，更号且休馆主，僦居海上，求治者仍踵至。旅沪十余年，治愈奇难症无数。精思卓识，时论推之。光绪间征召明医，诸士绅拟荐，先生以年老辞。乙巳十月卒于沪寓，春秋六十有二。遗著有医论治案若干卷待刊，及门者殆百人云。门下士江阴吴文涵撰

文涵曰：人之度量相越，胡可以道里计哉。先生以旷世之才，壹志于医，视其气宇轩昂，议论雄辩，盖豪侠士也。及其诊脉处方，每一语出，倾人肺腑，沁人心脾，又何见之精而效之神也。扁鹊之见垣一方，孙子心小胆大，先生其庶几乎。先生内行修备，昆弟早世，抚某遗孤，皆得成立，锡之人至今称之。盖其笃于伦纪，明于大义，当世士大夫或有难能，然则先生岂第医之足称乎哉。

吴文涵跋

医之有案，昉于史传，附载于诸子百家，所以纪治验，彰学术也。降及近世，乃多专刻，若喻氏嘉言、徐氏洄溪、王氏孟英等，皆扼其要略，作为论断，至以完全方案刊行者，惟叶氏《临证指南》。夫叶氏天姿明敏，见解超脱，治案颇多可采，然肤浅通套，实开后世

庸流简便之门。耳食之士，奉为掌中珠、枕中秘。晚近叶派之称，毁誉盖参半焉。先生于是书尝三购而三焚之，其高尚之志趋，即此可见一斑。然则医案之刻，非先生志也？曰：不然。先生以毕世精神，消耗于诊治之事，常思老而退休，本生平之阅历，专心著述，天不假年，未遂厥志，著作阙如，行道而未暇明道，诚憾事也。然先生之诊病也，必先澄心凝虑，而后下笔立案，故本经论以抒心得，隐微曲折之处，实足发前人所未及发，言众人之不能言。论证既精，处方更确，议病议药，一以贯之，行道在是，明道在是，断非抄袭敷衍、陈陈相因之方案所可比拟，讵能任其湮没而不传哉？涵负笈先生门，尚在锡邑，两阅寒暑，亲炙无多，存有方案论说若干卷。后邵正蒙君从游沪上，抄得巨册，携归示涵，读之狂喜雀跃，以为可法可传之稿，具在于是。茫茫数载，正蒙君已仙化，稿交郭级钦君珍藏什袭。丙辰秋，涵与郭君谋公诸世，郭君欣然出稿，爰重行检阅，分类排比，两载告成，付之剞劂，其中缺点，尚祈诸同学有道者匡正焉。

民国七年戊午秋受业吴文涵敬识

郭汇泰跋

戊午长夏，《张氏医案》排印将蒇事，追维钞辑之始及其成功，而不禁有余慨焉。泰幼侍先君读，先君尝与人谈医，亟称聿青先生审病之精、处方之当不置，以吾乡就诊先生，获睹其方案也。岁甲午，先君弃养，遗命从子安家叔习医，居常欲搜求张氏案而不得。既而同里邵先生正蒙受业张氏门下，曾致书同门，征集方案谋汇刊，搜罗特广。讵丙午春邵公谢世，事遂寝，稿本托泰收藏。叶先生立庵儒而好医，下榻邵氏，尝手录此稿，谓泰宜相机刊印。尘事牵迫，未有宁晷。越十年丙辰，赴常熟晤吴先生玉纯谈刊案事，乃云与邵公有宿约，时谋付刊，乏同志赞助耳。泰闻言欣然，怂恿即出原稿，由吴先生详加编次，泰任誊正之责，恐藏稿尚非全豹，邮函四达，借阅增补，冀成完璧。应之者有包君镜澄、张君绍曾。泰与吴先生邮筒往还越两载，始告厥成。今春复由吴先生付印出版，一切手续，独任其难，热忱毅力，洵为当今希有。顾溯编钞至今阅十余年，商印成书又三四年，其迟迟也如是，因慨天下事之类此者不少矣。至是编之手眼高妙，蹊径独开，传序已详言之，兹不赘。后学江阴郭汇泰谨跋。

张克成跋

从祖父聿青公医名垂四十年，著录弟子籍者，率多高才博闻之士。其学能参酌古今，冥心默契，不拘墟，不徇俗，戛然独造。上追缪喻，平揖薛叶，活人之方遍于遐迩，非近世盗名者流也。故衍其传者，皆能顺轨循礼，号为正宗。顾以疗治辛勤，未遑著述，即方案亦散佚不传。克成垂髫伺侧，亲承提命，文字謇拙，不获纪述,心以为忧。今春,学长吴先生玉纯忽有医案之刻邮藁见示,属以参校之役。捧策欢忭,继以感泣,念从祖父学术之盛,几使平生心血只字无存,而小子衣食奔驰,又不克尽搜辑流布之责微,玉纯先生之高谊,邵郭诸君之盛心,孰克臻此美备之业,绵此绝续之传焉。吾张氏之受赐,顾不大哉!中华民国七年四月侄孙张克成谨跋。

张谔跋

理与法,相生以相承者也。天下无不法之理,更不容有无理之法。自修身、齐家,以及治国、平天下,胥莫外是。然法本理而立,理即藉法而明。昔黄帝生而神灵,居九五之尊,悯黎庶之苦,于国事之外,日与岐伯等讨论医药,发明《内经》一书,一本至人至理,定为经常成法。厥后长沙氏出,其道益彰。后世民风浇漓,嗜欲渐多,一艺之微,专心者鲜。于是孱言杂出,议论纷纭,甚至以无理之法,而诩为独得;不法之理,而讹以治人。所以学若牛毛,成如麟角矣。今玉纯吴君将重刊乃师张聿青先生医案,余不禁手之舞之,足之蹈之,为吾医界庆也。夫医之有案,一生精神所寄托也。其人幼而读书,长而敏悟,本平生之学,据理施法以定方,一剂而瞑眩,再剂而霍然。如老吏断狱之明,有立竿见影之效,非同文词家之随意,所书必有经有验,方可立为定案者也。余读医案甚多,类皆泛滥如《临证指南》，效否不详，太嫌庞杂。最服膺者，喻西昌之《寓意草》。以西昌详于治法，而推勘病理，洞烛毫毛，所谓听先生之议论，病去一半矣。近如余听鸿氏之《诊余集》，亦卓然有理法。余于张氏案虽未得见，然曾闻师言，义理得鞠通之髓，方案法孟英之奇，为合理法、有经验之杰作也。盖以孔子之圣，始有七十二子之贤，有其师者，必有其徒。玉纯吴君，先生之高足也，学问渊邃，理法精通。小农周君，亦先生之高足也，淹博书籍，文辞洋溢。其徒如此，其师可知。虽云青出于蓝而胜于蓝，然观案甫初版，行即售罄，海内医家，景慕可知。玉纯先生拳拳服膺，一再排印，其心折乃师又可知。比类而观，则张氏之案，为合理与法卓然不朽者，可无疑矣。晚近以来，医风愈下，理法之不存，得此一书，无异暗室一灯，藉以达旦。吾知出版之后，又必不胫而行。谔本素怀抱，聊书数言，跋于篇末，亦附骥之意云尔。时在民国十二年癸亥荷月，常熟汝伟张谔谨跋。

病证名索引

九画

十画

十一画

十二画

十三画

十四画

十五画

十六画以上

70[illegible]